癌症是一种代谢病

——论癌症起源、治疗与预防

Cancer as a Metabolic Disease

On the Origin, Management, and Prevention of Cancer

原著者　Thomas N. Seyfried

主　译　成　长　陈　川

副主译　王智联　赵红彬

科 学 出 版 社

北 京

图字：01-2018-2941

内 容 简 介

人类抗击癌症投入不菲然而结果不甚理想。本书作者提出了"癌症是一种代谢病"的全新观点。全书分21章详细介绍了这一理论的证据及相关临床实践。作者围绕癌症起源的争议现状、以往研究的癌症模型、正常细胞和癌细胞的能量学研究、癌细胞的呼吸功能和引起癌细胞呼吸障碍的关键环节、线粒体的终极抑瘤性及其转移的生物学特性等大量医学研究做了总结分析，提出癌症起源于代谢异常的观点，将癌症的问题定位于细胞质而不是细胞核，从而对现行的癌症治疗策略做出重新评估并研究设计了癌症代谢治疗的新方法——生酮饮食，将其应用于临床治疗和癌症预防，为当今抗击癌症提出了新思路。

本书可供肿瘤学各相关科室的临床医师、基础医学研究人员以及预防保健工作者借鉴使用。

图书在版编目（CIP）数据

癌症是一种代谢病：论癌症起源、治疗与预防 /（美）托马斯·N. 塞弗里德（Thomas N. Seyfried）著；成长，陈川主译 . -- 北京：科学出版社，2018.8
书名原文：Cancer as a Metabolic Disease: On the Origin, Management, and Prevention of Cancer
ISBN 978-7-03-058321-5

Ⅰ . ①癌… Ⅱ . ①托… ②成… ③陈… Ⅲ . ①癌—防治 Ⅳ . ① R73

中国版本图书馆 CIP 数据核字（2018）第 163375 号

责任编辑：徐卓立 / 责任校对：张怡君
责任印制：赵 博 / 封面设计：吴朝洪

科 学 出 版 社 出版
北京东黄城根北街 16 号
邮政编码：100717
http://www.sciencep.com

河北鹏润印刷有限公司 印刷
科学出版社发行 各地新华书店经销

*

2018 年 8 月第 一 版 开本：787×1092 1/16
2020 年 4 月第四次印刷 印张：21 1/2
字数：515 000

定价：189.00 元
（如有印装质量问题，我社负责调换）

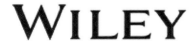

Cancer as a Metabolic Disease

On the Origin, Management, and Prevention
of Cancer

by Thomas N. Seyfried

ISBN-13: 978-0470584927

Copyright ©2012 by John Wiley & Sons, Inc. All rights reserved

译者名单（以姓氏笔画为序）

王智联（医学博士、生物化学博士，上海市健康科技医疗卫生创新联盟）

卢茂芸（医学学士，南京医科大学）

邢三丽（副研究员、医学博士，上海市中医老年医学研究所）

成　长（医学博士、分子生物学/生物化学博士，美国抗衰老暨再生医学科学院研究员）

刘　特（副研究员、生物学博士，上海市中医老年医学研究所）

安贞麟（Tsen Joslyn）（工商管理硕士，为明密西根教育集团）

许世琼（医学与遗传学博士，美国托马斯杰弗逊大学医学院及Kimmel肿瘤研究中心资深研究员）

杨　生（药学学士，复旦大学药学院）

杨　明（医学学士，东南大学）

吴文娟（生物化学硕士、日本富山医科药科大学药学博士，复旦大学上海医学院）

张海敏（医学博士，北京行迹远见信息技术有限公司）

陈　川（主任医师，上海市中医老年医学研究所）

赵红彬（医学博士，上海市中医老年医学研究所）

高健萍（美国东北大学细胞分子生物学硕士、伦敦大学学院细胞免疫学硕士，美国纽约人寿保险公司）

谨以本书献给千百万罹患癌症和因其毒性治疗而痛苦不堪的人们

Seyfried 中文版题序

　　我非常高兴得知本书的中文版问世，希望我在癌症代谢起源方面的观点能给中国的癌症患者带来健康的改善。

Thomas N. Seyfried
癌症代谢治疗领域国际著名学者
美国波士顿学院生物学教授

I am delighted to hear that a Chinese version of my book will be published. I hope my views on the origin of cancer as a metabolic disease will improve the health of cancer patients in China.

Thomas N Seyfried

很高兴看到 Thomas Seyfried 教授的巨著《癌症是一种代谢病》中文版面世。成长博士、陈川教授两位主译做了一项很有意义的工作。希望此书及其理论能够在癌症的理论研究和临床治疗方面带来新的突破，给患者带来真正的益处。

尽管人类在包括宇宙登月、量子计算机等科学技术领域的进步日新月异，但医学领域中对癌症这一让人不寒而栗的病魔，却不能在治疗和预防方面取得大的突破，甚至持续裹足不前。

理论认识是技术提升的关键。目前，基因突变论是癌症发生的主流认识理论，基于此理论临床大量应用化疗、靶向治疗等治疗手段来缓解病情。这种方式虽然短期内有利于病灶的控制，但对延长患者总生存期的帮助非常有限，同时还带来生活质量下降的问题。这一"重病灶局部、轻全身整体"的认识论严重制约了癌症研究的发展。

我们祖国的中医是有着几千年历史的医学瑰宝，其核心就是整体观与辨证施治。中医学认为癌症的治疗宜扶正祛邪并举，以达阴阳和谐平衡之目的。癌症代谢论的观点从癌症能量代谢的角度探讨了癌症的发生和发展，把人们的视线从细胞核的 DNA 转移到对慢性疾病（包括癌症）有重要影响的细胞内器官"线粒体"上来，这种功能医学的认识既符合现代科学理论，也与中医思想殊途同归。所以我认为，本书所论证的理念很有积极意义，基于癌症代谢理论而指出的综合疗法将是一条值得研究、探讨、推广的治癌新思路。

据此，我向广大读者推荐本书，衷心希望书中的内容惠及更多的人！

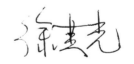

教授、博士生导师

上海中医药大学校长，上海市中医药研究院院长

上海市医学会会长，上海市医师协会会长

2018 年 4 月

中文版序二

Seyfried 教授的 *Cancer as a Metabolic Disease*《癌症是一种代谢病》一书我部分拜读过，完全认同该书的主要观点。当成长博士将他主译的《癌症是一种代谢病》中文版给我看的时候，深感他们为中国的肿瘤治疗提供了一件战斗的利器，既为肿瘤的代谢机制研究指明了方向，也为肿瘤患者的代谢调节治疗奠定了理论基础。

我始终认为"营养代谢和免疫治疗是今后治疗肿瘤的发展方向"，主张必须"还营养为一线治疗"，并全力以赴致力于肿瘤营养干预和代谢调节治疗的规范化、培训及其推进落地工作，所以我对本书的问世十分期待，并相信本书的内容会受到读者的青睐。

研究已经显示，肿瘤的发病原因其实只有不到 10% 来自内在因素（基因与遗传），90% 以上来自各种外部因素包括环境，而这些外因中约 2/3 与"口"相关，正所谓"癌从口入"。记得 30 多年前当我们还是年轻的住院医师时，似乎周围没有多少肿瘤患者，现在却几乎每个家庭都有人因肿瘤而痛苦，病房里收住了大量肿瘤患者。难道这 30 年里我们中国人的基因改变了吗？回答是"没有"。改变的是什么？是人们的生活方式和环境，这种巨大的改变也无疑影响着人体的代谢活动，于是人类的疾病谱也随之而变了，肿瘤的肆虐就是结果之一。遗憾的是，尽管迄今为止我们已经花费了巨额的人力财力，对肿瘤患者实施着痛苦不堪的"杀灭式"抗癌治疗，但是收效甚微。随着肿瘤代谢与营养研究的深入，科学家们已经发现，肿瘤其实是一种代谢性疾病，代谢与营养领域应该成为抗击肿瘤的主战场，肿瘤营养疗法、肿瘤代谢调节治疗应该成为肿瘤患者的基础或一线治疗，即使是现在所谓有效的靶向治疗、基因治疗等方法也往往是因为针对了相关的代谢环节才得以发挥作用的。Seyfried 教授的这本书引经据典，高屋建瓴，所论及的意见足以在很长时间内作为肿瘤研究与治疗的导向性精品。

借此机会，我在这里再次呼吁：高度重视肿瘤代谢与营养的研究，高度重视肿瘤营养疗法及肿瘤代谢调节治疗！肿瘤患者营养治疗与代谢调节治疗的处女地亟待研究开发！春风十里不如你，请更多地投身和关注这一领域的进展与发展。

医学博士、教授、博士生导师
首都医科大学肿瘤学系主任暨附属北京世纪坛医院胃肠外科和临床营养科主任
中国抗癌协会肿瘤营养与支持治疗专业委员会主任委员
《肿瘤代谢与营养电子杂志》及 *Journal of Nutritional Oncology* 主编
2018 年 4 月

译者前言

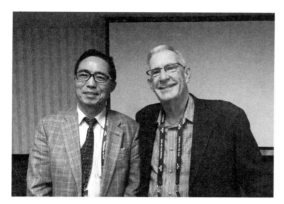

原著者与主译合影

癌症是目前对人类威胁最大、让人闻之色变的疾病。其发病率在中国乃至全球一直呈现快速上升势头，现已成为国内第一大死亡原因。

尽管人类在过去半个多世纪内对癌症的基础研究及临床治疗投入了大量的人力物力，但对大部分癌症尤其是已转移的癌症来说，常规的治疗（化疗及放疗）方法均疗效欠佳。最近，美国及澳洲一项对22种主要癌症化疗效果的研究发现，化疗给这些癌症患者的5年生存率只延长了2%左右，也就是说不到2个月（PMID: 15630849），即花费几万甚至几十万美元仅仅买来不到2个月的充满痛苦毒性反应的寿命（美国癌症年均化疗治癌的花费接近10万美元，其中Ⅲ、Ⅳ期乳腺癌平均2年的治疗费用为16万~18万美元。PMCID:4822976）。最新一项发表在《肿瘤学年鉴》（Annals of Oncology，2017-4-27）上由英国"癌症药物基金"署名的研究报告指出，该基金在2010~2016年共花费约13亿英镑在癌症的化疗药物上（折合人民币113亿元）。该文重点研究了用于治疗47种癌症的29种常用化疗药，发现这些药物对大部分（62%）的癌症无明显疗效；仅有18种（38%）癌症，其患者的寿命被延长了3个月，不过这3个月被延长的生命中充满了药物的毒性作用（PMID：28453615）。该研究报告的结论是，英国"癌症药物基金"所花费的巨额款项并未给患者和社会带来预期的价值。类似的情况在中国可能更加严重，据中国国家癌症中心办公室报告，中国前十大癌症的平均5年生存率（30.9%）还不到美国的一半（68%）。

几十年来，科学界及国际社会对癌症的投入不菲，然而，临床结果进展并不理想。究其原因，我认为可能有三个。其一，有充分的证据已经显示，长期公认的癌症基因突变理论可能存在偏颇之处。其二，癌症的标准治疗（化/放疗）只注重"祛邪"而没有大力"扶正"，这一点有严重战略失误。因为抗癌是人体与癌细胞争夺阵地的长期斗争，就好比一场战争，只顾杀敌而不顾自身强军，这场战争最终是不会有赢家的。其三，癌细胞都是从癌干细胞分裂而来的，而癌干细胞对标准治疗（化/放疗）并不敏感。因此，即便治疗暂时取得了临床缓解（clinical remission），但仍会因有癌干细胞的潜伏而极容易复发，复发的癌症还常常是耐药的。

过去的半个多世纪里，特别是从20世纪70年代中期开始，随着DNA双螺旋结构的发现以及分子生物学的飞速发展，人们逐渐把全部注意力都放在DNA及基因突变的研究上去了，以致于当今绝大部分医生、科学家从未听说甚至从未想过除了基因突变致癌理论，还有一个存在了几十年的、由瓦伯格（Warburg）首先提出的线粒体受损引起产能障碍的代谢致癌论。尽管基因突变致癌论尚未得到全面的证实，但我们的媒体和宣传却毫无例外地把它奉作不变的真理。尤其是当制药业、癌症研究及临床肿瘤治疗投入大量的人力物力后，为自身的局限所羁绊，这些机构已很难听进不同意见了。于是一个治癌灵丹虽然让大众失望，但还有另一个治癌灵丹接踵而来让大家重燃希望。对于面对死神不知所措、可怜的癌症患者及其家属来说，为了给自己或所热爱的家人治病，只要有一线希望也常常会不惜倾家荡产奋勇而上，接受着一轮又一轮有着巨大毒性和不良反应的治癌新药，盼望奇迹能够出现，同时也支撑着这种折磨人的治疗方法得以生存循环。

正当人们对癌症治疗几乎陷入绝望的时候，Seyfried教授的《癌症是一种代谢病》问世了。此书如久旱后的甘霖，给癌症患者带来了一股新鲜的空气。Seyfried教授通过本书对癌症的起源理论做了系统的阐述，他从癌症起因的争论谈起，分析肿瘤模型、肿瘤细胞与正常细胞在能量代谢中的区别、肿瘤细胞的呼吸障碍、瓦伯格理论引起的争论、原发及转移癌细胞中葡萄糖及谷氨酰胺酵解产能、线粒体在产能障碍时的逆行反应等问题，从而对癌细胞的生长、端粒酶活性改变、细胞凋亡、血管生成做了重新解析，多角度论证了癌症的代谢起因，既修正和完善了瓦伯格的癌症代谢观，还进一步延伸和创新了该理论的精髓。其中最令人瞩目的核心就是揭示出肿瘤的发生发展与线粒体功能障碍紧密相关，癌症转移与巨噬细胞/骨髓源的粒细胞相关。更为可贵的是，Seyfried教授在本书中还用临床案例绘声绘色地把基础理论与临床治疗做了有机融合，提出了临床癌症治疗及预防道路上一种全新的、具体的可行性方案。

本书虽然外观朴素，其中生物学部分还需要一定的专业基础才能真正读懂，但其科学内核不容小觑，几乎可以让所有读者开拓思路。同时，这又是一本适合所有人，尤其是从事与癌症防治事业相关的全体医务人员、癌症研究者、甚至癌症患者阅读的好书。我曾在不同场合提起过本书及癌症的代谢起源论，但常遭到一些僵硬认识基因突变论者的反驳。然而奇怪的是，这些人中竟没有一位读过本书，对代谢论也只是知道皮毛而已。考虑到这一点，我决定从众多谈及癌症起因的理论书籍中拣出这块"真金"，翻译成中文介绍给广大的中国读者，希望传播"癌症代谢论"，启迪新思维，以便早日攻克癌症这个堡垒。我想，即使你暂时还不同意癌症的代谢起源论，或者对癌症代谢论持保留态度，也建议你把这本书拿过来耐心把它读完。因为真正的科学家对不了解的东西都抱着研究的态度，都会认真思考不同观点方的论点论据，不了解对方就妄加评论这不是严谨的科学态度。

本书出版于2012年，所有资料均引自截至当时的最新数据，但几年已过去，虽然现在关于癌症代谢又有许多新的发展和变化，但本书作为该理论的经典之作仍值得推荐，同时也提醒读者，书中列出的部分网址业已失效，应与时俱进地注意进一步跟踪和关注。由于我们的水平有限，翻译中难免有疏漏之处，欢迎广大读者提出宝贵的批评建议。

让我们打开窗子，让更多的新风吹进来吧！

成 长

医学博士　分子生物学/生物化学博士

美国抗衰老暨再生医学科学院研究员 认证医生

2018年2月

原著序

今天，癌症患者比以往任何时候都多，癌症仍是世界上最主要的致死性疾病，很少有家庭不受这种恶疾的影响。事实上，处于当今这样的工业化社会，癌症预计在本世纪内将超过心脏病成为人类的主要死因。自 20 世纪 60 年代后期以来，我一直在癌症代谢领域工作，并广泛发表了有关癌症代谢基础和性质的著作。尽管我不认识 Seyfried 博士，但他在表明能量代谢异常是癌症核心这一问题上所做的出色工作给我留下了深刻的印象。我早就认识到线粒体和有氧糖酵解在维持和促进癌症生长中的关键作用。诺贝尔奖获得者奥托·瓦伯格（Otto Warburg）在 20 世纪早期曾首次证明，受损的细胞呼吸功能与代偿性发酵（糖酵解）作为癌症的共同特性，与癌症不受控制生长、发展紧密相关。很少有比他和他的癌症理论更具有争议的人和事了。我很高兴看到 Seyfried 在本书中肯定了瓦伯格在定义癌症性质方面是基本正确的，因为这种疾病确实涉及代偿发酵的呼吸不足。我非常熟悉 Seyfried 在书中提到的许多关键人物和他们的研究成果，其中包括 Dean Burk，Peter Mitchell，Sidney Weinhouse 以及我的前系主任 Albert Lehninger 等。尽管如此，在我早期的职业生涯中，确实感到在能量代谢对于癌症问题十分重要的这个话题上，时常感到孤独无助。我甚至记得我的一位同事，一位 DNA 技术方面的专家，把 Lehninger 的"瓦伯格宝贵财富"（Warburg Flasks）作为癌症研究过去时代的遗物扔进了垃圾桶。对他来说值得庆幸的是 Lehninger 不再担任他的系主任了，而对我来却值得庆幸自己有机会去打捞了很多这样的宝贵财富，而且看来我成功了。在阅读 Seyfried 的书后，我认为这些宝贵财富作为收藏品会变得更有价值。

在我看来，癌症领域严重偏离轨道始于 20 世纪 70 年代中期，那时许多研究者开始将癌症视为主要由基因突变引发的疾病而不是代谢疾病，而癌细胞中的代谢缺陷被认定为是基因组不稳定性的次要后果。Seyfried 提供了大量的证据来证明这种基因"唯一"的理论存在前后不一致性。他批判性地重新评估了将癌症进展与达尔文进化论联系起来的证据，提出了一个有趣的可能性，即癌症进展是拉马克（Lamarckian）进化演变的一个例子。他总结性地指出，为什么长期以来在癌症战争和有效的无毒治疗方面进展甚微，均和这种基因"唯一"理论明显的不一致性相关。Seyfried 指出的一个关键点是，癌症中出现的大部分基因组不稳定性可能是癌症的结果而不是原因。当更多地将癌症视为代谢性疾病时，许多具有成本效益的治癌策略则应该被认可并且用于癌症治疗。我从 Young Ko 博士的实验室发现的 3-溴丙酮酸（3BP）研究中更加深了对此观点的认识。

它是一种有效的抗癌剂，也是一种低成本药物，在动物模型和癌症患者中显示对多种癌症都具有强大且快速的抗肿瘤作用。而这个3BP就是主要通过靶向肿瘤细胞能量代谢，从而耗尽肿瘤细胞生长必需的高能化合物"ATP"而发挥效用的。在使用有效剂量时，它对正常细胞没有毒性。Seyfried的书中提供了大量的证据，显示如何使用各种其他针对能量代谢的药物和饮食来控制癌症。另外，驱动癌症能量代谢的葡萄糖和谷氨酰胺的限制也会削弱癌细胞复制和传播的能力。基因理论欺骗了我们，让我们误以为癌症是多因素疾病。当然，肿瘤并不都以相同的速度增长。尽管如此，我们仍可以肯定癌症是一种仅涉及异常能量代谢因素的疾病，正如瓦伯格最初提出，后来我和其他许多人在生物化学研究中显示的那样。Seyfried在他的书中明确表达了这一观点。

　　根据瓦伯格的原始理论，Seyfried的文章重新呼吁大家关注癌症作为代谢性疾病的核心问题。本书独特之处就在于将癌症几乎所有的方面均与伴有代偿性糖酵解的细胞呼吸功能不全联系起来。对许多人来说，癌症至今仍然是无法治愈的，这很大程度上是由于对其起源、生物学和新陈代谢的普遍误解所导致的。希望Seyfried对"癌症问题"深思熟虑的分析将改变大家对这种疾病的认识，并将研究导向瞄准正确的方向，创造出新的解决和治疗方案（如3BP），这些方案的见效速度肯定比目前正在使用的方法更快，效果更好。

Peter Pedersen 博士

约翰·霍普金斯大学医学院生物化学教授
于马里兰州巴尔的摩市

癌症在现代社会仍然是一种瘟疫。在癌症的治疗或预防方面缺乏进展促使我撰写了本书。作为一位生物遗传学家，我从20世纪80年代初以来一直致力于癌症的脂质生物化学研究。我开发了许多用于脑肿瘤和全身转移癌的小鼠模型。几项主要发现为本书撰写埋下了种子。第一，我很清楚一些抗癌药物的治疗作用主要是通过减少热量摄入来实现的。第二，热量摄入减少可以靶向大部分癌症特征。第三，在大多数呼吸功能正常的细胞中，酮体可以作为替代葡萄糖的燃料。第四，转移性癌症是由巨噬细胞谱系的细胞产生的。第五，不管组织来源如何，所有癌细胞都表达出线粒体能量代谢的普遍缺陷。最后，癌症一旦被认为是代谢性疾病，可以得到有效的治疗和预防。

在认识到癌症是一种代谢疾病的时候，我逐渐意识到为何会有这么多人死于这种疾病。目前许多癌症治疗方法加剧了肿瘤细胞的能量代谢，从而使疾病进展并最终变得难以管理。大多数癌症患者不是在与癌症作斗争，而是在有毒的化疗中挣扎，最终他们的抵抗力和战斗意志被摧毁。癌症治疗往往与癌症本身一样令人担忧。癌症作为一种基因突变疾病的观点已经混淆了对这个问题的认识，并且对未能开发有效疗法负有主要责任。癌症作为基因突变疾病的观点是基于体细胞突变导致癌症这一不正确的观点。大量证据已经表明，基因组不稳定与长期细胞呼吸功能不全有关。一旦癌症被认为是代谢性疾病，可以用有效的代谢性疗法来治疗，就会出现更人道且更有效的治疗策略。我的论述强调癌症是一种代谢疾病，并指出癌症基因理论自身的不一致性。此外，我书中的相关内容讨论了美国国家癌症研究所提出的大部分所谓挑战性问题，涉及了癌症研究中的突出问题。这本书为最终解决这种疾病奠定了基础。

我要感谢我的许多学生和同事帮助我为本书提供数据和探讨概念。我感谢我的前研究生 Mary Louise Roy（MS, 1987）；Michelle Cottericho（MS, 1992）；Mohga El-Abbadi（PhD, 1995）；Hong Wei Bai（PhD, 1996）；John Brigande（BS, 1989; MS, 1992; PhD, 1997）；Jeffrey Ecsedy（PhD, 1998）；Mark Manfredi（PhD, 1999）；Michaela Ranes（BS, 1998; MS, 2000）；Dia Banerjee（MS, 2001）；Michael Drage（MS, 2006）；Christine Denny（BS, 2005; MS, 2006）；Weihua Zhou（MS, 2006）；Laura Abate（PhD, 2006）；Michael Kiebish（PhD, 2008）；Leanne Huysentruyt（PhD, 2008）；John Mantis（PhD, 2010）和 Laura Shelton（PhD, 2010）。我还感谢我现在的学生 Linh Ta 和 Zeynep Akgoc 后续的努力；还要感谢以下

大学生的投入和帮助，包括 Katherine Holthause, Jeremy Marsh, Jeffery Ling, Will Markis, Tiernan Mulrooney, Todd Sanderson, Todd Theman, Lisa Mahoney, Michelle Levine, Emily Coggins, Erin Wolfe, Ivan Urits, Taryn LeRoy 和 Emily Gaudiano。我想感谢我的 BI503 班的所有学生在当前癌症研究专题上的热情投入。

　　我很感谢波士顿大学生物学系的教师同事，包括 Thomas Chiles 博士，Richard McGowan SJ 神父和 Jeffery Chuang 博士。还感谢 Robert K. Yu 博士，James Fox 博士和我的儿子 Nicholas T. Seyfried 博士的技术支持。我还要感谢 Avtar Roopa 发人深思的讨论。感谢的人还有已故的 Sanford Palay 博士，Harry Zimmerman 博士和 Allan Yates 博士，他们生前曾给予的鼓励和帮助。特别感谢 Purna Mukherjee 博士和 Roberto Flores 博士。Purna 博士是第一个让我意识到热量限制强大治疗作用的人。她在血管生成和炎症领域训练有素，她的工作为减少饮食能量治疗和预防癌症的机制提供了重要的信息。Roberto Flores 则在致力于寻找癌症代谢起源的真相和质疑癌症代谢起源方面非常出色。最后，我要感谢我的供职机构——波士顿学院（Boston College），在我过去 23 年（1985 ~ 2008 年）的工作中提供实验动物的管理支持。没有这种宝贵的体制支持，收集我在本书中这么多数据是不可能的。这种支持符合 Ignatian 为其他人服务的哲学理念。

目　录

第 18 章　癌症代谢治疗的临床应用　　246

第 1 章

基础篇

癌症是一种对生理和心理都极具破坏性的疾病，它已超过心脏病成为工业社会人类的头号杀手。癌症是复杂的，从正常健康的细胞最终成为恶性肿瘤，涉及多重时间和空间上的变化。细胞生长异常（肿瘤）是疾病的生物终点。肿瘤细胞浸润到周围组织并扩散到远处脏器是引起大多数癌症患者发病或死亡的主要原因，这种现象就叫转移（metastasis）。在生物医疗科学领域中，无数致力于从正常细胞转变为恶性肿瘤细胞生物过程的研究已经有一个多世纪了。尽管付出了较大的努力，但要达到治愈或长期控制肿瘤转移仍很困难。我们今天与 40 年前理查德·尼克松总统订立《国家癌症法案》宣布抗癌战争打响时面临着同样的挑战 [1-3]。据美国癌症协会统计，2010年全美有 569 490 人死于癌症 [4]，平均每天达到 1500 人。这显著高于 2002 年 555 500 人的死亡人数。这说明过去的 8 年里在控制癌症方面并没有真正取得进展 [5]。大家只要看一下当地报纸的讣告栏就会知道"抗癌战争"进行得并不好。

遍布世界各地的大药厂和领先的医疗中心都在不断地研究癌症，但我们怎么可能打不赢这场抗癌战争呢？人们会认为有了这么多的关注后，有效而没有毒性的治疗方案应该应运而生。我们不断从媒体听到抗癌的新突破，也不断听到高调的名人和政治家死于癌症。如果这种突破是真实的或是有意义的，那么这些有钱有势的人肯定能得到某种新型方案的治疗而起死回生。然而，事实却并非如此，这些家伙和我们芸芸众生一样沦为被癌症蹂躏的弱势群体。这一点清楚地说明抗癌战争远没有结束，只是通往癌症前沿的路上散落着从未被实体化为有效方案的重大突破。目前，某些癌症的总死亡率已经封顶，那是因为对这种疾病的危险因素有了更好的认识和防范，像吸烟导致的肺癌；但控制癌症的全身转移（癌症最致命的特征）并没有任何进展 [6, 7]。很明显，正如 Guy Faguet 强调过的那样 [8]，我们没有打赢这场抗癌战争。

1.1 如何看待癌症

对癌症的印象取决于你看它的角度。这取决于你是癌症患者、患者的朋友或家属、肿瘤医生、病理医生、统计人员，还是癌症基础研究人员。每个人的角度不同，则对癌症得到的印象框架是不同的（图 1-1）。

图 1-1a 显示 24 例不同胰腺癌中，通过检测每一个患者相关的基因序列和基因拷贝数分析出来的基因突变数。该图显示，胰腺癌点突变（point mutation）比基因缺失或扩增更常见。这项研究和许多类似研究的作者相信，把在不同肿瘤中发现的基因突变进行分类对疾病的鉴别和管理都很重要。尽管对这种肿瘤基因缺陷进行分类很有趣，但我们必须知道，这些基因的突变是因人而异的 [12]。（此处缺文献 9~11 标注，原文参考文献序号有疏漏——译者注）

图 1-1b 显示的是在脑瘤（胶质母细胞瘤，GBM）中发现基因突变的百分比。在胰腺癌和卵巢癌中也发现了相似的突变。图中显示（A）RTK/RAS/PI（3）K，（B）p53 和（C）RB 信号通

路中的基因序列突变和重要基因拷贝数所发生的改变。不同的灰度阴影表示基因突变的不同程度[13]。图中对于每一个信号通路中突变的部分标明了突变性质和所影响肿瘤的百分比，而每个方框中标出的是含有至少一个已知特定信号通路基因突变的胶质母细胞瘤的最终百分比。有意思的是，我们能够注意到，在具有相似组织学表现的约15%的胶质母细胞瘤中，没有发现任何一个信号通路的基因突变。所以，应该说关于基因突变如何影响癌症的来源或进展还不是很清楚。

v-Akt 小鼠胸腺瘤病毒癌基因（Akt）或蛋白激酶 -B（PKB）是丝氨酸 / 苏氨酸激酶，它们参与调控不同的生化反应，例如抑制程序性细胞死亡（细胞凋亡），刺激细胞生长和增强肿瘤能量代谢（图 1–2）。肿瘤细胞中 Akt 的表达一般高于正常细胞。尽管靶向 Akt 相关的信号通路是抗癌药物开发的一部分，但已经证明只要简单地限制能量摄取便会减少肿瘤中 Akt 的表达[14]。此图是根据肿瘤的分子生物学信息合成的。我把这类癌症图像称为"气球串"（balloons on strings）。图中把疾病中混乱的生物学信号通路进行了有序排列。Qiagen 的子公司 SABioscience 专业从事分子阵列技术研究，他们帮助分析基因表达的变化、表观基因组模式（epigenomic patterns）、微小 RNA 表达等。

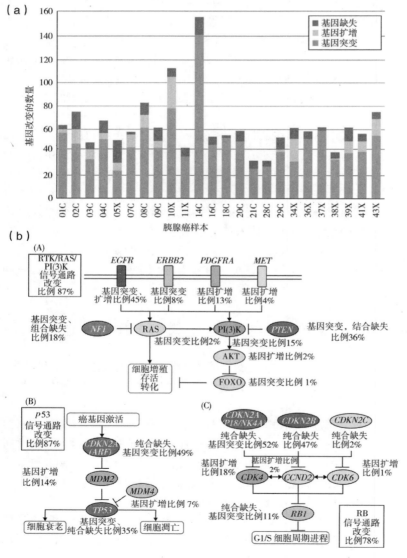

图 1–1　癌症基因组计划中的癌症图像。来源：（a）采自 Jones 等文献 13 并做修改。（b）转自 Jones 等文献 13

　　肿瘤的血管生成涉及现有血管中新生血管的产生和多种信号分子间的相互作用（图1-3）。靶向血管生成的肿瘤治疗可以帮助控制癌症。除了昂贵的抗血管生成药如贝伐珠单抗（bevacizumab），安维汀（Avastin）外[15]，更值得引起我们注意的是，简单的能量限制也能有效地靶向肿瘤中的血管生成[16, 17]。

　　癌症的细胞病理学图像如图1-4所示。

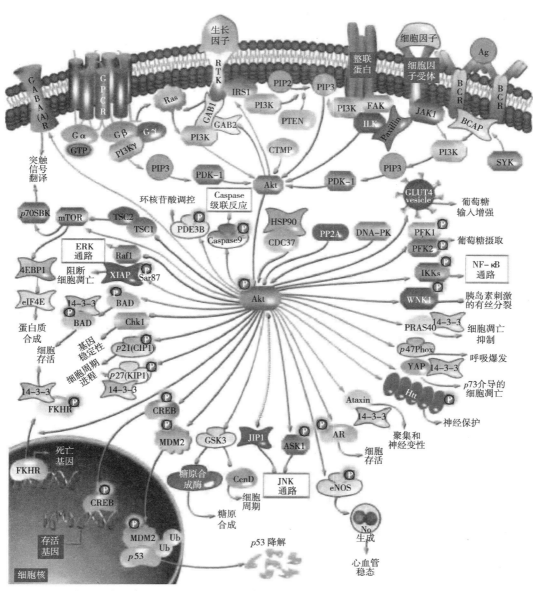

图1-2　Akt信号通路。来源：SA Bioscience 并得到允许复制。彩图见书后彩图1

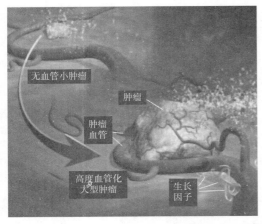

图1-3 肿瘤血管生成。来源：经许可转载自《生物肿瘤学》（*BioOncology*）

（a）

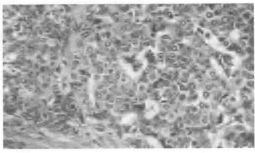

（b）

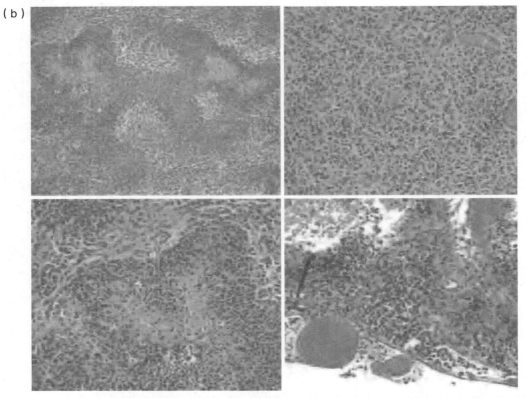

图1-4 （a）乳腺癌的组织学图像。来源：经许可转载自 NCI。（b）胶质母细胞瘤的组织学图像。来源：经许可转载自文献 18

下面列出 2010 年美国死于不同肿瘤的人数统计：

- 乳腺癌 40 170 人 [4]
- 肺和支气管癌 159 390 人 [4]
- 结 / 直肠癌 49 920 人 [4]
- 皮肤癌 11 590 人 [4]
- 脑和神经系统肿瘤 12 920 人 [3]
- 肝癌和胆管癌 18 910 人 [4]

肿瘤器官的病理图像如图 1-5 所示。

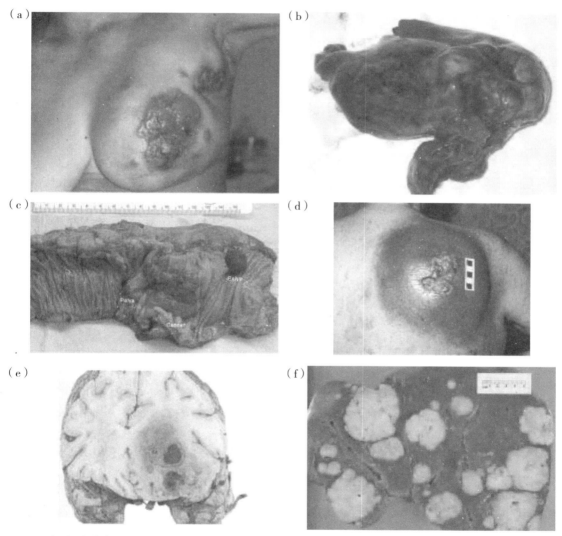

图 1-5　（a）乳腺癌，（b）肺癌，（c）结肠癌，（d）黑素瘤，（e）胶质母细胞瘤，（f）肝癌。图（a，d）分别见书后彩图 2、3

在我看来，死于化疗和放疗毒性作用的画家 Robert Pope 创作的艺术品特别强烈地从患者、家人和医生的角度传达了自己对癌症的印象 [19, 20]。同时，我也认为 Donald Cohodes 对化疗经历的评论，可以作为对 Pope 书籍的补充 [21]。下面我从 Pope 众多的画作中推荐几幅给大家（图 1-6~图 1-13）。

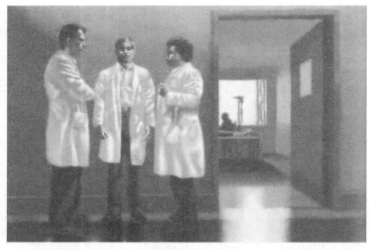

图 1-6 讨论。来源：经许可转载自 Pope 作品第 113 页。彩图见书后彩图 4

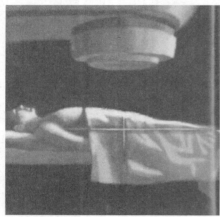

图 1-7 放疗。来源：经许可转载自 Pope 作品第 52 页。彩图见书后彩图 5

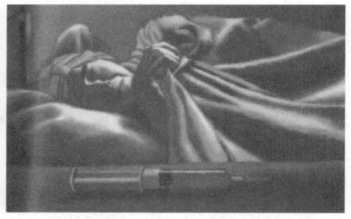

图 1-8 化疗。来源：经许可转载自 Pope 作品第 47 页。彩图见书后彩图 6

在图 1-6 的绘画中，Pope 描绘了肿瘤医生交流中的微妙之处。为了不让外行过于敏感，医生在与患者或患者家属谈论癌症时不同于他们医生同行之间的交谈。在走廊里，医生间的交流是科学的、直率的和实事求是的；而在病房里这种交流更注重关系培养和情感慰藉。尽管许多患者把肿瘤医生看作是当今社会上的世俗牧师，但医生使用有毒抗癌药物与保护癌症患者长远健康的初衷却常常背道而驰。

图 1-7 是一幅丙烯画，描绘了躺在放疗仪器下的男人。放疗可以用于许多癌症患者，但放射线杀死肿瘤细胞的同时也会杀死正常细胞。一些未被直接杀死的正常细胞可能会代谢转化成肿瘤细胞。此外，那些在放射治疗中生存下来的肿瘤细胞将来可能会生长成更具侵袭性且更难控制的肿瘤。

图 1-8 也是一幅丙烯画，传达了抗癌药物对患者心理的影响。注射器里的化学物质是阿霉素[adriamycin，多柔比星（doxorubicin）]，Pope 在他和癌症的抗争中曾用到这种药和其他药物。该绘画中是一位正在接受化疗的患有淋巴癌的老妇人，这位妇人戴着头巾遮盖着她因药物治疗引起的脱发。作品尝试表现患者对药物治疗的想法，带药物的注射器表达着对生命或预警的思考。据 Pope 介绍，这幅绘画重现了癌症患者遭遇有毒药物治疗时再熟悉不过的那一幕。

图 1-9 是一幅纸本水墨画，描绘了一位正接受定期化疗妇女的痛苦。Pope 想起自己注射化疗药的时光，那也是他一生中最糟糕的日子。画中妇女在被注射有毒的药物时蜷缩着并且表情痛

苦。与接受治疗的患者相比，护士戴着口罩和手套保护自己不受化疗毒性作用的影响。

图 1-10 也是一幅纸本水墨画，描绘了 Pope 化疗期间的痛苦及他的父亲（开车者）和兄弟（坐后座者）对 Pope 痛苦的反应。许多癌症患者和他们的家庭成员仍将继续经历这些情感历程。实际上，随着一些较新药物的出现这种痛苦的感觉更糟 [15, 22]。

图 1-11 中，这幅纸本炭笔画传达了一位妇女由于乳房被切除后（为预防癌症转移而进行的乳房切除手术）带来的感情创伤。

图 1-12 是一幅纸本水墨画，表达了一个小女孩经受化疗蹂躏时的痛苦。她轻轻触碰着带给她痛苦的仪器，背景中的玩偶和在前景中的金属托盘暗示出她生活中的快乐和苦难。

图 1-13 描绘了儿子眼中他父亲被胶质母细胞瘤所毁灭的艺术印象。

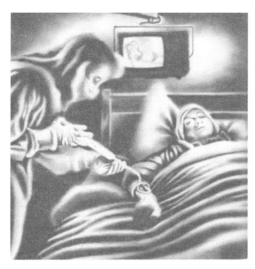

图 1-9　化疗注射。来源：经许可转载自 Pope 作品第 62 页

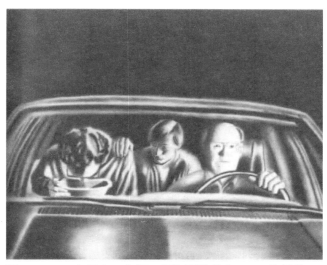

图 1-10　三个男人。来源：经许可转载自 Pope 作品第 89 页

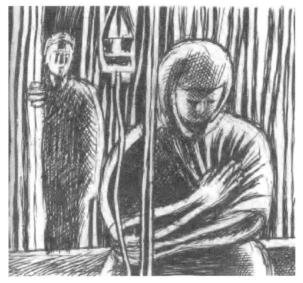

图 1-11　乳房切除术。来源：经许可转载自 Pope 作品第 101 页

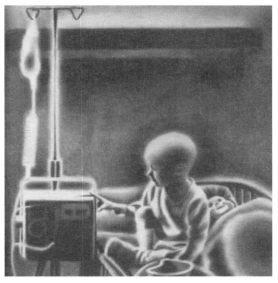

图 1-12　艾里卡（Erica）。来源：经许可转载自 Pope 作品第 80 页

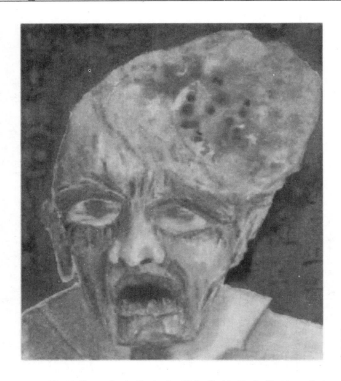

图 1–13　凋零。来源：经许可转载自 Gupta 及 Sarin[23] 的作品。彩图见书后彩图 7

除了关于癌症的这些形象化的美术作品，我们还可以从 Herman Melville 的戏剧《白鲸》（*Moby-Dick*）台词中获得癌症的文学形象。当时，剧中人物 Ahab（演员 Gregory Peck 饰演）喃喃地说出了下面这段话：

"听着！Starbuck，所有看得见的形体只不过是一种纸板面具罢了。一些事物虽不可了解却是具有理性的，可以看出其特征形象的铸型。那白鲸它不断找我麻烦，加重我的负担，然而也只不过是个面具罢了。我最恨面具后面的东西！那害人的东西从古代起就已折磨并警吓人类了。塑造出那东西，残害着全人类。它们虽没有把我们彻底杀死，可我们只能半心半肺地继续活下去。"

关于患者罹患肿瘤后的体验可以在更多的作品中找到，如 2010 年 HBO 公司电影《深知我心》（*Wit*）中，其主演是 Emma Thompson；还有 David Servan-Schreiber 医生写的畅销书《抗癌：一种新的生活方式》）（*Anticancer: A New Way of Life*）[24]；以及 Siddhartha Mukherjee 医生写的《众病之王：癌症传》（*The Emperor of All Maladies: A Biography of Cancer*）[25]。

1.2　概要

100 多年来我们对肿瘤的印象几乎没有什么改变。如果非要找出什么变化来的话，只能说在新世纪它们变得更糟了。无论专家们怎么说，下面表 1-1 中的数据表明我们并没有打赢抗癌这场战争[8]。随着癌症遗传学和生物学研究的逐步深入，能够一举研制出新药的承诺一直未能兑现[26-28]。每当一个抗癌新药期望出"奇迹"结果却因效果不理想或不可承受的毒性反应而终止时，另一个最终也会令人失望的新"特效"抗癌药马上取代了它的位置[15, 29]。有关媒体也纷纷加入，提供虚无缥缈的希望甚至错误信息[30]。什么时候这样的循环会终结啊？我个人认为，只有当我们最终认识到癌症其实是一种代谢性疾病，可以用无毒性的代谢治疗来有效控制的时候，这种情况才会结束[31]。我的目标就是提供支持这个观点的科学依据。

表 1-1　1990~2010 年美国的癌症统计数据

年份	新增病例数	每年死亡数	每天死亡数
1990[a]	1 040 000	510 000	1397
1996[b]	1 359 150	554 740	1520
2002[c]	1 284 900	555 500	1522
2003[c]	1 334 100	556 500	1525
2004[c]	1 368 030	563 700	1544
2005[c]	1 372 910	570 280	1562
2006[c]	1 399 790	564 830	1547
2007[c]	1 444 920	559 650	1533
2008[c]	1 437 180	565 650	1549
2009[c]	1 479 350	562 340	1541
2010[c]	1 529 560	569 490	1560

注：数据显示从 1996~2010 年，每年新增癌症病例和死亡人数一直保持增加，每天死亡的人数保持稳定。这显示与癌症的战争进展得并不顺利。事实上，2010 年癌症患者每年新增病例数、每年死亡数、每天死亡数远高于第二次世界大战（1941~1945 年）期间美国军队的总伤亡人数（1 076 245），总死亡人数（405 399），以及每天死亡人数（416）。该数据来自维基百科网站（http://en.wikipedia.org/wiki/united_states_military_ casualties_of_war）。对于那些直接指挥这场抗癌战争的人来说，怎么解释才能让人接受啊？考虑到美国国家癌症研究所（NCI）投资抗癌费用从 2002 年度的 41.2 亿美元飙升到 2010 年度的 55.1 亿美元，如此高额费用下仍然出现癌症的高死亡人数更加令人沮丧，NCI 预算增加的 24% 可以与癌症病例新增的 19% 相媲美了。

a. 数据来自 Silverberg 等 http://caonline.amcancersoc.org/cgi/reprint/40/1/9

b. 数据来自 Parker 等 http://caonline.amcancersoc.org/cgi/reprint/46/1/5

c. 数据来自 Jamal 等文献 4，5，7，9-11

参考文献

[1] Kiberstis P, Marshall E. Cancer crusade at 40. Celebrating an anniversary. Introduction. Science. 2011;331:1539.

[2] Anand P, Kunnumakkara AB, Sundaram C, Harikumar KB, Tharakan ST, Lai OS, et al. Cancer is a preventable disease that requires major lifestyle changes. Pharm Res. 2008;25:2097 - 116.

[3] Bailar JC, 3rd, Gornik HL. Cancer undefeated. N Engl J Med. 1997;336:1569 - 74.

[4] Jemal A, Siegel R, Xu J, Ward E. Cancer statistics, 2010. CA Cancer J Clin. 2010;60:277 - 300.

[5] Jemal A, Thomas A, Murray T, Thun M. Cancer statistics, 2002. CA Cancer J Clin. 2002;52:23 - 47.

[6] Gabor Miklos GL. The human cancer genome project – one more misstep in the war on cancer. Nat Biotechnol. 2005;23:535 - 37.

[7] Jemal A, Center MM, Ward E, Thun MJ. Cancer occurrence. Methods Mol Biol. 2009;471:3 - 29.

[8] Faguet G. The War on Cancer: an Anatomy of a Failure, a Blueprint for the Future. Dordrecht, The Netherlands: Springer; 2008.

[9] Jemal A, Murray T, Samuels A, Ghafoor A, Ward E, Thun MJ. Cancer statistics, 2003. CA Cancer J Clin. 2003;53:5 - 26.

[10] Jemal A, Siegel R, Ward E, Hao Y, Xu J, Thun MJ. Cancer statistics, 2009. CA Cancer J Clin.2009;59:225 - 49.

[11] Jemal A, Siegel R, Ward E, Murray T, Xu J, Thun MJ. Cancer statistics, 2007. CA Cancer J Clin. 2007;57:43 - 66.

[12] Salk JJ, Fox EJ, Loeb LA. Mutational heterogeneity in human cancers: origin and consequences. Annu Rev Pathol. 2010;5:51 - 75.

[13] Jones S, Zhang X, Parsons DW, Lin JC, Leary RJ, Angenendt P, et al. Core signaling pathways in

human pancreatic cancers revealed by global genomic analyses. Science. 2008;321:1801 - 6.

[14] Marsh J, Mukherjee P, Seyfried TN. Akt–dependent proapoptotic effects of dietary restriction on late–stage management of a phosphatase and tensin homologue/ tuberous sclerosis complex 2–deficient mouse astrocytoma. Clin Cancer Res. 2008;14:7751 - 62.

[15] Fojo T, Parkinson DR. Biologically targeted cancer therapy and marginal benefits: are we making too much of too little or are we achieving too little by giving too much? Clin Cancer Res. 2010;16:5972 - 80.

[16] Mukherjee P, Zhau JR, Sotnikov AV, Clinton SK. Dietary and Nutritional Modulation of Tumor Angiogenesis. In: Teicher BA, editor. Antiangiogenic Agents in Cancer Therapy. Totowa (NJ): Humana Press; 1999. p.237 - 61.

[17] Mukherjee P, Abate LE, Seyfried TN. Antiangiogenic and proapoptotic effects of dietary restriction on experimental mouse and human brain tumors. Clin Cancer Res. 2004;10:5622 - 9.

[18] Zuccoli G, Marcello N, Pisanello A, Servadei F, Vaccaro S, Mukherjee P, et al. Metabolic management of glioblastoma multiforme using standard therapy together with a restricted ketogenic diet: case report. Nutr Metab. 2010;7:33.

[19] Carlson T. Turning sickness into art: Robert Pope and his battle with cancer. CMAJ. 1992;147:229 - 32.

[20] Pope R. Illness & Healing: Images of Cancer. Hantsport (NS): Lancelot Press; 1991.

[21] Cohodes DR. Through the looking glass: decision making and chemotherapy. Health Aff (Millwood). 1995;14:203 - 8.

]22] Uhm JH, Ballman KV, Wu W, Giannini C, Krauss JC, Buckner JC, et al. Phase II evaluation of gefitinib in patients with newly diagnosed grade 4 astrocytoma: Mayo/North central cancer treatment group study N0074. Int J Radiat Oncol Biol Phys. 2010;80:347 - 53.

[23] Gupta T, Sarin R. Poor-prognosis high-grade gliomas: evolving an evidence–based standard of care. Lancet Oncol. 2002;3:557 - 64.

[24] Servan–Schreiber D. Anticancer: A New Way of Life. New York: Viking; 2009.

[25] Mukherjee S. The Emperor of all Maladies: A Biography of Cancer. New York: Scribner; 2010.

[26] Hambley TW, Hait WN. Is anticancer drug development heading in the right direction? Cancer Res. 2009;69:1259 - 62.

[27] Hanahan D, Weinberg RA. Hallmarks of cancer: the next generation. Cell. 2011;144:646 - 74.

[28] Gibbs JB. Mechanism–based target identification and drug discovery in cancer research. Science.2000; 287:1969 - 73.

[29] Couzin–Frankel J. Immune therapy steps up the attack. Science. 2010;330:440 - 3.

[30] Fishman J, Ten Have T, Casarett D. Cancer and the media: how does the news report on treatment and outcomes?. Arch Intern Med. 2010;170:515 - 8.

[31] Seyfried TN, Shelton LM. Cancer as a metabolic disease. Nutr Metab. 2010;7:7.

第 2 章

围绕癌症起源的困惑

在治疗癌症的过程中，我们遇到过很多问题和障碍，究其原因很大程度是围绕着疾病起源而出现困惑的。"毫无疑问，癌症的起源问题远远没有得到解决"。矛盾甚至谬误仍然继续困扰着这个领域的发展 [1-5]。面对癌症起源存在着的各式各样的观点意见，一直缺乏一个统一的理论能够统领对疾病本质的不同视角。如果我们对癌症起源没有一个清晰的思路，就很难制定有效的管理和预防措施。由于未能明确癌症的起源，很大程度上导致无法显著降低疾病的死亡率。

当前，绝大多数研究人员都认为癌症是一种基因性疾病。细胞中 DNA 的损伤触发了正常细胞的转化，使其成为一种潜在致命的癌细胞。在不同的癌细胞中已发现了成百上千种基因变化，这就又导致了一种观点：癌症不是单一的疾病，而是许多不同疾病的集合。把癌症作为"疾病复合体"（disease complex）而不是单一疾病来处理，这更促成了对不同形式的疾病管理需要采用个体化（individual）或"个性化"（personalized）药物治疗的理念 [6-8]。当然，如果大多数癌症确实是由基因突变造成的话，这种治疗策略无疑将是合乎逻辑的。可是，假如大多数癌症不是源于基因突变呢？如果大多数肿瘤组织中检测出的基因突变，只是肿瘤进展过程中一种继发性现象呢？如果癌症属于一种细胞呼吸功能不全的疾病呢？

体细胞突变的理论，已经指导癌症研究和药物开发达半世纪之久，现在遇到挑战了。Carlos Sonnenschein 和 Anna Sota 及其他研究人员认为，目前支持癌症基因起源的依据存在显著的不一致性 [2-4, 9-12]。尽管存在这些担忧，癌症领域中以大规模的基因组学为基础的研究项目仍在继续漫长而艰难的跋涉，以求在各种类型的肿瘤里确认其中所有的基因缺陷 [13-16]。对此，Gabor Miklos 提出了强烈的异议，他指出，用来自癌症基因组研究计划所得到的数据将不大可能提供有效的治愈癌症的方法 [14]。《科学》（Science）最近发表了一则评论（Jocelyn Kaiser，333:397，2011）支持 Miklos 的看法，指出对卵巢癌基因的综合分析并没有发现多少新信息。我们不禁要问，有没有人注意倾听这些意见呢？人们是否了解这些信息？现在联邦政府正在遭受金融危机，但我们却继续推动着基因组计划，在这个为肿瘤患者提供不了多少有用信息的项目上浪费着巨大的资源。

虽然癌症基因组项目在技术成果方面是值得称道的，并且推进了分子生物学领域的发展，然而在战胜癌症方面却没有什么作用 [17-19]。在 2011 年召开的美国癌症研究协会年会上，Linda Chin 博士在她的大会报告中指出，癌症基因组项目的推进主要得益于基因测序速度的提高。同时，癌症基因组项目也为生物技术领域创造了就业机会。然而，又有多少面临死亡的癌症患者在了解到这些消息后会感到一丝安慰呢？虽然提高测序速度和创造新的就业机会无疑都很重要，但更值得注意的却是这些进展并没有和癌症的治疗挂上钩。

从大型的癌症基因组项目所收集的数据来看，它们非但没能帮助澄清癌症的本质，反而增加了更多的疑惑 [13, 15, 20]。更糟糕的是，还有观点建议进一步开展国际化协作，以便寻找出所有肿瘤中的异常蛋白质，这就是癌症蛋白质组项目[21]。如果癌症基因组项目中"有益输出信息：输入信息"的比值如此低的话（图 2-1），还有什么理由认为该比例在癌症蛋白质组项目中会显示更高的数值呢？如果技术进步和创造新的就业机会是开展该项目的理由，那么就应该明确表明，通过这种方式来找到最终治愈癌症的药物简直是在白日做梦。

在我看来，无视最近提出的否定基因突变致癌的论点[22]，设想从癌症基因组图谱获得的庞大信息，有朝一日可以为新的、更有效的癌症疗法奠定基础，那简直是一厢情愿的想法。虽然基因的靶向治疗可能对少数遗传性癌症有效（其肿瘤内的所有细胞都含有一个共同的遗传缺陷），但不是所有癌细胞中都有同样的基因突变[1, 8, 11, 14, 16, 17, 20]，大多数癌症并不是通过生殖细胞遗传的。尽管已经从癌症基因组项目中研发出来了近 700 种靶向治疗，然而，至今还没有任何患有恶性实体肿瘤的患者通过这一策略而被治愈[19]。这好比多少次我们拼命地要让一匹马起身走路，却根本没有发现它其实早就已经死了。

大多数在肿瘤中发现的基因突变是散发性的，多数癌症也是如此。甚至在同一个肿瘤内，一个肿瘤细胞中发现的基因突变与另一个肿瘤细胞中的突变类型也并不尽相同[7, 15, 23]。大部分癌症的癌细胞中基因突变是异质性的和随机性的。我们最近的研究显示，大多数癌基因缺陷很可能是肿瘤生长过程中继发的表象（epiphenomena），而不是癌症的病因[24]。这点带给我们的启示是，用针对基因的靶向治疗策略来对付晚期癌症是根本不可能奏效的，其他最新的研究结果也证明了这一点[7, 19, 25]。

我认为，肿瘤大多数的基因变化与癌症的起源或治疗无关。它们很大程度上只是生物学紊乱的表象。基因组变化可能参与了疾病的进程，然而却并非是导致癌症的根源。如果我的预测准确的话，那么我们该去哪里寻找解决癌症问题真正的方法呢？

新近获得的证据表明，癌症主要是一种代谢性疾病，而不是一种遗传性疾病[24]。我会拿出证据来说明癌症是一种细胞能量代谢缺陷而导致的疾病，大多数癌症细胞中的基因组缺陷则是因代谢能量缺陷而产生的次级下游效应。应该说，大多数肿瘤中发现的基因缺陷就像是"红鲱鱼"（有句话"青鱼烟熏后变红"，是用来形容误导或逻辑上有误时使用的俚语——译者注），转移了我们对该疾病主要特征的注意力，那个特征就是线粒体的呼吸功能不全。我师从 Herman Brockman 在伊利诺伊州立大学学习过经典遗传学，还曾受教于 Wiliam Danie 在伊利诺伊大学学习过生化遗传学。我和许多人一样，曾一度热衷于风靡一时的癌症基因论。不幸的是，我对癌症遗传起源说的高昂热情现在已经让位于坦率的怀疑论。我想这一点如果大家读过这本书后就会清楚了。

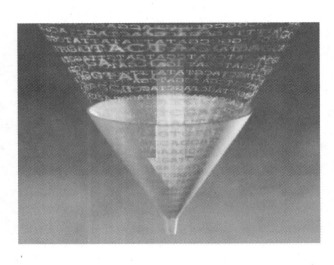

图 2-1　投入巨大，收获甚微。按照 Serge Koscielny 的说法，基因芯片生物信息学文献充斥着大量的基因表达标记；这些基因标记要么没有经过有效的验证，要么根本就没有被验证过。即使那些被充分验证过的基因表达标记，其信息对每天癌症死亡率的影响也不大。来源：经许可转载自文献 18

不论细胞类型或组织来源如何，能量代谢异常是绝大多数癌细胞共有的特征。虽然许多癌症领域的研究者认为，癌细胞的代谢异常是基因缺陷所造成的，但我不同意这种观点。事实上，我有证据表明癌细胞中基因缺陷是细胞呼吸功能损伤后产生的。我预测，靶向肿瘤的能量代谢缺陷，最终将成为预防和治疗癌症的低成本、高效益、无毒害的理想方法。而且，如果与能量代谢疗法相结合来对抗癌症，可以增强分子"靶向"疗法的治疗功效。下面我用扎实的证据来支持我这一观点。

2.1　致癌悖论

虽然恶性癌变的背后存在着一个非常特殊的发展过程，但大量非特异性的影响因素可以诱发癌变是公认的，这包括辐射、化学物质、病毒和炎症。事实上，长时间暴露于环境中的任何刺激物都可能会导致癌症[26, 27]。这种通过极不确定的方式启动极为确定的过程，被 Albert Szent-Gyorgyi 称为"致癌悖论"（the oncogenic paradox）[27, 28]。Szent Gyorgyi 是他那个时期癌症研究的领军人物。当时他用"癌变"（oncogenesis）这个术语来描述导致肿瘤形成的生物学进程。John Cairns 也曾在他的《人类癌症的起源》（*The Origins of Human Cancers*）论文中为这个悖论纠结过[29]。直到今天，"致癌悖论"仍是癌症研究中一个悬而未决的问题[26, 30]。现在，我就来告诉你为什么细胞呼吸功能不全才是"致癌悖论"的根源所在。

2.2　癌症的特征

Hanahan 和 Weinberg 曾发表过一篇在癌症领域具有里程碑意义的综述。其中提到细胞生理学方面 6 种关键改变是恶性肿瘤细胞生长的主要因素[5]。这篇综述后来进一步拓展成为一本书《癌症生物学》（*Biology of Cancer*）[31]。这 6 种改变被认为几乎是所有癌症的特征，引领了过去 10 年的癌症研究[32]（图 2-2）。这 6 项特征如下：

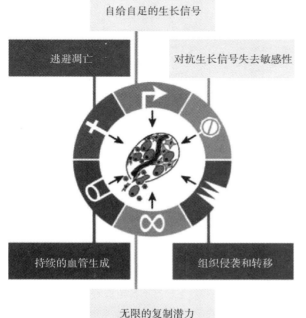

图 2-2　癌症的 6 个特征（来自 Hanahan 和 Weinberg 的著作）。本图的更新版本见最近发表的文献 32。来源：经许可转载自 Hanahan 和 Weinberg 文献 5 的图 1。彩图见本书彩图 8

1. 自给自足的生长信号（self-sufficiency in growth signals） 这个过程涉及不受控制的细胞增殖，这是由自身诱导的生长因子表达所造成的。换句话说，这种失调的细胞生长属于编码生长因子的基因表达异常。接着释放的生长因子会在同一个细胞上与受体结合（自分泌刺激），或结合到其他邻近的肿瘤细胞表面的受体上（旁分泌刺激），从而锁定信号回路，连续不断地重复这种循环。复杂的控制论图形就是用来表达和说明这些现象的（图 2-3）。对目标的控制和信息交流系统的研究就是通常所说的控制论（cybernetics）[33]。肿瘤细胞中异常回路被认为大部分来自于致癌基因的显性表达。

2. 对生长抑制（抗生长）信号失去敏感性 大多数细胞必须保持静止或非增殖状态，以便完成成熟的已分化组织的特定功能。为保持这种静止状态，在肿瘤抑制基因的作用下组成复杂的信号回路是必不可缺的。除了这些内部信号外，细胞之间（细胞 - 细胞）以及细胞与外部环境之间（细胞 - 间质）的相互作用在维持这种静止状态中起到了重要作用。对抑癌基因或相关微环境的损伤可能会削弱对这种生长的抑制，从而诱发细胞增殖，因为细胞无法对这些基因或分子的生长抑制作用做出适当的反应。已知肿瘤细胞在肿瘤抑制基因和细胞 - 细胞、或细胞 - 间质的相互作用中表达出多种缺陷。

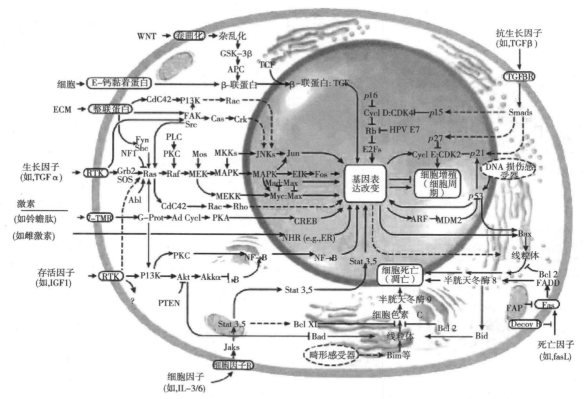

图 2-3 细胞内自发形成的"集成电路"（integrated circuit）在解析信号通路方面的进展已经可以让我们编排出一整套信号回路。这套线路在复杂性和精度上与电子集成电路相类似。其中，晶体管由蛋白（如激酶和磷酸酶）取代，电子则被磷酸盐和脂类等替代。除了典型的以 Ras 为中心、偶联到细胞外信号谱的生长信号回路外，其他回路组分通过发送特定信号来抑制细胞生长、分化或者调节细胞的生存和死亡（以凋亡方式实现）。癌细胞"集成电路"的基因重组过程中，已知某些基因功能发生改变（灰色表示）。本图更新版本见文献 32。来源：经许可转载自 Hanahan 和 Weinberg 的文献 5 的图 2。彩图见书后彩图 9

3. 逃避程序性细胞死亡（细胞凋亡） 程序性细胞死亡是自动清除受损或功能失调细胞的有效手段。清除受损细胞对于维持组织稳态和健康是非常必要的。细胞损伤可引发线粒体释放*细胞色素 c*，后者是线粒体电子传递链中的一种蛋白，是正常细胞凋亡的强力诱导剂。但是，与正常细胞不同，肿瘤细胞失去了对凋亡信号的敏感性。因此，尽管肿瘤细胞核 DNA 和细胞呼吸已受损，其仍可继续生存和繁殖。肿瘤细胞对程序性细胞死亡的抗性，部分源于感受细胞损伤、引发细胞死亡的肿瘤抑制基因的缺失。癌细胞对凋亡的获得性抗性，被认为是大多数癌症的特征[5, 32]。

4. 无限的复制潜力 特定物种的所有细胞在死亡之前的分裂次数都是有限的。这是细胞的一种自主性的机制，用来诱导衰老以防止永生化[5]。但是，肿瘤细胞由于失去了对这个机制的反应，因此得以持续细胞分裂。这种具有无限复制潜力的现象是与前面所提到的另外 3 种能力密切相关的。

5. 持续的血管化（血管生成） 血管生成（angiogenesis）涉及新血管形成，或现有血管新生毛细血管，这与组织发生炎症和伤口愈合的过程相关。许多实体肿瘤是不大容易生长的，除非有血管的支持，输送营养物质并清除代谢废物（图 1-3）。可以这样假设，肿瘤细胞在机体内的播散部取决于肿瘤血管化的程度。肿瘤内的血管越多，其侵袭和转移的潜力就越大。肿瘤细胞通过释放生长因子来刺激其附近的宿主基质细胞（血管内皮细胞和巨噬细胞）增殖，从而为肿瘤提供血管和快速增长的途径。内皮细胞形成血管壁，而局部的巨噬细胞和其他基质细胞对微环境的降解也促进了新生血管的形成。因此，从低血管化到高血管化的转化，被认为是肿瘤进展必备的能力[5, 32, 34]。

6. 组织侵袭和转移 肿瘤转移是由于肿瘤细胞侵袭到局部组织以及扩散到远端器官而造成的。约 90% 的癌症死亡与肿瘤细胞转移或因转移而引起的并发症相关[32, 35]。预防肿瘤细胞转移乃是癌症治疗中最重要的挑战。

2.2.1 基因组不稳定性

根据 Hanahan 和 Weinberg 的观点，基因组不稳定性是导致癌症六个主要特征的根本原因[5, 32]。基因组不稳定性一直被假定为引起肿瘤细胞中大量突变的原因，从而支持癌症是一种遗传性疾病的观点。然而，对于大多数基因来说突变率较低，所以很难想象，癌细胞中成千上万甚至更多的基因突变会散发于正常的生命过程期间[15, 26, 36]。非致病性的突变通常对细胞稳态无生理作用，而致病性突变则不同，它们会破坏正常的细胞生理，这就导致了另一个悖论的产生：如果突变如此罕见，那么细胞在癌变过程中又怎么可能表达出这么多不同类型的突变呢？

有观点认为，肿瘤细胞突变的增加可能源于基因组"守护者"（caretakers）或"监护人"（guardians）的缺失，两者负责感应及修复 DNA 损伤[26, 37-39]。这个守护系统的缺失将导致基因组的不稳定性，从而使癌前细胞转变为具有上述六大基本特征的癌细胞[5, 32]。试图把癌症突变区分为"驾驶员"或"乘客"并不能解释清楚癌症突变这一情况[13, 15, 22, 40]。已经很难确定癌前病变的起源，以及"守护 / 监护"系统功能在自发癌变过程中是如何缺失的[4, 6, 26]。如果基因组的"守护者"或"监护人"对保持基因组的完整性如此重要，那么为什么这个系统这么容易发生变异呢？事实上，p53 这个基因组的监护人，恰恰也是肿瘤中发现的最常见突变基因之一[38]。大多数生存必需的基因，例如泛素（ubiquitin）、组蛋白等，在不同物种中几乎没有突变性。我很难理解，生命进化过程中的自然选择怎么会最终选择了变异性高的基因来做"守护者"或"监护人"呢？这就像银行老板雇用极易腐败的出纳员一样不可思议！

用"驾驶员"基因和他的"乘客"似乎并不能直截了当地解释肿瘤的起源问题，因为"驾驶员"和"乘客"都不知道最终的目的地在哪里。这就进一步凸显出有些癌症基因，如异柠檬酸脱氢酶基因 1（*IDH1*）既可以作为诱发肿瘤的癌基因，也可以作为抑制肿瘤的抑制基因（参考 *IDH1*）[41]。癌症是一种遗传性疾病的观点让我想起了印度加尔各答的交通拥堵。在那里，乘客指挥驾驶员把车开到人行道或对面车道上去，只有这样才能把车开到目的地。上面提到的癌症六个特征如果与基因组不稳定性发生关联，那就像加尔各答的交通拥堵一样，不过所驾驶的车辆没有明确的目的地罢了。

2.2.2 瓦伯格理论

除了关于癌症公认的六个特征外，有氧酵解，即瓦伯格效应（Warburg effect），也是大多数实体肿瘤及血液恶性肿瘤旺盛代谢的特征 [42-47]。有氧酵解包括在有氧状态下葡萄糖摄取和乳酸生成的增强，这两点是大多数肿瘤的典型特征，也是使用标记葡萄糖类似物 [48-50] 进行肿瘤成像的基础。标记葡萄糖类似物已成为使用正电子发射断层扫描（PET）进行癌症检测和管理的重要诊断工具。放射性标记的葡萄糖会聚集在肿瘤组织中，因为几乎所有的肿瘤都依赖葡萄糖而生存。因此，如图 2-4 所示，根据葡萄糖需求量很容易检测到多种类型的肿瘤。

虽然在所有癌症中没有发现共同的基因突变或染色体异常 [17, 22, 26, 51, 52]，但无论其组织或细胞来源如何，却几乎所有癌症均显示糖酵解增加 [24]。鉴于这个重要的事实，我很高兴地看到 Hanahan 和 Weinberg 将能量代谢的信息纳入到最近的相关综述中 [32]。不过遗憾的是，这个问题并未在他们原来的综述以及 Weinberg 博士的教科书里提及 [5, 31]。

源于肿瘤细胞的瓦伯格效应，自 20 世纪初瓦伯格首次发现这一现象以来，就一直是科学界热烈研究和讨论的主题 [53, 54]。瓦伯格是生物化学和细胞生理学的先驱，他于 1931 年因研究铁卟啉在生物氧化中的作用获得了诺贝尔生理学或医学奖（图 2-5）。

1944 年，瓦伯格因为发现黄素（flavins）和烟酰胺（nicotinamide）为氢载体，被公认可以第

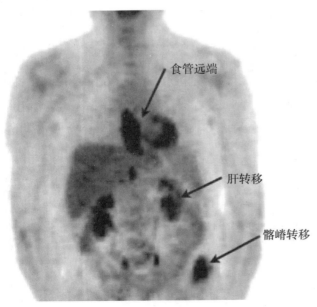

图 2-4　一名 57 岁罹患食管腺癌的男性接受 FDG-PET 全身扫描的情况。扫描图像显示，患者食管远端、肝和髂前上棘有多处转移性恶性肿瘤。来源：修改自链接 http://www.medscape.com/viewarticle/457982_4

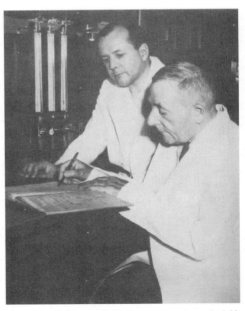

图 2-5　奥托·瓦伯格（Otto Warburg）（持笔者）和 Dean Burk。选自 Kreb 文献 10 中图片 [55]。Koppenol 及其同事最近综述了瓦伯格在科学和癌症研究方面的贡献 [53]

二次获得诺贝尔奖。但因为当时希特勒颁布了禁止德国公民接受诺贝尔奖的法令而落选[55]。在从事癌症生物化学工作之前，瓦伯格在第一次世界大战期间服役于普鲁士精锐骑兵团。他曾在俄罗斯前线受伤并获得一级铁十字勋章[55]。瓦伯格认为在德国军队（Deutsches Heer）的服役为他之后漫长严酷的学术生涯打下了基础。瓦伯格说，"我学会了处理人际关系，学会了服从和指挥。我所受的教育是，一个人必须超越自己的表象"[55]。第二次世界大战期间，瓦伯格尽管有部分犹太人血统，但仍留在德国继续从事癌症代谢的实验[55]。基于这一事实，再加上瓦伯格在癌症起源认识上表现出来的傲慢，后来可能很大程度上导致了战后国际上的反瓦伯格情绪。

最初由瓦伯格提出的有氧糖酵解学说，是癌症细胞生理学最基本的现象（即细胞呼吸受损）[54, 56]。他用鼠疫的比喻说明了这种联系。

"正如鼠疫有许多诱因一样，如热、虫、鼠等，但主因只有一个，即鼠疫杆菌。癌症也有许多诱因，如焦油、射线、砷、压力、氨基甲酸乙酯（乌拉坦），但将癌症的所有致病原因归结起来，其主因正是细胞呼吸的不可逆损害"。

癌细胞通过葡萄糖酵解（glycolysis，糖酵解）实现对能量的过分依赖，这被视为细胞呼吸损伤后维持细胞活力而进行能源生产的重要代偿机制。如果细胞失去通过细胞呼吸获取能量的能力，那么替代能源便成为其维持生存的必需品。癌细胞中的有氧糖酵解和正常细胞中的无氧糖酵解相类似，两种情况下都会产生大量乳酸，但正常细胞中的无氧糖酵解源于缺氧，而肿瘤细胞中的有氧糖酵解则源于缺氧和细胞呼吸功能不全[24]。在大多数正常细胞中，通过增强细胞呼吸活性（巴斯德效应），增加氧气来抑制无氧酵解和乳酸产生；而癌细胞则在有氧状态下仍然持续产生乳酸，这种效应便是一种异常的巴斯德效应。作为葡萄糖代谢产生的废物，有氧条件下持续产生乳酸，是大多数肿瘤细胞的代谢特征。

瓦伯格认为，只有那些在间歇性细胞呼吸损伤后糖酵解增强的体细胞才能够形成肿瘤[56]。而那些无法因细胞呼吸损伤而使糖酵解增强的细胞，则终将因能量衰竭而死亡。因此癌细胞源于正常体细胞逐步的、不可逆的细胞呼吸功能损伤。最近我们又拓展了瓦伯格理论，将柠檬酸循环[又称三羧酸循环（TCA）]中通过氨基酸酵解和底物水平磷酸化过程产生能量，亦纳入其中[24, 57, 58]。换言之，供能和生存的需求导致细胞在呼吸功能不全的情况下对非氧化磷酸化的依赖。无论组织来源怎样，因呼吸功能不全而产生的底物水平磷酸化是癌症最常见的表型[24]。呼吸功能不全可通过导致线粒体功能改变的众多环境或遗传因素的累积效应而引发。

在收集众多动物和人类肿瘤组织样本代谢数据的基础上，瓦伯格敏锐且肯定地提出，细胞呼吸的不可逆损伤是导致癌症的主要原因[54, 56, 59]。瓦伯格研究了35种不同的大鼠肿瘤、15种不同的小鼠肿瘤及10种不同的人类肿瘤[54]。他根据自己多年来严格的实验，对癌症起源做出了一番精准的评估。这一评估在癌症领域引发了争论热潮。瓦伯格理论被批评为过于简单化，而且与某些肿瘤细胞看似具有正常呼吸功能的证据并不相符[60-68]。后文中我会解释线粒体酵解是如何能够使癌细胞具有可与正常细胞呼吸相混淆的表象的。

此外，批评者认为，瓦伯格的癌症起源假说并没有讨论与肿瘤相关基因突变的作用及癌转移的现象，也没有把细胞生存的分子机制直接与呼吸受损联系起来。事实上，即使是瓦伯格传记作者和研究助理Hans Krebs，在提到瓦伯格对癌症主因的想法时，也表示自己认为酵解（糖酵解）替代的呼吸仅仅是癌症的症状，并不是原因[55]。致癌主要原因仍被大多数人定位在基因表达水平上。

当时，癌症遗传因素与Theodor Boveri的早期研究结论是一致的。他指出，肿瘤源于有丝分裂过程中染色体行为异常[1, 28, 69]，而且癌症遗传因素也与化学致癌物和X线引起突变的证据相一致，且遗传物质就是DNA[15, 70]。这里我要强调的是，致癌物和X线同样亦可损害线粒体和细胞呼吸功能[56, 70-73]。这种情况下，癌症是代谢性疾病的观点逐渐被癌症是遗传性疾病且涉及

DNA 损伤的观点所替代。癌症是遗传性疾病的起源说，是目前正在进行的大规模癌症基因组项目的理论基础。

2.3　重新评估

目前，虽然学术界对癌细胞的能量代谢重新产生了兴趣，但瓦伯格效应及癌细胞表现的代谢缺陷，仍被广泛认为主要源于肿瘤进展过程中自然选择的基因组易变性 [24, 53, 74-77]。换句话说，癌症的能量代谢异常是癌基因和抑癌基因缺陷的次级后果 [78]。然而新的证据使我们对癌症的基因起源论提出质疑，其实这种基因组易变性反而提示癌症本质上是一种代谢性疾病，正如瓦伯格最初描述的那样。

在这方面让人更感有趣的是，1953 年和 Francis Crick 共同发现 DNA 是遗传物质的 James Watson，最近建议要更多关注癌症的代谢问题 [79]。Watson 认为，美国的癌症研究方向在很大程度上已经偏离了轨道，在顶层上出现了偏差，致使过去 40 年的抗癌战争未取得重大临床突破。表 1-1 所示的死亡统计数据就可以支持 Watson 的这一论点。

我的目标是重新讨论肿瘤细胞的起源，并提供证据支持一项一般性假说，即基因组易变性和癌症的全部基本特征，包括瓦伯格效应，都与细胞呼吸和能量代谢受损有关联。同时我将罗列出相关证据，证明呼吸功能不全先于基因组不稳定性出现，且为后者的根源并伴随于肿瘤发展的全过程。一旦细胞呼吸功能不全的情况确立，则基因组不稳定性会进一步促进呼吸损伤，加剧基因组的易变性和肿瘤进展。

我认为，自发癌中大多数基因缺陷是因线粒体功能受损而引起的下游效应。我的假设基于如下证据：核基因组的完整性很大程度上取决于细胞是否具有足够的线粒体呼吸，并且所有细胞都需要具备可调节的能量稳态，以维持其分化状态。虽然瓦伯格认识到，在癌症起源方面，呼吸障碍处于中心地位，然而他的研究并没有解释，线粒体功能受损如何与目前公认的癌症特征相联系，而且他也没有明确解释为何癌细胞看似具有正常呼吸，而线粒体呼吸却存在缺陷 [53]。我将在自己的综述中展示相关的证据来说明上述联系，同时我还要拓展瓦伯格的思路：即如何将能量代谢受损应用于肿瘤的预防和管理。我和以前的学生 Laura Shelton 最近联名发表了一篇关于上述关键问题的综述 [24]。不过，在本章的简要综述中尚不可能把支持"癌症是细胞呼吸受损疾病"这一核心假说的证据一一详细呈现，但以下各章节会提供支持该核心假说的更详细的依据。

参考文献

[1] Gibbs WW. Untangling the roots of cancer. Sci Am. 2003;289:56-65.

[2] Sonnenschein C, Soto AM. Theories of carcinogenesis: an emerging perspective. Semin Cancer Biol. 2008;18:372-7.

[3] Baker SG, Kramer BS. Paradoxes in carcinogenesis: new opportunities for research directions. BMC Cancer. 2007;7:151.

[4] Soto AM, Sonnenschein C. The somatic mutation theory of cancer: growing problems with the paradigm?. Bioessays. 2004;26:1097-107.

[5] Hanahan D, Weinberg RA. The hallmarks of cancer. Cell. 2000;100:57-70.

[6] Nowell PC. The clonal evolution of tumor cell populations. Science. 1976;194:23-8.

[7] Fojo T, Parkinson DR. Biologically targeted cancer therapy and marginal benefits: are we making too much of too little or are we achieving too little by giving too much?. Clin Cancer Res. 2010;16:5972-80.

[8] Rosell R, Perez-Roca L, Sanchez JJ, Cobo M, Moran T, Chaib I, et al. Customized treatment in non-small-cell lung cancer based on EGFR mutations and BRCA1 mRNA expression. PloS One. 2009;4:e5133.

[9] Sonnenschein C, Soto AM. The Society of Cells: Cancer and the Control of Cell Proliferation. New York: Springer; 1999.

[10] Sonnenschein C, Soto AM. Somatic mutation theory of carcinogenesis: why it should be dropped and replaced. Mol Carcinog. 2000;29:205 - 11.

[11] Tarin D. Cell and tissue interactions in carcinogenesis and metastasis and their clinical significance. Semin Cancer Biol. 2011;21:72 - 82.

[12] Bissell MJ, Hines WC. Why don't we get more cancer? A proposed role of the microenvironment in restraining cancer progression. Nat Med. 2011;17:320 - 9.

[13] Stratton MR, Campbell PJ, Futreal PA. The cancer genome. Nature. 2009;458:719 - 24.

[14] Gabor Miklos GL. The human cancer genome project - one more misstep in the war on cancer. Nat Biotechnol. 2005;23:535 - 7.

[15] Salk JJ, Fox EJ, Loeb LA. Mutational heterogeneity in human cancers: origin and consequences. Annu Rev Pathol. 2010;5:51 - 75.

[16] Collaborative. Integrated genomic analyses of ovarian carcinoma. Nature. 2011;474:609 - 15.

[17] Vitucci M, Hayes DN, Miller CR. Gene expression profiling of gliomas: merging genomic and histopathological classification for personalised therapy. Br J Cancer. 2010;104:545 - 53.

[18] Koscielny S. Why most gene expression signatures of tumors have not been useful in the clinic. Sci Transl Med. 2010;2:14ps2.

[19] Yin S. Experts question benefits of high-cost cancer care. Medscape Today. 2011. http:// www.medscape. com/viewarticle/754808?src=iphone.

[20] Greenman C, Stephens P, Smith R, Dalgliesh GL, Hunter C, Bignell G, et al. Patterns of somatic mutation in human cancer genomes. Nature. 2007;446:153 - 8.

[21] Belda-Iniesta C, de Castro J, Perona R. Translational proteomics: what can you do for true patients? J Proteome Res. 2010;10:101 - 4.

[22] Stratton MR. Exploring the genomes of cancer cells: progress and promise. Science. 2011;331: 1553 - 8.

[23] Shackleton M, Quintana E, Fearon ER, Morrison SJ. Heterogeneity in cancer: cancer stem cells versus clonal evolution. Cell. 2009;138:822 - 9.

[24] Seyfried TN, Shelton LM. Cancer as a metabolic disease. Nutr Metab. 2010;7:7.

[25] Kolata G. How bright promise in cancer testing fell apart. New York Times. 2011 July 7.

[26] Loeb LA. A mutator phenotype in cancer. Cancer Res. 2001;61:3230 - 9.

[27] Szent-Gyorgyi A. The living state and cancer. Proc Natl Acad Sci USA. 1977;74:2844 - 7.

[28] Manchester K. The quest by three giants of science for an understanding of cancer. Endeavour. 1997;21:72 - 6.

[29] Cairns J. The origin of human cancers. Nature. 1981;289:353 - 7.

[30] Kiberstis P, Marshall E. Cancer crusade at 40. Celebrating an anniversary. Introduction. Science. 2011;331:1539.

[31] Weinberg RA. The Biology of Cancer. New York: Garland Science; 2007.

[32] Hanahan D, Weinberg RA. Hallmarks of cancer: the next generation. Cell. 2011;144:646 - 74.

[33] Wiener N. Cybernetics: or the Control and Communication in the Animal and the Machine. 2nd ed. Cambridge, MA: MIT Press 1965.

[34] Folkman J. Incipient angiogenesis. J Natl Cancer Inst. 2000;92:94 - 5.

[35] Lazebnik Y. What are the hallmarks of cancer? Nat Rev. 2010;10:232 - 3.

[36] Rous P. Surmise and fact on the nature of cancer. Nature. 1959;183:1357 - 61.

[37] Lane DP. Cancer. p53, guardian of the genome. Nature. 1992;358:15 - 6.

[38] Levine AJ. p53, the cellular gatekeeper for growth and division. Cell. 1997;88:323 - 31.

[39] Lengauer C, Kinzler KW, Vogelstein B. Genetic instabilities in human cancers. Nature. 1998;396:643 - 9.

[40] Parmigiani G, Boca S, Lin J, Kinzler KW, Velculescu V, Vogelstein B. Design and analysis issues in genome-wide somatic mutation studies of cancer. Genomics. 2009;93:17 - 21.

[41] Garber K. Oncometabolite? IDH1 discoveries raise possibility of new metabolism targets in brain cancers and leukemia. J Natl Cancer Inst. 2010;102:926 - 8.

[42] Boag JM, Beesley AH, Firth MJ, Freitas JR, Ford J, Hoffmann K, et al. Altered glucose metabolism in childhood pre-B acute lymphoblastic leukaemia. Leukemia. 2006;20:1731 - 7.

[43] Seyfried TN, Mukherjee P. Targeting energy metabolism in brain cancer: review and hypothesis. Nutr Metab. 2005;2:30.

[44] Semenza GL, Artemov D, Bedi A, Bhujwalla Z, Chiles K, Feldser D, et al. The metabolism of tumours: 70 years later. Novartis Found Symp. 2001;240:251 - 60.

[45] Ristow M. Oxidative metabolism in cancer growth. Curr Opin Clin Nutr Metab Care. 2006;9: 339 - 45.

[46] Gatenby RA, Gillies RJ. Why do cancers have high aerobic glycolysis?. Nat Rev. 2004;4: 891 - 9.

[47] Gogvadze V, Orrenius S, Zhivotovsky B. Mitochon-

dria in cancer cells: what is so special about them? Trends Cell Biol. 2008;18:165 – 73.

[48] Frezza C, Gottlieb E. Mitochondria in cancer: not just innocent bystanders. Semin Cancer Biol. 2009;19:4 – 11.

[49] Gatenby RA, Gillies RJ. Glycolysis in cancer: a potential target for therapy. Int J Biochem Cell Biol. 2007;39:1358 – 66.

[50] Vander Heiden MG, Cantley LC, Thompson CB. Understanding the Warburg effect: the metabolic requirements of cell proliferation. Science. 2009; 324:1029 – 33.

[51] Wokolorczyk D, Gliniewicz B, Sikorski A, Zlowocka E, Masojc B, Debniak T, et al. A range of cancers is associated with the rs6983267 marker on chromosome 8. Cancer Res. 2008;68: 9982 – 6.

[52] Nowell PC. Tumor progression: a brief historical perspective. Semin Cancer Biol. 2002;12:261 – 6.

[53] Koppenol WH, Bounds PL, Dang CV. Otto Warburg's contributions to current concepts of cancer metabolism. Nat Rev. 2011;11:325 – 37.

[54] Warburg O. The Metabolism of Tumours. New York: Richard R. Smith; 1931.

[55] Krebs H. Otto Warburg: Cell Physiologist, Bio-chemist, and Eccentric. Oxford: Clarendon; 1981.

[56] Warburg O. On the origin of cancer cells. Science. 1956;123:309 – 14.

[57] Seyfried TN. Mitochondrial glutamine fermentation enhances ATP synthesis in murine glioblastoma cells. Proceedings of the 102nd Annual Meeting of the American Association Cancer Research; 2011; Orlando (FL); 2011.

[58] Shelton LM, Strelko CL, Roberts MF, Seyfried NT. Krebs cycle substrate–level phosphorylation drives metastatic cancer cells. Proceedings of the 101st Annual Meeting of the American Association for Cancer Research; 2010; Washington (DC); 2010.

[59] Warburg O. Revidsed Lindau Lectures: The prime cause of cancer and prevention–Parts 1 & 2. In: Burk D, editor. Meeting of the Nobel–Laureates Lindau, Lake Constance, Germany: K.Triltsch; 1969. p. http://www.hopeforcancer.com/OxyPlus.htm.

[60] Moreno–Sanchez R, Rodriguez–Enriquez S, Saavedra E, Marin–Hernandez A, GallardoPerez JC. The bioenergetics of cancer: is glycolysis the main ATP supplier in all tumor cells? Biofactors. 2009;35:209 – 25.

[61] Bonnet S, Archer SL, Allalunis–Turner J, Haromy A, Beaulieu C, Thompson R, et al. A mitochondria–K+ channel axis is suppressed in cancer and its normalization promotes apoptosis and inhibits cancer growth. Cancer Cell. 2007;11:37 – 51.

[62] Semenza GL. HIF–1 mediates the Warburg effect in clear cell renal carcinoma. J Bioenerg Biomembr.

2007;39:231 – 4.

[63] Moreno–Sanchez R, Rodriguez–Enriquez S, Marin–Hernandez A, Saavedra E. Energy metabolism in tumor cells. FEBS J. 2007;274:1393 – 418.

[64] Aisenberg AC. The Glycolysis and Respiration of Tumors. New York: Academic Press; 1961.

[65] Fantin VR, Leder P. Mitochondriotoxic compounds for cancer therapy. Oncogene. 2006;25: 4787 – 97.

[66] Hervouet E, Demont J, Pecina P, Vojtiskova A, Houstek J, Simonnet H, et al. A new role for the von Hippel–Lindau tumor suppressor protein: stimulation of mitochondrial oxidative phosphorylation complex biogenesis. Carcinogenesis. 2005;26:531 – 9.

[67] Weinhouse S. On respiratory impairment in cancer cells. Science. 1956;124:267 – 9.

[68] Weinhouse S. The Warburg hypothesis fifty years later. Z Krebsforsch Klin Onkol Cancer Res Clin Oncol. 1976;87:115 – 26.

[69] Wolf U. Theodor boveri and his book, on the problem of the origin of malignant tumors. In: German J, editor. Chromosomes and Cancer. New York: John Wiley & Sons, Inc; 1974. p.1 – 20.

[70] Hadler HI, Daniel BG, Pratt RD. The induction of ATP energized mitochondrial volume changes by carcinogenic N–hydroxy–N–acetyl–aminofluorenes when combined with showdomycin. A unitary hypothesis for carcinogenesis. J Antibiot (Tokyo). 1971;24:405 – 17.

[71] Sajan MP, Satav JG, Bhattacharya RK. Effect of aflatoxin B in vitro on rat liver mitochondrial respiratory functions. Indian J Exp Biol. 1997;35:1187 – 90.

[72] Bhat NK, Emeh JK, Niranjan BG, Avadhani NG. Inhibition of mitochondrial protein synthesis during early stages of aflatoxin B1–induced hepatocarcinogenesis. Cancer Res. 1982;42:1876 – 80.

[73] Smith AE, Kenyon DH. A unifying concept of carcino-genesis and its therapeutic implications. Oncology. 1973;27:459 – 79.

[74] Kim JW, Dang CV. Cancer's molecular sweet tooth and the Warburg effect. Cancer Res. 2006;66: 8927 – 30.

[75] Hsu PP, Sabatini DM. Cancer cell metabolism: Warburg and beyond. Cell. 2008;134:703 – 7.

[76] Shaw RJ. Glucose metabolism and cancer. Curr Opin Cell Biol. 2006;18:598 – 608.

[77] Jones RG, Thompson CB. Tumor suppressors and cell metabolism: a recipe for cancer growth. Genes Dev. 2009;23:537 – 48.

[78] Kaelin WG Jr, Thompson CB. Q&A: Cancer: clues from cell metabolism. Nature. 2010;465: 562 – 64.

[79] Watson JD. To fight cancer, know the enemy. New York Times. 2009 August 6.

第 3 章

癌症模型

3.1 癌症模型存在的一些问题

良好的癌症模型可为癌症机制研究及新疗法开发提供洞察视角。然而，现在的许多癌症模型未能复制癌症全部的特征，尤其是那些与转移相关的癌症特征。在遭遇 2008 年巨大的金融危机之后，经济学家开始质疑预测金融市场动态的模型。毋庸置疑，现有模型为追求理论上的完美而被简单化并与现实世界的经济运作方式相脱节[1]。更简单地说，现有金融体系模型不足以预测未来的经济危机。在癌症研究领域，其情况也和经济领域中的某些方面有相似之处。概括起来说，很多现有的癌症模型并没有模拟临床上癌症在体内转移的动态。金融领域和癌症领域的研究情况使我想起了一个笑话：一个人想抓住他房间里的老鼠，于是将一张奶酪的照片放到鼠夹上做诱饵。结果第二天早上，当他去检查鼠夹时，惊奇地发现鼠夹上夹到了一张老鼠的照片！

3.1.1 癌症转移模型

目前，在癌症启动、发生、进展的各个发展阶段，均有许多良好的动物模型，但却鲜有良好的癌症全身转移动物模型[2]。这是很遗憾的，因为全身转移才是癌症真正可怕之处。转移也是大多数癌症致死的主要原因。Yuri Lazebnik 最近提到，Hanahan 和 Weinberg 论文中讨论过的癌症全部特征（转移除外）均可以在良性肿瘤中发现[3]。按照 Lazebnik 的说法，没能认识到这一点是我们在癌症战争中失败的主要原因[3]。而在这一点上我非常赞同 Lazebnik 博士的意见。

一旦肿瘤细胞离开了原发部位，并且在远端器官或组织出现，那么患者的有效管理和长期预后就变得不那么确定了。然而，现有大部分癌症模型没有显示癌症全身转移的行为特征。事实上，将肿瘤细胞种植在皮下（皮下注射），或该肿瘤的原位（组织来源），大多数肿瘤细胞仍将迅速生长，但很少出现远端侵袭，或扩散至多器官系统（如人类疾病常见的情景）[2, 3]。虽然有些肿瘤模型有可能会出现局部肿瘤细胞侵入到周边组织或扩散到邻近器官的情况，但是它们很少会侵犯多个不同器官呈现全身转移。即便发生了转移，大多数动物模型常缺乏保真性（fidelity）和便利性（expediency）[2, 4-6]。也就是说，不是每一个接种肿瘤细胞的老鼠都会发生肿瘤转移。此外，发生全身转移的时间在老鼠个体之间也有相当大的差异。因此，具有这些缺陷的模型对评估新的抗转移疗法的价值有限。

为了克服这些缺点，癌症研究专家经常将肿瘤细胞直接注射到宿主动物的循环系统（血流）[7]。这种方法绕开了转移的关键步骤，即转移性肿瘤细胞离开原发部位进入循环的天然能力。所以我认为，用血管注射肿瘤细胞制备的肿瘤转移模型并不符合现实临床的情况。也就是说，用血液注射方式造模不能展示转移癌的疾病本质。通过血管注射肿瘤细胞制备转移模型，就相当于在老鼠夹子上放了一张奶酪的照片来诱惑老鼠。良好的人体疾病模型是评估基本机制和研制有效疗法的有力工具，而糟糕的模型则会干扰现实研究的进展，甚至提供疾病本质的错误信息，从而延缓研发的进程。

3.1.2 异种移植模型

异种移植模型是将人类肿瘤细胞植入裸鼠或固有免疫和（或）适应性免疫系统受损的小鼠体内。由于抗体的产生和宿主对肿瘤的排斥，要想让人类肿瘤在那些具有正常 T 细胞和 B 细胞免疫的小鼠体内生长是不可能的。此外，从自然杀伤细胞（NK）、补体等派生出来的功能性固有免疫也有助于肿瘤 – 宿主的相互作用。正常小鼠的免疫系统会破坏植入的人体细胞。大多数在癌症领域中很有建树的研究者都知道，异种移植模型是不能够代表现实临床中具体情况的 [4, 5]。然而，仍有许多研究者坚持使用昂贵的人体癌症异种移植模型来进行研究。

我们广泛使用过多种小鼠癌症模型。有些是有天然的侵袭及转移能力的，而另一些则既无侵袭也无转移能力。转移模型与不转移模型之间的区别才是引人注目的地方。在无侵袭及转移能力的肿瘤中，我们可以在肿瘤组织和非肿瘤组织之间看到明确的边界，但是在转移癌中肿瘤组织和正常组织之间则看不到明确的边界。癌症研究领域中所使用的许多异种移植模型都有局部侵袭性，但它们极少有类似多数人体全身性转移癌中所看到的全身转移能力 [5, 6, 8]。

更奇怪的是，种植在小鼠体内的人体肿瘤细胞逐渐表达了小鼠细胞的生化特征。我们的研究显示，在免疫缺陷小鼠身上种植并生长人 U87 MG 脑癌细胞时，这些人脑癌细胞表面表达出宿主（小鼠）特征性的糖类 [9]。在 U87 肿瘤细胞的唾液酸成分中，超过 65% 含有九碳糖——N– 羟乙酰神经氨酸（N–glycolylneuraminic acid）。然而，由于编码哺乳动物常见的羟化酶基因发生突变，人类是不能合成 N– 羟乙酰神经氨酸的 [9, 10]。人类基因组中羟化酶的突变发生在人类与大猩猩分别进化之后的某个时间 [10]。在小鼠或大鼠身上植入的任何人类肿瘤都应能表达小鼠的糖类和脂肪。当人胚胎干细胞在任何非人细胞中生长时，N– 羟乙酰神经氨酸会改变人干细胞的特征，这是干细胞领域的一个混杂变量 [11]。

作为异种移植的人肿瘤细胞生长时，会表达小鼠糖类和脂肪，引发肿瘤细胞基因表达和生长行为的改变，并因此会改变其对微环境变化的反应性。小鼠的基础代谢率比人类高出 7 倍之多 [12]，但尚不清楚小鼠与人类基础代谢率的显著差异是如何影响肿瘤生物学的。从物种进化论角度看，人类与小鼠大约在 5000 万年前开始分别进化，这些复杂的情况许多癌症研究人员并未意识到。如果我们的研究人员意识到这些问题，科学文献中早就该有更多的关注了。有理由认为，人类异种移植肿瘤模型应该被视为一种人鼠杂交物，犹如人首马身般的怪物！

我们的研究还发现，具有免疫缺陷的 SCID 小鼠（常用的异种移植宿主）的摄食量要比 C57BL / 6J 小鼠（具有正常免疫系统）大很多 [13]。摄食量的差异其实代表能量代谢的差异。NOD–SCID 小鼠也常用来作为生长人类肿瘤异种移植的宿主。NOD–SCID 是"非肥胖型糖尿病和严重联合免疫缺陷"（nonobese diabetic and severely combined immunodeficient）的英文单词首字母缩写。这些小鼠不仅具有异常的免疫系统，而且还具有 1 型和 2 型糖尿病的特征 [14]。但这并不代表大多数癌症患者的实际情况。这个实验模型可能只对那些既患癌症，又有遗传性免疫缺陷，还有 1 型和 2 型糖尿病的患者适用。认为异种移植小鼠表现出来的人类肿瘤生长行为及其对治疗的反应，类似于它们在天然宿主环境中的情况，这种想法实在是太天真了。

如果大多数异种移植模型是有缺陷的，无法代表临床实际情况，那么为什么癌症研究领域坚持用这些动物模型来验证药物的疗效呢？简单的回答是，投稿时审稿员要求有这种动物模型实验的数据，以便决定是否可以在顶级科学期刊上发表或获得研究资助。仅仅因为植入的肿瘤细胞来源于人类，就使许多研究者自认为，异种移植模型比癌症的天然动物模型更能代表人类疾病，致使很多论文使用异种移植来显示治疗效果。这样一来，许多直接用于患者的临床药物试验就根据这类异种移植模型产生的信息被"开发"出来了。这些药物很多因为临床上缺乏疗效，或是有不可接受的毒性，或是两者皆有而被中止研发。考虑到实验模型系统的非自然属性，出现这些结果还会令人惊讶吗？

3.1.3 遗传模型

除了异种移植模型外，还有一些癌症的遗传模型，用来研究在特定发育阶段不同器官产生的肿瘤[2, 6]。这些模型大多数涉及小鼠，因为我们对于小鼠基因组的了解远多于大多数其他哺乳动物的基因组。然而必须指出，小鼠极少出现癌症靶基因破坏，难以在受累组织外发生广泛侵袭或转移[5]。有时甚至需要同时使多个基因受损才能使某些小鼠发生肿瘤。目前，很多遗传性癌症模型仍被认为是有价值的，因为癌症一直被认为是遗传病。虽然这些模型可以肯定地说明基因突变在某些癌症的起源中发挥作用，但人类癌症只有极少数（如果有的话）源于"同时"遗传了生殖细胞中的多个基因突变。在我看来，与当前用于预测金融市场动态的模型类似，癌症的遗传模型为了追求理论上的完美而被简单化，且在很大程度上与临床发生的癌症转移方式脱节。

3.1.4 细胞培养模型

除了动物模型之外，关于癌细胞转移行为的信息相当一部分是从细胞培养模型中获得的。各种癌细胞侵袭行为，常通过癌细胞经人造细胞外基质材料如基质胶（Matrigel）迁移，或进入培养皿表面的划痕进行评估。然而，这些实验结果能可靠地预测在自然环境中生长的肿瘤细胞的侵袭性吗？答案尚不明确，因为只有少数研究将肿瘤细胞在人工培养环境和在自然环境中的侵袭性或转移性行为做了比较。换句话说，模型系统离"临床实际"的情况越远，在把观察结果与人体实际发生情况联系起来时就越需要注意。

胎牛血清中生长的人脑细胞尤其是如此。人类血脑屏障是经过数百万年的进化演变而成的，用以防止血清中的分子进入大脑。星形胶质细胞保护神经元免受血清分子的影响，所以当星形胶质细胞暴露于血清时反应相当强烈。然而，包括我在内的许多研究者都曾用含有胎牛血清的培养基研究过神经肿瘤细胞。

我们发现 CT-2A 小鼠星形细胞瘤细胞能通过 Matrigel 迁移到玻片上的划痕中，但当它们在自然遗传小鼠宿主和其已知的原发器官（脑）中生长时，却不能实现侵袭或转移，这很令人惊讶。因为当 CT-2A 肿瘤在自然宿主中生长时是高度血管化的。许多侵袭性和转移性人类肿瘤也是高度血管化的，因此高度血管化（vascularization）往往被认为是人类转移性肿瘤的特征[15, 16]。然而，在此模型中肿瘤高度血管化[或称肿瘤血管生成（angiogenesis）]没有显示出侵袭或转移能力增强。不过我们同时发现，血管化较高的肿瘤比血管化较低的肿瘤生长速度明显更快，但更快的生长速度并未伴随更快速的肿瘤转移。我们最近发现，肿瘤转移主要来自转化的髓样细胞，髓样细胞具有侵袭和促进血管新生的能力[17]。

我们在各种癌症模型方面的经验强烈显示，将肿瘤在这些模型上的行为与人类疾病状况联系起来时会出现问题。例如，CT-2A 肿瘤细胞在细胞培养中具有侵袭性（迁移性），但在自然环境中并无侵袭性。血管化被认为是一种人类转移瘤的特征，但 CT-2A 肿瘤尽管血管化程度高、生长速度快，但既不侵袭也不转移。我们在 CT-2A 脑肿瘤模型和其他小鼠模型上的经验证实，肿瘤模型与对应的人类肿瘤之间存在不确定性。

最近也另外有文献强调，体外脑肿瘤特征存在其他不确定性。脑癌细胞在体内环境中表达 SDH1 突变和其他公认表型，如 *EGFR* 基因扩增，但在体外培养的肿瘤细胞中却观察不到[18]。实际上，SDH1 突变肿瘤在体内快速生长，但在体外却出现无法生长或难以存活的情况。如何解释这样的现象呢？虽然细胞培养模型是明确分子机制的有效工具，但必须认识到它们的局限性。

3.1.5 自然模型

我在癌症领域的一些经验，来源于数十年来使用多种体内和体外疾病模型进行的研究。我们研究使用的体内模型大多数是在我现在任职的波士顿学院实验室和我从前任职的耶鲁大学神经病学实验室开发的。尽管任何癌症模型都可以提供关于疾病性质的信息，但我认为最好的肿瘤模型是那些自然产生（自发）并在同源宿主中原位生长的癌症模型。现有模型已能够显示癌症最重要的特征，为什么还要使用不能代表癌症全部特征的癌症动物模型呢？

VM 近交系小鼠品系体内自发性脑肿瘤模型，是比任何异种移植模型更自然的转移癌模型[17, 19, 20]。VM 小鼠品系的肿瘤细胞具有大多数人类转移癌症的全部生长特征。根据 Kerbel 及其同事的标准，可把 VM 模型归类为自然自发模型[2]。转移性 VM 肿瘤也具有与 Kerbel 描述的融合杂交小鼠转移性癌症共同的几个特征[21, 22]。此类模型可以为癌症转移机制研究提供洞察视角，最适合研发有效的治疗方法。考虑到转移在癌症中的重要性，我很奇怪为什么癌症领域没有采用这些优秀的转移模型来筛选抗转移新药。

美国国家癌症研究所网站提供了各种小鼠癌症模型的信息（http://emice.nci.nih.gov/mouse_models）。良好癌症模型的肿瘤细胞转移及侵袭行为应类似于人类癌症所见的情况[2]。该模型的癌细胞应能从任何植入的组织部位表现出局部侵袭并在短时间内（2~4 周）很容易地扩散到多个器官系统。在 VM 模型中可以看到这些特征（图 3-1 和图 3-2）。关于 VM 细胞在脑中的侵袭性将在后面的第 17 章介绍。转移性 VM 肿瘤对于抗转移药物甲氨蝶呤和顺铂的反应，类似于在多种人类转移性癌症中观察到的反应[23]。许多转移性 VM 肿瘤细胞经过这些治疗后可以保持休眠状态，只有治疗终止后才会再次生长。如果转移是大多数人类癌症致死的原因，那么为什么要在不具有广泛侵袭性和转移性的模型中研究这种疾病呢？ VM 全身转移癌模型可以用来帮助回答或解决 NCI 的几个有关癌症的挑战性问题，其中包括第 15 个、第 16 个、第 17 个和第 24 个问题（provocativequestions.nci.nih.gov）。

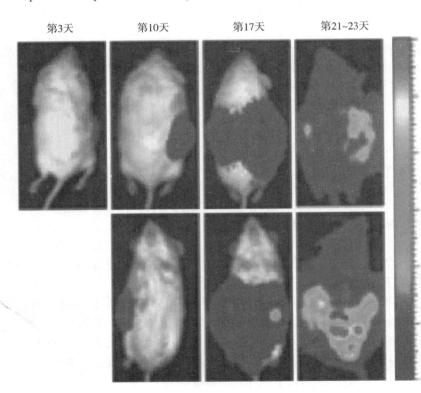

图 3-1 鼠转移性 VM-M3 肿瘤细胞全身的生物发光图。含有萤火虫荧光素酶基因的 VM-M3 肿瘤细胞在第 0 天皮下植入在同源 VM 小仓鼠的胁侧[23]。使用 IVIS Lumina 系统（Caliper LS）在活鼠中测量转移癌细胞的生物发光信号。23 天后整个小鼠出现生物发光，表明有广泛的全身癌细胞扩散转移。来源：经许可转载自文献 24。彩图见书后彩图 10

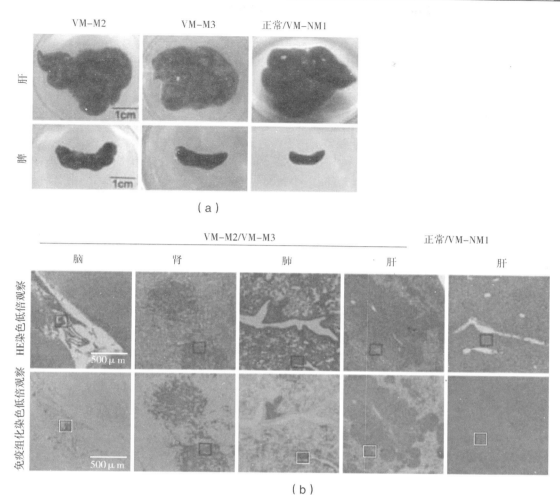

图 3-2　携带 VM-M2 和 VM-M3 肿瘤的小鼠　转移灶的大体照片（a）和显微镜下微转移灶（b）。VM 近交系小鼠会自然发生自发性脑肿瘤。图示为植入在同源 VM 小鼠的胁侧皮下的 VM-M2 和 VM-M3 肿瘤。原发性脑肿瘤从脑转移到神经外组织并不常见，但如果癌细胞获取进入神经外组织的通道，胶质母细胞瘤是可以有高度转移性的[17, 19, 25]，同时转移性 VM 肿瘤（VM-M2 和 VM-M3）会表达出小胶质细胞/巨噬细胞的几个特征。皮下注射 VM-NM1 肿瘤细胞的小鼠未见大体或镜下转移灶。VM-NM1 肿瘤表达了干细胞标志物，但不表达巨噬细胞生物标志物[19]。HE 和 Iba-1 染色显示，携带 VM-M2 肿瘤小鼠的肾、肺、脑膜和肝出现许多微转移灶（b）。Iba-1 是小胶质细胞/巨噬细胞公认的标志物[19]。微转移灶为 ×100 放大显示。×100 图像中的黑框（低倍）在文献[19] 中用 ×400 倍放大显示。携带 VM-M3 肿瘤小鼠微转移灶的分布、形态和染色，与携带 VM-M2 肿瘤小鼠的微转移灶相同（未显示）。除了这些器官，来自转移性 VM 肿瘤的细胞也在骨髓中发现。来源：经许可转载自文献 19。彩图见本书彩图 11

3.2　实验动物费用是癌症研究的主要障碍

　　虽然许多癌症动物模型在反映人类疾病真实性质方面可能存在缺陷，但动物模型对开发癌症新疗法仍是必不可少的[2]。尽管细胞培养研究可以为分子作用机制提供洞察视角，但细胞培养研究无法提供关于新药在系统生理学方面的准确信息。癌症不仅涉及亚细胞分子机制的缺陷，也涉及动物健康和生理的多方面变化。抗癌疗法对生理的影响可以通过荷瘤动物得到最好的研究。动物研究在潜在抗癌新疗法转化成临床实际应用的过程中不可或缺。

　　然而，动物养护费（笼养费）的高昂成本对动物癌症研究产生了重大的负面影响。昂贵的费用迫使许多研究人员在其研究设计中无法加入动物实验。过去动物费用在申请外部研究基金时作为间接费用的一部分。目前，动物费用作为"直接成本"被单项列入研究基金。因为研究机构可以在直接成本项目上收取"间接费用"，使得动物费用现在成为增加机构收入的便利手段。换种说法，即动物费用变相成了大学管理部门的"摇钱树"。尽管大学在动物费用上采取"双重收费"的行为合规，但我认为这种做法既不道德，也不符合医学研究的最大利益。

　　此外，动物权利运动也导致联邦法规过严过多，进一步阻碍了动物研究。有些规定几近荒谬，如在标准鼠笼中只能饲养5只体重小于25g的小鼠。这些规定与小鼠在野外的自然栖息有何关系？实验动物保护和使用委员会（IACUC）过分的规章条例已经成为癌症研究发展的障碍。

　　更可笑的是，临床上用于治疗人类某些癌症的药物被认为毒性太大而禁止用于动物。还有一些研究机构甚至有全天候（24小时/天，7天/周）的兽医值班，以满足病鼠的治疗需求，看来动物权利组织确实不辱使命。现在，美国大学实验动物的生活质量比地球上的大多数人生活质量还好。考虑到高昂的动物维护成本以及过多的联邦和机构规定，现在许多研究人员在癌症研究项目中不再选择使用动物。尽管使用动物模型研究要好很多，但在细胞培养皿中研究癌症要比在活体动物中更容易，成本更低。因为针对活体动物的成本过高及管理过严而无法充分使用新型自发性和遗传性癌症动物模型，这实在是令人遗憾。过高的动物笼养费用和过度的政府法规带来的后果，意味着更多的人类癌症死亡和痛苦，难道癌症患者及其相关的倡议组织不知道吗？

3.3　肿瘤组织学分类的问题

　　研究人员往往对肿瘤细胞的组织学分类比对肿瘤细胞的生物学行为更为关注。一个新的癌症模型能否被成功接受往往取决于该肿瘤在组织学上的分类。这在脑癌领域尤为突出。神经病理学在脑癌研究方向上具有主导影响。然而，20世纪80年代初我在耶鲁大学任教时，就开始对脑肿瘤组织学分类的准确性和重要性产生了严重质疑。

　　那时候，我刚开始研究各种脑肿瘤中神经节苷脂（复合鞘糖酯）的异常表达。为了进行这些研究，我从Harry Zimmerman博士处获得了两个体内脑肿瘤模型。Zimmerman博士是Montiforie医院的神经病理系主任。Montiforie医院是纽约爱因斯坦医学院的附属医院。Zimmerman博士是一位杰出的神经病理学家，在美国（20世纪30年代的耶鲁大学）创建了第一个神经病理学系。他用化学致癌物20-甲基胆蒽（20-methylcholanthrene）建立了很多小鼠脑肿瘤的实验模型。许多小鼠肿瘤与常见的人脑肿瘤有相似的组织学特征[26]。

　　Zimmerman博士及其同事Carl Sutton博士曾送给我几只携带脑肿瘤的存活小鼠。这些小鼠之前被他们分类为室管膜母细胞瘤（EPEN）[26, 27]。这种肿瘤最初是由甲基胆蒽植入C57BL/6近交系小鼠的脑室而产生的。大脑的脑室由一层室管膜细胞覆盖，这种室管膜细胞被认为是一种脑肿瘤EPEN的起源。我也在同样的小鼠株中用Zimmerman的方法建立过小鼠脑肿瘤模型[28]。我培养的一个小鼠肿瘤株CT-2A（如上所述），其生长特点与Zimmerman的星形细胞瘤相仿，具有血管丰富和快速生长的特点。

　　CT-2A的外观和生长特征明显不同于EPEN（图3-3）。与CT-2A肿瘤相比，EPEN肿瘤血管生长较少，也比CT-2A的生长慢得多。在细胞培养中，EPEN细胞为黏性岛状生长，而CT-2A细胞则为非黏性单层生长（图3-4）。除了生长和形态的显著差异外，EPEN和CT-2A肿瘤在神经节苷脂的组成上也有明显不同[28, 29]。神经节苷脂属于细胞表面的糖脂家族。神经节苷脂GM3-NeuAc是由EPEN细胞合成的主要神经节苷脂，而CT-2A细胞虽然合成几种复合神经节苷脂，但很少合成 GM3[30]（图 3-5）。总而言之，这些发现清晰显示 EPEN 和 CT-2A 肿瘤在外观及神经节苷脂生物化学方面的显著差异。

图 3-3 同源 C57BL/6J 小鼠大脑中生长的 EPEN 和 CT-2A 脑肿瘤的大体形态。EPEN 肿瘤为固体、粘连的非出血组织。CT-2A 肿瘤为柔软、非粘连的高度出血性组织[28]。CT-2A 肿瘤生长明显快于 EPEN 肿瘤[30]。尽管存在这些和其他形态的生物化学差异，但两者肿瘤组织学相似，分类均为低分化星形细胞瘤[28]。彩图见本书彩图 12

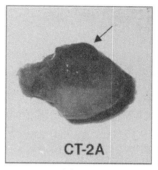
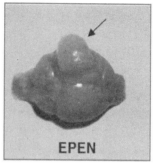

牛长 14 天　　　　牛长 21 天

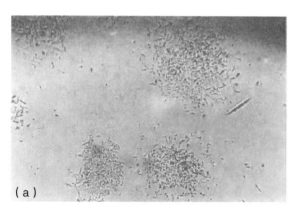
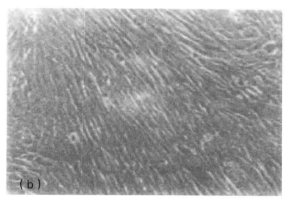

图 3-4 EPEN 和 CT-2A 脑肿瘤的体外生长特征。（a）EPEN 生长为团块或岛状，而（b）CT-2A 生长为弥散单层[30]

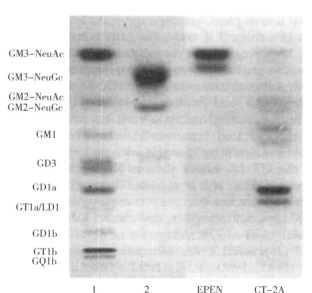

图 3-5 培养的 EPEN 和 CT-2A 肿瘤细胞中合成的神经节苷脂高效薄层板放射自显影图

为了进一步确定外观、生长速度和神经节苷脂生物化学差异是否与组织学外观的显著差异有关，我制备了每个肿瘤的组织学切片。肿瘤可生长于宿主 C57BL 小鼠脑内和其胁侧皮下。组织学切片是在耶鲁大学神经病理学系制作的。考虑到 EPEN 和 CT-2A 肿瘤在形态和生化上的多种差异，当耶鲁大学的首席神经病理学家 Jung H. Kim 博士告诉我两种肿瘤的组织学表现非常相似时，我十分惊讶（图 3-6）。此外，Kim 博士认为，两种肿瘤可归类为软组织肉瘤，即一种肌肉或结缔组织肿瘤。这使我感到有些困惑，因为这两种肿瘤都来自中枢神经系统，应该属于神经细胞来源。

在 Kim 博士对两种肿瘤作出病理分类后，我联系了 Zimmerman 博士。我想知道他本人对 EPEN 肿瘤分类的看法。他告诉我，他对 EPEN 的组织学分类十分肯定，并建议我把给 Kim 博士鉴定的病理切片再寄回给他复查。因此，我将相同的两种肿瘤组织学切片寄给了 Montiforie 医院的 Zimmerman 博士。在仔细研究后，Zimmerman 博士仍肯定这种肿瘤符合 EPEN 的组织学特征，该肿瘤确实为 EPEN。他还将 CT-2A 肿瘤归类为星形细胞瘤，认为与以前他在研究中看到的生长迅速的血管生成性星形细胞瘤很相似[26]。这两位杰出的神经病理学家对这两种肿瘤有如此迥然不同的诊断真是不可思议。

第二年，我将我的故事告诉了我的朋友，已故的 Alan Yates 博士，当时他是俄亥俄州立大学神经病理学系主任。Alan 说，神经病理学家在脑肿瘤分类上的分歧是常见的。他问我他是否可以看看这两种肿瘤的病理切片。我给他寄了曾让 Zimmerman 博士和 Kim 博士看过的相同病理切片。与 Kim 博士一样，Alan 发现两种肿瘤没有实质性的组织学差异，但他将这两种肿瘤归类为低分化的间变性星形细胞瘤[28]。他说自己无法像 Zimmerman 那样确定将 EPEN 肿瘤归类为室管膜母细胞瘤，但相当确定不是肉瘤。Alan 的肿瘤分类让我更加困惑，三位杰出的神经病理学家对同样的小鼠脑肿瘤怎么可能有如此不同的细胞分类？

我也与 Albee Messing 博士讨论过在这些小鼠脑肿瘤分类上的困境。Albee 是威斯康星大学医学院麦迪逊分校的神经病理学家。Albee 向我提及，他被同行认为是在疑难脑肿瘤细胞来源分类方面最好的人选。所以我把 Kim、Zimmerman 和 Yates 看过的相同的病理切片也给了他看。经仔细评估后，Albee 也认为这两种肿瘤是相同的，但是将它们归类为 PNETs，即原始神经外胚层肿瘤。

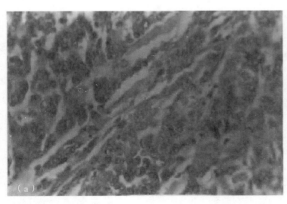
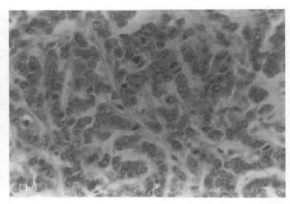

图 3-6　经 20-MC 诱导，在 C57BL/6J 小鼠胁侧生长的脑肿瘤组织学表现。所有实验性肿瘤的组织学表现均相似[28]。（a）显示 CBT-1 肿瘤的血管分布、生长速度和神经节苷脂组成与 EPEN 肿瘤相似。（b）显示 CBT-4 肿瘤的血管分布、生长速度和神经节苷脂组成与 CT-2A 肿瘤相似。结果表明，无论是生长于胁侧皮下或脑内原位的肿瘤，虽然组织学表现类似[31]，但这些肿瘤的组织学表现与肿瘤生长特征或神经节苷脂生物化学并不一致

Albee 博士对这些肿瘤的分类让我更加困惑，4 位杰出的神经病理学家会对这些小鼠脑肿瘤的细胞来源有 4 种不同的看法。而在我看来，这两种肿瘤在生长特征和神经节苷脂生物化学上有那么明显的不同。从图 3-3~ 图 3-5 中，任何人都可以看到两种肿瘤的不同。为什么这些肿瘤的组织学特征如此相似，但其生物和生化特性却如此不同呢？

几年后，我与已故的 Saford Palay（昵称 Sandy）博士讨论了我在这些小鼠脑肿瘤分类上的经历。Sandy 于 1994 年从哈佛医学院神经解剖学系主任职位上退休后，作为杰出的驻校生物学教授加入了我们波士顿学院生物系。Sandy 是美国国家科学院院士，也曾担任多年的《比较神经病学杂志》（*Journal of Comparative Neurology*）总编辑。由于 Sandy 被广泛认可为全国顶尖的神经细胞学专家之一，我相信他可以解答我对脑肿瘤分类的疑惑。

Sandy 告诉我，他曾经试图帮助一些神经病理学家进行脑肿瘤分类，但没有成功。他告诉我，因为生长的肿瘤可以引起微环境中细胞结构的重大异常，所以大多数脑肿瘤的细胞来源几乎无法确定。据 Sandy 介绍，即使是在最好的情况下，细胞结构异常也会使得肿瘤细胞的鉴定变得模糊不清。我问 Sandy，"如果你对这种情况的评估是正确的，那为什么这么多神经病理学家能这么快就做出这些脑肿瘤的分类诊断呢"？Sandy 的回答是"我不知道"。

Sandy 的回答以及我在这两种小鼠脑肿瘤组织学分类上遇到的困境，使我对脑肿瘤分类产生了严重质疑。其实我不应该惊讶，因为大多数癌症的诊断主要依赖病理学家的主观印象（参见文献 32）。虽然关于脑肿瘤分类的信息可能对了解肿瘤起源有帮助，但肿瘤细胞分类能如何影响治疗尚不清楚。支持我观点的是，过去 50 多年来，尽管在脑肿瘤分类方面进行了广泛的研究，但在脑肿瘤治疗方面获得的进展甚微。

我认为，肿瘤细胞的生物学行为比它们的命名更重要。德国神经病理学家 H. J.Scherer 在 20 世纪初就提出了"肿瘤细胞生长行为比肿瘤细胞分类更重要"这一观点[33]。他明确表示，恶性肿瘤中所见的某些生长行为可视为其"二级结构"。这些二级结构可以用来预测患者预后，而且独立于其组织学分类。这些行为因此被称为"舍雷尔结构"（Scherer's structures），可以作为评估肿瘤疗效的靶点[34, 35]。因此良好的癌症模型应该更多地评估其在体内的生长行为，而非其组织学分类，因为组织学分类经常是模棱两可的。

3.4 对癌症的个人看法

几个重大事件改变了我对癌症本质的看法。第一个事件是我们针对能量限制在肿瘤生长和血管生成中的作用所进行的广泛研究。第二个事件是我们对 VM 小鼠自发性脑肿瘤的分析。第三个事件则来自我们对肿瘤细胞在天然宿主体内以及细胞培养中线粒体脂质的广泛研究。这几个事件让我逐渐认识到，无论其细胞或组织来源如何，大多数癌症是单一的能量代谢疾病。无论其组织学表现如何，如果靶向其能量问题，所有的肿瘤细胞都可以被杀死。

我的观点与癌症应基于基因特征进行个体化治疗的观点相反[36]。我的观点与奥托·瓦伯格的观点相似，他最早提出所有癌症都是细胞呼吸性疾病。此外，我们发现许多转移性癌症细胞与来自髓样细胞有许多相同的特征[17]。而这些细胞都是免疫系统的细胞，如巨噬细胞和白细胞。巨噬细胞和白细胞由间充质细胞经遗传编程而形成，可进出各种组织，且能在缺氧环境中生存。而这些特征正是大多数转移性肿瘤细胞的特征。根本没有必要将癌症视为一个复杂的控制系统。后续我将详述我对癌症的这种看法，并展示应该如何利用肿瘤的能量代谢缺陷来预防和管理癌症。

参考文献

[1] Bennett D. Paradigm Lost. Boston Globe; 2008.

[2] Francia G, Cruz-Munoz W, Man S, Xu P, Kerbel RS. Mouse models of advanced spontaneous metastasis for experimental therapeutics. Nat Rev. 2011;11:135 - 41.

[3] Lazebnik Y. What are the hallmarks of cancer?. Nat Rev. 2010;10:232 - 3.

[4] Peterson JK, Houghton PJ. Integrating pharmacology and in vivo cancer models in preclinical and clinical drug development. Eur J Cancer. 2004;40:837 - 44.

[5] Kim IS, Baek SH. Mouse models for breast cancer metastasis. Biochem Biophys Res Commun. 2010;394:443 - 7.

[6] Khanna C, Hunter K. Modeling metastasis in vivo. Carcinogenesis. 2005;26:513 - 23.

[7] Fidler IJ. The pathogenesis of cancer metastasis: the 'seed and soil' hypothesis revisited. Nat Rev. 2003;3:453 - 8.

[8] Sontheimer H. A role for glutamate in growth and invasion of primary brain tumors. J Neurochem. 2008;105:287 - 95.

[9] Ecsedy JA, Holthaus KA, Yohe HC, Seyfried TN. Expression of mouse sialic acid on gangliosides of a human glioma grown as a xenograft in SCID mice. J Neurochem. 1999;73:254 - 9.

[10] Chou HH, Takematsu H, Diaz S, Iber J, Nickerson E, Wright KL, et al. A mutation in human CMP-sialic acid hydroxylase occurred after the Homo-Pan divergence. Proc Natl Acad Sci USA.1998;95:11751 - 6.

[11] Martin MJ, Muotri A, Gage F, Varki A. Human embryonic stem cells express an immunogenic nonhuman sialic acid. Nat Med. 2005;11:228 - 32.

[12] Mahoney LB, Denny CA, Seyfried TN. Caloric restriction in C57BL/6J mice mimics therapeutic fasting in humans. Lipids Health Dis. 2006;5:13.

[13] Mukherjee P, Abate LE, Seyfried TN. Antiangiogenic and proapoptotic effects of dietary restriction on experimental mouse and human brain tumors. Clin Cancer Res. 2004;10:5622 - 9.

[14] Chaparro RJ, Konigshofer Y, Beilhack GF, Shizuru JA, McDevitt HO, Chien YH. Nonobese diabetic mice express aspects of both type 1 and type 2 diabetes. Proc Natl Acad Sci USA. 2006;103:12475 - 80.

[15] Bacac M, Stamenkovic I. Metastatic cancer cell. Annu Rev Pathol. 2008;3:221 - 47.

[16] Hanahan D, Weinberg RA. The hallmarks of cancer. Cell. 2000;100:57 - 70.

[17] Huysentruyt LC, Seyfried TN. Perspectives on the mesenchymal origin of metastatic cancer. Cancer Metastasis Rev. 2010;29:695 - 707.

[18] Piaskowski S, Bienkowski M, Stoczynska-Fidelus E, Stawski R, Sieruta M, Szybka M, et al. Glioma cells showing IDH1 mutation cannot be propagated in standard cell culture conditions. J Cancer. 2011;104:968 - 70.

[19] Huysentruyt LC, Mukherjee P, Banerjee D, Shelton LM, Seyfried TN. Metastatic cancer cells with macrophage properties: evidence from a new murine tumor model. Int J Cancer.2008;123:73 - 84.

[20] Shelton LM, Mukherjee P, Huysentruyt LC, Urits I, Rosenberg JA, Seyfried TN. A novel pre-clinical in vivo mouse model for malignant brain tumor growth and invasion. J Neurooncol. 2010;99:165 - 76.

[21] Kerbel RS, Lagarde AE, Dennis JW, Donaghue TP. Spontaneous fusion in vivo between normal host and tumor cells: possible contribution to tumor progression and metastasis studied with a lectin-resistant mutant tumor. Mol Cell Biol. 1983;3:523 - 38.

[22] Kerbel RS, Twiddy RR, Robertson DM. Induction of a tumor with greatly increased metastatic growth potential by injection of cells from a low-metastatic H-2 heterozygous tumor cell line into an H-2 incompatible parental strain. Int J Cancer. 1978;22:583 - 94.

[23] Huysentruyt LC, Shelton LM, Seyfried TN. Influence of methotrexate and cisplatin on tumor progression and survival in the VM mouse model of systemic metastatic cancer. Int J Cancer.2010; 126:65 - 72.

[24] Shelton LM, Huysentruyt LC, Seyfried TN. Glutamine targeting inhibits systemic metastasis in the VM-M3 murine tumor model. Int J Cancer. 2010;127:2478 - 85.

[25] Huysentruyt LC, Akgoc Z, Seyfried TN. Hypothesis: are neoplastic macrophages/microglia present in glioblastoma multiforme?. ASN Neuro. 2011. Forthcoming.

[26] Zimmerman HM, Arnold H. Experimental brain tumors: I. Tumors produced with methylcholanthrene. Cancer Res. 1941;1:919 - 38.

[27] Rubin R, Ames RP, Sutton CH, Zimmerman HM. Virus-like particles in murine ependymoblastoma. J Neuropathol Exp Neurol. 1969;28:371 - 87.

[28] Seyfried TN, el-Abbadi M, Roy ML. Ganglioside distribution in murine neural tumors. Mol Chem Neuropathol. 1992;17:147 - 67.

[29] el-Abbadi M, Seyfried TN. Influence of growth

environment on the ganglioside composition of an experimental mouse brain tumor. Mol Chem Neuropathol. 1994;21:273 - 85.

[30] Bai H，Seyfried TN. Influence of ganglioside GM3 and high density lipoprotein on the cohesion of mouse brain tumor cells. J Lipid Res. 1997;38:160 - 72.

[31] Seyfried TN，Yu RK，Saito M，Albert M. Ganglioside composition of an experimental mouse brain tumor. Cancer Res. 1987;47:3538 - 42.

[32] Sonnenschein C，Soto AM. Somatic mutation theory of carcinogenesis: why it should be dropped and replaced. Mol Carcinog. 2000;29:205 - 11.

[33] Scherer HJ. A critical review: The pathology of cerebral gliomas. J Neurol Neuropsychiat.1940;3:147 - 77.

[34] Rubinstein LJ. Tumors of the central nervous system. Washington （DC）: Armed Forces Institute of Pathology; 1972.

[35] Zagzag D，Esencay M，Mendez O，Yee H，Smirnova I，Huang Y，et al. Hypoxia- and vascular endothelial growth factor-induced stromal cell-derived factor-1alpha/CXCR4 expression in glioblastomas: one plausible explanation of Scherer's structures. Am J Pathol. 2008;173:545 - 60.

[36] Kolata G. Add patience to a leap of faith to discover cancer signatures. New York Times. 2011 July 18.

第 4 章

正常细胞和癌细胞的能量学

为了使细胞保持活力并执行其遗传编程功能，它们必须产生能量。通常大多数能量储存在三磷酸腺苷（ATP）末端的 γ 和 β 磷酸基中，并可在其磷酸酐键水解的过程中释放出来（图 4-1）。这种能量通常被称为活化自由能（free energy of activation）或 ATP 水解自由能（free energy of ATP hydrolysis）[1-4]。生理条件下 ATP 水解的标准能量被称为 $\Delta G'_{ATP}$，并且在所有细胞中均被严格调控于 −60~−53kJ/mol[5]。G 是吉布斯（Gibbs）自由能，Δ 是两个能态之间的差值，上撇号（′）表示激活状态[1, 6]。

J. Willard Gibbs（J. 威拉德·吉布斯）是 19 世纪的数学物理学家，他首先定义了热力学定律中的统计力学原理[7]。$\Delta G'_{ATP}$ 不同于一般教科书所说的 $\Delta G'^{0}_{ATP}$，$\Delta G'^{0}_{ATP}$ 表示在温度、气体和溶质全部标准化的封闭条件下所获得的活化自由能。而 $\Delta G'_{ATP}$ 更多关联的是开放系统的状况，即细胞和组织的情况[2, 7, 8]。ΔG 的负值表示反应物转化成产物时释放出的能量。尽管 ATP 水解的自由能可用来满足几乎所有细胞活动的需要，但在任何特定细胞中，大部分能量被用于驱动细胞膜上的离子泵[1, 2, 9-11]，普通的膜泵需要持续的能量来维持生命力。

4.1 代谢稳态

稳态（homeostasis）是指生物系统保持内环境相对稳定状态的趋势。每个细胞和每个器官都促成生物体的整体稳态，这对人类来说尤为重要。因为人类的营养供应遵循着饱 / 饥的节律[6]。细胞内的代谢稳态在很大程度上取决于膜泵的能量供应。胰岛素和胰高血糖素等激素可对机体各

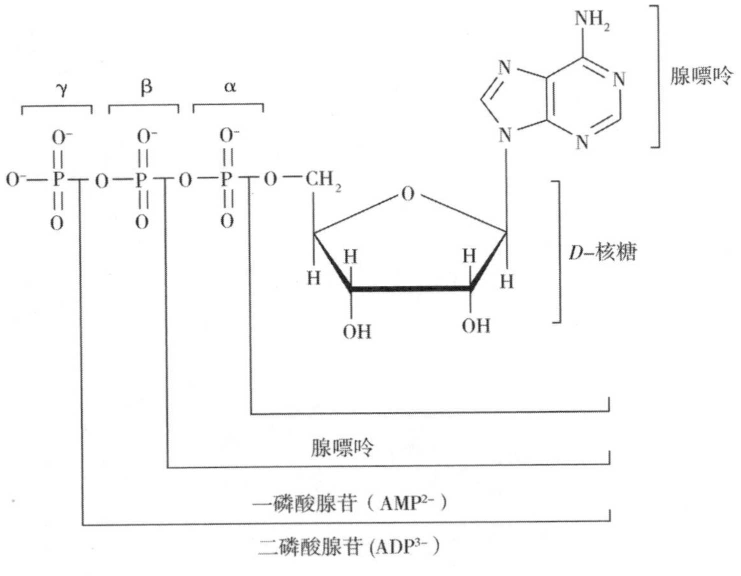

图 4-1 三磷酸腺苷（ATP）在 pH 7.0 环境下的结构式。三个磷酸基用希腊字母 α、β、γ 标识。γ−磷酸基和 β−磷酸基通过磷酸酐键连接，其水解产生较多能量（即 $\Delta G^{0'}$ 绝对值较大）；而 α−磷酸基通过磷酸酯键连接，其水解产生能量较少（$\Delta G^{0'}$ 绝对值较小）。在体内，大多数 ATP 与镁离子螯合（Mg·ATP^{2-}）。来源：经许可转载自文献 6

系统的能量稳态做出调整，以便保持各器官细胞内能量的稳定平衡。如果细胞泵中断能量供应，细胞就会开始肿胀。肿胀原因是 Na^+ 和 Ca^{2+} 浓度升高以及 K^+ 浓度降低。由于细胞内电位比细胞外电位低，Na^+ 和 Ca^{2+} 会自动地从外部向内部转移以降低浓度梯度。另一方面，内部浓度比外部浓度高的 K^+ 会顺浓度梯度外流。细胞大多数功能直接或间接与离子膜电位以及 $Na^+/K^+/Ca^{2+}$ 浓度梯度有关联。ATP 的即时可用性就可以维持这些离子的浓度梯度。如果泵的能量供应中断，细胞整体功能将出现障碍，最终导致器官和系统衰竭。

维持膜电位的 ATP 有几种合成来源。首先就是线粒体，哺乳动物正常细胞中的大部分能量产生于线粒体。图 4-2 所示为具有相关功能的线粒体一般结构。在第 5 章中可看到线粒体其他图像的展示。在具有功能性线粒体的细胞中，ATP 主要来自氧化磷酸化（OxPhos），细胞总能量的约 89% 均由此产生（在葡萄糖完全氧化产生的所有 ATP 分子中约占 32/36）（图 4-3）。该值在不同的细胞中有所不同，具体取决于细胞质的还原当量 NADH［烟酰胺腺嘌呤二核苷酸（还原型）］从细胞质转运到线粒体使用何种穿梭（shuttle）系统（表 4-1）。这些穿梭系统包括苹果酸 - 天冬氨酸穿梭、甘油磷酸穿梭和苹果酸 - 柠檬酸穿梭。这些穿梭在肿瘤细胞中也是照样进行的，但不同类型的肿瘤细胞中其活性程度不同罢了[12-19]。在氧化磷酸化的条件下，正常细胞中的 ATP 合成是通过化学渗透分子机制与穿越线粒体内膜的电子流耦合来完成的（图 4-4）[20]。

图 4-2 细胞生命活动中的线粒体。细胞通过氧化磷酸化在线粒体内产生大部分 ATP，因此线粒体被认为是细胞的"发电厂"。另外，线粒体调节 Ca^{2+} 稳态和其他多种代谢循环，如克雷布斯（Krebs）循环、尿素循环、糖异生、酮体生成、血红素生物合成、脂肪酸 β - 氧化、类固醇生成、某些氨基酸代谢和铁 / 硫簇形成。ER：内质网；PM：质膜。来源：经许可转载自文献 21

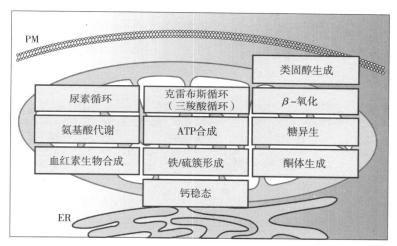

图 4-3 经糖酵解、三羧酸循环、底物水平磷酸化和氧化磷酸化途径的细胞能量产生。正常细胞产生的能量大多数通过氧化磷酸化途径（约 89%）。仅有 11% 的细胞能量来自糖酵解、三羧酸循环和底物水平磷酸化。与正常细胞相比，肿瘤细胞中依靠氧化磷酸化产生的能量较少。糖酵解、三羧酸循环和底物水平磷酸化增强则可以补偿氧化磷酸化的不足。氧化磷酸化过程中，穿梭系统可以向线粒体转运额外的还原当量（电子）（图 4-12）。彩图见书后彩图 13

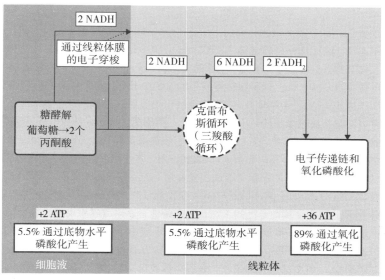

表 4-1 葡萄糖完全氧化过程中的产能反应

反应类型	每 mol 葡萄糖产生 ATP 的净 mol 数
糖酵解（磷酸甘油酸激酶、丙酮酸激酶；消耗 2 个 ATP）NADH 穿梭	2
苹果酸 – 天冬氨酸穿梭	4（6）
丙酮酸脱氢酶（NADH）	6
琥珀酰辅酶 A 合成酶（ATP 或 GTP）	2
琥珀酸脱氢酶（琥珀酸→延胡索 +FADH$_2$）	4
其他三羧酸循环反应（异柠檬酸→ α – 酮戊二酸，α – 酮戊二酸→琥珀酰辅酶 a、苹果酸→草酰乙酸；共产生 3 个 NADH）	18
共计	36（38）

注：来源：根据文献 6 修改

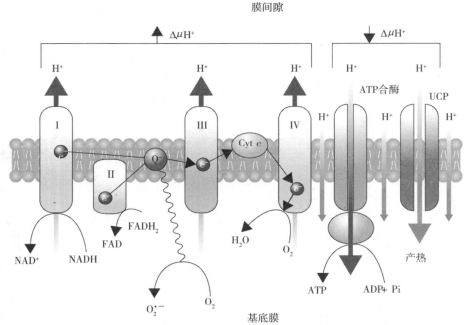

图 4-4 线粒体电子传递链（ETC）与化学渗透的来源。来自三羧酸循环的电子供体 [NADH 和黄素腺嘌呤二核苷酸（还原型）（FADH$_2$）] 通过泵转运质子穿过线粒体内膜上的复合体 I、III 和 IV，产生线粒体膜高电位（Δμ H$^+$）[22]。这种泵转运质子的过程由 F$_1$F$_0$–ATP 合酶（ATP 合酶）提供驱动质子内流的动力梯度。质子内流与 ATP 合酶催化的 ADP 磷酸化相偶联以形成 ATP。在标准代谢率下，通过 ETC 泵出的部分质子可以回漏至线粒体基质而不合成 ATP[9]。质子漏（proton leak）可以使依赖磷酸化的细胞呼吸有效地解偶联。肿瘤细胞较之正常细胞其线粒体的质子渗漏或反向衰变（back–decay，小细箭头所指）更显著 [23]。在低氧条件下 ATP 合酶会反向起到 ATP 酶的作用。该作用可以使 ATP 水解偶联并使其从线粒体基质进入膜间隙 [9]。缺氧时基质内质子的累积可能是由复合体 I 逆反应或质子反向渗漏所致。ATP 合酶反向作用的目的是保护线粒体和维持 Δμ H$^+$。Roberto Flores 和我都认为，在高度糖酵解的肿瘤细胞中，无论是缺氧条件下还是常氧条件下，ATP 合酶均可反向工作。缺氧条件下琥珀酸累积也支持我们关于电子从复合体 I 转运到复合体 II 的假设 [9]。如果质子穿过解偶联蛋白（UCP）或由于过度的反向渗漏，该梯度能量也可以作为热量消散。但在某些癌细胞中解偶联蛋白可以过度表达 [24]，从而使某些癌症产生过多的热量（第 5 章）。本图中还显示，成对辅酶 Q 是自由基生成的来源。来源：修改自文献 22。彩图见本书彩图 14

　　F_0F_1–ATP 酶（有时称为复合体 V）通过 ADP 与无机磷酸盐 Pi 缩合生成 ATP（图 4-4），氧最终成为电子的受体，而水为其终产物。该过程的效率强烈依赖于线粒体内膜的脂质组成，其主要成分是心磷脂[25]（参见第 5 章）。线粒体内膜的质子动力学梯度或力度维持（以 $\Delta\psi$m 表示），不仅需要 ATP 合成，还需要转运核苷酸、氨基酸、Ca^{2+} 和其他代谢物，以维持线粒体的正常功能[6]。对于正常的线粒体功能，乃至细胞功能及生命来说，维持这种梯度就至关重要了[7, 9]。Galluzzi、Kroemer 及其同事不仅对线粒体的多种功能提供了更全面的揭示，还讨论了这些功能为何是肿瘤发生的关键因素[21]。

　　除了氧化磷酸化之外，通过底物水平磷酸化所产生的能量约占细胞总能量的 11%（占总 ATP 分子的 4/36）（图 4-3）。底物水平磷酸化包括将游离磷酸基从代谢底物转移至 ADP 以形成 ATP。哺乳动物细胞和组织中有两种主要的代谢途径可以通过底物水平磷酸化来产生 ATP。第一个途径涉及细胞溶质中的恩布登 – 迈耶霍夫（Embden–Myerhoff）糖酵解途径，它的"收益"就是磷酸基从有机分子 1,3- 二磷酸甘油酸和磷酸烯醇式丙酮酸（PEP）转移到 ADP 形成 ATP（图 4-5）。第二个途径涉及三羧酸循环中的琥珀酰辅酶 A 合成酶反应（图 4-6）。正常细胞中底物水平磷酸化合成的 ATP 较氧化磷酸化生成的 ATP 增加约 10%[21]。最重要的是，琥珀酰辅酶 A 合成酶反应在厌氧条件下比在有氧条件下能提供更多的能量[26-30]。癌症领域的研究者很少讨论琥珀

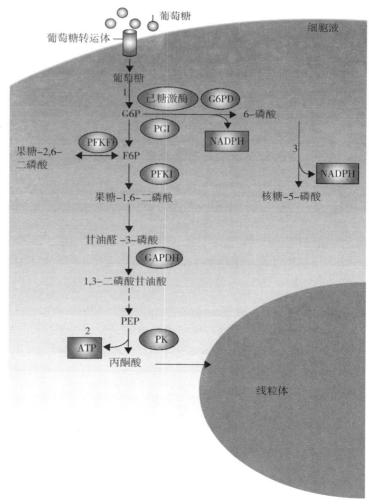

图 4-5　恩布登 – 迈耶霍夫（Embden–Myerhoff）糖酵解途径将葡萄糖转化为丙酮酸。该途径在有氧和无氧情况下都能提供能量，但在缺氧情况下因各 ETC 复合体不再进行质子转运，该途径则发挥为主导作用（图 4-3）。有氧情况下持续产生乳酸，则称为瓦伯格效应或有氧糖酵解。用于核苷酸的核糖 –5- 磷酸通过戊糖 – 磷酸途径（PPP）的合成，而 PPP 是 NADPH 的来源，后者用来合成谷胱甘肽和脂质。G6P：葡萄糖 –6- 磷酸；G6PD：葡萄糖 –6- 磷酸脱氢酶；PGI：磷酸葡糖异构酶；F6P：果糖 –6- 磷酸；PFKFB：6- 磷酸果糖 –2- 激酶 / 果糖 –2，6- 二磷酸酶；PFK1：磷酸果糖激酶 1；GAPDH：甘油醛 –3- 磷酸脱氢酶；PEP：磷酸烯醇式丙酮酸；PK：丙酮酸激酶；NADPH：烟酰胺腺嘌呤二核苷酸磷酸；ATP：三磷酸腺苷。来源：修改自文献 31

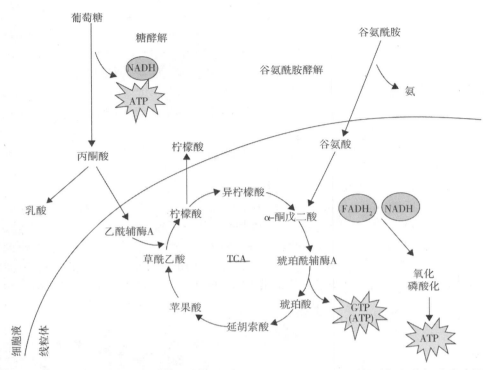

图 4-6 代谢途径。图展示为三羧酸（TCA）循环，以及分别利用糖酵解和谷氨酰胺酵解（glutaminolysis）的葡萄糖和谷氨酰胺代谢途径。三羧酸循环反应发生于线粒体基质，而ETC 反应发生于线粒体内膜（图 4-4）。ETC：电子传递链，FADH₂：黄素腺嘌呤二核苷酸（还原型）；GTP：三磷酸鸟苷；NADH：烟酰胺腺嘌呤二核苷酸（还原型）。来源：修改自文献 65

酰辅酶 A 合成酶反应在肿瘤细胞非氧化能量生成中的作用。我们认为，这个途径也可能是肿瘤转移性小鼠细胞的主要能量来源（参见第 8 章）。

正常生理条件下，两个 ATP 分子由细胞质中的糖酵解产生，两个 ATP 分子由线粒体基质中的琥珀酰辅酶 A 合成酶反应产生（图 4-3）。与涉及氧和膜调节质子梯度的氧化磷酸化相比，底物水平磷酸化合成 ATP 是不需要氧的。此时质子动力梯度仍然可以通过 F_1F_0-ATP 酶的反向作用来运作。Stepien 及其同事发现，线粒体附着的己糖激酶 II 同工酶可为线粒体提供糖酵解 ATP，以维持质子动力学梯度 [32]。这一点很重要，因为它部分解释了在缺氧状态且线粒体结构和功能受损的情况下，肿瘤细胞是如何产生能量并保持存活的。

如果氧化磷酸化不足以维持能量稳态，则需要增加由三羧酸循环和底物水平磷酸化所产生的 ATP 分子数量。这与氧化磷酸化不足时通过糖酵解增加 ATP 分子数量相类似。已有报道，发育中的哺乳动物胚胎、潜水动物以及低氧条件下的心脏和肾脏组织中，均存在通过氨基酸酵解和底物磷酸化产生的非氧化能量方式 [27-29, 33-35]。图 4-3 所示为通过糖酵解、三羧酸循环和氧化磷酸化合成 ATP 的来源。关于这些生化途径的细节，读者可以参考普通的生物化学教材 [36]。我还为大家推荐一个 YouTube "说唱"（rap）视频可以观看，里面唱出了细胞能量代谢的关键环节（http://www.npr.org/blogs/krulwich/ 2011/09/14/140428189/lord-save-me-from-the-krebs-cycle?sc=fb & cc=fp）。

4.2 $\Delta G'_{ATP}$ 的恒定性

Veech 及其同事发现 [4]，细胞的 $\Delta G'_{ATP}$ 是经验性、形式化的，其数值可以通过测定钠泵及其相关转运蛋白形成的离子分布能量来获取。离子分布能量用 Gibbs-Donnan（吉布斯 – 唐南）平衡来解释，其对产生电子、浓度和压力作用是必不可少的。Gibbs-Donnan 平衡描述了穿过半透膜的离子流，可使用 Nernst（能斯特）方程估算。Nernst 方程可将吉布斯自由能与膜电荷联系起来。

一个值得注意的发现是，具有不同静息膜电位和能量产生机制的不同细胞，其 $\Delta G'_{ATP}$ 具有相似性。例如，心脏、肝脏和红细胞的膜电位分别为 –86mV、–56mV 和 –6mV，但三者 $\Delta G'_{ATP}$ 均为 –56kJ/mol 左右 [4]。此外，含有许多线粒体的心脏和肝脏的能量产生主要通过氧化磷酸化，而不含细胞核或线粒体的红细胞的能量产生则完全通过糖酵解。尽管这些完全不同的细胞类型在静息膜电位和能量产生机制方面存在巨大的差异，但它们都表现出与 ATP 水解相似的自由能。这些观察结果表明，能量消耗和产生之间的平衡独立于能量来源和 ATP 产生总量。

$\Delta G'_{ATP}$ 约为 –56kJ/mol 的恒定性对于细胞能量稳态是基础性的，其与癌细胞能量代谢的关系也是至关重要的。Veech 曾引用 T. S. Eliot 的诗《焚毁的诺顿》（*Buirnt Norton*）中一句话——"旋转世界的静止点"，来称呼这一能量值（个人通讯）。为什么 ATP 水解这种特殊的自由能对细胞生理学如此重要，目前依然不太清楚 [9]。$\Delta G'_{ATP}$ 保持稳定是遗传和代谢过程的终极目标，对这种能量平衡的任何干扰都会损害细胞功能和活力 [2]。

这里特别要指出的是，在任何给定的肿瘤内精确测量 $\Delta G'_{ATP}$ 是极具挑战性的，因为肿瘤细胞的微环境 pH 及其活力存在差异 [9, 37, 38]。生长活跃的实体瘤的熵（entropy）会增加，上述差异的动态变化都会降低测量 $\Delta G'_{ATP}$ 的准确度。尽管如此，通过精细操作的质子磁共振研究可以明显看出，正常细胞通过底物磷酸化和呼吸作用来平衡能量的产生和利用，从而获得稳定的 ATP 水解自由能 [35, 38]。与正常细胞中可调节的能量稳态相比，能量失调是肿瘤细胞的特征。

细胞可能因能量太少或太多而死亡。能量太少通过坏死或凋亡机制导致细胞死亡。而作为一种聚阴离子的 Donnan 活性物质，过度生产的 ATP 会破坏 Gibbs-Donnan 平衡，改变膜泵的功能且抑制细胞呼吸和活力 [4]。为保持细胞的能量平衡，线粒体 F_0F_1–ATPase 有时可以反向运行（即水解 ATP）[9, 32, 39]（图 4-4）。此外，某些肿瘤细胞通过与 p– 糖蛋白（其与糖酵解相关，常在肿瘤中过表达）作用将 ATP 释放到细胞的外环境中去 [40-42]。

如果氧化磷酸化受损，则通过底物磷酸化产生的能量必须增加，以维持 ATP 水解自由能和细胞活力 [10, 38, 43]。此外，还要减少能量消耗以抵消能量生成的减少 [9]。细胞呼吸功能急性损伤常导致膜泵能量耗竭，引发细胞凋亡或坏死。然而，通过底物磷酸化产生的能量可以逐渐弥补对氧化磷酸化产生能量的长期轻微损伤。由于肿瘤极少发生于细胞呼吸急性损伤之后，所以非氧化能量代谢需要相当长的时间才能代替氧化磷酸化成为细胞中主要的能量发生器。

更重要的是要认识到，长期依赖底物磷酸化产生能量的正常呼吸细胞会呈现基因组不稳定、紊乱和过度增殖，即癌症的特征 [33, 44-46]。熵是指系统中的无序程度，也是热力学第二定律的基础 [1, 7]。Szent-Gyorgyi 将癌症描述为熵增加的状态，其中随机性和无序性占优势 [46]。长期的氧化磷酸化功能不足，伴随持续的代偿性酵解，导致熵的增加。如果不通过增加酵解能量以补偿氧化磷酸化的不足，细胞只会死亡，而不会发展为肿瘤。但适应酵解的细胞可以绕过线粒体诱导的衰老 [21, 47]，而癌症就会在那些绕过线粒体诱导的衰老细胞中出现。

4.3 ATP 在正常细胞和肿瘤细胞中的生成

瓦伯格指出，静止期肾细胞和肝细胞中产生的总能量与增殖期腹水肿瘤细胞产生的总能量近似（表4-2）。腹水肿瘤细胞可以在小鼠的腹膜腔中生长。瓦伯格认为腹水肿瘤细胞比其他肿瘤组织制备的切片更好，因为腹水肿瘤细胞没有被非肿瘤基质细胞所污染，而这在其他肿瘤组织切片中不同程度地存在。因为基质细胞应该具有正常的代谢，因此可能会稀释肿瘤细胞的代谢缺陷程度。这样得到的实验结果可能就有问题了，因为我们发现以肿瘤相关巨噬细胞（TAMs）形式存在的基质细胞可以显著促进某些肿瘤的总细胞群的增加[48]。

表4-2　几种正常人体细胞代谢商与腹水肿瘤细胞代谢商的比较

细胞来源	Q_{O_2}	$Q^{N_1}_M$	$Q^{O_2}_{ATP}$	$Q^{N_2}_{ATP}$	$Q^{N_1}_{ATP}+Q^{N_2}_{ATP}$
肝脏	−15	1	105	1	106
肾脏	−15	1	105	1	106
胚胎	−15	25	105	5	130
腹水肿瘤细胞	−7	60	49	60	109

与目前许多能量代谢研究中选择培养的肿瘤细胞相比，瓦伯格评估的是保存在培养基中的腹水细胞，仅用葡萄糖和碳酸氢盐做补充[33]。后来的研究结果显示，纯血清中的正常细胞呼吸显著增加，而癌细胞呼吸仅略有增加。癌细胞呼吸轻度增加很可能反映其呼吸潜力（respiratory capacity）的上限。在生理pH和温度的条件下，瓦伯格将在腹水细胞中获得的能量代谢数据用代谢商（Q）来表示[33, 49]。

Q_{O_2}值反映的是$1mm^3$组织（干重）在38℃氧饱和的情况下每小时消耗的氧气量（mm^3）。$Q^{N_1}_M$值则反映的是在同等条件下且"有氧"时生成的乳酸量，而$Q^{N_2}_M$值反映的是同等条件下但"无氧"时生成的乳酸量。根据瓦伯格的计算，消耗$1mol\ O_2$产生约$7mol\ ATP$，而$1mol$乳酸产生约$1mol$ATP。尽管这些ATP值可能并不完全准确，但其表明，通过氧化磷酸化完全氧化葡萄糖产生的能量，比通过酵解部分氧化产生的葡萄糖能量更多。

通过对瓦伯格的数据进行检验可以清楚地看出，肾或肝细胞呼吸中ATP总产量的呼吸商（$Q^{O_2}_{ATP}+Q^{N_2}_{ATP}$）与腹水肿瘤细胞是相似的（分别为106和109）（表4-2）。然而，腹水细胞生成的ATP更多地（超过50%）是由乳酸生成，而肾或肝细胞生成的ATP更多地来自氧消耗。腹水细胞的能量状况与年轻胚胎较为相似，而与分化的正常细胞差异较大，腹水细胞重要的能量是通过酵解获得的。这些发现表明，肿瘤细胞与正常细胞的差异不在于能量生成总量而在于能量生成来源。更新后的数据显示，消耗$1mol\ O_2$产生$3\sim4mol\ ATP$（约$3.5mol$）[36]，这是非常重要的，因为瓦伯格腹水细胞通过氧化磷酸化产生的能量比他原先假定的要少。就呼吸潜力而言可生成50%的ATP，而由呼吸实际产生的只占25%左右。下文我将讨论，由于解偶联作用，肿瘤细胞中氧消耗可能并不完全用于氧化磷酸化。

瓦伯格的研究结果也与此后Donnelly和Scheffler的研究结果一致，他们证明在细胞呼吸缺陷和呼吸正常的中国仓鼠（Chinese hamster）中成纤维细胞ATP总产量是相似的[50]。其细胞呼吸缺陷为NADH-辅酶Q还原酶缺陷，该缺陷显著降低三羧酸循环功能和耗氧量。尽管在两个细胞系中通过糖酵解产生的能量都很高，但野生型细胞中谷氨酰胺代谢的能量比呼吸缺陷细胞代谢的能量更多。这显示突变细胞无法从谷氨酰胺获得较多能量。这两种细胞中出现的高水平糖酵解可能部分归因于细胞培养环境的效应，后者可改变线粒体内膜的脂质组成[51]。线粒体脂质变化会降低氧化磷酸化效率，因此需要通过底物水平磷酸化来增加能量的产生。

4.4　通过葡萄糖酵解生成能量

瓦伯格首先详细描述了癌细胞对葡萄糖和糖酵解的依赖性，从而使自身在不可逆的呼吸损伤后保持细胞活力[33, 49, 52]。他认为细胞呼吸和酵解是细胞内唯一的能量生产源，而能量本身就是肿瘤发生的中心问题。"在这里，我们不仅要知道呼吸和酵解是能量生成的反应，还要知道两者合成了能量丰富的三磷酸腺苷，而通过呼吸和酵解获得能量方可供生命利用"[33]。

瓦伯格认为酵解是无氧条件下从葡萄糖转化为乳酸的过程。这种类型的能量在哺乳动物胚胎和剧烈运动的肌肉中产生。低氧条件下，丙酮酸被还原成乳酸，而非进入三羧酸循环中完全氧化。乳酸酵解产生的 NAD^+ 可作为糖酵解的氧化剂（图 4-7）。在二羟丙酮磷酸氧化为 1，3- 二磷酸甘油酸过程中，NAD^+ 可作为电子受体，这是糖酵解中第一个底物水平磷酸化发生之前的反应[53]。如果细胞质 NAD^+ 更新衰退，则通过糖酵解生成的能量减少，如果同时存在氧化磷酸化或三羧酸循环、底物水平磷酸化能量生成不足的情况，则将损伤细胞活力。

乳酸基本上是葡萄糖不完全氧化的代谢废物，必须尽快从微环境中清除。废物管理不仅是社会和生物体的问题，也是细胞个体的问题。大多数乳酸进入血液，通过 Cori 循环在肝脏合成葡萄糖，Cori 循环以其发现者 Carl Cori 和 Gerty Cori 命名。而在葡萄糖培养的细胞中，乳酸仅被排入培养基，这样会使 pH 指示染料（酚红）的颜色由红变黄[55]。一旦氧气恢复供应，则葡萄糖利用和乳酸产量就会因巴斯德效应而减少，该效应因 Louis Pasteur 首先描述上述现象而得名。

巴斯德效应是兼性厌氧菌（facultative anaerobe，如酵母菌和许多细菌）的常见表型。兼性厌氧菌在无氧条件下酵解，但可以在有氧条件下呼吸。有氧条件下乳酸的生产对葡萄糖具有依赖性，后来被称为瓦伯格效应，其实质是葡萄糖需氧酵解或有氧条件下乳酸的持续生成。

为什么癌细胞会在有氧条件下继续酵解葡萄糖呢？瓦伯格认为，肿瘤细胞需氧酵解源于其呼吸损伤或呼吸功能不全。有氧条件下生长的肿瘤细胞的表现，类似于有氧条件下持续酵解的异常兼性厌氧菌。如果某些肿瘤细胞在有氧条件下死亡，则可能被认为是专性厌氧菌（obligate anaerobes）。我对这一现象的看法基本上与瓦伯格相同，即呼吸损伤或功能不全是肿瘤细胞在有氧条件下能量代谢行为的基础。癌症细胞在有氧条件下继续酵解葡萄糖（有氧糖酵解或瓦伯格效应），是因为其不能通过氧化磷酸化产生足够的 ATP 以实现细胞稳态。因此，瓦伯格效应源

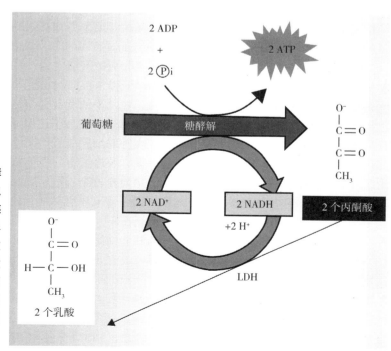

图 4-7　乳酸酵解。丙酮酸是糖酵解的终产物，并作为 NADH 氧化为 NAD^+ 的电子受体。乳酸脱氢酶（LDH）将丙酮酸还原为乳酸。形成的 NAD^+ 可以在糖酵解过程中被重复利用以氧化葡萄糖，在酵解过程中通过底物水平磷酸化净产生两个 ATP 分子。乳酸是哺乳动物细胞酵解的常见废物。来源：修改自 Campbell 文献 54 第 91 页

于呼吸受损或功能不足。我将在第 7 章和第 8 章中提供更多证据支持这一事实，并在第 9 章和第 10 章中会介绍癌基因表达如何通过促进酵解应对氧化磷酸化功能不全。

如果癌细胞能够有效地呼吸，就不需要通过非氧化手段来增加能量生成。人们对"正常呼吸的癌细胞中癌基因会上调酵解"的观点颇多关注。我将在后面的章节中回答这些问题。瓦伯格似乎并未意识到肿瘤细胞中可能存在线粒体氨基酸酵解。尽管肿瘤细胞氧气暴露可以在一定程度上减少乳酸生成，但是肿瘤细胞中通过葡萄糖生成的乳酸量通常高于相应的正常细胞。线粒体氨基酸酵解提供了瓦伯格理论中可能缺失的代谢环节，模糊了正常呼吸和酵解之间的界限，这可以解释围绕瓦伯格理论的许多争议。我将在第 8 章中进一步讨论这个概念。

作为葡萄糖酵解终产物，乳酸会累积起来。如果癌细胞中氧化磷酸化正常，则在有氧条件下，乳酸生成将会减少，因为丙酮酸会通过三羧酸循环被有效氧化，并且不再用于乳酸脱氢酶（LDH）反应（图 4-7）。与正常细胞相反，肿瘤细胞在有氧条件下继续酵解葡萄糖。对更多依赖谷氨酰胺而非葡萄糖来产生能量的癌细胞来说，可以通过线粒体的非氧化过程产生 ATP（参见第 8 章）。同样值得注意的是，谷氨酰胺代谢会增加细胞外环境的氨水平。氨可以中和糖酵解生成的乳酸及其导致的细胞外酸性[19, 56]。因此，在使用 pH 作为乳酸生成指标时需要特别注意这一点，特别是针对以谷氨酰胺为主要燃料的癌细胞。我们更倾向于直接测量乳酸生成量，而非测定 pH 变化等间接方法。

正常细胞能够精确地平衡能量需求与能量供应[9]。由于线粒体损伤或呼吸功能不全，肿瘤细胞会失去这种能力。有氧酵解（糖酵解）被认为是癌细胞的代谢特征[57, 58]，这种表型正是呼吸功能不足的结果。据我所知，并无高度恶性肿瘤可以通过正常有氧呼吸产生足够 ATP 用于维持细胞稳态。尽管在某些低度恶性肿瘤细胞中呼吸并未完全消失，然而其在有氧条件下仍会产生一些乳酸，这显示其呼吸能力不足[52]。

尽管许多肿瘤细胞在线粒体中消耗氧气并产生 CO_2 和 ATP，具有活跃的 TCA 循环，且似乎具有呼吸功能，但是我将提供数据证实在某些情况下这属于伪呼吸。换句话说，这种伪呼吸具有呼吸的所有特征，但并不涉及通过氧化磷酸化合成 ATP。我认为，这种明显的呼吸能源来源于氨基酸酵解。正如肿瘤细胞在有氧条件下酵解葡萄糖一样，某些肿瘤细胞也在葡萄糖和氧浓度升高的情况下，酵解谷氨酰胺和可能的其他氨基酸。葡萄糖和谷氨酰胺的协同作用驱动肿瘤细胞的酵解反应[59]。酵解是肿瘤细胞的生物能量学特征。后面的第 8 章中我将更多地讨论这一问题。

呼吸损伤的肿瘤细胞增加葡萄糖利用及相应的乳酸生成，是维持其活力的必要条件。瓦伯格在他的实验中清楚地表明了这一点，Donnelly 和 Scheffler 的实验也是如此[50]。不同于多数哺乳动物正常细胞能够平衡能量生产与能量消耗，癌细胞的能量平衡是失调的，因为其在缺氧条件下不能抑制 ATP 的周转[9]。相反，肿瘤细胞在缺氧条件下似乎还加强了 ATP 的周转[60]。

在癌症领域，关于呼吸和瓦伯格效应在肿瘤细胞能量代谢中的作用，其引发的热议或争论绝无仅有。某些研究者认为，尽管糖酵解上调，肿瘤细胞呼吸仍然正常[61-63]。我认为这种可能性不大，在后面的第 5 章～第 8 章中将更深入地讨论这个问题。肿瘤细胞的呼吸潜力可能取决于细胞可利用的葡萄糖和谷氨酰胺水平。与高葡萄糖情况相比，某些肿瘤细胞在低葡萄糖情况下呼吸作用更强烈，特别是在谷氨酰胺同时存在的情况下。

某些研究者认为，乳酸可以直接作为肿瘤细胞或脑内正常星形胶质细胞的燃料[55]。但这一点仍有争议，因为 Allen 和 Attwell 研究显示，在正常氧或低氧条件下，乳酸不能替代葡萄糖作为脑细胞的代谢燃料[64]。然而乳酸可以通过 Cori 循环代谢为葡萄糖，然后再用来促进肿瘤细胞生长。乳酸代谢需要乳酸脱氢酶复合物逆反应，从而将乳酸氧化为丙酮酸。虽然丙酮酸可能会进入线粒体，但不太可能被完全氧化，特别在氧化磷酸化不足的情况下。然而，丙酮酸在线粒体中可以通过草酰乙酸（OAA）转化为磷酸烯醇式丙酮酸（PEP），不过通过该途径是否能够产生 ATP 尚不清楚，而且该反应会消耗糖酵解所需的 NAD^+。需要将丙酮酸还原为乳酸以产生 NAD^+，从而进行有助于驱动糖酵解的 3-磷酸-甘油醛反应（图 4-7）。

我尚不大清楚，乳酸如何作为主要能量底物用于呼吸减弱的肿瘤细胞。但我们发现，针对高度转移性的 VM-M3 小鼠肿瘤细胞，在无血清、葡萄糖或谷氨酰胺的条件下，仅提供乳酸生长 24 小时，并不能维持其活力。然而，无论是葡萄糖还是谷氨酰胺，却都可以单独维持其活力 [65]。我们并不排除乳酸可以与谷氨酰胺联合作为某些肿瘤细胞燃料的可能性，但在转移性癌细胞中我们还需要进一步的研究来证实。

在简单生长的分裂细胞中，其线粒体膜脂质发生改变，通过氧化磷酸化的能量生成也受到损害 [51]（参见第 5 章）。不幸的是，许多研究者未能通过氨基酸酵解和线粒体底物水平磷酸化来解释线粒体 ATP 的生成，特别是在高葡萄糖水平条件下。因此，监测细胞外 pH 作为乳酸生成的标志物结果可能有误导，特别是在细胞代谢谷氨酰胺并产生氨的情况下。在评估肿瘤细胞 pH 变化和能量代谢时，并不是所有研究人员都认可这种可能性。关于呼吸对维持肿瘤细胞活力的作用仍存在某些混淆之处，这可能源于氧消耗测量未偶联于氧化磷酸化，以及将细胞外 pH 直接与乳酸含量的错误关联。因此，在实验设计项目中纳入非转化性的对照细胞和实验设计项目并仔细监测或考虑所有能量底物和代谢物是大有裨益的。

4.5 谷氨酰氨酵解是否与乳酸产生有关

中性氨基酸谷氨酰胺很容易通过简单的单向转运机制被吸收进入细胞 [16, 19]。氧化磷酸化缺陷时，谷氨酰胺可作为主要代谢燃料来源，通过三羧酸循环、底物水平磷酸化生成 ATP [43, 45]。谷氨酰胺还可作为补给物，以补充 TCA 循环的代谢物 [60, 66]。我们最近描述了癌细胞以谷氨酰胺为底物，通过线粒体酵解和 TCA 循环中的底物水平磷酸化来产生能量 [45, 59, 67]（图 4-8），谷氨酰胺也是免疫系统细胞的能量燃料 [68]。由于髓系细胞经融合杂交后可能为许多转移癌的起源，所以谷氨酰胺成为驱动转移的重要燃料 [67, 69]（参见第 13 章）。事实上，正如我们所展示的 [70]（参见第 17 章）那样，靶向谷氨酰胺可显著抑制肿瘤细胞的全身转移。

McKeehan 首先描述了谷氨酰胺酵解（glutaminolysis），即谷氨酰胺代谢经氧化途径产生二氧化碳、丙酮酸和乳酸的过程 [71]。根据这一模式，苹果酸将离开线粒体，之后代谢为丙酮酸，再代谢为乳酸 [71, 72]。但 McKeehan 没有解释苹果酸如何离开线粒体。苹果酸通常通过苹果酸-天冬氨酸穿梭进入线粒体，该穿梭在癌细胞中较活跃（见下文）。Moreadith 和 Lehninger 通过分析五种不同的肿瘤类型，认为无法支持 McKeehan 的代谢模式 [16]。他们的数据显示，苹果酸并未离开线粒体，而是代谢为 OAA，然后通过转氨基作用成为合成天冬氨酸的底物（图 4-9）。在某些代谢条件下，苹果酸会进入线粒体并作为线粒体苹果酸酶（ME）的底物用于合成柠檬酸（图 4-8）。在任何情况下，苹果酸都不会离开线粒体，而成为合成丙酮酸的底物。

然而，苹果酸可以通过鲜为人知的丙酮酸-苹果酸穿梭离开线粒体，此现象在某些细胞中是活跃的 [73]。在这个模式中，丙酮酸会通过丙酮酸羧化反应进入线粒体转化为 OAA。然后，OAA 转化为苹果酸，通过细胞质 ME 的作用离开线粒体并转化为丙酮酸 [73]。通过该反应将生成大量的烟酰胺腺嘌呤二核苷酸磷酸（NADPH），用于磷酸戊糖途径活性降低的细胞中的合成反应。通过细胞质 ME 反应生成的丙酮酸将重新进入线粒体，进行另一轮穿梭或脱羧基成为乙酰辅酶 A 并氧化 [73]。由于磷酸戊糖途径在大多数癌细胞中是相当稳健的，尚不清楚在肿瘤细胞中苹果酸是否会使用这种穿梭系统离开线粒体 [74-77]。

几位研究人员发现，肿瘤细胞中的谷氨酰胺生成的乳酸很少 [16, 60, 78, 79]。我们也发现，仅生长于谷氨酰胺的转移性 VM-M3 小鼠肿瘤细胞中生成的乳酸极少（图 4-10）。然而，一旦谷氨酰

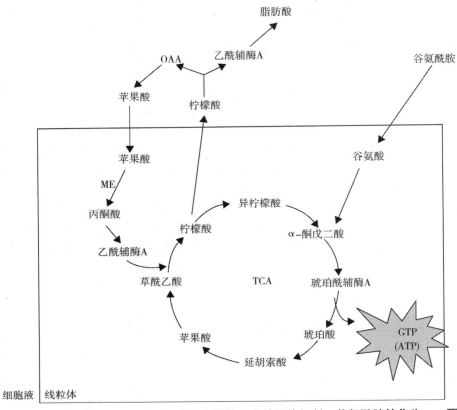

图 4-8　谷氨酰胺在 VM -M3 细胞系中维持活力的可能机制。谷氨酰胺转化为 α- 酮戊二酸进入 TCA 循环,通过底物水平磷酸化过程,经由琥珀酰辅酶 A 向琥珀酸转化产生能量。TCA 循环中的柠檬酸可从线粒体被挤压进入胞质溶胶中,在此转化为草酰乙酸(OAA)和乙酰辅酶 A。乙酰辅酶 A 进一步用于脂肪酸合成。OAA 转化为苹果酸,而苹果酸重新进入线粒体。一旦进入线粒体,线粒体中的苹果酸酶(ME)就会将苹果酸转化为丙酮酸,丙酮酸进一步转化为乙酰辅酶 A。乙酰辅酶 A 又可以重新进入TCA,继续进行 TCA 循环。来源:经许可转载自文献 65

胺中合用了葡萄糖则乳酸生成明显升高且高于单用葡萄糖。这说明,在 VM-M3 肿瘤细胞中葡萄糖和谷氨酰胺之间存在协同作用,目的是驱动酵解能量代谢[59]。

　　DeBerardinis 及其同事实验发现,当单用谷氨酰胺作为代谢底物时,乳酸标记量极少。然而他们却发现,标记的葡萄糖和谷氨酰胺合用作为神经胶质瘤细胞的代谢底物时,乳酸标记量显著增加[80]。Mazurek 及其同事认为,在某些肿瘤细胞生成的乳酸中含有谷氨酰胺的碳原子[17, 18]。不过针对无标记葡萄糖和 [14]C 标记谷氨酰胺中生长的 HeLa 细胞,我们用生物化学方法直接测定乳酸,发现有标记的乳酸极少(<10%)(Ta 和 Seyfried,研究未发表)。我们的发现表明,乳酸不是HeLa 细胞谷氨酰胺代谢的主要终产物。

　　这些研究和其他研究清楚地表明,肿瘤细胞中谷氨酰胺生成乳酸的问题尚未得到解决。因此我很惊讶,为什么最近的几篇综述竟然接受了 McKeehan 的假说,认为苹果酸离开线粒体,并最终生成乳酸,并没有提及不支持这个假说的公开资料,特别是 Lanks、Moreadith 和 Lehninger 的报道[72, 79, 81-83]。

图 4-9　Ehrlich（埃尔利希）肿瘤线粒体中苹果酸和谷氨酸氧化的可能途径。（a）培养基中不添加苹果酸的情况下谷氨酸氧化的途径。谷氨酸（Glu）与草酰乙酸（OAA）通过转氨基作用产生天冬氨酸（虚线）。这种情况下,苹果酸氧化仅通过苹果酸脱氢酶(MDH)而实现。（b）培养基中添加苹果酸的情况下谷氨酸和苹果酸的利用途径。这种情况下,来自培养基的苹果酸通过苹果酸酶（ME）被氧化为丙酮酸,而源自谷氨酸的苹果酸通过苹果酸脱氢酶被氧化,随后乙酰辅酶 A 和草酰乙酸以相同的速率均转化为柠檬酸（CIT）。该模式中,谷氨酸的氨基转移至丙酮酸形成丙氨酸。这两种代谢途径很可能都被肿瘤细胞不同程度地利用。苹果酸不会通过任何途径离开线粒体。KG：α-酮戊二酸盐。来源：修改自文献 16。彩图见本书彩图 15

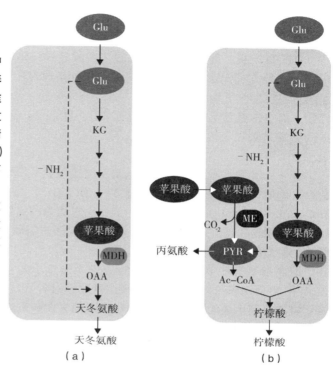
（a）　　　（b）

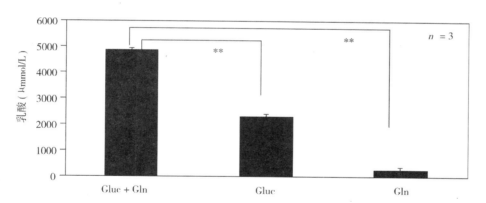

图 4-10　在葡萄糖和谷氨酰胺存在的条件下,VM-M3 细胞的乳酸生成。将 VM-M3 细胞在含有 25mmol/L 葡萄糖和 4mmol/L 谷氨酰胺的最低必需培养基 [达尔伯克改良伊格尔培养基（Dulbecco's Modified Eagle Medium）] 中孵育 24 小时。24 小时后从每组取出等分的培养基。使用酶法测定乳酸的累积[65]。在葡萄糖（Gluc）和谷氨酰胺（Gln）共同孵育组中乳酸生成相对于单独葡萄糖或单独谷氨酰胺组均有显著增加。数值以每组三个独立样品的平均值 ±95%CI 来表示。星号（*）表示 Gluc+Gln 组数值与 Gluc 组或 Gln 组数值在 $P<0.01$ 水平有显著差异。来源：经许可转载自文献 65

　　揭示谷氨酰胺酵解是否参与癌症能量代谢以及乳酸中的碳原子是否来源于谷氨酰胺碳,这个问题为何如此重要？因为这个信息可以提供洞察肿瘤细胞中能量代谢物（提供能量和促进生长）命运的视角。此外,确定肿瘤细胞中的代谢变化是其基因变化的原因还是结果,也是很重要的。因此,进一步探究肿瘤细胞中乳酸生成的代谢起源是非常必要的。

4.6 转氨基反应

据文献记载，谷氨酰胺进入线粒体，通过线粒体谷氨酰胺酶迅速代谢为谷氨酸[19, 84]。谷氨酸通过两种方式代谢为 α - 酮戊二酸：一种是通过转氨基反应生成天冬氨酸或丙氨酸，另一种是通过谷氨酸脱氢酶作用[16, 19, 66, 84]。在谷氨酸脱氢酶反应中，产生的 NH₃ 是必须清除的有毒副产物。而在转氨基反应中，OAA 接受 NH₃ 基团生成天冬氨酸或丙氨酸[16]（图 4-11）。天冬氨酸或丙氨酸是否成为转氨基反应的主要产物，则取决于氧和苹果酸是否存在以及呼吸作用是否充足[16, 35, 85]。

我认为肿瘤细胞线粒体中转氨基反应比谷氨酸脱氢酶反应占优势，因为通过 TCA 循环、底物水平磷酸化生成的三磷酸鸟苷（GTP）和 ATP 可以抑制谷氨酸脱氢酶反应。我的这一观点来自 Moreadith 和 Lehninger 此前的发现[16]，他们认为肿瘤细胞线粒体谷氨酸氧化几乎完全通过其与 OAA 或丙酮酸的转氨基反应来完成，而不是通过谷氨酸脱氢酶直接脱氢。这种观点在五种不同类型的肿瘤细胞中都得到了证实，因此这一现象应该与许多类型的癌细胞有关。

抑制谷氨酸脱氢酶的绿茶多酚——表没食子儿茶素没食子酸酯（epigallocatechin gallate，EGCG）可以用来帮助确定 α - 酮戊二酸是通过谷氨酸脱氢酶作用还是转氨基反应生成的[84]。通过转氨基作用生成的部分天冬氨酸也可以用于在胞质溶胶中生成苹果酸。这主要取决于苹果酸 - 天冬氨酸穿梭的活性（图 4-11）。苹果酸 - 天冬氨酸穿梭活性与糖酵解活性相关，即糖酵解作用越强，苹果酸 - 天冬氨酸穿梭活性就越高[12, 14, 18, 86]。不过，我在预测时对此事仍持谨慎态度，

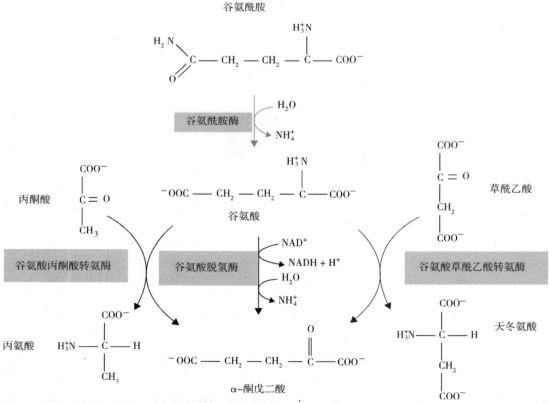

图 4-11　转氨基反应。来源：经许可转载自 Cybille Mazurek（http://en.Wikipedia.org/ wiki/File:glutaminol-yssengl 1. png）。彩图见本书彩图 16

因为生化反应的结果可能取决于生长环境中的多个变量以及肿瘤细胞的类型[18, 85]。

4.7　TCA 循环与底物水平磷酸化

由谷氨酰胺形成的 α – 酮戊二酸进入 TCA 循环，经脱羧酶化并与辅酶 A 偶联生成琥珀酰辅酶 A（图 4-6）。α – 酮戊二酸脱氢酶催化该反应，并生成 NADH 和 CO_2。然后，生成的琥珀酰辅酶 A 氧化为琥珀酸，琥珀酰辅酶 A 合成酶中的组氨酸残基被磷酸化。正是在这个反应过程中，组氨酸残基上的磷酸从酶（琥珀酰辅酶 A 合成酶）本身转移到 GDP 或 ADP 中生成 GTP 或 ATP[43, 87]。磷酸向 ADP 或 GDP 转移取决于组织和代谢状态[87]。琥珀酰辅酶 A 合成酶能够在无氧条件下通过底物水平磷酸化生成 ATP[30]（参见第 8 章）。我们认为，这种反应可以在低氧或高糖条件下，为细胞生成大量的非氧化性 ATP。最近我们提出，线粒体谷氨酰胺酵解和三羧酸循环、底物水平磷酸化可以维持自然条件下转移癌细胞系的活力[59, 67]。

由于细胞质的抗渗性和缺少线粒体膜转运蛋白，NADH 不能直接进入线粒体，因此使用苹果酸 – 天冬氨酸穿梭和甘油 –3– 磷酸穿梭可以将还原当量的 NADH 从细胞质间接转运至线粒体（图 4-12）。苹果酸 – 天冬氨酸穿梭通常将还原当量的 NADH 从细胞质转运至电子传递链（ETC）的复合体 I[6]。因此，NADH 可以在细胞质中将 OAA 还原为苹果酸。然后细胞质中的苹果酸通过苹果酸 – 天冬氨酸穿梭进入线粒体，在那里被氧化为 OAA 并生成 NAD^+。据文献记载，琥珀酸是氨基酸厌氧分解代谢的主要终产物，其中丙氨酸是次要终产物[26-29, 35]。那我们要问，低氧条件下琥珀酸的来源是什么？

琥珀酸在低氧条件下有至少两种可能的来源。首先，琥珀酸可以通过 TCA 循环中的线粒体琥珀酰辅酶 A 合成酶反应由谷氨酰胺生成（图 4-6）。该反应涉及以下途径：谷氨酰胺→谷氨酸→ α – 酮戊二酸→琥珀酰辅酶 A →琥珀酸。通过该途径产生的 ATP 来自底物水平磷酸化。底物水平磷酸化所生成的 ATP 为肾脏和心脏以及缺氧条件下潜水动物的组织提供足够的线粒体能量[26, 28, 29, 34, 35, 88]。如上所述，该途径终止于柠檬酸或天冬氨酸（图 4-9）。低氧条件下的琥珀酸累积还可通过延胡索酸还原酶反应发生，涉及苹果酸→延胡索酸→琥珀酸途径。Tomitsuka 及其同事提供了肿瘤细胞表达活跃的延胡索酸还原酶反应的证据[89]。我将在第 8 章中展示，该反应与作为 α – 酮戊二酸脱氢酶反应的补充，通过底物水平磷酸化驱动线粒体谷氨酰胺酵解和 ATP 合成。

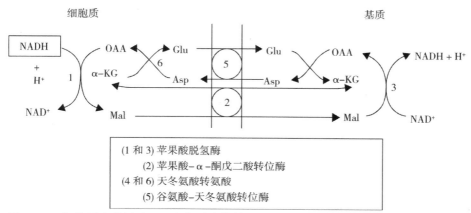

图 4-12　细胞质中苹果酸 – 天冬氨酸穿梭转运还原当量物质穿越线粒体内膜。基质中苹果酸携带还原当量被氧化为草酰乙酸并生成 NADH。为了完成单向循环，草酰乙酸转化为天冬氨酸从基质中转运出来。Mal：苹果酸；OAA：草酰乙酸；α-KG：α – 酮戊二酸；Glu：谷氨酰胺；Asp：天冬氨酸

4.8 胆固醇合成与低氧

胆固醇是合成用于癌细胞生长的主要膜脂质所必需的。胆固醇合成需要氧气，氧是胆固醇合成时鲨烯单加氧酶（squalene monooxygenase）反应所必需的。我们发现培养的转移性 VM-M3 肿瘤细胞在常氧、无血清条件下，仅以葡萄糖和谷氨酰胺为代谢燃料仍可生长良好。这些细胞虽然可以活跃地通过葡萄糖或谷氨酰胺合成胆固醇，但在低氧且未添加血清的情况下，细胞还是会迅速死亡。看来，血清是低氧条件下肿瘤细胞生长所必需的，但不是常氧条件下生长所必需的。血清中含有许多物质，其中胆固醇含量很高。我们发现，VM-M3 细胞在低氧条件下可直接从血清中获得胆固醇。如果细胞能够从生长环境中解脱出来，那么就不需要合成胆固醇。因此，VM-M3 细胞只要具有可酵解的燃料并能从外部获得胆固醇，就可以在低氧环境中生长。

4.9 本章概要

包括肿瘤细胞在内的所有细胞都需要将有效的 ATP 合成维持在相对恒定的水平上，从而维持自身活力。这似乎是独立于细胞起源或功能的生物学定律。癌细胞中的能量代谢与正常细胞中的能量代谢存在明显不同。与通过氧化磷酸化产生大部分可用能量的正常细胞相比，癌细胞更依赖于酵解反应，它通过非氧化性的底物水平磷酸化作用来合成 ATP。底物水平磷酸化在细胞质通过糖酵解，而在线粒体通过琥珀酰辅酶 A 合成酶来完成。葡萄糖和谷氨酰胺都可以通过底物水平磷酸化向癌细胞提供能量。虽然肿瘤细胞线粒体似乎能够呼吸，但我们称之为伪呼吸，因为其氧化磷酸化是减少或完全消失的。只要肿瘤细胞具有可酵解的燃料并能够从细胞外获得胆固醇，它就可以在低氧环境中生长。呼吸是正常细胞的生物能量学特征，而酵解是癌细胞的生物能量学特征。无论是否存在氧气，酵解均驱动癌细胞生长。恶性肿瘤细胞的酵解要比呼吸更具有优势！

参考文献

[1] Harold FM. The Vital Force: A Study of Bioenergetics. New York: W. H. Freeman; 1986.

[2] Veech RL, Chance B, Kashiwaya Y, Lardy HA, Cahill GF, Jr. Ketone bodies, potential therapeutic uses. IUBMB Life. 2001;51:241–7.

[3] Kocherginsky N. Acidic lipids, H（+）-ATPases, and mechanism of oxidative phosphorylation. Physicochemical ideas 30 years after P. Mitchell's Nobel Prize award. Prog Biophys Mol Biol. 2009;99:20–41.

[4] Veech RL, Kashiwaya Y, Gates DN, King MT, Clarke K. The energetics of ion distribution: the origin of the resting electric potential of cells. IUBMB Life. 2002;54:241–52.

[5] Veech RL, Lawson JW, Cornell NW, Krebs HA. Cytosolic phosphorylation potential. J Biol Chem. 1979;254:6538–47.

[6] Bhagavan NV. Medical Biochemistry. 4th ed. New York: Harcourt; 2002.

[7] Schneider ED, Sagan D. Into the Cool: Energy Flow, Thermodynamics, and Life. Chicago: University of Chicago Press; 2005.

[8] Banks BE, Vernon CA. Reassessment of the role of ATP in vivo. J Theor Biol. 1970;29:301–26.

[9] Hochachka PW, Somero GN. Biochemical Adaptation: Mechanism and Process in Physiological Evolution. New York: Oxford Press; 2002.

[10] Masuda R, Monahan JW, Kashiwaya Y. D-beta-hydroxybutyrate is neuroprotective against hypoxia in serum-free hippocampal primary cultures. J Neurosci Res. 2005;80:501–9.

[11] Seyfried TN, Mukherjee P. Targeting energy metabolism in brain cancer: review and hypothesis. Nutr Metab. 2005;2:30.

[12] Chiaretti B, Casciaro A, Minotti G, Eboli ML, Galeotti T. Quantitative evaluation of the activity of the malate-aspartate shuttle in Ehrlich ascites tumor cells. Cancer Res. 1979;39:2195–9.

[13] Grivell AR, Korpelainen EI, Williams CJ, Berry MN. Substrate-dependent utilization of the glycerol 3-phosphate or malate/aspartate redox shuttles by

Ehrlich ascites cells. Biochem J. 1995;310（Pt 2）:665 - 71.

[14] Greenhouse WV, Lehninger AL. Occurrence of the malate-aspartate shuttle in various tumor types. Cancer Res. 1976;36:1392 - 6.

[15] Greenhouse WV, Lehninger AL. Magnitude of malate-aspartate reduced nicotinamide adenine dinucleotide shuttle activity in intact respiring tumor cells. Cancer Res. 1977;37:4173 - 81.

[16] Moreadith RW, Lehninger AL. The pathways of glutamate and glutamine oxidation by tumor cell mitochondria. Role of mitochondrial NAD（P）$^+$-dependent malic enzyme. J Biol Chem. 1984;259:6215 - 21.

[17] Mazurek S, Boschek CB, Hugo F, Eigenbrodt E. Pyruvate kinase type M2 and its role in tumor growth and spreading. Semin Cancer Biol. 2005;15:300 - 8.

[18] Mazurek S, Michel A, Eigenbrodt E. Effect of extracellular AMP on cell proliferation and metabolism of breast cancer cell lines with high and low glycolytic rates. J Biol Chem. 1997;272:4941 - 52.

[19] Baggetto LG. Deviant energetic metabolism of glycolytic cancer cells. Biochimie. 1992; 74:959 - 74.

[20] Mitchell P. A chemiosmotic molecular mechanism for proton-translocating adenosine triphosphatases. FEBS Lett. 1974;43:189 - 94.

[21] Galluzzi L, Morselli E, Kepp O, Vitale I, Rigoni A, Vacchelli E, et al. Mitochondrial gateways to cancer. Mol Aspects Med. 2009;31:1 - 20.

[22] Brownlee M. Biochemistry and molecular cell biology of diabetic complications. Nature. 2001;414:813 - 20.

[23] Villalobo A, Lehninger AL. The proton stoichiometry of electron transport in Ehrlich ascites tumor mitochondria. J Biol Chem. 1979;254:4352 - 8.

[24] Samudio I, Fiegl M, Andreeff M. Mitochondrial uncoupling and the Warburg effect: molecular basis for the reprogramming of cancer cell metabolism. Cancer Res. 2009;69:2163 - 6.

[25] Kiebish MA, Han X, Cheng H, Chuang JH, Seyfried TN. Cardiolipin and electron transport chain abnormalities in mouse brain tumor mitochondria: lipidomic evidence supporting the Warburg theory of cancer. J Lipid Res. 2008;49:2545 - 56.

[26] Penney DG, Cascarano J. Anaerobic rat heart. Effects of glucose and tricarboxylic acid-cycle metabolites on metabolism and physiological performance. Biochem J. 1970;118:221 - 7.

[27] Weinberg JM, Venkatachalam MA, Roeser NF, Nissim I. Mitochondrial dysfunction during hypoxia/reoxygenation and its correction by anaerobic metabolism of citric acid cycle intermediates. Proc Natl Acad Sci USA. 2000;97:2826 - 31.

[28] Weinberg JM, Venkatachalam MA, Roeser NF, Saikumar P, Dong Z, Senter RA, et al. Anaerobic and aerobic pathways for salvage of proximal tubules from hypoxia-induced mitochondrial injury. Am J Physiol Renal Physiol. 2000;279:F927 - 43.

[29] Gronow GH, Cohen JJ. Substrate support for renal functions during hypoxia in the perfused rat kidney. Am J Physiol. 1984;247:F618 - 31.

[30] Phillips D, Aponte AM, French SA, Chess DJ, Balaban RS. Succinyl-CoA synthetase is a phosphate target for the activation of mitochondrial metabolism. Biochemistry. 2009;48: 7140 - 9.

[31] Buchakjian MR, Kornbluth S. The engine driving the ship: metabolic steering of cell proliferation and death. Nat Rev Mol Cell Biol. 2010;11:715 - 27.

[32] Chevrollier A, Loiseau D, Chabi B, Renier G, Douay O, Malthiery Y, et al. ANT2 isoform required for cancer cell glycolysis. J Bioenerg Biomembr. 2005;37:307 - 16.

[33] Warburg O. On the origin of cancer cells. Science. 1956;123:309 - 14.

[34] Pisarenko OI, Solomatina ES, Ivanov VE, Studneva IM, Kapelko VI, Smirnov VN. On the mechanism of enhanced ATP formation in hypoxic myocardium caused by glutamic acid. Basic Res Cardiol. 1985;80:126 - 34.

[35] Hochachka PW, Owen TG, Allen JF, Whittow GC. Multiple end products of anaerobiosis in diving vertebrates. Comp Biochem Physiol B. 1975;50:17 - 22.

[36] Nelson DL, Cox MM. Lehninger: Principles of Biochemistry. 5th ed. New York: W. H. Freeman and Company; 2008.

[37] Bergman C, Kashiwaya Y, Veech RL. The effect of pH and free Mg^{2+} on ATP linked enzymes and the calculation of Gibbs free energy of ATP hydrolysis. J Phys Chem B. 2010;114: 16137 - 46.

[38] Wackerhage H, Hoffmann U, Essfeld D, Leyk D, Mueller K, Zange J. Recovery of free ADP, Pi, and free energy of ATP hydrolysis in human skeletal muscle. J Appl Physiol. 1998;85: 2140 - 5.

[39] Chinopoulos C, Adam-Vizi V. Mitochondria as ATP consumers in cellular pathology. Biochim Biophys Acta. 2010;1802:221 - 7.

[40] Dzhandzhugazyan KN, Kirkin AF, thor Straten P, Zeuthen J. Ecto-ATP diphosphohydrolase/CD39 is overexpressed in differentiated human melanomas. FEBS Lett. 1998;430: 227 - 30.

[41] Wartenberg M, Richter M, Datchev A, Gunther S, Milosevic N, Bekhite MM, et al. Glycolytic pyruvate

regulates P-glycoprotein expression in multicellular tumor spheroids via modulation of the intracellular redox state. J Cell Biochem. 2010;109:434 - 46.

[42] Guidotti G. ATP transport and ABC proteins. Chem Biol. 1996;3:703 - 6.

[43] Schwimmer C, Lefebvre-Legendre L, Rak M, Devin A, Slonimski PP, di Rago JP, et al. Increasing mitochondrial substrate-level phosphorylation can rescue respiratory growth of an ATP synthase-deficient yeast. J Biol Chem. 2005;280:30751 - 9.

[44] Chevrollier A, Loiseau D, Gautier F, Malthiery Y, Stepien G. ANT2 expression under hypoxic conditions produces opposite cell-cycle behavior in 143B and HepG2 cancer cells. Mol Carcinog. 2005;42:1 - 8.

[45] Seyfried TN, Shelton LM. Cancer as a metabolic disease. Nutr Metab. 2010;7:7.

[46] Szent-Gyorgyi A. The living state and cancer. Proc Natl Acad Sci USA. 1977;74:2844 - 7.

[47] Moiseeva O, Bourdeau V, Roux A, Deschenes-Simard X, Ferbeyre G. Mitochondrial dysfunction contributes to oncogene-induced senescence. Mol Cell Biol. 2009;29:4495 - 507.

[48] Ecsedy JA, Yohe HC, Bergeron AJ, Seyfried TN. Tumor-infiltrating macrophages influence the glycosphingolipid composition of murine brain tumors. J Lipid Res. 1998;39:2218 - 27.

[49] Warburg O. The Metabolism of Tumours. New York: Richard R. Smith; 1931.

[50] Donnelly M, Scheffler IE. Energy metabolism in respiration-deficient and wild type Chinese hamster fibroblasts in culture. J Cell Physiol. 1976;89:39 - 51.

[51] Kiebish MA, Han X, Cheng H, Seyfried TN. In vitro growth environment produces lipidomic and electron transport chain abnormalities in mitochondria from non-tumorigenic astrocytes and brain tumours. ASN Neuro. 2009;1:e00011.

[52] Warburg O. Revidsed Lindau Lectures: The prime cause of cancer and prevention-Parts 1 & 2. In: Burk D, editor. Meeting of the Nobel-Laureates Lindau, Lake Constance, Germany: K.Triltsch; 1969. p. http://www.hopeforcancer.com/OxyPlus.htm.

[53] Yeluri S, Madhok B, Prasad KR, Quirke P, Jayne DG. Cancer's craving for sugar: an opportunity for clinical exploitation. J Cancer Res Clin Oncol. 2009;135:867 - 77.

[54] Campbell NA. Biology. 3rd ed. New York: Benjamin/Commings; 1993.

[55] Sonveaux P, Vegran F, Schroeder T, Wergin MC, Verrax J, Rabbani ZN, et al. Targeting lactate-fueled respiration selectively kills hypoxic tumor cells in mice. J Clin Invest. 2008;118:3930 - 42.

[56] Kelley MA, Kazemi H. Role of ammonia as a buffer in the central nervous system. Respir Physiol. 1974;22:345 - 59.

[57] Boag JM, Beesley AH, Firth MJ, Freitas JR, Ford J, Hoffmann K, et al. Altered glucose metabolism in childhood pre-B acute lymphoblastic leukaemia. Leukemia. 2006;20:1731 - 7.

[58] Gillies RJ, Gatenby RA. Adaptive landscapes and emergent phenotypes: why do cancers have high glycolysis? J Bioenerg Biomembr. 2007;39:251 - 7.

[59] Seyfried TN. Mitochondrial glutamine fermentation enhances ATP synthesis in murine glioblastoma cells. Proceedings of the 102nd Annual Meeting of the American Association Cancer Research; 2011; Orlando, FL. 2011.

[60] Scott DA, Richardson AD, Filipp FV, Knutzen CA, Chiang GG, Ronai ZA, et al. Comparative metabolic flux profiling of melanoma cell lines: beyond the Warburg effect. J Biol Chem. 2011;286:42626 - 34.

[61] Weinhouse S. On respiratory impairment in cancer cells. Science. 1956;124:267 - 9.

[62] Weinhouse S. The Warburg hypothesis fifty years later. Z Krebsforsch Klin Onkol Cancer Res Clin Oncol. 1976;87:115 - 26.

[63] Koppenol WH, Bounds PL, Dang CV. Otto Warburg's contributions to current concepts of cancer metabolism. Nat Rev. 2011;11:325 - 37.

[64] Allen NJ, Karadottir R, Attwell D. A preferential role for glycolysis in preventing the anoxic depolarization of rat hippocampal area CA1 pyramidal cells. J Neurosci. 2005;25:848 - 59.

[65] Shelton LM. Targeting Energy Metabolism in Brain Cancer. Chestnut Hill: Boston College; 2010.

[66] Brunengraber H, Roe CR. Anaplerotic molecules: current and future. J Inherit Metab Dis. 2006;29:327 - 31.

[67] Shelton LM, Strelko CL, Roberts MF, Seyfried NT. Krebs cycle substrate-level phosphorylation drives metastatic cancer cells. Proceedings of the 101st Annual Meeting of the American Association for Cancer Research; 2010; Washington (DC). 2010.

[68] Newsholme P. Why is L-glutamine metabolism important to cells of the immune system in health, postinjury, surgery or infection? J Nutr. 2001;131:2515S - 22S. Discussion 23S - 4S.

[69] Huysentruyt LC, Seyfried TN. Perspectives on the mesenchymal origin of metastatic cancer. Cancer Metastasis Rev. 2010;29:695 - 707.

[70] Shelton LM, Huysentruyt LC, Seyfried TN. Glutamine targeting inhibits systemic metastasis in the VM-M3 murine tumor model. Int J Cancer.

2010;127:2478 - 85.

[71] McKeehan WL. Glycolysis, glutaminolysis and cell proliferation. Cell Biol Int Rep. 1982; 6:635 - 50.

[72] Levine AJ, Puzio-Kuter AM. The control of the metabolic switch in cancers by oncogenes and tumor suppressor genes. Science. 2010;330:1340 - 4.

[73] MacDonald MJ. Feasibility of a mitochondrial pyruvate malate shuttle in pancreatic islets. Further implication of cytosolic NADPH in insulin secretion. J Biol Chem. 1995;270:20051 - 8.

[74] Langbein S, Frederiks WM, zur Hausen A, Popa J, Lehmann J, Weiss C, et al. Metastasis is promoted by a bioenergetic switch: new targets for progressive renal cell cancer. Int J Cancer. 2008;122:2422 - 8.

[75] Langbein S, Zerilli M, Zur Hausen A, Staiger W, Rensch-Boschert K, Lukan N, et al. Expression of transketolase TKTL1 predicts colon and urothelial cancer patient survival: Warburg effect reinterpreted. Br J Cancer. 2006;94:578 - 85.

[76] Otto C, Kaemmerer U, Illert B, Muehling B, Pfetzer N, Wittig R, et al. Growth of human gastric cancer cells in nude mice is delayed by a ketogenic diet supplemented with omega-3 fatty acids and medium-chain triglycerides. BMC Cancer. 2008;8:122.

[77] Frohlich E, Fink I, Wahl R. Is transketolase like 1 a target for the treatment of differentiated thyroid carcinoma? A study on thyroid cancer cell lines. Invest New Drugs. 2009;27:297 - 303.

[78] Reitzer LJ, Wice BM, Kennell D. Evidence that glutamine, not sugar, is the major energy source for cultured HeLa cells. J Biol Chem. 1979;254:2669 - 76.

[79] Lanks KW. End products of glucose and glutamine metabolism by L929 cells. J Biol Chem. 1987;262:10093 - 7.

[80] DeBerardinis RJ, Mancuso A, Daikhin E, Nissim I, Yudkoff M, Wehrli S, et al. Beyond aerobic glycolysis: transformed cells can engage in glutamine metabolism that exceeds the requirement for protein and nucleotide synthesis. Proc Natl Acad Sci USA. 2007;104:19345 - 50.

[81] Dang CV. p32 (C1QBP) and cancer cell metabolism: is the Warburg effect a lot of hot air? Mol Cell Biol. 2010;30:1300 - 2.

[82] Dang CV. Glutaminolysis: supplying carbon or nitrogen or both for cancer cells? Cell Cycle. 2010;9:3884 - 6.

[83] Vander Heiden MG, Cantley LC, Thompson CB. Understanding the Warburg effect: the metabolic requirements of cell proliferation. Science. 2009;324:1029 - 33.

[84] DeBerardinis RJ, Cheng T. Q's next: the diverse functions of glutamine in metabolism, cell biology and cancer. Oncogene. 2010;29:313 - 24.

[85] Piva TJ, McEvoy-Bowe E. Oxidation of glutamine in HeLa cells: role and control of truncated TCA cycles in tumour mitochondria. J Cell Biochem. 1998;68:213 - 25.

[86] Pedersen PL. Tumor mitochondria and the bioenergetics of cancer cells. Prog Exp Tumor Res. 1978;22:190 - 274.

[87] Lambeth DO, Tews KN, Adkins S, Frohlich D, Milavetz BI. Expression of two succinyl-CoA synthetases with different nucleotide specificities in mammalian tissues. J Biol Chem. 2004;279:36621 - 4.

[88] Kaufman S, Gilvarg C, Cori O, Ochoa S. Enzymatic oxidation of alpha-ketoglutarate and coupled phosphorylation. J Biol Chem. 1953;203:869 - 88.

[89] Tomitsuka E, Kita K, Esumi H. The NADH-fumarate reductase system, a novel mitochondrial energy metabolism, is a new target for anticancer therapy in tumor microenvironments. Ann N Y Acad Sci. 2010;1201:44 - 9.

第 5 章

癌细胞存在呼吸功能障碍

"随着癌症生物能量学研究的深入，我们逐渐认识到，要理解瓦伯格效应的真正含义，就意味着解决一个越发棘手的难题，它跨越了多个科学研究领域，占据了成千上万研究人员和学生的头脑"。

——Leonardo M.R. Ferreira[1]

假设瓦伯格理论是正确的，那么所有的肿瘤细胞都会存在一定程度的细胞呼吸功能不全。尽管本书将为您提供支持瓦伯格理论的足够证据，但认清线粒体功能异常和癌细胞呼吸功能不全并不是一件容易的事。线粒体是负责细胞呼吸功能的复杂细胞器，那么肿瘤细胞的线粒体哪部分功能发生了异常变化呢？

瓦伯格认为氧化磷酸化（OxPhos）功能受损或不全是导致癌症的罪魁祸首。氧化磷酸化是细胞呼吸的最后阶段，包括多个偶联的氧化还原反应，从而将包含于食物分子碳氢键中的能量储存于终产物 ATP 的磷酸酐键中。该过程包括以下特定步骤：

（1）通过一连串的膜结合载体形成电子流；

（2）顺向电子流与穿过质子非渗透性膜的逆向质子转运相偶联，从而将经燃料氧化产生的自由能转化为跨膜电化学电位而储存起来；

（3）通过膜结合型酶复合体，ADP + Pi（焦磷酸）合成 ATP，并伴随质子顺浓度梯度跨膜流动 [2]。

上述过程如图 4-4 所示。

线粒体结构中的任何异常都会影响氧化磷酸化，从而影响线粒体提供维持细胞代谢稳态所需要的足够能量。正常细胞和癌症细胞的区别就在于异常结构存在与否 [3-5]。与正常的细胞结构完整相比，大多数癌细胞的结构是畸形的。完整的线粒体结构为细胞分化提供所需能量，因此有必要探讨造成肿瘤细胞氧化磷酸化减少的损伤类型。

5.1 正常线粒体

在开始评估癌细胞中线粒体功能障碍的类型之前，我们先看一下正常线粒体的结构。正如很多生物学和生化学教科书中所定义的那样，线粒体是一种线状或颗粒状的细胞器，发挥有氧呼吸功能，在除成熟红细胞以外的所有真核细胞中均有不同数量地出现。线粒体由两层膜包裹，外膜光滑，内膜折叠排列或成嵴状延伸到线粒体内部基质（图 5-1）。氧化磷酸化中传递能量的电子传递链（ETC）复合体就存在于线粒体嵴。线粒体嵴呈肿胀囊状，嵴上有很多细管与内膜（也称为内界膜）的表面相通，嵴之间也有细管相连通（图 5-2）。

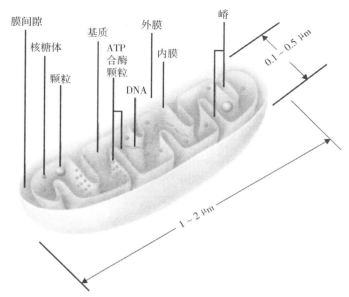

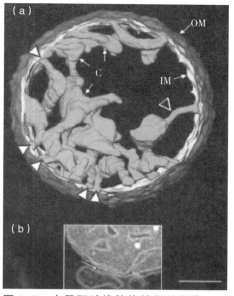

图 5-1　线粒体结构常规的隔板模式图。此模型显示线粒体嵴有朝向线粒体一侧膜间隙的宽阔开口，并凸向穿过基质几乎突出到另一侧[6]。来源：经许可转载自文献 6，彩图见本书彩图 17

图 5-2　大鼠肝脏线粒体的断层影像，显示其介于压缩型和常规型的中间形态。（a）大鼠肝脏单个线粒体表面着色 3D 影像。C：嵴；IM：内界膜；OM：外膜。三角所指为嵴的管状区，其与 IM 连接，亦互相连接。（b）来自同一个断层的 5nm 切片图像，显示在 OM 和 IM 之间存在许多接触点。箭头所指为连接内质网囊泡与 OM 的颗粒。标尺：0.4μm。来源：经许可转载自文献 6 和 7。彩图见本书彩图 18

氧化磷酸化过程需要通过嵌入嵴中的蛋白质来转运电子。线粒体基质中有许多酶，这些酶参与三羧酸循环、脂肪酸循环和钙流动等活动（图 4-2）。线粒体还调节细胞间的钙离子活动，而钙离子在细胞生理学上全方位地发挥着作用（图 4-2）。线粒体还可以自我复制，本身含有 DNA、RNA 多聚酶、转运 RNA 和核糖体[8]。线粒体还是能够扩张和收缩的动态的细胞器，它可以根据细胞不同的代谢状态进行分裂和融合[9-14]。图 5-3 所示为线粒体的分裂和融合属性。

5.2　肿瘤细胞线粒体的形态缺陷

大量癌症患者和动物的研究表明，肿瘤细胞线粒体在数量、大小和形态上均不同于正常细胞。Pedersen 总结了 20 多项研究的数据[15]，结果显示肿瘤细胞线粒体数量显著少于同源的正常细胞。他同时提到，肿瘤细胞线粒体的呼吸潜力也比正常细胞要低。Carew 和 Huang 也综述了相关证据，认为肿瘤细胞线粒体 DNA 异常可能损害线粒体功能[8]。

线粒体在大小和形态上的异常与线粒体功能异常有关[10, 11, 16]。在对这个课题的早期研究阶段，Potter 和 Ward 就已经指出，在 C58 小鼠中，自发性和移植性白血病细胞的线粒体在数量和形态上与正常淋巴细胞是不同的[17]。在来自人类癌细胞和非恶性组织的上皮细胞系对比分析中，Springer 发现在所有恶性肿瘤细胞系均可见线粒体嵴的纵向排列。这些形态学异常在正常组织和

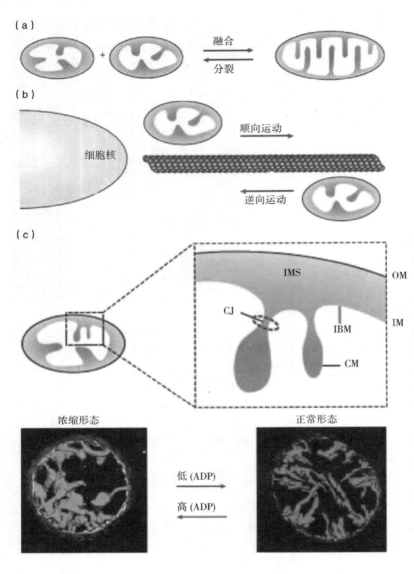

图 5-3 线粒体是动态的细胞器。（a）线粒体通过分裂和融合控制自身的数量和大小。通过融合，两个线粒体变成一个具有连续内膜和外膜的较大线粒体。而通过分裂，一个线粒体变成两个独立线粒体。（b）在哺乳动物系统中，通过微管和肌丝蛋白丝的主动运输作用，可以使线粒体遍布在细胞质内。不同的分子马达顺向或逆向运输线粒体。（c）线粒体内膜的动力学。所示为线粒体内膜的不同区域。CJ：嵴连接；CM：嵴膜；IBM：内界膜；IMS：膜间隙；OM：外膜；IM：内膜。来源：经许可转载自文献 14。彩图见本书彩图 19

肿瘤周围正常组织中并未发现[18]。Pedersen 在针对该课题的全面综述中，亦记载了肿瘤细胞线粒体的许多形态异常[15]。基本所有的恶性肿瘤细胞内，线粒体的数量和形态都不同于正常细胞。在文献综述的基础上，Springer 提出了以下可能性，即恶性肿瘤细胞线粒体形态异常与疾病的起源存在相关性。

Kim 及其同事[19]亦发现人类胃癌细胞线粒体在数量、大小和形态上存在着多种改变。正常胃细胞的线粒体大小与数量[（3.5±0.3）μm，（23.5±4）个线粒体]要比胃癌细胞线粒体大且多[（1.3±0.5）μm，（16.3±3）个线粒体]。此外，这种线粒体的数量和大小的异常与线粒体功能异常有关。线粒体的形态学异常在 HeLa 细胞中也能见到，HeLa 细胞是在癌症领域最常用的肿瘤细胞类型之一[20]。透射电子显微镜下，分离的 HeLa 细胞线粒体主要呈圆形，且缺乏正常的线粒体嵴[21]。这些线粒体异常在某些方面和 Pedersen[15]在 Morris 肝肿瘤细胞中分离的线粒体有些相似之处。在半乳糖和谷氨酰胺培养基中生长时，HeLa 细胞线粒体和非肿瘤成纤维细胞线粒体的反应是不一样的[22]。HeLa 细胞线粒体形态学异常提示其氧化磷酸化功能异常[16]，且线粒体形态学异常程度越严重，则细胞的恶性程度越高[15]。

Arismendi-Morillo 和 Castellano-Ramirez[13] 通过电子显微镜，进一步强烈证实脑肿瘤细胞存在形态学异常。他们评估了各种恶性脑肿瘤患者的新鲜活检切片，发现线粒体的主要改变为水肿伴嵴排列紊乱，以及部分或全部嵴溶解（cristolysis，线粒体内膜完全破裂或严重减少）。这些线粒体异常见于其胶质母细胞瘤研究文献的图6（图5-4），他们还展示了脑肿瘤线粒体异常的其他许多图像。

作者推断，任何表现这些类型形态异常的肿瘤均不能通过氧化磷酸化合成足够的 ATP[13, 23]。该结论与先前的观点一致，即氧化磷酸化能力与线粒体嵴的结构完整性密切相关[6, 10, 11, 24, 25]。Poupon、Oudard 及其同事也证明，胶质瘤细胞中少量功能正常的线粒体可能是能量代谢方式由氧化磷酸化转变为高水平糖酵解的基础[26]。能量代谢从氧化磷酸化到糖酵解的转变，是细胞生成足够 ATP 以维持活力的必要环节[26, 27]。

这些研究和许多其他研究都表明，各种类型的肿瘤细胞均存在线粒体功能异常，其不能通过氧化磷酸化来提供维持代谢稳态所需要的足够能量[11]。那么，存在线粒体数量、大小和形态多重异常的细胞，如何表现出正常的氧化磷酸化功能呢？根据瓦伯格的理论，有氧葡萄糖酵解是氧化磷酸化不可逆损伤的继发后果。Bayley 和 Devilee 的研究也表明[28]，在存在琥珀酸脱氢酶和延胡索酸水合酶遗传性突变的肿瘤中，有氧糖酵解（即瓦伯格效应）与线粒体呼吸功能损伤直接相关。除这些缺陷外，根据线粒体数量、超微结构和形态学异常以及其对生长环境改变的反应，均可以推断其存在一定程度的细胞呼吸功能障碍。

很难想象，任何一个理性思考的的癌症研究人员会认为癌症的起源和这些发现没有关系。我也很难相信，这些不同类型的线粒体结构和功能异常是癌基因或肿瘤抑制基因的继发效应。事实上，后面我会讲到细胞呼吸功能不足反而可以导致癌基因和肿瘤抑制基因的表达缺陷。我还将展示，长期的呼吸功能不足是癌症起源和基因组不稳定性的原因。

5.3　肿瘤细胞线粒体中的蛋白质组学异常

在一项早期的生化研究中，Roskelley 及其同事发现[29]，在几乎所有类型的高度恶性肿瘤中，细胞色素氧化酶活性均存在缺陷。这些人类恶性肿瘤包括直肠癌、结肠癌、肾癌、乳腺癌、脑瘤、前列腺癌、胃癌、皮肤癌和睾丸癌。同样的生化缺陷也存在于大鼠、小鼠和兔的移植性肿瘤和诱发性肿瘤模型中。此外，在动物模型中，无论是通过化学制剂还是病毒诱导，在致癌过程中都会

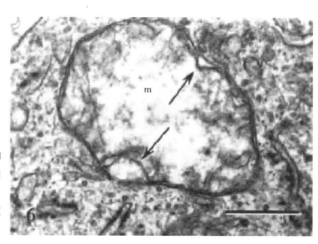

图5-4　多形性胶质母细胞瘤的线粒体异常。放大的梨形线粒体（m）显示完全性嵴溶解和透电子基质（electron-lucent matrix）。注意内膜皱褶（箭头）。标尺：0.33μm；染色方法：乙酸双氧铀／柠檬酸铅。来源：经许可转载自文献 13

产生同样的能量缺陷。各种人类和动物癌症的研究结果清楚地表明，正常成体组织表现为氧化反应强烈，明显的癌变细胞则表现为氧化反应低下[29]。Pedersen 在随后的全面综述[15]中记载了肿瘤细胞线粒体的大量蛋白质缺陷。所有发现都得到同一结论，在人类和动物的肿瘤细胞中线粒体的功能是不正常的。

Cuezva 及其同事在最近的研究中也提供了癌细胞呼吸功能异常的蛋白质组学的证据[30-34]。这些研究人员评估了甘油醛–3–磷酸脱氢酶（GAPDH）和 β–F₁ ATP 酶（β–F₁ATPase）在不同类型肿瘤（包括乳腺癌、结肠癌、肺癌和食管癌）中的关系[31]。GAPDH 和 β–F₁ATPase 是分别驱动糖酵解和氧化磷酸化的关键酶。GAPDH 消耗 NAD^+ 和无机磷酸（Pi）来合成富含能量的中间物质 1,3–二磷酸甘油酸（1,3–BPG）和副产品 $NADH+H^+$（图 4–5）。GAPDH 活性升高表明通过糖酵解的能量生成的增加，而 F_1 ATP 酶的 β 亚基对于氧化磷酸化合成 ATP 是必需的[35]。

在所有已研究肿瘤中，不论其起源或者组织学分级，均存在 GAPDH 升高和 β–F₁ATP 酶降低的现象[31, 33-38]。图 5–5 所示为结肠癌实例[31]。实际上，在不同类型的癌症（包括乳腺癌，结肠癌，肺癌和食管癌）患者中，其肿瘤组织 GAPDH 与 β–F₁ATP 酶的比例显著高于其正常组织。还有证据表明，β–F₁ATP 酶活性对启动细胞凋亡是必需的[35]。这将把细胞凋亡抑制与糖酵解增强、β–F₁ATPase 活性降低联系起来[39]。

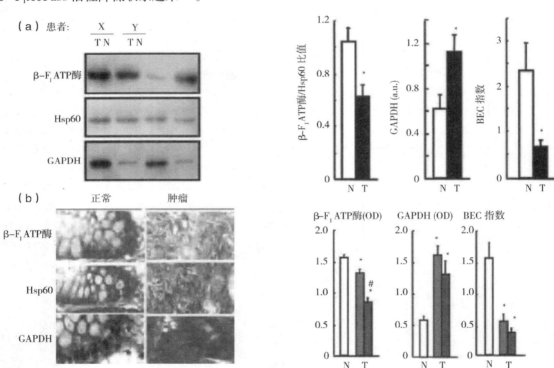

图 5–5　结肠癌的生物能量学特征。（a）显示正常人（N）和两名肿瘤（T）患者（X，Y）的组织活检中，其 β–F₁ATP 酶和热激蛋白 60（Hsp60）的表达。右侧直方图显示结肠癌中 β–F₁ATP 酶 /Hsp60（热激蛋白）比值下降，同时糖酵解相关的甘油醛–3–磷酸脱氢酶（GAPDH）表达升高。与此变化一致的是，肿瘤的细胞生物能量学（BEC）指数较正常结肠显著降低。星号（*）示与正常组织比较有显著性差异。（b）应用结肠组织芯片对结直肠癌进行 β–F₁ATP 酶、Hsp60 和 GAPDH 免疫组织化学分析。右侧直方图所示为经过中位数为 60 个月临床随访的进行性肿瘤患者样本（黑条）、无疾病迹象患者样本（灰条）中 β–F₁ATP 酶、GAPDH（OD）表达绝对值和 BEC 指数比较，（*）和（#）分别示与正常组或无疾病迹象组比较有显著性差异。来源：经许可转载自文献 31。彩图见本书彩图 20

Cuezva 和同事由此得出结论，由于呼吸功能的异常，所有的癌症（不论其起源如何）都具有共同的生物能量学特征。Cuezva 团队的发现也得到 Grammatico 团队综合研究的支持。这些研究显示，在浸润性乳腺癌中线粒体结构及氧化磷酸化功能均有改变[24]。这些发现连同 Pedersen 对肿瘤线粒体蛋白异常的全面综述提供了充足的证据，表明肿瘤细胞的氧化磷酸化功能不足以维持其能量稳态。

Cuezva 和 Grammatico 团队在多种癌症中的发现也得到了肾癌蛋白质组学研究的支持。肾细胞癌是第十位常见的恶性肿瘤，其发病率似乎正在增加[40]。Simonnet 及其同事证明，透明细胞或高度恶性肾癌细胞，比低度恶性或良性肾肿瘤细胞的呼吸功能受损更加严重[41]。此外，这些肾肿瘤的呼吸功能受损与电子传递链（ECT）成分复合体 Ⅱ、Ⅲ 及 Ⅳ 的显著减少，复合体 Ⅴ 的异常组装有关（F_1F_0ATP 酶）。

这些研究者认为，上述代谢异常发现与 von Hippel-Lindau（VHL）肿瘤抑制基因和肝生长因子 MET 原癌基因（proto-oncogene）缺陷有关。但是这些基因的单独改变无法解释肿瘤侵袭性的差异。在一些良性肿瘤中也可以发现这些基因缺陷，而在一些高侵袭性恶性肾癌中却没有发现这些基因缺陷[41]。让我惊讶的是，这些研究人员并没有把观察到的现象与瓦伯格理论联系起来，反而牵强地套用肾肿瘤起源的基因缺陷模型。其实很明显，这些数据支持的是癌症起源继发于呼吸功能异常，而非基因功能异常。

来自英国的 Unwin 及其同事采用蛋白质组学方法[40]，即在二维凝胶电泳和质谱分析的基础上，对肾癌组织和患者匹配的正常肾皮质组织的蛋白质谱进行比较。他们最惊人的发现是，癌组织中与氧化磷酸化相关的多种线粒体酶的表达降低，而与糖酵解相关的酶表达反而增强。糖酵解酶表达增强也与催化糖异生逆反应的三种酶的平行降低有关[40]。除了支持与氧化磷酸化相关的线粒体酶下调的理论，这些研究人员同时发现，与脂肪酸和氨基酸代谢途径及尿素循环相关的酶明显减少，这表明线粒体功能异常在肿瘤发生中扮演着多重角色[40]。Pan 及其同事则提供了卵巢癌线粒体异常的蛋白质组学证据[42]，而 Roman Eliseev 及其同事则提供了骨肉瘤线粒体功能异常的可靠证据[11]。我把这些发现都看作是支持瓦伯格癌症起源理论的证据。

5.4　肿瘤细胞线粒体的脂质组学异常

除了蛋白质组学证据支持瓦伯格理论外，我们最近也发现肿瘤细胞线粒体中脂质组学（lipidomics）也存在异常。基因组学和蛋白质组学在肿瘤发生上一直是关注的重点，但极少有人注意到脂质组学也可能是肿瘤发生表型的潜在来源。脂质组学是指一个细胞或细胞器中所有脂肪的总量和组成。脂质组异常可以影响线粒体的功能。因为脂质可以保持生物膜的完整性，且电子传递链（ETC）蛋白的功能在相当程度上依赖于线粒体内膜中的脂质组成。因此，线粒体内膜脂质异常会改变氧化磷酸化的能力。

Pedersen 曾经综述过一些研究[15]，发现在所有研究的肿瘤细胞中，线粒体脂质异常很常见。我们用下面的示意图列出了线粒体中的主要脂质（图 5-6），此图是在对小鼠脑线粒体脂质组进行全面分析后得出的[43]。我们也是第一个用基于多维质谱仪的鸟枪脂质组学方法（MDMS-SL），研究肿瘤细胞线粒体脂质组的研究团队[44]。

更重要的是，我们从图 5-6 中可以看到在正常细胞线粒体内膜上胆固醇是相对较少的脂质。以前 Feo 及其同事描述过肝癌细胞线粒体中胆固醇/磷脂的比例，其比例显著高于正常肝细胞线粒体[46, 47]。由于胆固醇可以降低细胞膜的流动性，因此，胆固醇含量升高将会进一步降低线粒体膜的流动性。与正常组织线粒体中磷脂含有大量长链不饱和脂肪酸相比，肿瘤细胞线粒体富含短链饱和或单不饱和脂肪酸[15]。我们在小鼠脑肿瘤中已证实这一现象。最重要的是，我们发现

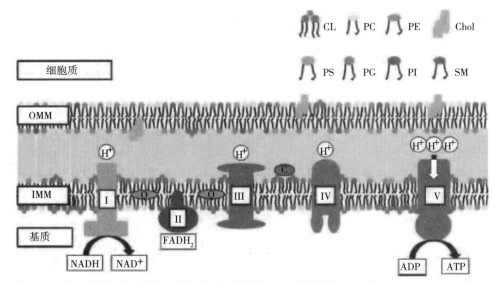

图 5-6　线粒体膜脂肪分布的拓扑学。如图所示，心磷脂的四个酰基链主要富集于线粒体内膜。心磷脂对于维护电子传递链的效率及维持其中质子浓度的梯度差起着重要的作用。来源：经许可转载自文献 45。彩图见本书彩图 21

线粒体内膜中的主要脂质——心磷脂（cardiolipin，CL）的结构存在某些异常（图 5-6）。

5.5　心磷脂：线粒体特异性脂质

心磷脂（CL，1,3- 二磷脂酰 -sn- 甘油）是一种复杂的线粒体特异性磷脂，能够调节多种酶的活性，特别是与氧化磷酸化及其偶联细胞呼吸相关的酶类[48-53]。多项研究已经表明，CL 对于高效的氧化性能量生成及线粒体功能是必不可少的[48,50,53-67]。CL对于维持线粒体偶联也是必需的，心磷脂异常可以导致与蛋白质无关的解偶联[12, 32]。因此，心磷脂含量或组成的变化将会导致细胞呼吸的改变。

在介绍脑肿瘤中心磷脂异常与线粒体功能异常的关联之前，首先让我们简单介绍一下心磷脂这个线粒体特异脂肪的独特属性。CL 有 2 个磷酸基头部、3 个甘油部分及 4 个脂肪酰基链，且主要富集于线粒体内膜（图 5-6、图 5-7）。在线粒体内膜的富集，使 CL 成为具有调节嵴结构和氧化磷酸化的关键分子[12]。CL 与复合体Ⅰ、Ⅲ、Ⅳ及Ⅴ相结合，并稳定超级复合体（Ⅰ/Ⅲ/Ⅳ、Ⅰ/Ⅲ及Ⅲ/Ⅳ），显示 CL 是这些细胞呼吸酶复合体发挥催化活性的绝对要素[44, 50, 51, 68, 69]。CL 将泵入的质子限制在其头部区域，从而为线粒体膜电位和为 ATP 合成酶供应质子提供了结构基础[49, 53]。

与 CL 相互作用的呼吸复合体蛋白，在其表面形成疏水性氨基酸沟（groove）[68, 70]。这些氨基酸沟正可适应 CL 的脂肪酸链（图 5-8），这点非常重要。那么试问哪种生物结构先出现，脂质还是氨基酸沟？由于在进化过程中，长链碳分子早于膜蛋白出现，所以氨基酸沟可能是进化形成以适应已经存在的脂肪酸。虽然电子传递蛋白的氨基酸序列在物种间是高度保守的，但 CL 的脂肪酸序列却有着相当大的变异性。虽然呼吸蛋白的结构大部分是不变的，但 CL 的脂肪酸组成却可以通过营养和生理环境的变化来调节。事实上，我们发现低氧可以显著修饰 VM 小鼠脑 CL 的脂肪酸组成（Seyfried 和 Ta，未发表的研究）。CL 可以调节 ETC 活性而不改变氨基酸的一级序列，因此 CL 含量和组成的变化可以通过影响电子传递而最终影响氧化磷酸化的效率。

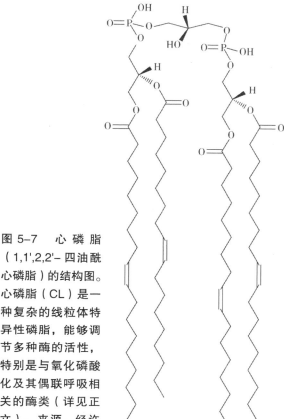

图 5-7 心磷脂（1,1',2,2'-四油酰心磷脂）的结构图。心磷脂（CL）是一种复杂的线粒体特异性磷脂，能够调节多种酶的活性，特别是与氧化磷酸化及其偶联呼吸相关的酶类（详见正文）。来源：经许可转载自文献 44

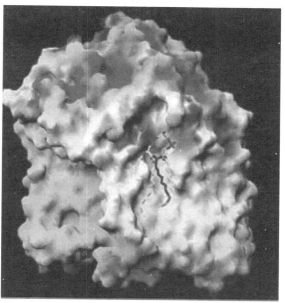

图 5-8 线粒体蛋白氨基酸序列与心磷脂酰基链成分的共同进化。电子传递链高度保守的蛋白质氨基酸序列通过进化产生疏水区，从而选择性地塑造心磷脂类分子结构的多样性。通过蛋白质和脂质相互作用的共生关系，能够功能性调节酶的效率，并且凸显了线粒体膜脂质组的重要性，从而将心磷脂类分子的意义与酶类功能联系起来。来源：经许可转载自文献 70。彩图见本书彩图 22

　　复合体 I 和复合体 III 的呼吸酶活性及其串联活性与 CL 含量直接相关[50, 63, 71]。上述呼吸酶复合体的活性也取决于 CL 类的分子组成[49]。重要的是，CL 不饱和度与呼吸状态 1~3 相关[48, 58]。呼吸效率取决于 CL 重塑（remodeling）的程度。重塑是一个复杂的过程，未成熟的 CL 经重塑方可形成成熟的 CL。这一过程涉及用长链和更复杂（多不饱和）脂肪酸替代未成熟 CL 中短链和较不饱和脂肪酸。通常，经过重塑使成熟的分化细胞中产生 CL 特征性的长链不饱和结构。因此，组织中的呼吸能量产生效率在很大程度上取决于成熟 CL 的表达。

　　近来在哺乳动物脑线粒体中检测到近 100 种 CL 分子[43, 72]。此外，当根据脂肪酸链长度和不饱和度排列时，这些分子种类可以分成 7 组，可排列组成一个美观的对称模式[43]（图 5-9）。通过对成熟小鼠脑内突触线粒体（富集于神经元）以及非突触线粒体（主要富集于神经元胞体和神经胶质细胞）CL 进行分析，发现两者均存在这种独特的脂肪酸表达模式。非神经细胞分析显示，其 CL 中多数为含 4 个 18：2 脂肪酸，即 4 条 18 碳链，每条链含有 2 个双键。

　　我认为 CL 的对称分布模式是反映脑细胞呼吸能量生成效率的生化特征。小鼠脑中的这种模式在人脑中也能看到。CL 含量或组成的任何改变都将影响呼吸能量生成效率。

5.6 心磷脂与肿瘤细胞异常的能量代谢

　　我们最近发现，小鼠脑肿瘤线粒体中脂质组成和（或）含量，与来自正常同源宿主脑组织的线粒体存在显著差异 [44]。这些脑肿瘤的生长行为涵盖大多数人类恶性脑癌中所发现的一系列生长行为。我们研究的两种肿瘤——室管膜母细胞瘤（EPEN）和星形细胞瘤（CT-2A），是通过将 20-甲基胆蒽（20-methylcholanthrene）注入近交 C57BL/6J 小鼠脑内而获得 [73-75]。我从 Harry Zimmerman 博士的助手 William Sutton 博士处获赠 EPEN 肿瘤，并使用 Zimmerman 的方法来建立 CT-2A 肿瘤。而所评估的三个肿瘤 VM-M2、VM-M3 和 VM-NM1 则在近交 VM 小鼠脑内自发产生。在本书第 3 章中我已提供了关于这些肿瘤的更多信息。

　　VM 近交系小鼠是具有较高脑肿瘤发病率的独特品种 [76]。VM-M2 和 VM-M3 肿瘤表达骨髓 / 间充质细胞的多种特征，并显示人类多形性胶质母细胞瘤的侵袭性生长行为 [77-79]。VM-NM1 生长迅速，但在脑外生长时既无高度侵袭性也无转移性 [78]。我们从五种脑肿瘤各产生一个克隆细胞系。然后将各个肿瘤种植于同源小鼠宿主皮下 [44]。

　　我们使用菲可（Ficoll，水溶性聚蔗糖）和蔗糖梯度，从正常小鼠脑组织和小鼠脑肿瘤组织中获得高度纯化的线粒体 [43, 44]。使用这种分离方法，能够保持纯化线粒体的结构和功能 [43]。除了主要磷脂——磷脂酰胆碱和磷脂酰乙醇胺的表达出现多种异常之外，我们发现 CL 的含量和组成在正常脑组织和脑肿瘤组织之间亦存在显著差异（图 5-10、图 5-11a、图 5-11b）。

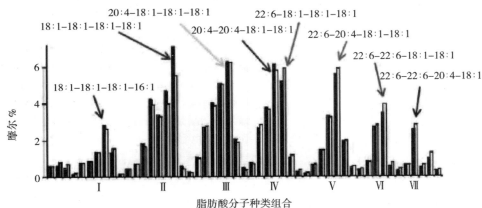

图 5-9　小鼠脑内非突触（黑条）线粒体和突触（白条）线粒体 CL 分子种类的分布。CL 分子种类按照基于百分比分布的质荷比进行排列。CL 分子种类分为 7 组，主要含有不同浓度的油酸、花生四烯酸和（或）二十二碳六烯酸。非突触（NS）和突触（Syn）线粒体中脂肪酸的相应质量分数，参见我们的文献 43 所述。所有数值均为 3 个独立样本（$n=3$）的平均值，其中每个样品由 6 只小鼠的脑皮质混合而成。来源：本图由文献 43 的原格式修改而成

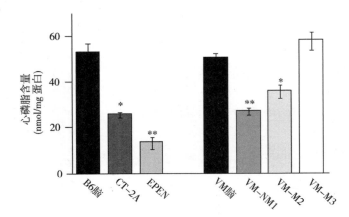

图 5-10　正常小鼠脑和小鼠脑肿瘤分离的线粒体的心磷脂含量。线粒体分离方法参见我们的文献所述 [43]。经对来自正常脑或肿瘤组织的 3 个独立线粒体样本进行检测，实验结果用平均值 ± 标准差（SD）来表示。通过双尾 t 检验显示，肿瘤与 B6 或 VM 正常脑存在显著差异，* 示 $P <0.01$，** 示 $P <0.001$。CL 含量降低提示线粒体减少或线粒体内膜数量减少。来源：经许可转载自文献 44

　　来自 CT-2A 和 EPEN 肿瘤的线粒体 CL 含量明显低于正常对照 B6 小鼠脑线粒体。B6 小鼠脑线粒体约含 100 种 CL 脂肪酸分子种类，对称分布于 7 大组（图 5-11a）。与 B6 小鼠脑相反，VM 小鼠脑线粒体则较为独特，仅含有约 45 种主要 CL 分子种类，缺乏 Ⅳ、Ⅴ 和 Ⅶ 组的分子种类（图 5-11b）。我们探讨了 VM 小鼠 CL 变化与该品系小鼠遗传性脑肿瘤关系的问题[80]。来自 VM-NM1 和 VM-M2 肿瘤的线粒体 CL 含量显著低于对照 VM 小鼠[44]线粒体 CL 含量。我们还发现这些肿瘤的 CL 异常与 ETC 活性的显著降低有关，这与 CL 在维持线粒体内膜结构完整性中发挥关键作用的结论是一致的[44, 48, 49, 55]。

　　由于肿瘤中 ETC 复合体 Ⅰ／Ⅲ、Ⅱ／Ⅲ 和 Ⅰ 的活性明显低于正常同源脑组织，而线粒体 ETC 活性取决于 CL 含量和组成，我们决定使用生物信息学（bioinformatics）方法为研究五种小鼠脑肿瘤中 ETC 活性与 CL 含量及组成的关系建立函数模型。两个主要变量包括：① CL 总量；② 线粒体 CL 分子种类的分布。分子种类的分布信息被简化为单个数字，用以描述肿瘤线粒体 CL 组成与宿主小鼠品系脑线粒体 CL 组成之间的关联程度[44]。该数字通过皮尔逊积矩相关系数（Pearson product-moment correlation）生成。我们使用该相关系数来评估宿主小鼠脑线粒体 CL 与肿瘤线粒体 CL 的"组成相似性"（compositional similarity）程度。

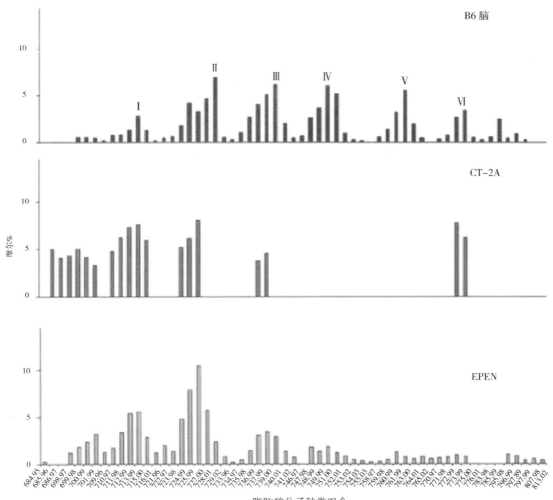

脂肪酸分子种类组合

（a）

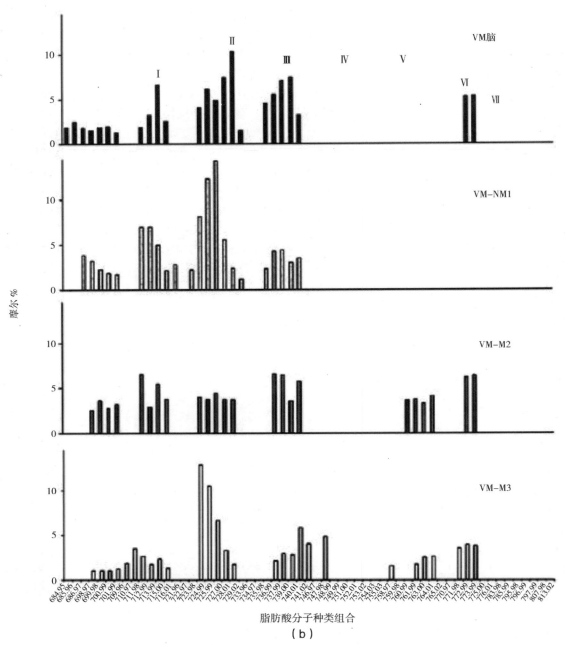

图 5-11 分离和纯化的正常小鼠脑和脑肿瘤线粒体心磷脂分子种类的分布。（a）在同源 C57BL /6J（B6）小鼠脑、CT-2A 和 EPEN 肿瘤中的分布。（b）在同源 VM 小鼠脑和 VM-NM1、VM-M2 和 VM-M3 肿瘤中的分布。横坐标为心磷脂分子种类，并按照基于百分比分布的质荷比进行排列。如我们及图 5-9 所述，将其分子种类细分为 7 大组（Ⅰ～Ⅶ）。正常脑和脑肿瘤线粒体中心磷脂分子种类相应的质量分数见于我们的研究文献 44 中的表 5-1。很显然，在肿瘤及其同源小鼠宿主脑组织之间，其心磷脂脂肪酸分子种类的成分存在显著差异。由于 CL 成分影响 ETC 活性和线粒体能量生成，上述结果提示线粒体能量生成效率在正常脑组织和脑肿瘤组织之间是存在差异的。所有数值均为 3 个独立线粒体样本的平均值，其中每个样品为 6 只小鼠的脑皮质或肿瘤混合而成。来源：经 J. Lipid Res. 许可转载自文献 44

　　应该如何解释这些数据呢？系数低表明 CL 脂肪酸分子种类组成在宿主脑线粒体和肿瘤线粒体之间并不相似，系数高则表明 CL 分子种类组成在宿主脑线粒体和肿瘤线粒体之间的相似程度高。然后我们使用标准的酶学方法测定各个肿瘤的 ETC 活性，并使用 MDMS-SL 测定 CL 的含量和组成[43]，然后再使用二维线性回归（two-dimensional linear regression）来拟合 ETC 测定活性值与 CL 组成。各个 ETC 复合体与 CL 含量和组成的最佳拟合关系通过二次曲面（quadratic surface）展示（图 5-12）。我们的目的是比较 CT-2A 和 EPEN 肿瘤与其 B6 宿主品系的数据，以及比较 VM-NM1、VM-M2 和 VM-M3 肿瘤与其 VM 宿主品系的数据。该分析结果显示，CL 含量及其分子种类分布与 ETC 活性之间存在直接关系。

　　我们的研究清楚表明，CL 含量和组成的异常可能是这些不同脑肿瘤能量代谢异常的基础。Weinhouse[81] 认为，这种类型的关联对于确立瓦伯格理论的可信度至关重要。因此，从他的角度出发，我们针对小鼠脑肿瘤进行的脂质组学研究，为强化瓦伯格癌症起源理论的可信度提供了依据。

　　我们的发现与早期关于大鼠肝癌的研究结果一致，其显示未成熟 CL 特征性的短链饱和脂肪酸（棕榈酸和硬脂酸含量）增加[82, 83]。我们的研究也与横纹肌肉瘤（一种肌肉肿瘤）的最新发现一致，其显示复合体 I 活性降低与 CL 异常有关[84]。未成熟 CL 的持续表达可以降低呼吸能量生成效率。鉴于我们对 CL 结构和呼吸功能的认识，很难想象在 CL 表达异常的肿瘤线粒体能够正常发挥其氧化磷酸化作用。

　　那么，CL 含量和组成是如何出现异常的呢？ CL 异常与肿瘤形成的原因或效应有关吗？我们认为，CL 异常可能源于 VM 小鼠的遗传性癌症危险因素，或者源于多种表观遗传学和环境中的

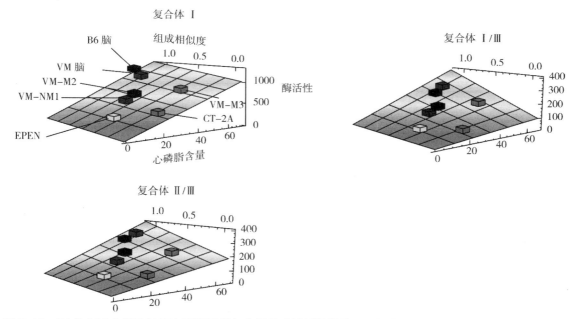

图 5-12　B6 和 VM 小鼠脑肿瘤心磷脂异常与电子传递链活性的关系。如我们最近的文献所述，各个电子传递链复合体的数据通过最佳拟合三维二次曲面（best-fit three-dimensional quadratic surface）来表示[44]。为了展示同一图中所有肿瘤相对于其宿主小鼠品系的位置，我们将 VM 小鼠品系和肿瘤的数据拟合到 B6 拟合的二次曲面上，如文献 44 所述。数据显示，肿瘤 ETC 活性的变化与 CL 含量及其脂肪酸分子种类组成的变化直接相关。数据还显示，ETC 复合体活性在肿瘤及其同源 B6 和 VM 宿主之间存在显著差异，这些差异与 CL 含量和组成的异常有关。本研究结果表明 CL 异常与呼吸效率降低有关。来源：经许可转载自文献44。彩图见本书彩图23

癌症危险因素，包括炎症、病毒、低氧、辐射等（图 5-13）[32, 44, 80]。事实上，已知 γ - 辐射诱导 CL 出现自由基片段，这将损害呼吸功能 [85]。在这些和其他研究的基础上，我们认为大多数肿瘤，无论其细胞来源，均存在 CL 组成和（或）含量的异常 [44]。无论 CL 异常是与肿瘤发生相关，还是与肿瘤进展有关，该异常均会显著降低线粒体氧化磷酸化效率。

我们在肿瘤线粒体中发现的未成熟 CL 分子种类及相关的呼吸功能异常，与 Eliseev 及其同事近期的发现相一致。Eliseev 及其同事的研究显示，与正常成骨细胞相比，恶性骨肉瘤细胞中未成熟线粒体的复制增强 [11]。线粒体的不成熟可以预测通过氧化磷酸化的能量生成不足。根据 CL 在 ETC 活动中的定位和作用，可以预测其异常与呼吸功能受损是存在相关性的。

5.7 体外生长环境对心磷脂组成和能量代谢的复杂影响

我们必须认识到，目前众多的肿瘤细胞能量代谢研究都是在组织培养基上进行的。我们最近的实验首次发现，在体外培养的环境下，肿瘤和非致瘤性细胞中线粒体的脂质组学和电子传递都存在异常 [86]。这个发现的意义影响深远。如果细胞的生长环境改变了能量代谢，我们怎么可能全面认识肿瘤细胞的代谢异常呢？

使用 MDMS-SL 分析后我们发现，在培养基中生长的 CT-2A 和 EPEN 脑肿瘤细胞的非突触（NS）线粒体脂质组，与在自然宿主 C57BL/6（B6）中生长的脑肿瘤 NS 线粒体脂质组存在显著差异（表 5-1）。通过比较体内生长的 CT-2A 和 EPEN 肿瘤的 CL 分子种类分布（图 5-11a）与体外生长的这些肿瘤的 CL 分子种类分布，可以看出这种差异（图 5-14）。此外，非致瘤性星形胶质细胞的 CL 分子种类分布，更类似于培养的肿瘤 CT-2A 和 EPEN 细胞的 CL 分子种类分布，而与正常大脑细胞中的 CL 有一定差异（图 5-11a 和图 5-14）。显然，培养环境可以改变 CL 的脂肪酸组成。

培养细胞中的 CL 主要为含饱和短链脂肪酸成分的不成熟 CL，或者含重塑失败的单不饱和脂肪酸成分 [86]。这些发现显示，在体外培养环境下 CL 可产生重塑异常。重塑异常降低了通过氧化磷酸化产生能量的效率。我们在小鼠脑肿瘤中的发现与很多其他报道一致，均表明 CL 的含量和组成对维持正常的细胞呼吸功能是非常必要的 [48, 50, 53-67, 84]。因此，CL 异常的脑肿瘤细胞需要通过氧化磷酸化的替代能量来源来维持细胞活力。

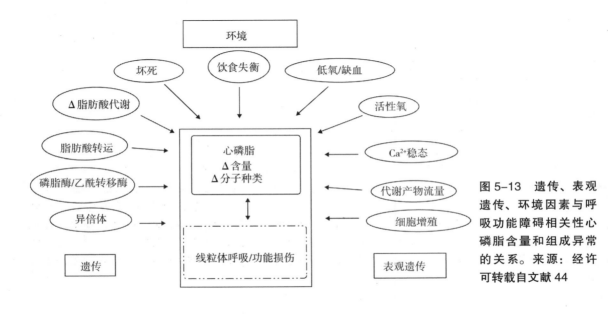

图 5-13 遗传、表观遗传、环境因素与呼吸功能障碍相关性心磷脂含量和组成异常的关系。来源：经许可转载自文献 44

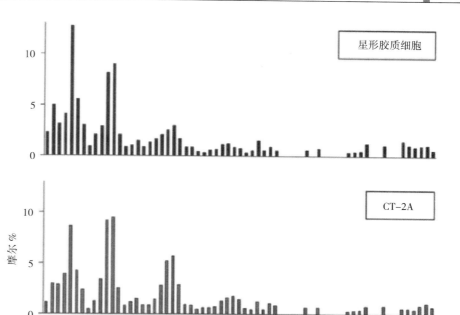

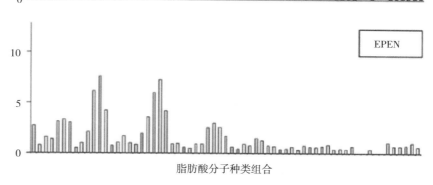

图 5-14　体外生长的星形胶质细胞和脑肿瘤细胞分离线粒体的心磷脂分子种类分布图。与体内生长的正常脑组织与体外生长的 CT-2A 和 EPEN 脑肿瘤的 CL 组成存在独特差异相比（图 5-11a 和 图 5-11b），非致瘤星形胶质细胞与 CT-2A 和 EPEN 脑肿瘤之间未发现显著差异。细胞生长环境似乎能够改变 CL 组成。资料来源：经许可转载自文献 86

　　CL 从不成熟至成熟的重塑失败将改变呼吸酶的活性。图 5-15 清楚展示体外培养细胞的这种变化。这些发现将不成熟 CL 和 ETC 酶活性降低相联系。复合体 I 活性在培养细胞中明显降低。复合体 I 对电子传递链的启动必不可少。串联的复合体 I / III 在脑肿瘤细胞中的活性也显著降低。这些发现表明，体外生长环境可以减少电子传递和氧化磷酸化的能量生成。如果体外培养的肿瘤细胞氧化磷酸化能量生成受阻，那么这些细胞如何维持其活力？

　　培养基中高水平的葡萄糖和其他代谢物可以增加糖酵解并抑制氧化磷酸化。这种效应首先由 Herbert Crabtree 在 20 世纪 20 年代末提出，被称为 Crabtree 效应[86-89]。我们并不排除在培养的非致瘤性星形胶质细胞和脑肿瘤细胞中观察到的脂质组和 ETC 异常，部分由 Crabtree 效应引起的可能性。但有趣的是，在体内环境中脑肿瘤线粒体与正常线粒体之间发现的多种脂质组差异，在体外环境中的脑肿瘤细胞与非致瘤性星形胶质细胞的比较中并未发现。这些发现表明，体外生长环境很可能掩盖了与肿瘤发生相关的脂质组的差异。未能认识到这些事实可能会混淆与能量代谢相关的数据解释。

　　我们的研究进一步支持了体外培养细胞存在呼吸能量不足的现象：在相同的体外生长条件下生长时，CT-2A 肿瘤细胞和非致瘤性星形胶质细胞中的乳酸生成量增加，表明这些细胞中葡萄糖有氧酵解增强[86]。最近对横纹肌肉瘤的研究也支持我们在脑肿瘤中的发现[84]。Freyssenet 及其同事研究指出，横纹肌肉瘤中 CL 含量降低与线粒体能量生成障碍有关，细胞需要通过糖酵解代偿能量生成[84]。这些发现均支持瓦伯格理论。

表 5-1 脑、脑肿瘤和培养细胞中分离的线粒体的脂质组成

脂质	体内试验			体外实验		
	脑 [c]	CT-2A	EPEN	星形胶质细胞 [c]	CT-2A	CT-2A
EtnGpl	187.4 ± 12.1	245.9 ± 13.7[**]	368.4 ± 46.4[*]	171.4 ± 18.6	163.0 ± 6.5	211.0 ± 16.7
PtdEtn	164.9 ± 10.0	137.3 ± 6.0[*]	259.4 ± 45.7	85.9 ± 3.4	69.7 ± 3.0[**]	98.9 ± 2.3[*]
PlsEtn	22.5 ± 2.2	99.3 ± 7.1[**]	147.8 ± 21.4[**]	80.5 ± 15.0	87.5 ± 9.4	106.9 ± 14.4
PakEtn	N.D.	9.3 ± 0.7[**]	12.4 ± 3.0[*]	5.0 ± 0.3	5.7 ± 0.1[*]	5.1 ± 1.1
ChoGpl	129.9 ± 7.7	121.2 ± 3.6	160.0 ± 29.5	168.5 ± 14.2	127.4 ± 13.2[*]	194.4 ± 15.7
PtdCho	119.6 ± 5.3	81.4 ± 3.4[**]	127.4 ± 25.4	124.6 ± 10.5	98.1 ± 12.4[*]	174.3 ± 13.9[**]
PlsCho	1.2 ± 0.1	19.4 ± 2.1[***]	11.6 ± 4.8	22.4 ± 4.0	15.8 ± 0.8	9.3 ± 0.8[*]
PakCho	9.1 ± 3.2	20.4 ± 2.6[**]	17.0 ± 6.2	21.5 ± 2.1	13.5 ± 0.4[*]	10.8 ± 1.1[**]
Cardiolipin	52.7 ± 4.5	26.1 ± 1.0[**]	13.5 ± 2.7[***]	28.3 ± 4.3	24.6 ± 3.7	31.1 ± 4.2
PtdIns	9.4 ± 0.8	9.5 ± 2.6	19.4 ± 2.5[*]	18.5 ± 2.4	18.4 ± 1.6	20.5 ± 3.3
PtdGro	7.1 ± 0.5	9.8 ± 0.5[**]	16.4 ± 3.6[*]	7.7 ± 2.6	7.6 ± 1.5	4.7 ± 0.3
CerPCho	5.3 ± 1.2	4.6 ± 0.2	5.8 ± 1.8	9.7 ± 1.4	15.9 ± 3.4	22.1 ± 1.3[**]
PtdSer	4.6 ± 1.5	9.1 ± 0.6[*]	10.4 ± 2.0[*]	17.8 ± 0.4	28.7 ± 5.7	24.1 ± 3.6
LysoPtdCho	2.7 ± 0.6	6.3 ± 0.6[**]	2.8 ± 0.4	1.5 ± 0.1	2.2 ± 0.4	2.4 ± 0.6
Cer	0.7 ± 0.2	2.3 ± 0.2[***]	1.7 ± 0.2[**]	0.9 ± 0.1	1.0 ± 0.5	2.0 ± 0.2[**]

注：数值表示为平均 nmol /mg 蛋白质 ±SD（$n = 3$）。$*P < 0.05$，$**P < 0.01$ 和 $***P < 0.001$，表示与 B6 NS 或星形胶质细胞线粒体存在显著差异。N.D.：未检出。[c]B6 NS 脑线粒体或星形胶质细胞（C8-D1A）线粒体为对照组。
来源：经许可转载自 ANS Neuro 2009 May 27;1（3）

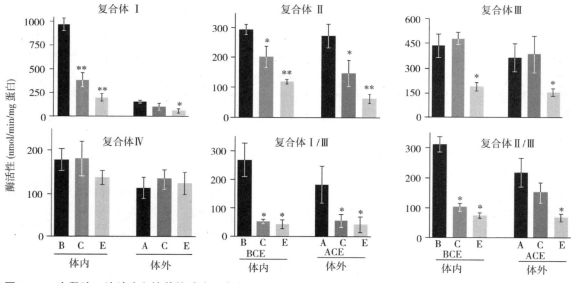

图 5-15 小鼠脑、脑肿瘤和培养的肿瘤细胞中纯化线粒体的电子传递链（ETC）酶活性。如文献 86 所示每毫克蛋白质的酶活性表示为 nmol / min。B、C、E 和 A 分别代表从正常脑、CT-2A、EPEN 和非致瘤性星形胶质细胞中分离的线粒体的酶活性。其他条件也如文献 86 所述。通过双尾 t 检验，脑肿瘤样品活性与对照样品（小鼠脑或星形胶质细胞）活性存在差异，* 示 $P<0.03$，** 示 $P<0.005$。来源：经许可转载自文献 86

我们认为体外细胞增殖和 Crabtree 效应可能会模糊或掩盖正常细胞与肿瘤细胞之间的脂质组异常[86]。非致瘤性细胞不存在不可逆性细胞呼吸受损，与其相反，肿瘤细胞的细胞呼吸却似乎受损。通过模拟体内环境条件，在呼吸培养基中生长，可以比较肿瘤细胞和正常细胞的呼吸功能，以检验上述结论。呼吸损伤需通过增强糖酵解以防止细胞凋亡，酵解增强可以防止细胞分化，且与导致无节制的细胞增殖有关。

除了增强有氧酵解之外，线粒体脂质组受损也可以通过 TCA 循环本身的底物水平磷酸化来影响能量生成，正如我们最近报道的那样[90]。众所周知，谷氨酰胺是许多培养细胞所必需的能量代谢物。TCA 循环的底物水平磷酸化及糖酵解可以代偿通过氧化磷酸化损失的能量，以保持细胞的活力[90-93]。这在很大程度上可以解释为增殖的培养细胞，无论是致瘤性的还是非致瘤性的，都依赖于谷氨酰胺酵解和糖酵解作用以维持活力。这一点在第 8 章里我会更详细地阐述。

由于大多数后生动物（metazoan）的细胞与微生物的进化存在差异，所以其生长于高葡萄糖培养基中与完整组织环境中相比，会产生不同的生理状态。总体来看，我们的研究结果表明，体外生长环境下，非致瘤性星形胶质细胞和脑肿瘤细胞中产生脂质组和 ETC 异常，从而破坏通过氧化磷酸化的能量生成，并且混淆能量代谢变化与肿瘤发生的关系。令人惊讶的是，许多癌症领域的研究者似乎并未意识到这一点。

总之，我提供了 CL 在氧化磷酸化中作用的信息。CL 异常可以导致通过氧化磷酸化的 ATP 生成减少。CL 异常可以通过肿瘤发生过程而发生，并见于体外环境中生长的哺乳动物细胞。我们从这些研究中获得以下关键信息：在比较与体内生长条件不同的体外培养非致瘤性细胞及肿瘤细胞的能量代谢时，应持谨慎的态度。尽管有我们的研究报道，然而令人惊讶的是，许多研究者仍然认为在培养的癌细胞中氧化磷酸化是正常的[94, 95]。该问题将在下一章中作进一步讨论。由于癌症本质上是代谢性疾病，对肿瘤细胞 CL 作进一步研究，将提供洞察脑瘤和其他癌症生物能量学异常的视角。根据我的假设，CL 结构变化将影响氧化磷酸化效率，并且这一现象的发生早于多数癌细胞中基因组不稳定性的出现。

5.8　线粒体解偶联与癌症

尽管 O_2 消耗和 CO_2 生成发生于正常细胞的线粒体，但也可能发生于解偶联和（或）功能障碍的线粒体[4, 32, 96]。解偶联涉及线粒体内质子动力梯度的消耗，解偶联可以产生热量但不产生 ATP。线粒体解偶联发生于哺乳动物的冷适应（cold acclimation）情况下，至少部分通过解偶联的蛋白质介导[96]。然而，肿瘤细胞中的线粒体解偶联却可能由于线粒体内膜结构损伤引起[44, 96]，这种损伤将导致细胞在很大程度上依赖于底物水平磷酸化以维持细胞活力，如第 3 章和文献 32 所述。通过涉及底物水平磷酸化的线粒体酵解以获取 ATP，可能会造成假象，以为肿瘤线粒体通过呼吸偶联产生 ATP[15]。由于未能认识到肿瘤线粒体通过非氧化过程产生 ATP，这就至少部分导致对瓦伯格癌症代谢理论认识上的混乱[32, 97]。

虽然氧摄取量减少可提示氧化磷酸化降低，但氧摄取量增加不一定表示氧化磷酸化和 ATP 产生增加[32, 84, 96, 98]。Ramanathan 及其同事已经证明[98]，与低致瘤性细胞相比，高致瘤性细胞耗氧量增加，但氧依赖性（需氧性）ATP 生成减少。换句话说，这些恶性肿瘤细胞的耗氧量与其呼吸能量生成量并无关联。因此，肿瘤细胞耗氧增加可能会对其呼吸潜力产生误导。

这些发现与肿瘤细胞的线粒体解偶联现象是一致的。Villalobo 和 Lehninger 早些时候的研究已经表明[99]，与正常细胞相比，肿瘤细胞中正常释放的氢质子在更大程度上会渗漏回基质。事实上，肿瘤线粒体的 H^+ 反向衰变（back-decay）比正常线粒体高 8 倍[99]。根据我们的假设，反向衰变和解偶联源于 CL 含量或分子种类缺陷，而 CL 主要作用是维持线粒体内膜的质子抗渗性。但我并不排除在某些情况下存在解偶联蛋白表达增加的可能性[96, 100]。综上所述，这些发现支持瓦伯格观点，即癌症的起源与呼吸受损或呼吸不足有关。

5.9 癌细胞产热和解偶联线粒体

棕色脂肪的线粒体可在自然情况下解偶联，这些细胞通过底物氧化产热而非通过质子动力梯度生成 ATP[101, 102]。正因为产热是解偶联线粒体的特征，所以有必要确认，高致瘤性细胞产热量是否高于低致瘤性细胞。这种证据可支持线粒体解偶联表达于肿瘤细胞的假说。虽然目前对这个问题的研究甚少，但是我发现的证据支持以下假说，即低分化肿瘤细胞的产热高于高分化肿瘤细胞。

例如，van Wijk 及其同事已经证实[103]，低分化的大鼠肝细胞癌细胞（HTC）葡萄糖消耗量和产热量高于高分化细胞（H35）。尽管 HTC 和 H35 细胞 CO_2 产量相似，但 HTC 细胞葡萄糖消耗量比 H35 细胞高 4 倍。他们的数据还显示，HTC 细胞产热量比 H35 细胞高 3 倍（图 5-16）。低分化细胞产热量大的结果支持如下假说，即高度恶性癌细胞中的线粒体解偶联程度高于低度恶性癌细胞。

大鼠肝细胞癌细胞的上述发现，在非霍奇金淋巴瘤（non-Hodgkin lymphoma）患者中也通过微量热法（microcalorimetry）研究得到印证[104]。Monti 等已经证明[104]，高度恶性非霍奇金淋巴瘤患者肿瘤细胞产热率明显高于低度恶性患者。此外，诊断后 2 年内死亡的患者的淋巴瘤细胞产热量明显高于诊断后存活两年以上的患者[104]。针对乳腺癌的热分析也获得了类似的结果，产热较多的肿瘤患者的预后比产热较少的患者预后要差[105, 106]。Zhao 及其同事也使用热电偶（thermocouple）发现，肿瘤恶性程度与肿瘤温度呈现正相关[107]。虽然所有这些研究中肿瘤产热量与患者预后相关，但是没有一项研究将产热量增加与线粒体解偶联关联起来。

由于解偶联导致产热，所以推测高侵袭性的肿瘤产热增加可能是线粒体解偶联引起的。更有趣的是，在人类白血病细胞中，产热量还与葡萄糖消耗和乳酸生成增加有关[108]。这些均支持瓦

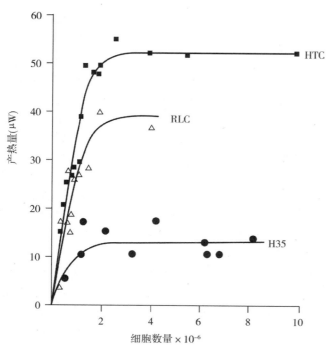

图 5-16 已分化的 H35 细胞（黑圈）、分化不良的 RLC（三角形）和 HTC 肝癌细胞（黑方块）中的产热情况。所有的培养物均以亚融合状态（subconfluency）获取并按照文献 103 所述方法制备。在不同细胞密度和不同实验阶段，通过透热式恒温反应热量计（diathermic isoperibol reaction calorimeter）测量产热。产热量 1 小时间隔记录一次，每个点代表单独测量的初始产热量。结果显示，分化不良的肝细胞癌细胞的产热量高于高分化的 H35 细胞。来源：修改自文献 103 的图 1

伯格理论，即有氧酵解代偿呼吸不足。我认为，在肿瘤细胞中观察到的产热增加均是由于线粒体解偶联增加所致。而非解偶联程度越高，需要通过底物水平磷酸化产生的能量就越多。在这种情况下，似乎只有通过有氧葡萄糖酵解来生成能量。

综合考虑这些研究表明，高度恶性肿瘤细胞线粒体解偶联产热高于低度恶性肿瘤细胞的产热量。肿瘤细胞线粒体解偶联的观点与瓦伯格理论相符，即氧化磷酸化功能不全是癌症的起源。当然，还有一些研究人员可能认为，线粒体解偶联仅仅是肿瘤细胞遗传缺陷的结果[96]，这一因果关系问题我将在后面的章节中讨论。

5.10　个人观点

我并不清楚，为什么癌症领域的研究人员难以评价或理解本章中提供的信息。因为在目前有关癌症能量代谢的综述中，上面所提的大部分信息被忽略了。最近在综述这个问题时，Dang及其同事说："我们现在知道，癌细胞在有氧条件下糖酵解相对增加被误认为是呼吸受损的证据，而不认为是糖酵解调节受损的证据"[95]。我很难相信，本章中提供的关于癌细胞呼吸不足的证据被这些人误认为是源于糖酵解重编栏。大多数细胞呼吸受损的癌细胞必须上调糖酵解，否则细胞会死亡，这涉及激活驱动糖酵解所需的致癌基因（myc、Hif、Akt等）。我不认为癌细胞中糖酵解表达升高是因糖酵解调节受损所致。在细胞呼吸不足时，如果癌细胞不能上调驱动糖酵解所需的癌基因，那么糖酵解调节受损就显而易见了。我们从后面第11章提供的证据可以知道，正常线粒体可以重编程癌细胞核，但是正常细胞核不能重编程肿瘤线粒体。

5.11　本章概要

来自患者和动物研究，以及通过各种研究方法获得的大量证据表明，癌细胞线粒体结构和功能发生异常。我认为，肿瘤细胞中氧化磷酸化受损的证据之所以没有被广泛接受，原因可能有以下几点：第一，许多癌症研究人员和肿瘤医师从未听说过瓦伯格或瓦伯格癌症理论。这是最令人不安的，而且是许多癌症研究人员和临床肿瘤医师亲口告诉我的。这么多癌症研究人员和肿瘤医师不熟悉癌症的代谢起源，我们又如何才能在癌症管理和预防方面取得实质性进展呢？第二，许多癌症研究人员和肿瘤医师根本不知道瓦伯格在他的实验中真正发现了什么。尤其令人惊讶的是许多人根本没有阅读过原始论文，而是依靠第三方资料获取信息。第三，许多癌症研究人员和肿瘤医师从他们自己的实验中获得了支持瓦伯格理论的数据，但是这些信息并不被承认是支持该理论的。最后，许多癌症研究人员和肿瘤医师认为 Sidney Weinhouse 等权威人士已经有效地否定了瓦伯格理论，他们认为细胞呼吸在大多数癌细胞中是正常的。我在第7章会更详细地讨论这个观点。

根据本章中回顾的证据，我坚信线粒体呼吸在正常细胞与癌细胞之间是不同的。在下一章中我会进一步讨论"细胞呼吸和氧化磷酸化在癌细胞中是正常的"相关研究的缺陷。只有通过综合评估呼吸不足的证据，我们才能够解决这一问题，并推动癌症领域进步。

参考文献

[1] Ferreira LM. Cancer metabolism: the Warburg effect today. Exp Mol Pathol. 2010;89:372 - 80.

[2] Nelson DL, Cox MM. Lehninger: Principles of Biochemistry. 5th ed. New York: W. H. Freeman and Company; 2008.

[3] Manchester K. The quest by three giants

of science for an understanding of cancer. Endeavour.1997;21:72 - 6.

[4] Warburg O. On the origin of cancer cells. Science. 1956;123:309 - 14.

[5] Warburg O. On the respiratory impairment in cancer cells. Science. 1956;124:269 - 70.

[6] Frey TG, Mannella CA. The internal structure of mitochondria. Trends Biochem Sci. 2000;25:319 - 24.

[7] Mannella CA. Introduction: our changing views of mitochondria. J Bioenerg Biomembr.2000;32:1 - 4.

[8] Carew JS, Huang P. Mitochondrial defects in cancer. Mol Cancer. 2002;1:9.

[9] Mannella CA. The relevance of mitochondrial membrane topology to mitochondrial function. Biochim Biophys Acta. 2006;1762:140 - 7.

[10] Benard G, Rossignol R. Ultrastructure of the mitochondrion and its bearing on function and bioenergetics. Antioxid Redox Signal. 2008;10:1313 - 42.

[11] Shapovalov Y, Hoffman D, Zuch D, Bentley K, Eliseev RA. Mitochondrial dysfunction in cancer cells due to aberrant mitochondrial replication. J Biol Chem. 2011;286:22331 - 8.

[12] Alirol E, Martinou JC. Mitochondria and cancer: is there a morphological connection? Oncogene. 2006;25:4706 - 16.

[13] Arismendi-Morillo GJ, Castellano-Ramirez AV. Ultrastructural mitochondrial pathology in human astrocytic tumors: potentials implications pro-therapeutics strategies. J Electron Microsc. 2008; 57:33 - 9.

[14] Detmer SA, Chan DC. Functions and dysfunctions of mitochondrial dynamics. Nat Rev Mol Cell Biol. 2007;8:870 - 9.

[15] Pedersen PL. Tumor mitochondria and the bioenergetics of cancer cells. Prog Exp Tumor Res.1978;22:190 - 274.

[16] Mates JM, Segura JA, Campos-Sandoval JA, Lobo C, Alonso L, Alonso FJ, et al. Glutamine homeostasis and mitochondrial dynamics. Int J Biochem Cell Biol. 2009;41:2051 - 61.

[17] Potter JS, Ward EN. Mitochondria in lymphocytes of normal and leukemic mice. Cancer Res.1942;2:655 - 9.

[18] Springer EL. Comparative study of the cytoplasmic organelles of epithelial cell lines derived from human carcinomas and nonmalignant tissues. Cancer Res. 1980;40:803 - 17.

[19] Kim HK, Park WS, Kang SH, Warda M, Kim N, Ko JH, et al. Mitochondrial alterations in human gastric carcinoma cell line. Am J Physiol Cell Physiol. 2007;293:C761 - 71.

[20] Masters JR. HeLa cells 50 years on: the good, the bad and the ugly. Nat Rev. 2002;2:315 - 9.

[21] Piva TJ, McEvoy-Bowe E. Oxidation of glutamine in HeLa cells: role and control of truncated TCA cycles in tumour mitochondria. J Cell Biochem. 1998;68:213 - 25.

[22] Rossignol R, Gilkerson R, Aggeler R, Yamagata K, Remington SJ, Capaldi RA. Energy substrate modulates mitochondrial structure and oxidative capacity in cancer cells. Cancer Res.2004;64:985 - 93.

[23] Arismendi-Morillo G. Electron microscopy morphology of the mitochondrial network in human cancer. Int J Biochem Cell Biol. 2009;41:2062 - 8.

[24] Putignani L, Raffa S, Pescosolido R, Aimati L, Signore F, Torrisi MR, et al. Alteration of expression levels of the oxidative phosphorylation system (OXPHOS) in breast cancer cell mitochondria. Breast Cancer Res Treat. 2008;110:439 - 52.

[25] Paumard P, Vaillier J, Coulary B, Schaeffer J, Soubannier V, Mueller DM, et al. The ATP synthase is involved in generating mitochondrial cristae morphology. EMBO J.2002;21:221 - 30.

[26] Oudard S, Boitier E, Miccoli L, Rousset S, Dutrillaux B, Poupon MF. Gliomas are driven by glycolysis: putative roles of hexokinase, oxidative phosphorylation and mitochondrial ultrastructure. Anticancer Res. 1997;17:1903 - 11.

[27] Oudard S, Arvelo F, Miccoli L, Apiou F, Dutrillaux AM, Poisson M, et al. High glycolysis in gliomas despite low hexokinase transcription and activity correlated to chromosome 10 loss. Br J Cancer. 1996;74:839 - 45.

[28] Bayley JP, Devilee P. Warburg tumours and the mechanisms of mitochondrial tumour suppressor genes. Barking up the right tree? Curr Opin Genet Dev. 2010;20:324 - 9.

[29] Roskelley RC, Mayer N, Horwitt BN, Salter WT. Studies in Cancer Vii. Enzyme deficiency in human and experimental cancer. J Clin Invest. 1943;22:743 - 51.

[30] Isidoro A, Casado E, Redondo A, Acebo P, Espinosa E, Alonso AM, et al. Breast carcinomas fulfill the Warburg hypothesis and provide metabolic markers of cancer prognosis. Carcinogenesis. 2005; 26:2095 - 104.

[31] Cuezva JM, Ortega AD, Willers I, Sanchez-Cenizo L, Aldea M, Sanchez-Arago M. The tumor suppressor function of mitochondria: Translation into the clinics. Biochim Biophys Acta.2009;1792:1145 - 58.

[32] Seyfried TN, Shelton LM. Cancer as a metabolic disease. Nutr Metab. 2010;7:7.

[33] Acebo P, Giner D, Calvo P, Blanco-Rivero A, Ortega AD, Fernandez PL, et al. Cancer abolishes

the tissue type–specific differences in the phenotype of energetic metabolism. Trans Oncol. 2009;2:138 – 45.

[34] Ortega AD, Sanchez–Arago M, Giner–Sanchez D, Sanchez–Cenizo L, Willers I, Cuezva JM. Glucose avidity of carcinomas. Cancer Lett. 2009;276:125 – 35.

[35] Cuezva JM, Krajewska M, de Heredia ML, Krajewski S, Santamaria G, Kim H, et al. The bioenergetic signature of cancer: a marker of tumor progression. Cancer Res. 2002;62:6674 – 81.

[36] Cuezva JM, Chen G, Alonso AM, Isidoro A, Misek DE, Hanash SM, et al. The bioenergetic signature of lung adenocarcinomas is a molecular marker of cancer diagnosis and prognosis.Carcinogenesis. 2004;25:1157 – 63.

[37] Isidoro A, Martinez M, Fernandez PL, Ortega AD, Santamaria G, Chamorro M, et al. Alteration of the bioenergetic phenotype of mitochondria is a hallmark of breast, gastric, lung and oesophageal cancer. Biochem J. 2004;378:17 – 20.

[38] Lopez–Rios F, Sanchez–Arago M, Garcia–Garcia E, Ortega AD, Berrendero JR, Pozo–Rodriguez F, et al. Loss of the mitochondrial bioenergetic capacity underlies the glucose avidity of carcinomas. Cancer Res. 2007;67:9013 – 7.

[39] Hanahan D, Weinberg RA. The hallmarks of cancer. Cell. 2000;100:57 – 70.

[40] Unwin RD, Craven RA, Harnden P, Hanrahan S, Totty N, Knowles M, et al. Proteomic changes in renal cancer and co–ordinate demonstration of both the glycolytic and mitochondrial aspects of the Warburg effect. Proteomics. 2003;3:1620 – 32.

[41] Simonnet H, Alazard N, Pfeiffer K, Gallou C, Beroud C, Demont J, et al. Low mitochondrial respiratory chain content correlates with tumor aggressiveness in renal cell carcinoma. Carcinogenesis. 2002;23:759 – 68.

[42] Dai Z, Yin J, He H, Li W, Hou C, Qian X, et al. Mitochondrial comparative proteomics of human ovarian cancer cells and their platinum–resistant sublines. Proteomics. 2010;10:3789 – 99.

[43] Kiebish MA, Han X, Cheng H, Lunceford A, Clarke CF, Moon H, et al. Lipidomic analysis and electron transport chain activities in C57BL/6J mouse brain mitochondria. J Neurochem. 2008;106:299 – 312.

[44] Kiebish MA, Han X, Cheng H, Chuang JH, Seyfried TN. Cardiolipin and electron transport chain abnormalities in mouse brain tumor mitochondria: lipidomic evidence supporting the Warburg theory of cancer. J Lipid Res. 2008;49:2545 – 56.

[45] Kiebish MA. Mitochondrial Lipidome and Genome

Alterations in Mouse Brain and Experimental Murine Brain Tumors. Chestnut Hill: Boston College; 2008.

[46] Feo F, Canuto RA, Bertone G, Garcea R, Pani P. Cholesterol and phospholipid composition of mitochondria and microsomes isolated from morris hepatoma 5123 and rat liver. FEBS Lett. 1973; 33:229 – 32.

[47] Feo F, Canuto RA, Garcea R, Gabriel L. Effect of cholesterol content on some physical and functional properties of mitochondria isolated from adult rat liver, fetal liver, cholesterol–enriched liver and hepatomas AH–130, 3924A and 5123. Biochim Biophys Acta. 1975;413:116 – 34.

[48] Hoch FL. Cardiolipins and biomembrane function. Biochim Biophys Acta. 1992;1113:71 – 133.

[49] Chicco AJ, Sparagna GC. Role of cardiolipin alterations in mitochondrial dysfunction and disease. Am J Physiol Cell Physiol. 2007;292:C33 – 44.

[50] Fry M, Green DE. Cardiolipin requirement for electron transfer in complex I and III of the mitochondrial respiratory chain. J Biol Chem. 1981;256:1874 – 80.

[51] Fry M, Green DE. Cardiolipin requirement by cytochrome oxidase and the catalytic role of phospholipid. Biochem Biophys Res Commun. 1980;93:1238 – 46.

[52] Fry M, Blondin GA, Green DE. The localization of tightly bound cardiolipin in cytochrome oxidase. J Biol Chem. 1980;255:9967 – 70.

[53] Haines TH, Dencher NA. Cardiolipin: a proton trap for oxidative phosphorylation. FEBS Lett.2002;528:35 – 9.

[54] Houtkooper RH, Vaz FM. Cardiolipin, the heart of mitochondrial metabolism. Cell Mol Life Sci. 2008;65:2493 – 506.

[55] Ordys BB, Launay S, Deighton RF, McCulloch J, Whittle IR. The role of mitochondria in glioma pathophysiology. Mol Neurobiol. 2010;42:64 – 75.

[56] Schagger H. Respiratory chain supercomplexes of mitochondria and bacteria. Biochim Biophys Acta. 2002;1555:154 – 9.

[57] Koshkin V, Greenberg ML. Cardiolipin prevents rate–dependent uncoupling and provides osmotic stability in yeast mitochondria. Biochem J. 2002;364:317 – 22.

[58] Hoch FL. Cardiolipins and mitochondrial proton–selective leakage. J Bioenerg Biomembr.1998;30:511 – 32.

[59] Eilers M, Endo T, Schatz G. Adriamycin, a drug interacting with acidic phospholipids, blocks import of precursor proteins by isolated yeast mitochondria. J Biol Chem. 1989;264:2945 – 50.

[60] Mileykovskaya E, Zhang M, Dowhan W. Cardiolipin

in energy transducing membranes. Biochemistry. 2005;70:154 - 8.

[61] Zhang M, Mileykovskaya E, Dowhan W. Cardiolipin is essential for organization of complexes III and IV into a supercomplex in intact yeast mitochondria. J Biol Chem. 2005;280:29403 - 8.

[62] Shidoji Y, Hayashi K, Komura S, Ohishi N, Yagi K. Loss of molecular interaction between cytochrome c and cardiolipin due to lipid peroxidation. Biochem Biophys Res Commun. 1999;264:343 - 7.

[63] Pfeiffer K, Gohil V, Stuart RA, Hunte C, Brandt U, Greenberg ML, et al. Cardiolipin stabilizes respiratory chain supercomplexes. J Biol Chem. 2003;278:52873 - 80.

[64] Ostrander DB, Zhang M, Mileykovskaya E, Rho M, Dowhan W. Lack of mitochondrial anionic phospholipids causes an inhibition of translation of protein components of the electron transport chain. A yeast genetic model system for the study of anionic phospholipid function in mitochondria. J Biol Chem. 2001;276:25262 - 72.

[65] Gohil VM, Hayes P, Matsuyama S, Schagger H, Schlame M, Greenberg ML. Cardiolipin biosynthesis and mitochondrial respiratory chain function are interdependent. J Biol Chem. 2004;279:42612 - 8.

[66] Kagan VE, Tyurina YY, Bayir H, Chu CT, Kapralov AA, Vlasova II, et al. The "proapoptotic genies" get out of mitochondria: oxidative lipidomics and redox activity of cytochrome c/cardiolipin complexes. Chem Biol Interact. 2006;163:15 - 28.

[67] Gold VA, Robson A, Bao H, Romantsov T, Duong F, Collinson I. The action of cardiolipin on the bacterial translocon. Proc Natl Acad Sci U S A. 2010;107:10044 - 9.

[68] Shinzawa-Itoh K, Aoyama H, Muramoto K, Terada H, Kurauchi T, Tadehara Y, et al. Structures and physiological roles of 13 integral lipids of bovine heart cytochrome c oxidase. EMBO J. 2007;26:1713 - 25.

[69] McKenzie M, Lazarou M, Thorburn DR, Ryan MT. Mitochondrial respiratory chain supercomplexes are destabilized in Barth Syndrome patients. J Mol Biol. 2006;361:462 - 9.104.

[70] McAuley KE, Fyfe PK, Ridge JP, Isaacs NW, Cogdell RJ, Jones MR. Structural details of an interaction between cardiolipin and an integral membrane protein. Proc Natl Acad Sci USA. 1999; 96:14706 - 11.

[71] Zhang M, Mileykovskaya E, Dowhan W. Gluing the respiratory chain together. Cardiolipin is required for supercomplex formation in the inner mitochondrial membrane. J Biol Chem. 2002;277:43553 - 6.

[72] Cheng H, Mancuso DJ, Jiang X, Guan S, Yang J, Yang K, et al. Shotgun lipidomics reveals the temporally dependent, highly diversified cardiolipin profile in the mammalian brain: temporally coordinated postnatal diversification of cardiolipin molecular species with neuronal remodeling. Biochemistry. 2008;47:5869 - 80.

[73] Mukherjee P, Abate LE, Seyfried TN. Antiangiogenic and proapoptotic effects of dietary restriction on experimental mouse and human brain tumors. Clin Cancer Res. 2004;10:5622 - 9.

[74] Mukherjee P, El-Abbadi MM, Kasperzyk JL, Ranes MK, Seyfried TN. Dietary restriction reduces angiogenesis and growth in an orthotopic mouse brain tumour model. Br J Cancer. 2002;86:1615 - 21.

[75] Seyfried TN, El-Abbadi M, Roy ML. Ganglioside distribution in murine neural tumors. Mol Chem Neuropathol. 1992;17:147 - 67.

[76] Fraser H. Brain tumours in mice, with particular reference to astrocytoma. Food Chem Toxicol.1986;24:105 - 11.

[77] Huysentruyt LC, Seyfried TN. Perspectives on the mesenchymal origin of metastatic cancer. Cancer Metastasis Rev. 2010;29:695 - 707.

[78] Huysentruyt LC, Mukherjee P, Banerjee D, Shelton LM, Seyfried TN. Metastatic cancer cells with macrophage properties: evidence from a new murine tumor model. Int J Cancer. 2008;123:73 - 84.

[79] Shelton LM, Mukherjee P, Huysentruyt LC, Urits I, Rosenberg JA, Seyfried TN. A novel pre-clinical in vivo mouse model for malignant brain tumor growth and invasion. J Neuro Oncol. 2010;99:165 - 76.

[80] Kiebish MA, Han X, Cheng H, Chuang JH, Seyfried TN. Brain mitochondrial lipid abnormalities in mice susceptible to spontaneous gliomas. Lipids. 2008;43:951 - 9.

[81] Weinhouse S. The Warburg hypothesis fifty years later. Z Krebsforsch Klin Onkol Cancer Res Clin Oncol. 1976;87:115 - 26.

[82] Hartz JW, Morton RE, Waite MM, Morris HP. Correlation of fatty acyl composition of mitochondrial and microsomal phospholipid with growth rate of rat hepatomas. Lab Invest.1982;46:73 - 8.

[83] Canuto RA, Biocca ME, Muzio G, Dianzani MU. Fatty acid composition of phospholipids in mitochondria and microsomes during diethylnitrosamine carcinogenesis in rat liver. Cell Biochem Funct. 1989;7:11 - 9.

[84] Jahnke VE, Sabido O, Defour A, Castells J, Lefai E, Roussel D, et al. Evidence for mitochondrial respiratory deficiency in rat rhabdomyosarcoma cells. PloS One. 2010;5:e8637.

[85] Shadyro OI, Yurkova IL, Kisel MA, Brede O,

Arnhold J. Radiation-induced fragmentation of cardiolipin in a model membrane. Int J Radiat Biol. 2004;80:239 - 45.

[86] Kiebish MA, Han X, Cheng H, Seyfried TN. In vitro growth environment produces lipidomic and electron transport chain abnormalities in mitochondria from non-tumorigenic astrocytes and brain tumours. ASN Neuro. 2009;1:e00011.

[87] Frezza C, Gottlieb E. Mitochondria in cancer: not just innocent bystanders. Semin Cancer Biol. 2009;19:4 - 11.

[88] Guppy M, Greiner E, Brand K. The role of the Crabtree effect and an endogenous fuel in the energy metabolism of resting and proliferating thymocytes. Eur J Biochem. 1993;212:95 - 9.

[89] Crabtree HG. Observations on the carbohydrate metabolism of tumors. Biochem J. 1929;23:536 - 45.

[90] Shelton LM, Strelko CL, Roberts MF, Seyfried NT. Krebs cycle substrate-level phosphorylation drives metastatic cancer cells. Proceedings of the 101st Annual Meeting of the American Association for Cancer Research; 2010; Washington, DC. 2010.

[91] Weinberg JM, Venkatachalam MA, Roeser NF, Nissim I. Mitochondrial dysfunction during hypoxia/ reoxygenation and its correction by anaerobic metabolism of citric acid cycle intermediates. Proc Natl Acad Sci U S A. 2000;97:2826 - 31.

[92] Phillips D, Aponte AM, French SA, Chess DJ, Balaban RS. Succinyl-CoA synthetase is a phosphate target for the activation of mitochondrial metabolism. Biochemistry. 2009;48:7140 - 9.

[93] Schwimmer C, Lefebvre-Legendre L, Rak M, Devin A, Slonimski PP, di Rago JP, et al. Increasing mitochondrial substrate-level phosphorylation can rescue respiratory growth of an ATP synthase-deficient yeast. J Biol Chem. 2005;280:30751 - 9.

[94] Jose C, Bellance N, Rossignol R. Choosing between glycolysis and oxidative phosphorylation:a tumor's dilemma?. Biochim Biophys Acta. 2010;1807:552 - 61.

[95] Koppenol WH, Bounds PL, Dang CV. Otto Warburg's contributions to current concepts of cancer metabolism. Nat Rev. 2011;11:325 - 37.

[96] Samudio I, Fiegl M, Andreeff M. Mitochondrial uncoupling and the Warburg effect: molecular basis for the reprogramming of cancer cell metabolism. Cancer Res. 2009;69:2163 - 6.

[97] Denny CA, Desplats PA, Thomas EA, Seyfried TN. Cerebellar lipid differences between R6/1 transgenic mice and humans with huntington's disease. J Neurochem. 2010;115:748 - 58.

[98] Ramanathan A, Wang C, Schreiber SL. Perturbational profiling of a cell-line model of tumorigenesis by using metabolic measurements. Proc Natl Acad Sci U S A. 2005;102:5992 - 7.

[99] Villalobo A, Lehninger AL. The proton stoichiometry of electron transport in Ehrlich ascites tumor mitochondria. J Biol Chem. 1979;254:4352 - 8.

]100] Fine EJ, Miller A, Quadros EV, Sequeira JM, Feinman RD. Acetoacetate reduces growth and ATP concentration in cancer cell lines which over-express uncoupling protein 2. Cancer Cell Int. 2009;9:14.

[101] Bhagavan NV. Medical Biochemistry. 4th ed. New York: Harcourt; 2002.

[102] Hochachka PW, Somero GN. Biochemical Adaptation: Mechanism and Process in Physiological Evolution. New York: Oxford Press; 2002.

[103] van Wijk R, Souren J, Schamhart DH, van Miltenburg JC. Comparative studies of the heat production of different rat hepatoma cells in culture. Cancer Res. 1984;44:671 - 3.

[104] Monti M, Brandt L, Ikomi-Kumm J, Olsson H. Microcalorimetric investigation of cell metabolism in tumour cells from patients with non-Hodgkin lymphoma (NHL). Scand J Haematol.1986;36:353 - 7.

[105] Gautherie M. Thermopathology of breast cancer: measurement and analysis of in vivo temperature and blood flow. Ann N Y Acad Sci. 1980;335:383 - 415.

[106] Gautherie M, Gros CM. Breast thermography and cancer risk prediction. Cancer. 1980;45:51 - 6.

[107] Zhao Q, Zhang J, Wang R, Cong W. Use of a thermocouple for malignant tumor detection. Investigating temperature difference as a diagnostic criterion. IEEE Eng Med Biol Mag. 2008;27:64 - 6.

[108] Nittinger J, Tejmar-Kolar L, Furst P. Microcalorimetric investigations on human leukemia cells - Molt 4. Biol Cell. 1990;70:139 - 42.

第 6 章

关于瓦伯格理论的争议

在癌症领域里有争议或被热烈探讨的话题中，有关线粒体功能与疾病起因和发展关系的讨论尤为激烈。我认为应把这一争议列为医学或科学的海奥·海尔曼"大争论"（Hal Hellman's "Great Feuds"）的第一项[1]。在我看来，该争议主要是由瓦伯格再三强调关于"癌症的起源主要由于细胞呼吸受损而造成"这一论点引起的。线粒体是负责细胞呼吸的主要细胞器，在细胞呼吸过程中，有机燃料在氧气存在时被完全分解代谢而转换成能量。瓦伯格强调说，癌细胞的呼吸受损是不可逆的，因为肿瘤细胞的呼吸永远不会返回到正常状态[2]。瓦伯格继而提出这些细胞的呼吸受损应该不会太彻底，否则细胞会最终死亡，而死亡的细胞里是不会产生癌细胞的。

在癌细胞中呼吸受损的证据表现得很明显，线粒体三磷酸腺苷（ATP）生成减少，相关的氧气消耗量也减少，因为通过氧化磷酸化合成 ATP 需要氧气。但是我们发现有些癌细胞的氧气消耗量并没有减少，甚至个别癌症的氧气消耗量随着肿瘤恶性程度的增加反而增加。这是否意味着这些癌细胞的细胞呼吸是正常的或者是增强的？其实不见得。瓦伯格将这一现象归结为细胞呼吸产生 ATP 的偶联缺陷[2]。换句话说，有些癌细胞生成 CO_2 和消耗 O_2，但在呼吸过程中能量的产生是不足的。

癌细胞内线粒体内膜的缺陷消耗了质子动力梯度，因此导致通过氧化磷酸化来完成的电子传递和 ATP 生产之间的解偶联。氧化磷酸化与 ATP 生成的解偶联在棕色脂肪组织内是一正常过程，受到特异性解偶联蛋白的调控。解偶联蛋白将质子动力梯度的作用从产生 ATP 转化成产生热量[3, 4]。如同我在前一章中所示的那样，热能检测发现这些癌细胞和组织产热增加[5-7]，而且产热高的癌症预后更差。因为肿瘤越热提示其生长速度越快。我认为，肿瘤组织中的热量可能来自解偶联蛋白的上调，或来源于线粒体内膜非蛋白依赖性解偶联。我相信，棕色脂肪产热是一个受调控的过程，但在癌组织中却几乎是一个失调的过程。

质子动力梯度的中断，伴随 ATP 生成效率的降低，自然需要有代偿性能量生产的机制，用以防止细胞死亡。瓦伯格强调说，糖酵解（涉及葡萄糖分解代谢为乳酸）就是癌细胞能量生产的补偿方式。显而易见，肿瘤细胞里的糖酵解需要显著增加，才能代偿氧化磷酸化受损而导致的 ATP 生成不足。如果细胞呼吸能量生成受损，那就"肯定"有某种代偿性的能量生成机制来维持细胞活力。为什么癌症的这一起源理论有如此多的争议？当大多数研究者接受"糖酵解增强是几乎所有癌症的特征"的证据时，仍然有许多研究者，代表人物是 Sidney Weinhouse，难以接受"呼吸受损导致糖酵解增强和癌细胞发生"这一说法。

6.1 Sidney Weinhouse 对瓦伯格理论的批判

Sidney Weinhouse 是 20 世纪著名的癌症研究者之一。他是《癌症研究》（*Cancer Research*）期刊的编辑，也是美国癌症研究协会（American Association of Cancer Research）的董事[8]。瓦伯

格 1956 年在《科学》（*Science*）期刊上发表论文不久，Weinhouse 就写了《给编辑的一封信》反对瓦伯格关于癌细胞呼吸受损这一基本理论前提[9]。辩论由瓦伯格的反驳和 Dean Burk 及 Arthur Schade 等的进一步探讨而日趋白热化[10, 11]。在图 2-5 中就是 Dean Burk 和瓦伯格的照片。

Weinhouse 于瓦伯格去世 6 年后（1976 年）的一篇客座评论中更加激烈地批判瓦伯格的假说[12]。这一评论的初衷是希望终止癌症领域对呼吸受损的争论，并将话题转移到对更有争议的问题的探讨中，尤其是与癌症分子遗传变化相关的问题上去。于是 20 世纪后半叶关于呼吸受损重要性的话题渐渐淡去，但是到了 21 世纪这一话题又重新成为癌症研究的焦点。

为什么瓦伯格的癌症理论在今天仍然可以用来对疾病做出解释？按照 Weinhouse 在客座评论中提供的证据，这一关键问题不是在 1976 年就解决了吗？持续的辩论说明，这一问题其实并没有得到解决。如果瓦伯格在癌症起源上的观点是正确的，那么如今主流的癌症治疗就毫无意义。因此我们有必要再次仔细研究有关"细胞呼吸不可逆受损是癌症起源"的证据。

当年在研究癌细胞呼吸损伤的文献时，Weinhouse 的结论是，"没有确凿的实验证据表明肿瘤的氧化代谢出现障碍"[9]。但 Weinhouse 很苦恼地多次发现，很多癌组织和细胞的氧气消耗量和 CO_2 生产量都很高。如果呼吸受损无法逆转的话，癌细胞怎么可能会消耗 O_2 和产生 CO_2 呢？他的解释是很多肿瘤细胞可以代谢脂肪酸作为能量，因而生产 CO_2。

巴斯德效应在诸多癌细胞中显示正常，因为氧气抑制了乳酸的产生，看起来好像呼吸功能正常一般。Weinhouse 还根据代谢示踪研究指出，肿瘤细胞内三羧酸循环运行正常。他的结论是："不管碳和电子传递正常运作的数量和质量如何，现有证据显示糖酵解都会增高。这只能说明，肿瘤内的葡萄糖分解代谢非常迅速，以至于丙酮酸的正常清除通道严重超载。"[12]但是这一辩解并未解释以下问题，即作为唐南活性物质（Donnan active material），ATP 如果被允许累积的话，会造成离子梯度的不稳定[13, 14]；也没有解释 F_1F_0-ATP 酶作为水解酶而不是合成酶的作用。

Weinhouse 在 1976 年的客座评论中更为激烈地反驳瓦伯格的观点。他提到："在瓦伯格理论提出后半个世纪以来，尽管寻找对瓦伯格假设提供支持的有关线粒体功能及结构异常的研究众多，但是都没有足够的证据显示细胞呼吸在电子传递链机制、或在细胞呼吸与 ATP 生成的偶联中、或在与电子传递链有关的线粒体酶或辅因子中是否存在缺陷[12]。"

这一论述似乎说明 Weinhouse 并不熟悉 Peter Pedersen 所做的许多工作，因为 Peter 曾指出肿瘤细胞线粒体存在大量异常[15]。更耐人寻味的是，Weinhouse 及其同事实际上收集了大量支持瓦伯格理论的数据。1968 年，他们在"大鼠移植性肝肿瘤的细胞呼吸以及糖酵解的研究"中，发现肝肿瘤细胞的线粒体在数量上和质量上均出现异常[16]。在第 8 页的讨论中他们说："研究线粒体含量，可通过测定线粒体酶——β- 羟丁酸脱氢酶来反映。线粒体蛋白含量在（正常）肝为 50mg/g 组织，分化良好肿瘤为 18~33mg/g 组织，而分化不良肿瘤为 9~14mg/g 组织[16]。上述数据表明在一系列的恶性肝细胞肿瘤中，高分化肿瘤具有呼吸作用增强的特征，而呼吸作用低下的肿瘤细胞，伴随线粒体缺失和分化缺失。"这一结论基本符合瓦伯格的核心假设[2, 10]。Burk 和 Schade 也指出[11]，Weinhouse 在更早期也对其研究数据有过曲解。我不清楚为什么当年的癌症领域会广泛接受 Weinhouse 对瓦伯格理论的曲解。

Weinhouse 在他 1976 年的评论中进而建议，对从正常组织中和从肿瘤中分离出来的线粒体比较其生物化学和生理性质时需要格外小心。因为肿瘤线粒体很脆弱，在分离过程中容易受损而影响数据的准确解释[12]。虽然这个问题在 1976 年是一个问题，但在今天，我们已经能够从小鼠脑肿瘤中提取结构和功能完整的线粒体[17, 18]。我们也证实正常脑组织和脑肿瘤组织的线粒体脂质组的不同。这些确凿证据证实肿瘤线粒体功能存在异常。之后又有许多关于癌症线粒体异常的研究报道[14, 15]。这些研究在下一章中还将讨论。

最后，Weinhouse 说："关于癌症是因为细胞呼吸'故障'和糖酵解增高而引发并存活的整个设想，似乎过于简单而不值得认真考虑。[9, 12]"在他看来，一种如癌症这样复杂疾病的起因，怎么仅仅可能只是因为从细胞呼吸产能转换成糖酵解产能如此简单？而瓦伯格在 1956 年针对 Weinhouse 的批判做出了精辟而幽默的答复。瓦伯格说："癌症的问题不是对生命做出解释，而是发现癌细胞与正常生长细胞之间的区别。幸运的是，不需要知道生命是怎么一回事就能完成此事。想象一下有两台燃煤发动机，一台燃烧完全，另一台燃烧不完全。即使是一个完全不懂发动机原理、结构和目的的人也能很容易发现它们的区别。譬如，他闻一下味道就能区别出来。"换言之，当煤燃烧不完全时，空气中会有硫磺味道。当葡萄糖燃烧没有燃尽时，微环境中会检测到乳酸。瓦伯格认识到，癌细胞内细胞呼吸不足或受损。

以我个人的观点看来，很多研究人员过分注重基因突变及作用机制，把癌症的治疗过于复杂化。我们把癌症问题演变成一种没有清晰解决方案的控制论的演习。真的有必要把所有癌症机制的微小细节都彻底搞清楚之后，才能接受瓦伯格癌症理论的治疗方案吗？答案是"不"，这个观点会在以下章节的论述中会更加清晰。

Weinhouse 认为公众、甚至科学家只是想当然地追从瓦伯格的言辞，把他看作是人类最大灾难之中能够许诺解救众生和给出答案的"先知"[12]。Weinhouse 在自我反思中还提到[12]，糖酵解和细胞呼吸问题只擦起很小的火花，并没有被认为是癌症研究的主流问题。但这个问题至今仍然被热烈讨论的事实说明，也许瓦伯格一直以来都是对的。

6.2 Alan Aisenberg 对瓦伯格理论的批判

除了 Weinhouse 对瓦伯格理论的批判，其他权威的科学家对这一理论也提出过保留意见。哈佛大学医学院的 Alan C. Aisenberg 出版了一本针对肿瘤糖酵解和细胞呼吸的专著[19]。在综述和记录了诸多支持瓦伯格理论的研究之后，Aisenberg 仍然坚持说，支持瓦伯格观点的证据其实并不存在，呼吸受损是癌症起因的整个观点只是一个假设。我仔细阅读了 Aisenberg 的这部专著，发现他的诸多数据恰恰是支持瓦伯格理论的。Sidney Colowick 针对 Aisenberg 专著的评述也有同样的认识[20]。

大体上说，不支持瓦伯格理论的那些数据大多数都是从并不代表体内条件的实验中得来的。而瓦伯格对所有肿瘤都表现为高比例的无氧糖酵解的概括，却有许多数据的有力支持[20]。瓦伯格进一步总结到，肿瘤细胞在有氧条件中表现独特的、实质性的有氧糖酵解现象（即瓦伯格效应），其实都得到了 Aisenberg 专著中几乎所有数据的支持，只有极个别例外。瓦伯格还提到正常组织也存在有氧酵解，如视网膜、白细胞、肾髓质及空肠黏膜等。但瓦伯格坚持认为，有氧酵解现象在已分化组织中通常不会发生，只有在非生理环境中移除或检测时受损的情况下才会发生。Aisenberg 没有提到瓦伯格的实验结果，即白细胞只有在被从正常血清环境中移除时才会发生有氧糖酵解现象，恰如他自己所展示的胚胎组织一般。那为什么 Aisenberg "专挑"那些不支持瓦伯格观点的数据来说事儿，实在令人费解。

尽管 Aisenberg 的数据显示，在自发癌症和化学诱导癌症中有氧和无氧糖酵解都同样比起源（正常）组织有所增加，但他没有特别去寻找造成这种代谢转换的细胞[20]。而 Dean Burk 研究显示，只有当一种类型的正常细胞的纯克隆产生肿瘤时，方可评估伴随肿瘤细胞诱发的代谢变化。具体而言，从正常心脏成纤维细胞转化的纯克隆恶性肿瘤细胞系，比源自相同克隆的非恶性细胞系具有更高的糖酵解活性[10, 11]，因此 Dean Burk 的研究很重要。然而，Aisenberg 和 Weinhouse 的评论中都没有提及 Burk 的这一有力支持瓦伯格理论的研究报告[9, 11, 12, 19]。在比较癌细胞和正常细胞的能量代谢时，常常因种类、组织和细胞类型的不匹配，会显著增加对"癌症由细胞呼吸缺陷所致"这一理论的疑惑[9, 12, 19, 21, 22]。尽管 Burk 和 Pedersen 都提到用恰当的细胞对照来评估瓦伯格理论的重要性[11,15]，但是很少有学者在研究癌症能量代谢的实验设计里运用了恰当的对照。

在试图整合有氧糖酵解、无氧糖酵解和巴斯德效应的现象时，研究者中存在着诸多混淆。其实氧气存在与否可以用来区分两种糖酵解。氧气在正常组织中可以完全抑制无氧酵解，但氧气在肿瘤细胞中却不能完全抑制有氧酵解。而有氧条件下的持续糖酵解（有氧酵解）现象，即为瓦伯格效应。根据瓦伯格理论，有氧酵解是呼吸受损的结果。但是 Weinhouse 和 Aisenberg 展示的数据却解释为，巴斯德效应在肿瘤组织中仍然有效[12, 19]。由于正常细胞呼吸功能被认为是巴斯德效应的基础，那为什么肿瘤组织在呼吸受损时会显示巴斯德效应呢？

问题之一出在大量的数据是从含有正常细胞的肿瘤组织中获取的，巴斯德效应可能来自这些正常细胞。肿瘤组织中混杂的正常细胞会掩盖某些肿瘤细胞的代谢异常。因此最好的比较应该来自：①肿瘤组织与肿瘤来源的正常组织；②同一细胞克隆的正常组织与肿瘤组织。有氧条件下，肿瘤细胞继续产生乳酸，提示为巴斯德效应失效。与 O_2 在正常细胞和组织中的作用相反，O_2 在肿瘤细胞内并没有完全抑制糖酵解。O_2 不能完全抑制糖酵解的现象说明细胞的呼吸功能受损。然而仍然还有些人反对说，肿瘤细胞持续存在的有氧糖酵解是糖酵解调节受损的结果，不是呼吸功能自身的受损[23]。

在我来看，对癌细胞呼吸受损的大部分困惑，主要是由于实验设计的缺陷和评估细胞系统呼吸及糖酵解方法的缺陷。让我们来检验一下 Aisenberg 和 Weinhouse 反驳瓦伯格假说的那些数据，这一观点就会格外清晰起来[11, 12, 19]。大多数反驳瓦伯格癌细胞呼吸缺陷假说所利用的数据，都没有使用合适的对照细胞或组织。在评估培养细胞时应格外注意，因为培养环境本身可以改变线粒体内膜结构的完整性，而线粒体内膜是细胞呼吸的重要场所[24]。正常细胞经常用来与生长培养基中的癌细胞做比较，而培养基含有较高葡萄糖是有利于癌细胞代谢的，但却不利于有正常呼吸功能的细胞代谢。

除去忽略肿瘤细胞呼吸受损的证据之外，Aisenberg 还采纳了 Britton Chance 的观点，即肿瘤线粒体在细胞色素含量和氧化能力方面是正常的。癌细胞之所以显示呼吸功能不足，是因为缺少磷酸接纳体（acceptor）的缘故。Chance 和 Hess 用分光光度法研究了腹水肿瘤细胞，发现其电子传递大多正常，因此就认为癌症细胞的呼吸不存在什么问题[22]。他们把腹水癌细胞的呼吸与酵母细胞和青蛙肌肉细胞的呼吸做了比较，但是研究中却没有评估 ATP 的生成水平，而这一点正是正常电子传递的结果；同时研究中也没有排除通过三羧酸（TCA）循环，底物水平磷酸化可能会使 ATP 生成增加[14]。然而 Aisenberg 却强调了 Monier 等的发现：在腹水肿瘤细胞内，与细胞色素系统的其他成分相比，细胞色素 c 的成分并没减少，其实他们忽视了其他细胞色素水平低下或缺失的事实[20, 25]。

我认为 Peter Pedersen 在他的论述中准确地概括了当时的争议："有必要强调一点，在 1959 年之前，诸多研究者普遍认为，快速成长的高糖酵解肿瘤的线粒体含量显著减少。Potter 等早在 1950 年就报道了有关酶学数据。而且 1959 年 Chance 和 Hess 根据光谱检测的结果指出，Ehrlich 腹水癌细胞中的细胞色素与肌肉和酵母中的细胞色素水平都在同一范围内。糟糕的是，这些研究却使某些人（Aisenberg，1961 年）得出了线粒体含量在快速生长的高糖酵解肿瘤细胞中可能正常的结论。这个结论分散了一些研究人员（鉴于当时的反瓦伯格情绪）的注意力，使得他们没有进一步深入地探讨在快速生长的肿瘤细胞内线粒体显著减少对代谢的影响。我在准备这篇综述时能够找到 20 多篇文献来证明，与其来源组织比较，快速生长且高糖酵解的肿瘤内线粒体明显减少；但是却没能找到一篇文献显示这些肿瘤的线粒体含量与其来源组织比较是正常的。因此，'高糖酵解'肿瘤中内源性或葡萄糖相关性耗氧率可能会与多种正常组织在同一水平上（Weinhouse，1956，1976），然而读者应该记住，这种肿瘤的总呼吸能力 [这里就线粒体含量而言，即受刺激的线粒体解偶联剂 2，4- 二硝基苯酚（DNP）总量或线粒体展示的第Ⅲ阶段速率而言] 在与原发正常组织直接比较时可能就是大大减少的。关于高糖酵解肿瘤细胞的呼吸特征的很多文章中，这一点似乎被'掩盖'了[15]。"我的学生 Roberto Flores 用楷体字强调了 Pedersen 在论证中的关键点。正如我在第 5 章中已经指出的那样，很难想象，如果肿瘤细胞线粒体的数量和结构存在异常，它怎么可能有正常的呼吸呢？

在我看来，很多今天的研究者仍在"掩盖"癌细胞呼吸受损和线粒体受损的事实。这是怎么回事？Pedersen 也提出了一个有趣的说法："反瓦伯格情绪。"请问这种情绪是否还存在呢？

6.3　Sidney Colowick 对 Aisenberg 专著的评价

Sidney Colowick 在《生物学综述季刊》（*The Quarterly Review of Biology*）中评价了 Aisenberg 的专著，并针对其结论提出了另一种观点[20]。Colowick 强调说，除了否认癌细胞呼吸受损，Aisenberg 用来反驳瓦伯格理论的好几个论点都是自相矛盾的。

第一，Aisenberg 认为很多致癌物并不是细胞呼吸抑制剂。但他同时引用的其他人的研究却显示某些氨基芴（aminofluorene）类染料系列的致癌活性和它们抑制线粒谷氨酸氧化的能力相关。后来的研究也清晰地证实了致癌物会损害细胞呼吸[15, 26, 27]。

第二，Aisenberg 提到与蛋白相结合的致癌剂在细胞质内浓度最高，但同时又承认线粒体能够吸收致癌的染料。实际上，他重复了 Potter 的观点，即肿瘤的特异性病变可能是由于线粒体缺失而不是因为可溶酶的改变。

第三，Aisenberg 对 X 线引起线粒体呼吸受损导致肿瘤这一点表示质疑，因为 X 线可造成核形态改变。但至于为什么 X 线损伤的不是如瓦伯格和其他人所说的线粒体，他并不是很清楚[10, 27]。而实际上，X 线同样会损伤线粒体。

第四，Goldblatt 和 Cameron 的研究显示，间歇性低氧能够把成纤维细胞转化为恶性细胞。但 Aisenberg 对此也表示了质疑，因为恶性细胞能在非厌氧环境的细胞培养中产生，并不能排除厌氧环境致癌的可能性[20]。总而言之，Colowick 很不理解为什么在有大量数据支持的情况下，Aisenberg 仍然如此轻易地抛弃癌细胞呼吸受损这一理论。癌细胞呼吸受损的证据在后来 Pedersen 的全面综述中更加令人信服[15]。我认为 Colowick 对 Aisenberg 专著的评价是客观的。

6.4　风马牛不相及

对瓦伯格理论的很多争论都是受到以下研究结果的驱动：如诸多癌细胞内有正常的呼吸功能，而且某些癌细胞内的呼吸功能甚至可以恢复[9, 12, 27-30]。这些和其他发现是对"癌症在很大程度上是一种不可逆的线粒体功能障碍疾病"的说法的挑战[23]。正像瓦伯格反问的那样，如果很多癌细胞显示正常的呼吸，那呼吸受损怎么可能是癌症的祸首？还需要认识到的是，研究者很少在类似的生长条件下，将癌细胞的呼吸和酵解，和与其组织匹配的正常细胞的呼吸和酵解加以比较。

由于在实验设计或生物系统应用中存在很多缺陷，这种情况下获得的结果在关于瓦伯格理论的争论中起着推波助澜的作用。比如：很多实验将某种癌细胞的呼吸与另一种不同来源的癌细胞的呼吸加以比较，但缺乏非致瘤性、细胞特异性的对照[12]。还有不少实验则比较了培养的肿瘤细胞与肿瘤组织或是肿瘤切片的细胞呼吸[21]。实际更有意义的实验应该是，在相同体内和体外生长条件下，比较肿瘤细胞与相同组织的非致瘤性细胞[17, 24, 31]。此外，将肿瘤细胞和正常细胞的呼吸进行比较时，采用更有益于细胞呼吸而不是糖酵解的培养基也是很重要的。细胞生长于高葡萄糖且缺少呼吸养分（维生素）的培养基，会导致正常呼吸抑制，因此可能掩盖癌细胞与正常细胞之间呼吸差异。Burk 和 Schade 等清晰地指出：正确比较有助于数据解释，从而凸显致瘤细胞与非致瘤细胞之间的呼吸功能差异[11, 14, 24]。这些研究人员还指出，不正确的比较，尤其是 Weinhouse 在人类组织与小鼠肿瘤之间所做的比较，可能会混淆对数据的解释[11]。Weinhouse 在实验设计方面犯了很多错误，从而模糊了正常细胞与癌细胞之间的呼吸差异。我建议所有对这一课题感兴趣的人，仔细阅读 Weinhouse 对瓦伯格研究的反驳，然后再思考一下 Burk 和 Schade 对这些反驳的辩驳[9, 11, 12]。

我不清楚为什么 Weinhouse 和 Aisenberg 重视那些不支持瓦伯格观点的实验数据，而对支持的数据则视而不见。Colowick 指出，那些支持瓦伯格观点的实验比那些不支持瓦伯格观点的实验有更好的对照组。但 Aisenberg 仍旧不相信致癌物可以简单地通过破坏细胞呼吸而致癌，不相信糖酵解产能在形态上劣于氧化产能。我将在第9章描述致癌物及病毒如何攻击线粒体来扰乱能量代谢[14, 15, 26]。

Szent-Gyorgyi 清楚地描述了通过糖酵解产生的能量为何劣于通过细胞呼吸产生的能量。细胞呼吸产能与线粒体膜的完整性及其已分化状态密不可分，而糖酵解则与线粒体结构缩减（大多数可溶酶位于细胞质内）及其去分化状态相关[32, 33]。因此结构紊乱的细胞器常伴随着产能低下[15]。诸多文献清晰记载，大多数（即便不是全部）癌细胞内线粒体与正常细胞的结构不同（参见第5章）。

我认为瓦伯格阐述其理论时的措辞，可能使该理论看上去不够明晰。在我看来，尽管 Burk、Schade、Colowick 等已经令人信服地驳斥了他人对瓦伯格理论的主要批判，但直到今天，"癌细胞呼吸正常"的陈旧说法依然在关于这个问题的讨论中被继续引用[23]。Weinhouse 反对瓦伯格理论的论文被继续引用，说明很多调查者没有仔细阅读过这些辩论，也没有仔细评估过相关数据。尽管 Deng 博士及其同事在综述中提出，瓦伯格在描述癌细胞呼吸受损或不足时有含混之处[23]，但瓦伯格从没有认为癌细胞呼吸是正常的[2, 10, 34, 35]。认识到这一事实是非常重要的。

每位读者需要自己来判断那些支持和反对瓦伯格理论的争议。经过十几年对体内外肿瘤系统的研究，我个人的结论是：因各种侵害造成的细胞呼吸功能不足是癌症最重要特征。我愿意挑战一下癌症领域的每个人，看有没有人能找到一个明确的证据来显示，在有利于呼吸而非酵解的生长环境中比较时，癌细胞的呼吸和与其类型匹配的正常细胞的呼吸不存在差异。我们将非致瘤性星形胶质细胞从生长于高葡萄糖培养基转移到含酮体的低葡萄糖培养基后仍然存活，但我们尝试将小鼠肿瘤细胞转移到这种细胞呼吸培养基上，则所有的小鼠肿瘤细胞都死亡了[36, 37]。Johannes Rieger 及其同事在一系列人类脑细胞系的研究中也有类似的发现[38]。大多数带有正常呼吸功能的细胞都能完成这一转变，但癌细胞则很少能够完成。如果认为癌细胞呼吸正常，那么在肿瘤细胞和在正常细胞中利用酮体供能的表现应该是相似的。

所以在我看来，癌症的解决只有在肿瘤细胞呼吸受损或不全的证据得到更广泛认知和接受时才能够发生[39]。当这一天到来之时，将开发新的治疗策略，可以显著增强大多数恶性肿瘤患者的无进展生存期。

参考文献

[1] Hellman H. Great Fueds in Medicine. New York: John Wiley & Sons, Inc; 2001.

[2] Warburg O. On the origin of cancer cells. Science.

1956;123:309-14.

[3] Samudio I, Fiegl M, Andreeff M. Mitochondrial uncoupling and the Warburg effect: molecular basis for

the reprogramming of cancer cell metabolism. Cancer Res. 2009;69:2163 - 6.

[4] Hochachka PW, Somero GN. Biochemical Adaptation: Mechanism and Process in Physiological Evolution. New York: Oxford Press; 2002.

[5] Nittinger J, Tejmar-Kolar L, Furst P. Microcalorimetric investigations on human leukemia cells - Molt 4. Biol Cell. 1990;70:139 - 42.

[6] van Wijk R, Souren J, Schamhart DH, van Miltenburg JC. Comparative studies of the heat production of different rat hepatoma cells in culture. Cancer Res. 1984;44:671 - 3.

[7] Monti M, Brandt L, Ikomi-Kumm J, Olsson H. Microcalorimetric investigation of cell metabolism in tumour cells from patients with non-Hodgkin lymphoma (NHL). Scand J Haematol. 1986;36:353 - 7.

[8] Kresge N, Hanson RW, Simoni RD, Hill RL. Sidney Weinhouse and the mechanism of ketone body synthesis from fatty acids. J Biol Chem. 2005;280:e20.

[9] Weinhouse S. On respiratory impairment in cancer cells. Science. 1956;124:267 - 9.

[10] Warburg O. On the respiratory impairment in cancer cells. Science. 1956;124:269 - 70.

[11] Burk D, Schade AL. On respiratory impairment in cancer cells. Science. 1956;124:270 - 2.

[12] Weinhouse S. The Warburg hypothesis fifty years later. Z Krebsforsch Klin Onkol Cancer Res Clin Oncol. 1976;87:115 - 26.

[13] Veech RL, Kashiwaya Y, Gates DN, King MT, Clarke K. The energetics of ion distribution: the origin of the resting electric potential of cells. IUBMB Life. 2002;54:241 - 52.

[14] Seyfried TN, Shelton LM. Cancer as a metabolic disease. Nutr Metab. 2010;7:7.

[15] Pedersen PL. Tumor mitochondria and the bioenergetics of cancer cells. Prog Exp Tumor Res. 1978;22:190 - 274.

[16] Lo C, Cristofalo VJ, Morris HP, Weinhouse S. Studies on respiration and glycolysis in transplanted hepatic tumors of the rat. Cancer Res. 1968;28:1 - 10.

[17] Kiebish MA, Han X, Cheng H, Chuang JH, Seyfried TN. Cardiolipin and electron transport chain abnormalities in mouse brain tumor mitochondria: lipidomic evidence supporting the Warburg theory of cancer. J Lipid Res. 2008;49:2545 - 56.

[18] Kiebish MA, Han X, Cheng H, Lunceford A, Clarke CF, Moon H, et al. Lipidomic analysis and electron transport chain activities in C57BL/6J mouse brain mitochondria. J Neurochem. 2008;106:299 - 312.

[19] Aisenberg AC. The Glycolysis and Respiration of Tumors. New York: Academic Press; 1961.

[20] Colowick SP. The status of Warburg's theory of glycolysis and respiration in tumors. Q Rev Biol. 1961;273 - 6.

[21] Zu XL, Guppy M. Cancer metabolism: facts, fantasy, and fiction. Biochem Biophys Res Commun. 2004;313:459 - 65.

[22] Chance B, Hess B. Spectroscopic evidence of metabolic control. Science. 1959;129:700 - 8.

[23] Koppenol WH, Bounds PL, Dang CV. Otto Warburg's contributions to current concepts of cancer metabolism. Nat Rev. 2011;11:325 - 37.

[24] Kiebish MA, Han X, Cheng H, Seyfried TN. In vitro growth environment produces lipidomic and electron transport chain abnormalities in mitochondria from non-tumorigenic astrocytes and brain tumours. ASN Neuro. 2009;27:1.

[25] Monier R, Zajdela F, Chaix P, Petit JF. Low-temperature spectrographic study of the cytochromes in various rat and mouse tumors. Cancer Res. 1959;19:927 - 34.

[26] Hadler HI, Daniel BG, Pratt RD. The induction of ATP energized mitochondrial volume changes by carcinogenic N-hydroxy-N-acetyl-aminofluorenes when combined with showdomycin. A unitary hypothesis for carcinogenesis. J Antibiot. 1971;24:405 - 17.

[27] Smith AE, Kenyon DH. A unifying concept of carcinogenesis and its therapeutic implications. Oncology. 1973;27:459 - 79.

[28] Vander Heiden MG, Cantley LC, Thompson CB. Understanding the Warburg effect: the metabolic requirements of cell proliferation. Science. 2009;324:1029 - 33.

[29] Moreno-Sanchez R, Rodriguez-Enriquez S, Marin-Hernandez A, Saavedra E. Energy metabolism in tumor cells. FEBS J. 2007;274:1393 - 418.

[30] Fantin VR, St-Pierre J, Leder P. Attenuation of LDH-A expression uncovers a link between glycolysis, mitochondrial physiology, and tumor maintenance. Cancer Cell. 2006;9:425 - 34.

[31] Jahnke VE, Sabido O, Defour A, Castells J, Lefai E, Roussel D, et al. Evidence for mitochondrial respiratory deficiency in rat rhabdomyosarcoma cells. PloS One. 2010;5:e8637.

[32] Szent-Gyorgyi A. The living state and cancer. Proc Natl Acad Sci USA. 1977;74:2844 - 7.

[33] Manchester K. The quest by three giants of science for an understanding of cancer. Endeavour. 1997;21:72 - 6.

[34] Warburg O. The Metabolism of Tumours. New York: Richard R. Smith; 1931.

[35] Warburg O. Revised Lindau Lectures: The prime

cause of cancer and prevention—Parts 1 & 2. In: Burk D, editor. Meeting of the Nobel—Laureates Lindau, Lake Constance, Germany: K.Triltsch; 1969. p. http://www.hopeforcancer.com/OxyPlus.htm.

[36] Shelton LM. Targeting energy metabolism in brain cancer. Chestnut Hill: Boston College; 2010.

[37] Seyfried TN, Mukherjee P, Adams E, Mulrooney TJ, Abate LE. Metabolic control of brain cancer: Role of glucose and ketones. Proc Amer Assoc Cancer Res. 2005;46:267.

[38] Maurer GD, Brucker DP, Baehr O, Harter PN, Hattingen E, Walenta S, et al. Differential utilization of ketone bodies by neurons and glioma cell lines: a rationale for ketogenic diet as experimental glioma therapy. BMC Cancer. 2011;11:315.

[39] Bambeck GS, Wolfson M. Mainstream Science's Dogma Reversal: Aerobic Glycolysis/Metabolic Alterations are finally seen as Necessary for Cancer Cell Initiation/Maintenance. 2011: http:// best—resveratrol.monicathebarber.com/2011/04/29/mainstream_sciences_dogma_reversal_aerobic_glycolysis_metabolic_alterations_are_finally_seen_as_necessary_for_cancer_cell_initiation_ maintena/

第7章

有关癌细胞呼吸是否正常的讨论

呼吸是细胞消耗氧气通过氧化磷酸化获得能量的过程。如第 4 ~ 6 章所述，癌细胞有呼吸不足的确凿证据，可为什么这么多已发表的研究却显示在癌细胞中呼吸是正常的或没有严重受损呢？试想如果癌细胞中控制该过程的细胞器受损，它又怎能表现为正常呼吸呢？我认为这是癌症代谢领域的核心问题。如果许多肿瘤细胞的呼吸没有损伤且功能正常，那么瓦伯格的呼吸受损理论便不能合理解释癌症的起源。确定呼吸作用在癌细胞中扮演的角色是持续性难题，必须"迎头"（head on）解决。如果有明显可靠的证据显示在癌细胞中 ATP 可通过氧化磷酸化正常合成，那么对我或其他任何人来说，都将不再讨论瓦伯格癌症起源理论。

为什么要确立瓦伯格理论的有效性呢？如果瓦伯格理论是正确的，那么应该可以将疾病的所有特征直接或间接地与呼吸受损或不全相联系。如果瓦伯格理论在描述疾病性质方面是正确的，那么当今癌症领域正在朝错误方向行进。反之，如果瓦伯格理论是不正确的，则有必要抛弃瓦伯格对癌症起源的解释。这个争议关乎癌症领域的研究朝着哪个方向发展，因此所有对此问题感兴趣的人来说，都必须仔细评估正常细胞和肿瘤细胞中细胞呼吸的数量和质量是否相似的证据。

7.1 伪呼吸

只是因为培养的肿瘤细胞消耗 O_2，释放 CO_2，通过 ETC 传递电子并在其线粒体中产生 ATP，就认为大部分 ATP 是特异性通过正常的氧化磷酸化产生的，这并不正确，为什么呢？因为三羧酸（TCA）循环活性和耗氧量不一定都与氧化磷酸化合成 ATP 相关[1-4]。许多调查人员没能认识到这个事实，这可能是因为该问题涉及复杂的系统[3, 5, 6]。科学文献中已有大量论文表明，癌细胞可以进行呼吸，其释放 H^+、传递电子、消耗 O_2，释放 CO_2，并在线粒体中产生 ATP。我在第 5 章指出，在氧化磷酸化解偶联（电子传递未偶联 ATP 合成）的癌细胞中的耗氧量可以增加。心磷脂含量和组成的异常可诱导与蛋白质无关的解偶联，而肿瘤细胞的心磷脂含量是异常的。

有必要再讨论一下 Ramanathan 关于肿瘤细胞中 O_2 消耗所起作用的研究[7]。这些研究者提到一个有趣的发现，即与具有低致瘤潜力的细胞相比，高致瘤潜力的细胞耗氧量更多，并且产生较少的氧依赖性（需氧性）ATP。他们还进一步指出，这样的细胞可能因为 ATP 合成之外的其他原因，使用线粒体电子传递链和氧化磷酸化。那其他原因是什么呢？

Antonio Villalobo 和 Albert Lehninger 的研究表明，与正常细胞相比，在肿瘤细胞中正常释放的 H^+ 质子在更大程度上会渗漏回基质[8]。Peter Pederson 在他的综述中用图 7C（该综述 215 页）显示了质子渗漏（proton leak）[6]。线粒体膜电位的泄漏可产生热量或活性氧（ROS）（图 4-4）。肿瘤细胞中 ROS 水平通常高于正常细胞[9]。第 5 章中我也解释了，为何高度恶性的肿瘤细胞的产热量比低度恶性的肿瘤细胞的产热量多。因此，与线粒体 ATP 产生相关的 O_2 消耗证据本身，并不是正常呼吸的证据。

在下一章中，我将展示，癌细胞如何通过涉及氨基酸酵解的非氧化过程在其线粒体中合成 ATP。这种能量的产生是通过琥珀酰辅酶 A 合成酶的作用和琥珀酸脱氢酶的逆转产生的，其中延胡索酸变成了氧化剂。换句话说，癌细胞消耗氧，但并不通过氧化磷酸化产生 ATP，而是通过涉及底物水平磷酸化的线粒体酵解产生 ATP。

这可能会给人造成呼吸活跃的假象，但其实不然。因为没有更好的专用术语，我暂且把这种现象称为"假呼吸"或"伪呼吸"（pseudo-respiration）。伪低氧（pseudo-hypoxia）这个术语被用来描述 HIF-1α 在常氧条件下的持续表达[10]，而 HIF-1α 只能在低氧条件下升高以驱动糖酵解。在常氧条件下，癌细胞中 HIF-1α 的升高是由细胞呼吸受损引发的。维持酵解需要 HIF-1α，如果没有酵解供能，大多数癌细胞会死亡。

为什么已发表的文献中有许多描述肿瘤细胞中存在氧化磷酸化活性，但都没有采用线粒体底物水平磷酸化或非氧化磷酸化来解释他们的这一发现？因为至今我还没有找到一篇文献回答了这个问题，或是在实验设计中考虑到了必要的对照实验，以区分通过氧化磷酸化产生的能量和通过线粒体酵解产生的能量。没有这些关键的实验，就不能得出癌细胞中呼吸正常的结论[5]，也不可能否认瓦伯格理论，即呼吸不足或损伤是癌症的起源。

必须满足几项标准才能得出结论，即来自癌细胞线粒体的能量是特异性通过氧化磷酸化产生的，而不是通过底物水平磷酸化或在延胡索酸还原酶水平通过电子传递合成 ATP 产生的[11]。在无血清或含有已透析血清（无葡萄糖或低葡萄糖）的培养基中进行这些研究才是有益的。血清中含有许多代谢产物，从而不能正确解释能量产生的数据。另一方面，血清含有细胞呼吸所需的许多因子。我们知道一些肿瘤细胞可以从血清中获得脂质[12]。在小鼠中生长的人类肿瘤细胞能获得独特的、人细胞不能合成的小鼠脂质。同样肿瘤细胞也能从血清中获得胆固醇（参见第 4 章）。胆固醇是细胞增殖所必需的物质，而胆固醇合成需要氧气。血清可以在无氧情况下提供胆固醇，由此血清胆固醇可在无氧情况下维持肿瘤细胞生长。

在至少两种条件下进行细胞培养才是有助于正确研究，一种是在常氧条件下，另一种是在低氧条件下（<0.5%氧气）。但什么是常氧？许多人认为 20%氧气就是常氧。然而，组织中的常氧只需含有 5%~9% 氧气。所以我要问，用于培养细胞的氧气条件是否准确地模拟了体内环境中氧含量？除了采用低氧条件外，我还认为应将使用糖酵解抑制剂和抗细胞呼吸药物作为额外的对照组，其中几种药物如图 7-1 所示。不过，这些药物某些可能产生与抑制氧化磷酸化无关的毒性作用[13]。此外，低氧可能会影响线粒体功能，与氧化磷酸化的抑制作用无关。我们发现二氧化碳缺乏会对细胞产生毒性作用。在没有二氧化碳的纯氮气（N_2）中生长的细胞会死于快速酸化。因此，作为癌细胞使用氧化磷酸化进行能量生产的证据，必须观察到以下现象：

首先，低氧条件下，生长于不含谷氨酰胺或其他可氧化代谢物（如酮体、脂肪酸）的血清和无葡萄糖基本培养基中的细胞，在相对较短时间内发生死亡。如果所有能够产生能量的营养物都耗尽，且不能通过内源性合成胆固醇或从环境中获取胆固醇，细胞不可能长时间存活[13]。随着所有能量底物都耗尽，膜将发生除极[14]。

许多癌细胞可以使用葡萄糖和谷氨酰胺来保持活力。来自葡萄糖酵解的能量主要通过糖酵解生成，而来自谷氨酰胺的能量则可以通过氧化磷酸化或酵解生成。谷氨酰胺酵解可以在三羧酸循环中通过琥珀酰-CoA 合成酶步骤从底物水平磷酸化提供能量，或同样在线粒体中通过延胡索酸还原酶反应提供能量[15]。至于癌细胞如何通过氨基酸酵解合成 ATP，我将在下一章中更详细地介绍。

如果葡萄糖不存在，则无法通过糖酵解或戊糖磷酸途径维持细胞活力（图 4-5）。如果谷氨

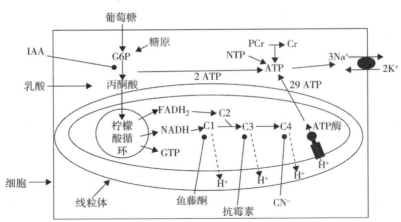

图 7-1　能量生产途径的示意图。葡萄糖（或糖原）通过糖酵解转化为丙酮酸，产生 2 个 ATP 分子，此过程可被碘乙酸（IAA）、葡萄糖 –6– 磷酸（G6P）抑制。丙酮酸转化为乙酰辅酶 A，后者进入柠檬酸循环而生成两个 GTP 分子（可转换为 ATP）并将 NADH 和 $FADH_2$ 输送至电子传递链——复合体 I、III 和 IV（C1、C3 和 C4），后者进一步跨线粒体膜释放出质子，为合成 ATP 供能。鱼藤酮（rotenone），抗霉素（antimycin）和氰化物（cyanide）可以抑制 C1、C3 和 C4。ATP 主要用于离子泵供能，如图中所示的细胞膜钠泵。短期的 ATP 储备以磷酸肌酸（PCr）和非 ATP 的其他三磷酸核苷酸（NTPs），如 UTP、GTP 和 CTP 形式出现。
来源：经许可转载自文献 14

酰胺通过三羧酸循环代谢和氧化磷酸化维持细胞活力，那么低氧应该会抑制 ATP 合成，并杀死单用谷氨酰胺或合用半乳糖（galactose）混合物生长的细胞。半乳糖通常在癌细胞中不酵解[16]。如果在不存在氧气或存在氰化物的情况下，谷氨酰胺使细胞保持活力，则该过程不可能涉及氧化磷酸化，因为氧化磷酸化产生 ATP 需要氧和细胞色素 c。Renner 等发现，在存在或不存在氰化钾（KCN）的情况下，神经胶质瘤细胞系和原发性胶质母细胞瘤细胞，在 ATP 合成方面是相似的[17]。由于 KCN 在正常细胞中阻断线粒体复合体 IV 功能和细胞呼吸，所以在有葡萄糖条件下，用 KCN 处理的胶质瘤细胞中表现出持续的活力和 ATP 生成，表明这些肿瘤细胞未完全使用氧化磷酸化产能。如果细胞依赖氧化磷酸化产能而生存，那么 KCN 会杀死这些细胞。遗憾的是，这些研究者在 KCN 和谷氨酰胺存在下，没有在低葡萄糖条件下进行对照实验来验证。而我们在转移性肿瘤细胞中进行了这些对照实验，发现肿瘤细胞仍保持活力。我将在下一章中展示相关数据。

　　低氧或快速抑制氧化磷酸化会迅速杀死依赖氧化磷酸化存活的呼吸中的细胞。钠泵在低氧期间成为细胞吸收能量主要的"黑洞"（sink）[4, 14]。如果氧化磷酸化因无氧而停止，则由于钠泵的能量耗尽，细胞会膨胀致死。这一死亡发生很迅速，特别是在葡萄糖无法通过糖酵解产生 ATP 作为替代能量的情况下[13, 14, 18]。这一点在 Attell 团队的脑切片研究中已被证实[14]。研究者还发现在低氧条件下，乳酸并不能替代葡萄糖维持正常细胞的活力。

　　在无氧条件下，依赖细胞的生物体能够存活多长时间？生存期通常 <1 小时，除非生物体或细胞已经适应了在低氧条件下长期存活[4, 11, 19-21]。如果低氧不能杀死细胞，那么细胞显然是通过氧化磷酸化以外的机制产生能量。如果氧化磷酸化关闭，则乳酸不能向正常细胞提供能量，那么肿瘤细胞会怎么样呢？如果乳酸向肿瘤细胞提供能量，那么这条通路不可能涉及氧化磷酸化，而是会涉及酵解。乳酸可以被氧化成丙酮酸，后者再通过底物水平磷酸化在线粒体中酵解。一旦从培养基中除去葡萄糖，而细胞在低氧条件下继续存活的话，那么氧化磷酸化不可能是其存活的机制。然而请注意一下 Molina 等的报道[22]，乳酸可能作为某些乳腺癌细胞亚群的代谢燃料。显然，有必要做更多的研究来评估乳酸在癌细胞能量来源中的作用。

在评估癌细胞中氧化磷酸化的作用时，我不确定有多少研究考虑到了这些复杂的影响因素。我对那些在研究中确实考虑过这些可能性的研究者表示致歉，在我综述相关文献时可能漏检了。如果我们的目标是杀死癌细胞，那就应该对不同生理状态下维持癌细胞 ATP 生成和活力的能量系统，做出严肃的考察。我们同时也要注意，培养的肿瘤细胞对能量应激的反应，可能不同于其在自然环境下所发生的反应。如果我们知道癌细胞什么能吃、什么不能吃，我们就可以杀死它们。

酮体和脂肪酸可作为谷氨酰胺以外的替代代谢燃料用于线粒体 ATP 的合成，但这些替代燃料也需要氧气进行代谢。所以在葡萄糖和氧缺乏的情况下，特别是当酮体和脂肪酸是唯一可用的燃料时，任何细胞都会很快走向死亡。如果酮体或脂肪酸为唯一可用的能量底物，而有氧条件下的细胞得以存活，那么这些细胞很可能是通过氧化磷酸化来产能的。因为据我所知，酮体和脂肪酸不能通过酵解产能 [4]。

正如我将在下一章中描述的那样，如果肿瘤细胞在有氧条件下酵解谷氨酰胺，那么如何才能确定谷氨酰胺生成的能量到底是源于氧化磷酸化，还是源于线粒体内的酵解呢？这是一个需要仔细注意的重要问题。如果在有氧或无氧的条件下，肿瘤细胞的活力相似，则细胞不大可能通过氧化磷酸化保持活力。更具体地说，在有氧或无氧条件下，肿瘤细胞生长在仅含葡萄糖或谷氨酰胺的基本培养基中，如果两者的细胞活力和乳酸生成相似，那么细胞获得的能量很可能来自酵解而不是氧化磷酸化。如果癌细胞使用氧化磷酸化供能，那么细胞在无氧条件下的活力应该显著低于有氧条件。如果癌细胞使用氧化磷酸化供能，那么在有 KCN 的条件下细胞活力应该比无 KCN 时显著降低，因为 KCN 抑制了细胞色素 c 和氧化磷酸化（原文"有 KCN"与"无 KCN"颠倒，经与作者讨论过后纠正——译者注）。在讨论这些有关肿瘤细胞能量代谢的信息后，我们现在可以重新评估那些声称肿瘤细胞的能量来自氧化磷酸化产生 ATP 的众多文章了。

7.2　肿瘤细胞通过氧化磷酸化产生能量的科学证据到底有多强

这个问题的答案取决于评估的系统实验。某些情况下证据显得强烈，而在其他情况下证据却显得薄弱。但大多数声称"癌细胞氧化磷酸化正常"的研究中，我都发现实验设计存在缺陷。大多数缺陷是缺乏关键对照实验，用以排除线粒体的底物水平磷酸化，因为这可以作为其研究的另一种解释。许多实验使用细胞呼吸毒素，但没有同时使用低氧作为额外的对照组。其实低氧可以提供不同于细胞呼吸抑制剂的另一种视角。在评估使用任何细胞呼吸抑制剂的实验结果时需要格外小心，因为其非特异性毒性作用可能使数据的解释复杂化，最好合用低氧和呼吸抑制剂来评估细胞呼吸对肿瘤细胞活力的作用。那么，证明"癌细胞呼吸正常"的证据中，最严重的问题在哪儿呢？

7.3　重新评估癌细胞氧化磷酸化产生 ATP

科学文献中有关"培养的肿瘤细胞可以通过氧化磷酸化获得能量"最常引用的是 Reitzer 等的论文 [16]。这篇论文的报告者提出证据：HeLa 癌细胞的主要能量来源于谷氨酰胺而不是葡萄糖或其他糖。据谷歌（Google）搜索统计，自 1979 年该文发表以来，这篇论文被引用了近 600 次。本文提供的证据显示，谷氨酰胺是 HeLa 细胞的主要能量底物。尽管作者结论如此，但他并没有证明源自谷氨酰胺的能量实际上来自偶联的氧化磷酸化。因此，有必要仔细核对显示作者观点的证据，即认为是谷氨酰胺通过完整的三羧酸循环提供能量（第 2674 页，该论文第一段和图 8）（图 7-2）。

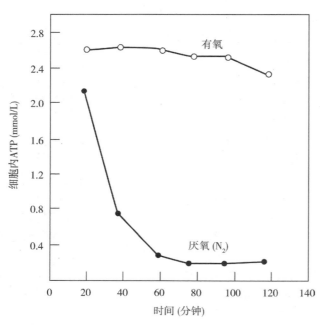

图 7-2 在有氧或无氧且无葡萄糖的条件下，HeLa 细胞内 ATP 的浓度。细胞预先在最低基本培养基约克里克（Joklik），5% 非透析的胎牛血清中旋转培养，后者可以支持细胞数量指数级增长至 10^6/ml。在细胞数量达到 3×10^5/ml 时，取出 200ml 室温下离心（1500g）15 分钟，再立即悬浮在 10ml 最低基本培养基 Joklik 中，该培养基含有 20mmol/L 4-（2-羟乙基）-L-哌嗪-乙烷-磺酸，pH 为 7，无血清或葡萄糖。厌氧培养（anaerobic incubation）基则是将 100% 氮气在培养基中鼓泡至少 10 分钟除去其中所含氧气。这些细胞被轻轻地重新悬浮在培养基中，以避免引进氧气，且培养基在整个培养期间都持续暴露在氮气中。有氧培养则上述步骤都是暴露在空气之中进行的。在 37℃ 的水浴中迅速摇动培养烧瓶。在指定时间内，将 1.5ml 培养液与 0.25ml 的 2.4N $HClO_4$ 和 8mmol/L EDTA 在 0℃ 混合，并用 12 006g 离心 20 分钟。上清液用氢氧化钾中和，以培养基中的酚红指示。通过离心除去高氯酸钾后，用文献 16 所述方法测量 ATP。来源：修改自文献 16

Reitzer 等的数据清楚表明，HeLa 细胞在无血清培养基中生长时，若仅用谷氨酰胺和半乳糖作为唯一能量底物，其内部的 ATP 水平仍可维持至少 2 小时。这些研究结果还显示，谷氨酰胺是 HeLa 细胞的主要能量代谢物。在他们更早期的论文中（该论文原文图 7），作者认为谷氨酰胺的碳以二氧化碳的形式出现，谷氨酰胺的碳只有约 13% 出现在乳酸中。这些研究与其他类似研究都表明，肿瘤细胞中由谷氨酰胺产生的乳酸量是很少的[23-25]。Reitzer 等的研究结论是，谷氨酰胺在有氧条件下主要通过三羧酸循环代谢，来源于谷氨酰胺代谢产生的能量大部分来自线粒体而不是细胞质中的糖酵解。这是与癌细胞能量代谢相关的重要发现。

Reitzer 等提供证据认为由谷氨酰胺代谢产生的细胞能量通过氧化磷酸化获得，原因来自氮气对 ATP 生成的影响。如其论文图中第二部分所示，在仅含谷氨酰胺的无葡萄糖/无血清基本培养基中，当 HeLa 细胞经过氮气环境培养时，ATP 的产生急剧下降（图 7-2）。乍一看，这些观察结果似乎表明氧化磷酸化肯定参与了能量生产，因为去除氧会导致 ATP 合成急剧下降。Rietzer 等也确实总结道："在非生长条件下的短期培养表明，谷氨酰胺通过三羧酸循环的氧化磷酸化提供大部分 ATP，同时排除了糖原作为能量重要来源通过糖酵解提供 ATP（参见论文"讨论"部分）[16]。"

然而众所周知，在低氧条件下使用纯氮气且无二氧化碳时细胞会死亡。在这种条件下，需要二氧化碳来缓冲酸性。我们发现，转移性 VM-M3 小鼠肿瘤细胞即使在含 25mM 葡萄糖的完全培养基中生长，如果使用纯氮气也会引起细胞的大量死亡。同样，用完全培养基培养的 HeLa 细胞，一旦暴露于纯氮气时也会迅速死亡。Papandreou 等也报道，在含高葡萄糖的完全培养基中，严重低氧导致肿瘤细胞模型的细胞死亡[26]。所以我们说 Reitzer 等的结果并没有证明常氧条件下谷氨酰胺通过氧化磷酸化为 HeLa 细胞提供能量，反而证明细胞在纯氮气且无二氧化碳条件下 ATP 生成下降、细胞死亡。

因此，Reitzer 等的实验是不完整的，因为缺乏关键的对照实验（细胞在完全培养基、纯氮气条件下生长，以及细胞活力测定）以显示其实验条件对细胞无毒性。如果没有这些实验，且缺少更长期（长于 2 小时）的细胞活力数据，不可能得出谷氨酰胺氧化作用可以通过氧化磷酸化提供 ATP 的结论。我们的研究结果表明，纯氮气且无二氧化碳的条件，对在完全培养基（含血清、谷氨酰胺和葡萄糖）中生长的肿瘤细胞有毒性，并不能以此来评估氧化磷酸化工作与否。我不排除谷氨酰胺在常氧条件下通过氧化磷酸化向 HeLa 细胞提供能量的可能性，但是我不能接受 Reitzer 等提出的支持该假说的证据。

Reitzer 等也曲解了 Donnelly 和 Scheffler 研究的结果，认为这些研究人员发现在细胞呼吸缺陷的中国仓鼠成纤维细胞中谷氨酰胺呼吸占 ATP 产量的 40%（第 2675 页）。其实 Donnelly 和 Scheffler 原文总结说的是，野生型"细胞呼吸完整的成纤维细胞"中的谷氨酰胺呼吸占 ATP 产量的 40%，而不是指在呼吸缺陷的成纤维细胞中[27]。无细胞呼吸的细胞怎么能通过细胞呼吸产生 ATP 呢？

总之，Reitzer 等的研究结果并不能提供证据表明 HeLa 细胞的呼吸正常，因为没有进行关键实验以支持 HeLa 细胞通过谷氨酰胺呼吸产生 ATP 的结论。简单地说，没有设计对照实验以排除纯氮气或二氧化碳缺乏引起的毒性作用。尽管谷氨酰胺通过三羧酸循环代谢产生 ATP，但是没有相关实验来排除通过涉及氨基酸酵解的三羧酸循环底物水平磷酸化生成 ATP 的可能性。没有这个证据就不能得出肯定结论认为 HeLa 细胞的呼吸正常。此外，我们从 Rossignol 等以及 Piva 和 McEvoy-Bowe 的研究结果中发现，HeLa 细胞中线粒体的形态是异常的[13, 28, 29]，这表明 HeLa 细胞线粒体功能不可能与正常细胞相同。在这些有异常线粒体结构的细胞中，如何可能存在正常的细胞呼吸呢？虽然 Reitzer 等的研究被大量引用来反对瓦伯格的癌症理论，但很明显，该证据是十分脆弱的。

7.4　氧化磷酸化在其他肿瘤中如何表达

Jose 等最近文献综述了在多种肿瘤细胞类型中氧化磷酸化提供能量的情况[30]。除了 Reitzer 等的研究外，他们也引用了很多其他支持氧化磷酸化为肿瘤细胞提供能量的研究。这些与以前第 6 章中 Sidney Weinhouse 的评论得出一样的结论，即氧化磷酸化在许多肿瘤细胞中是发挥作用的。其中部分重要评论和研究认为，氧化磷酸化在肿瘤细胞中是有功能的、并未严重受损，或者是可以恢复正常功能。这些文献的作者包括 Guppy 及其同事[6, 31-33]、Fantin 等[34, 35]、Rossignol 及其同事[28, 36-38]、Moreno-Sanchez 及其同事[39-44]、Griguer 等[45]、Mazurek 等[46]、Bonnet 等[47]、Funes 等[48]、Morris 及其同事[49, 50]、Dang 及其同事[5, 51, 52]、Fogal 等[53]、Gottlieb 和 Vousden[54]、Thompson 和同事[55-59]、McKeehan[60]、Levine 和 Puzio-Kuter[61]、Sonveaux 等[62]、Lopez-Lazaro[63]、Gatenby 和 Gillies[64, 65]，以及 Weinberg 和 Chandel[66]。关于癌症细胞中氧化磷酸化的表达，另有其他研究团队对此持类似看法。由于未列出研究者完整清单，我深表歉意。如 Reitzer 等的研究类似，以上引述研究中无一项研究实验排除涉及氨基酸酵解的三羧酸循环底物水平磷酸化产生 ATP 可能性。而没有这个关键信息，不可能得出癌细胞呼吸正常的结论。虽然许多癌细胞可能存在某些呼吸作用，但仍然不确定肿瘤细胞的呼吸作用，与所匹配的正常细胞对照组的呼吸作用是否具有相似性。

Wong 及其同事最近的研究证据表明，卵巢癌患者组织分离的线粒体的呼吸大部分是正常的[67]。虽然这些研究者没有评估从正常卵巢组织分离的线粒体[67]，但他们提到 ATP 生成量和琥珀酸、苹果酸和谷氨酸脱氢酶的特异性活性与人类骨骼肌、心脏和肝脏中报道的值相当。然而，仔细检查其论文表 2 中的数据发现，当使用琥珀酸作为底物时[67]，卵巢癌和腹膜癌的 ATP 生成速率［平均 37 nmol/（min·mg）］显著低于骨骼肌［平均 265 nmol/（min·mg）］。当使用 TMPD+ 抗坏血酸作为底物时，得到类似的观察结果。

目前还不清楚这些研究者如何根据这些数据得出下面的结论：这些卵巢癌组织中三羧酸循环及线粒体氧化磷酸化有功能的、是有活性的[67]。很重要的是，读者应该自己从原文中评估这些数据。因为还有报道显示，卵巢癌细胞线粒体是异常的[68, 69]。根据该研究以及 Wong 及其同事在论文表 2 中的数据都显示，卵巢癌存在线粒体功能异常和 ATP 生成减少，如果 Wong 及其同事能够解释一下他们为何认为其肿瘤样本的呼吸正常，将会十分有帮助。

7.5　Pedersen 对肿瘤线粒体及肿瘤生物能量学的综述

Pedersen 提供了大量的证据[6]显示，与正常细胞的线粒体相比，肿瘤细胞的线粒体存在缺陷。他在综述中全面讨论了癌细胞线粒体生物能量和功能问题。虽然需要对复杂的细胞生物能量系统有所了解，才能体会文章中的信息，但基本信息脉络是清楚的，即与组织特异性对照细胞相比，癌细胞的线粒体是有缺陷的。这一点很重要，因为通常难以获得组织特异性对照细胞，以便与肿瘤细胞进行比较。我在此总结了 Pedersen 研究中几个关键结论：

1. 肿瘤线粒体在形态学和超微结构上是异常的，并且对生长培养基变化的反应不同于正常细胞。

2. 肿瘤线粒体的蛋白质和脂质组成与正常线粒体存在明显差异。

3. 肿瘤线粒体中的质子泄漏和解偶联比正常线粒体更显著。

4. 肿瘤线粒体的钙调节受损。

5. 许多肿瘤的线粒体的阴离子膜转运系统出现异常或失调。

6. 肿瘤细胞中葡萄糖酵解的升高并不是由穿梭系统受损导致的。

7. 丙酮酸在肿瘤线粒体中没有被有效地氧化，肿瘤线粒体含有表面结合的胚胎样（fetal-like）己糖激酶。

8. 肿瘤细胞中乳酸产生过多可能与细胞呼吸的某些缺陷有关。

Pedersen 指出，以上结论并不意味着瓦伯格理论不正确，只是提醒注意所有肿瘤细胞均潜在生物能量异常。肿瘤细胞线粒体电子传递链水平上的缺陷，尽管并不广泛但确实存在，而线粒体异常会导致呼吸功能降低。事实上，瓦伯格从来没有说过电子传递的广泛缺陷是导致癌症的起因。相反，瓦伯格认为呼吸不足是导致癌症起因[70-73]。我们从许多研究者的工作中了解到，癌细胞中的电子传递并不一定与 ATP 合成相偶联。但任何会导致氧化磷酸化与电子传递解偶联的线粒体缺陷都可能会削弱细胞呼吸。

虽然有很多理由导致许多研究人员否定瓦伯格的核心假说，即呼吸损害是癌症的起因，但大多数拒绝的理由缺乏证据支持。在所引用的反对瓦伯格理论的文献中，没有一名研究者排除了以下可能性，即线粒体氨基酸酵解和底物水平磷酸化可以替代氧化磷酸化，为线粒体产生能量[5]。事实上，除了我们进行的研究之外，目前尚未找到任何研究真正讨论到了肿瘤细胞的这个问题[74, 75]。然而没有这个信息，就不可能肯定地说，癌细胞呼吸是正常的或是可以恢复正常的。没有这个信息，就不能否定瓦伯格癌症理论。因此，认为肿瘤细胞氧化磷酸化正常的研究人员在设计实验中，必须加入排除氨基酸酵解产生 ATP 而不是线粒体氧化磷酸化产生 ATP 这一可能性的实验项目。这点非常重要，因为氨基酸酵解（主要通过谷氨酰胺氧化）可以很容易被误认为是氧化磷酸化，原因是存在有氧或无氧条件下线粒体均显著合成 ATP 的事实。

在回顾众多研究人员多年实验数据的基础上，我确信氧化磷酸化在所有癌细胞中都有一定程度的受损。尽管不同癌细胞中的氧化磷酸化损伤可能或深或浅，但即使不是全部但至少大多数的癌细胞会表达一定程度的氧化磷酸化功能不全。因此，针对本章题目中提出的问题"癌细胞的呼吸正常吗"？，回答是"不太可能"。

参考文献

[1] Vaupel P. Strikingly high respiratory quotients: a further characteristic of the tumor pathophysiome. Adv Exp Med Biol. 2008;614:121 - 5.

[2] Herst PM, Berridge MV. Cell surface oxygen consumption: a major contributor to cellular oxygen consumption in glycolytic cancer cell lines. Biochim Biophys Acta. 2007;1767:170 - 7.

[3] Ferreira LM. Cancer metabolism: the Warburg effect today. Exp Mol Pathol. 2010;89:372 - 80.

[4] Hochachka PW, Somero GN. Biochemical Adaptation: Mechanism and Process in Physiological Evolution. New York: Oxford Press; 2002.

[5] Koppenol WH, Bounds PL, Dang CV. Otto Warburg's contributions to current concepts of cancer metabolism. Nat Rev. 2011;11:325 - 37.

[6] Pedersen PL. Tumor mitochondria and the bioenergetics of cancer cells. Prog Exp Tumor Res. 1978;22:190 - 274.

[7] Ramanathan A, Wang C, Schreiber SL. Perturbational profiling of a cell-line model of tumorigenesis by using metabolic measurements. Proc Natl Acad Sci USA. 2005;102:5992 - 7.

[8] Villalobo A, Lehninger AL. The proton stoichiometry of electron transport in Ehrlich ascites tumor mitochondria. J Biol Chem. 1979;254:4352 - 8.

[9] Seoane M, Mosquera-Miguel A, Gonzalez T, Fraga M, Salas A, Costoya JA. The mitochondrial genome is a "genetic sanctuary" during the oncogenic process. PloS One. 2011;6:e23327.

[10] Tennant DA, Duran RV, Boulahbel H, Gottlieb E. Metabolic transformation in cancer. Carcinogenesis. 2009;30:1269 - 80.

[11] Hochachka PW, Owen TG, Allen JF, Whittow GC. Multiple end products of anaerobiosis in diving vertebrates. Comp Biochem Physiol B. 1975;50:17 - 22. 130.

[12] Ecsedy JA, Holthaus KA, Yohe HC, Seyfried TN. Expression of mouse sialic acid on gangliosides of a human glioma grown as a xenograft in SCID mice. J Neurochem. 1999;73:254 - 9.

[13] Lyamzaev KG, Izyumov DS, Avetisyan AV, Yang F, Pletjushkina OY, Chernyak BV. Inhibition of mitochondrial bioenergetics: the effects on structure of mitochondria in the cell and on apoptosis. Acta Biochim Pol. 2004;51:553 - 62.

[14] Allen NJ, Karadottir R, Attwell D. A preferential role for glycolysis in preventing the anoxic depolarization of rat hippocampal area CA1 pyramidal cells. J Neurosci. 2005;25:848 - 59.

[15] Tomitsuka E, Kita K, Esumi H. The NADH-fumarate reductase system, a novel mitochondrial energy metabolism, is a new target for anticancer therapy in tumor microenvironments. Ann N Y Acad Sci. 2010;1201:44 - 9.

[16] Reitzer LJ, Wice BM, Kennell D. Evidence that glutamine, not sugar, is the major energy source for cultured HeLa cells. J Biol Chem. 1979;254:2669 - 76.

[17] Renner C, Asperger A, Seyffarth A, Meixensberger J, Gebhardt R, Gaunitz F. Carnosine inhibits ATP production in cells from malignant glioma. Neurol Res. 2010;32:101 - 5.

[18] Guzy RD, Schumacker PT. Oxygen sensing by mitochondria at complex III: the paradox of increased reactive oxygen species during hypoxia. Exp Physiol. 2006;91:807 - 19.

[19] Niitsu Y, Hori O, Yamaguchi A, Bando Y, Ozawa K, Tamatani M, et al. Exposure of cultured primary rat astrocytes to hypoxia results in intracellular glucose depletion and induction of glycolytic enzymes. Brain Res Mol Brain Res. 1999;74:26 - 34.

[20] Murdoch C, Muthana M, Lewis CE. Hypoxia regulates macrophage functions in inflammation. J Immunol. 2005;175:6257 - 63.

[21] Gulliksson M, Carvalho RF, Ulleras E, Nilsson G. Mast cell survival and mediator secretion in response to hypoxia. PloS One. 2010;5:e12360.

[22] Molina JR, Dennison JB, Mills GB. Breast cancer cells utilize lactate as energy during nutrient stress. Metabolism and Cancer; 2011 Oct 16 - 19; Baltimore (MD). 2011. p. 75.

[23] Moreadith RW, Lehninger AL. The pathways of glutamate and glutamine oxidation by tumor cell mitochondria. Role of mitochondrial NAD(P)$^+$-dependent malic enzyme. J Biol Chem. 1984;259:6215 - 21.

[24] Lanks KW. End products of glucose and glutamine metabolism by L929 cells. J Biol Chem.

1987;262:10093 - 7.

[25] Scott DA, Richardson AD, Filipp FV, Knutzen CA, Chiang GG, Ronai ZA, et al. Comparative metabolic flux profiling of melanoma cell lines: beyond the Warburg effect. J Biol Chem. 2011; 286:42626 - 34.

[26] Papandreou I, Krishna C, Kaper F, Cai D, Giaccia AJ, Denko NC. Anoxia is necessary for tumor cell toxicity caused by a low-oxygen environment. Cancer Res. 2005;65:3171 - 8.

[27] Donnelly M, Scheffler IE. Energy metabolism in respiration-deficient and wild type Chinese hamster fibroblasts in culture. J Cell Physiol. 1976;89:39 - 51.

[28] Rossignol R, Gilkerson R, Aggeler R, Yamagata K, Remington SJ, Capaldi RA. Energy substrate modulates mitochondrial structure and oxidative capacity in cancer cells. Cancer Res. 2004;64:985 - 93.

[29] Piva TJ, McEvoy-Bowe E. Oxidation of glutamine in HeLa cells: role and control of truncated TCA cycles in tumour mitochondria. J Cell Biochem. 1998;68:213 - 25.

[30] Jose C, Bellance N, Rossignol R. Choosing between glycolysis and oxidative phosphorylation: a tumor's dilemma? Biochim Biophys Acta. 2010;1807:552 - 61.

[31] Alirol E, Martinou JC. Mitochondria and cancer: is there a morphological connection? Oncogene. 2006;25:4706 - 16.

[32] Zu XL, Guppy M. Cancer metabolism: facts, fantasy, and fiction. Biochem Biophys Res Commun. 2004;313:459 - 65.

[33] Guppy M, Leedman P, Zu X, Russell V. Contribution by different fuels and metabolic pathways to the total ATP turnover of proliferating MCF-7 breast cancer cells. Biochem J. 2002;364:309 - 15.

[34] Fantin VR, St-Pierre J, Leder P. Attenuation of LDH-A expression uncovers a link between glycolysis, mitochondrial physiology, and tumor maintenance. Cancer Cell. 2006;9:425 - 34.

[35] Bui T, Thompson CB. Cancer's sweet tooth. Cancer Cell. 2006;9:419 - 20.

[36] Smolkova K, Bellance N, Scandurra F, Genot E, Gnaiger E, Plecita-Hlavata L, et al. Mitochondrial bioenergetic adaptations of breast cancer cells to aglycemia and hypoxia. J Bioenerg Biomembr. 2010;42:55 - 67.

[37] Smolkova K, Plecita-Hlavata L, Bellance N, Benard G, Rossignol R, Jezek P. Waves of gene regulation suppress and then restore oxidative phosphorylation in cancer cells. Int J Biochem Cell Biol. 2010;43:950 - 68.

[38] Jezek P, Plecita-Hlavata L, Smolkova K, Rossignol R. Distinctions and similarities of cell bioenergetics and the role of mitochondria in hypoxia, cancer, and embryonic development. Int J Biochem Cell Biol. 2010;42:604 - 22.

[39] Moreno-Sanchez R, Rodriguez-Enriquez S, Marin-Hernandez A, Saavedra E. Energy metabolism in tumor cells. FEBS J. 2007;274:1393 - 418.

[40] Marin-Hernandez A, Rodriguez-Enriquez S, Vital-Gonzalez PA, Flores-Rodriguez FL, Macias-Silva M, Sosa-Garrocho M, et al. Determining and understanding the control of glycolysis in fast-growth tumor cells. Flux control by an over-expressed but strongly product-inhibited hexokinase. FEBS J. 2006;273:1975 - 88.

[41] Rodriguez-Enriquez S, Vital-Gonzalez PA, Flores-Rodriguez FL, Marin-Hernandez A, Ruiz-Azuara L, Moreno-Sanchez R. Control of cellular proliferation by modulation of oxidative phosphorylation in human and rodent fast-growing tumor cells. Toxicol Appl Pharmacol. 2006;215: 208 - 17.

[42] Rodriguez-Enriquez S, Marin-Hernandez A, Gallardo-Perez JC, Carreno-Fuentes L, Moreno-Sanchez R. Targeting of cancer energy metabolism. Mol Nutr Food Res. 2009;53:29 - 48.

[43] Moreno-Sanchez R, Rodriguez-Enriquez S, Saavedra E, Marin-Hernandez A, GallardoPerez JC. The bioenergetics of cancer: is glycolysis the main ATP supplier in all tumor cells? Biofactors. 2009;35:209 - 25.

[44] Rodriguez-Enriquez S, Carreno-Fuentes L, Gallardo-Perez JC, Saavedra E, Quezada H, Vega A, et al. Oxidative phosphorylation is impaired by prolonged hypoxia in breast and possibly in cervix carcinoma. Int J Biochem Cell Biol. 2010;42:1744 - 51.

[45] Griguer CE, Oliva CR, Gillespie GY. Glucose metabolism heterogeneity in human and mouse malignant glioma cell lines. J Neurooncol. 2005;74:123 - 33.

[46] Mazurek S, Grimm H, Boschek CB, Vaupel P, Eigenbrodt E. Pyruvate kinase type M2: a crossroad in the tumor metabolome. Br J Nutr. 2002;87 (Suppl 1): S23 - S29.

[47] Bonnet S, Archer SL, Allalunis-Turner J, Haromy A, Beaulieu C, Thompson R, et al. A mitochondria-K+ channel axis is suppressed in cancer and its normalization promotes apoptosis and inhibits cancer growth. Cancer Cell. 2007;11:37 - 51.

[48] Funes JM, Quintero M, Henderson S, Martinez D, Qureshi U, Westwood C, et al. Transformation of human mesenchymal stem cells increases their dependency on oxidative phosphorylation

for energy production. Proc Natl Acad Sci USA. 2007;104:6223 - 8.

[49] Regan DH, Lavietes BB, Regan MG, Demopoulos HB, Morris HP. Glutamate-mediated respiration in tumors. J Natl Cancer Inst. 1973;51:1013 - 7.

[50] Kovacevic Z, Morris HP. The role of glutamine in the oxidative metabolism of malignant cells. Cancer Res. 1972;32:326 - 33.

[51] Dang CV, Semenza GL. Oncogenic alterations of metabolism. Trends Biochem Sci. 1999;24: 68 - 72.

[52] Dang CV. p32 (C1QBP) and cancer cell metabolism: is the Warburg effect a lot of hot air? Mol Cell Biol. 2010;30:1300 - 2.

[53] Fogal V, Richardson AD, Karmali PP, Scheffler IE, Smith JW, Ruoslahti E. Mitochondrial p32 protein is a critical regulator of tumor metabolism via maintenance of oxidative phosphorylation. Mol Cell Biol. 2010;30:1303 - 18.

[54] Gottlieb E, Vousden KH. p53 regulation of metabolic pathways. Cold Spring Harb Perspect Biol. 2010;2:a001040.

[55] Wise DR, DeBerardinis RJ, Mancuso A, Sayed N, Zhang XY, Pfeiffer HK, et al. Myc regulates a transcriptional program that stimulates mitochondrial glutaminolysis and leads to glutamine addiction. Proc Natl Acad Sci USA. 2008;105:18782 - 7. 132.

[56] Jones RG, Thompson CB. Tumor suppressors and cell metabolism: a recipe for cancer growth. Genes Dev. 2009;23:537 - 48.

[57] Vander Heiden MG, Cantley LC, Thompson CB. Understanding the Warburg effect: the metabolic requirements of cell proliferation. Science. 2009;324:1029 - 33.

[58] Elstrom RL, Bauer DE, Buzzai M, Karnauskas R, Harris MH, Plas DR, et al. Akt stimulates aerobic glycolysis in cancer cells. Cancer Res. 2004;64:3892 - 9.

[59] Buzzai M, Bauer DE, Jones RG, Deberardinis RJ, Hatzivassiliou G, Elstrom RL, et al. The glucose dependence of Akt-transformed cells can be reversed by pharmacologic activation of fatty acid beta-oxidation. Oncogene. 2005;24:4165 - 73.

[60] McKeehan WL. Glycolysis, glutaminolysis and cell proliferation. Cell Biol Int Rep. 1982;6: 635 - 50.

[61] Levine AJ, Puzio-Kuter AM. The control of the metabolic switch in cancers by oncogenes and tumor suppressor genes. Science. 2010;330:1340 - 4.

[62] Sonveaux P, Vegran F, Schroeder T, Wergin MC, Verrax J, Rabbani ZN, et al. Targeting lactate-fueled respiration selectively kills hypoxic tumor cells in mice. J Clin Invest. 2008;118: 3930 - 42.

[63] Lopez-Lazaro M. The warburg effect: why and how do cancer cells activate glycolysis in the presence of oxygen? Anticancer Agents Med Chem. 2008;8:305 - 12.

[64] Gatenby RA, Gillies RJ. Why do cancers have high aerobic glycolysis? Nat Rev. 2004;4:891 - 9.

[65] Gillies RJ, Gatenby RA. Adaptive landscapes and emergent phenotypes: why do cancers have high glycolysis? J Bioenerg Biomembr. 2007;39:251 - 7.

[66] Weinberg F, Chandel NS. Mitochondrial metabolism and cancer. Ann N Y Acad Sci. 2009;1177: 66 - 73.

[67] Lim HY, Ho QS, Low J, Choolani M, Wong KP. Respiratory competent mitochondria in human ovarian and peritoneal cancer. Mitochondrion. 2011;11:437 - 43.

[68] Carew JS, Huang P. Mitochondrial defects in cancer. Mol Cancer. 2002;1:9.

[69] Dai Z, Yin J, He H, Li W, Hou C, Qian X, et al. Mitochondrial comparative proteomics of human ovarian cancer cells and their platinum-resistant sublines. Proteomics. 2010;10:3789 - 99.

[70] Warburg O. The Metabolism of Tumours. New York: Richard R. Smith; 1931.

[71] Warburg O. On the origin of cancer cells. Science. 1956;123:309 - 14.

[72] Warburg O. On the respiratory impairment in cancer cells. Science. 1956;124:269 - 70.

[73] Warburg O. Revidsed Lindau Lectures: The prime cause of cancer and prevention - Parts 1 & 2. In: Burk D, editor. Meeting of the Nobel-Laureates Lindau, Lake Constance, Germany: K.Triltsch; 1969. p. http://www.hopeforcancer.com/OxyPlus.htm.

[74] Seyfried TN. Mitochondrial glutamine fermentation enhances ATP synthesis in murine glioblastoma cells. Proceedings of the 102nd Annual Meeting of the American Association Cancer Research, Orlando (FL). 2011.

[75] Shelton LM, Strelko CL, Roberts MF, Seyfried NT. Krebs cycle substrate-level phosphorylation drives metastatic cancer cells. Proceedings of the 101st Annual Meeting of the American Association for Cancer Research, Washington (DC). 2010.

第 8 章

线粒体谷氨酰胺酵解是否为癌症代谢理论中的缺失环节

8.1 氨基酸酵解可以维持低氧条件下的细胞能量稳态

已知几种潜水动物在低氧条件下线粒体氨基酸酵解可以维持体内代谢稳态[1, 2]。另外这种酵解可以在低糖和低氧条件下维持心脏和肾脏的代谢稳态[1-5]。以前并没有人认识到，肿瘤细胞通过氨基酸酵解获得能量，从而成为氧化磷酸化的替代能量来源。虽然瓦伯格认为，呼吸和葡萄糖酵解是细胞内唯一的能量来源，但实际上线粒体氨基酸酵解可以通过底物水平磷酸化来产生能量的[1]。

Schwimmer 等的研究表明[6]，源自三羧酸循环的底物水平磷酸化（琥珀酰 –CoA 合成酶步骤）所产生的能量（图 4-6），足以代偿酵母细胞的 F_1-ATP 酶缺陷。尚不清楚瓦伯格是否意识到通过这个步骤可以获得能量，因为在他的著作中没有讨论这一点[7-11]。事实上，我们团队首先报道，克雷布斯循环（Krebs cycle）底物水平磷酸化可能代偿转移性癌细胞的呼吸不足[12]。在初步研究的基础上，我提出，肿瘤细胞的呼吸不足或抑制可以通过利用谷氨酰胺酵解产生的能量加以代偿。

众所周知，葡萄糖可以被酵解，但是对氨基酸酵解却知之甚少。乳酸是葡萄糖酵解的副产物，而琥珀酸、丙氨酸和天冬氨酸则是低氧下的谷氨酰胺或氨基酸酵解的副产物[1-5]。在有氧条件下，乳酸表达异常提示细胞正在酵解。酵解程度（乳酸生成量）与肿瘤的恶性生长程度呈正相关[10]。并且细胞呼吸越少，酵解越多。而在低氧条件下，延胡索酸可以替代氧作为电子受体。如果细胞消耗氧气，则琥珀酸就不大可能累积。在高葡萄糖条件下，无论琥珀酸是否累积，都可能发生氨基酸酵解。因此，研究中重点要明确细胞维持其活力的实际能量来源，是单独通过氧化磷酸化获取，还是通过一定程度的氧化磷酸化和线粒体底物水平磷酸化组合来获取，这其中就涉及多个变量。

8.2 转移性小鼠癌细胞从谷氨酰胺酵解中获得能量的证据

我和我的研究生 Roberto Flores 提出，癌细胞中的谷氨酰胺及其代谢物（谷氨酸和 α – 酮戊二酸）可以在某些代谢条件下（如低氧或高葡萄糖的常氧条件下）酵解。高葡萄糖水平时通过克拉布特里（Crabtree）效应抑制呼吸，从而导致酵解增强。我们在美国癌症研究协会（American Association of Cancer Research）2011 年会议上提出了这种可能性的证据[13]。我们检查了葡萄糖和谷氨酰胺针对培养的小鼠 VM-M3 细胞（一种侵袭性人类胶质母细胞瘤和全身转移模型）ATP 合成和细胞活力的影响。已知这些细胞的心磷脂含量和组成存在异常，而这种情况与呼吸异常有关[14]。

使用基于生物发光的体外 ATP 测定法，在单独含有谷氨酰胺或单独含有葡萄糖的培养基中生长的转移性癌细胞中，我们发现两者的 ATP 生成量和细胞活力相似（图 8-1）。Shelton 研究显示[15]，生长于谷氨酰胺中的转移癌细胞的乳酸生成量，显著低于生长于葡萄糖中的细胞，这表明这些在单独谷氨酰胺中生长的细胞几乎没有产生乳酸（图 4-10）。我的研究生 Linh Ta 最近的研究显示，当 VM-M3 细胞在 25mmol/L 葡萄糖（未标记）和 4mmol/L 谷氨酰胺（有放射性标记）中生长时，仅发现乳酸中有痕量的 ^{14}C 标记的谷氨酰胺的碳原子。然而，当加入 ^{14}C 标记的葡萄糖时，发现有放射性标记的乳酸显著增高。这些发现都表明，即使培养基中存在高葡萄糖，乳酸中含有的谷氨酰胺的碳原子也是极少量的。

然而，合用葡萄糖和谷氨酰胺的 VM-M3 肿瘤细胞中，其 ATP 生成量和乳酸生成量显著高于单用谷氨酰胺或单用葡萄糖的肿瘤细胞（图 4-10 和图 8-1）。这些研究结果表明葡萄糖和谷氨酰胺可通过协同作用以增强 ATP 合成、乳酸生成和细胞生长。

我们在 VM-M3 肿瘤细胞中发现的协同作用是谷氨酰胺引发的，因为天冬氨酸和丙氨酸（替代性氮源）都不能替代谷氨酰胺的作用（图 8-2）。来自 Reitzer 等以前的研究结果也显示[16]，非酵解糖如半乳糖和果糖可以替代葡萄糖作为驱动 HeLa 细胞能量代谢因子。以上涉及的转移小鼠细胞 ATP 合成和生长的协同作用，是由葡萄糖和谷氨酰胺代谢之间特异性相互作用产生的。然而，许多肿瘤细胞（如 A549、HepG2、HeLa、U-87、U-251 和 MDA-MB-453）均可以在最低葡萄糖水平下生长。相对于高糖酵解肿瘤（如 VM-M3、MCF-7、D-54MG、GL 261 和 143B），上述细胞系具有低糖酵解能力。在葡萄糖的情况下，所有高糖酵解细胞系均无法生长。

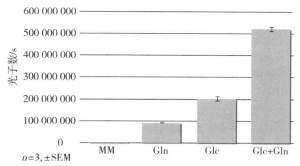

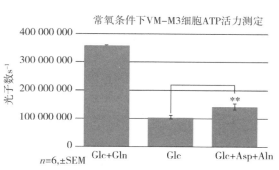

图 8-1 葡萄糖和谷氨酰胺对转移性 VM-M3 胶质母细胞瘤细胞活性的影响。大体方法，5×10^4 细胞接种于含 100μl DMEM 加 5% 胎牛血清的 96 孔板中，静置 6 小时，用 1 份磷酸盐缓冲液（PBS）冲洗，随后用 DMEM 基本培养基，分别加入 25mmol/L 葡萄糖（Glc）、或谷氨酰胺（Gln）4mmol/L，或此两种代谢物合用。当细胞在 95% 空气和 5%CO_2 的环境中培养 24 小时后，采用 Promega GLO ATP 测定法操作。所测定值表示每组 3 个独立样品的平均值 ± 标准误（SEM）。结果显示，与单用葡萄糖或谷氨酰胺相比，这两种代谢物具有协同作用（MM= 基本培养基）。该数据发表于美国癌症研究协会 2011 年会议[13]

图 8-2 针对胶质母细胞瘤 VM-M3 细胞，谷氨酰胺是比天冬氨酸（Asp）、丙氨酸（Aln）更好的代谢燃料。细胞生长于 DMEM 基础培养基，内含 25mmol/L 葡萄糖（Glc）加 4mmol/L 谷氨酰胺（Gln），或 25mmol/L 葡萄糖，或 25mmol/L 葡萄糖加 4mmol/L 天冬氨酸和丙氨酸。细胞在 95% 空气和 5% 二氧化碳条件下培养 24 小时之后，移除各自培养基。添加 100μl DMEM 加 5% 胎牛血清，随后室温平衡 30 分钟。生成 ATP 测定值如图 8-1 所示。数值表示为每组 6 个独立样本的平均值 ± 标准误（SEM）。星号（*）表明葡萄糖 +Asp+Aln 组与葡萄糖组有显著差异，$P < 0.01$。结果显示，天冬氨酸和丙氨酸均不能替代谷氨酰胺在 VM-M3 细胞中的能量代谢。其他条件如图 8-1 所述。该数据发表于美国癌症研究协会 2011 年会议[13]

我们还与波士顿大学化学系的 Cheryl Strelko 和 Mary Roberts 合作，进一步检测了转移性小鼠细胞的线粒体功能。Strelko 和 Roberts 通过对生长于广泛标记的谷氨酰胺中的肿瘤细胞进行 [C^{13}] NMR 分析（图 8-3），鉴定了其中的琥珀酸、天冬氨酸、丙氨酸和柠檬酸。所提供的数据支持线粒体通过克雷布斯循环（Krebs cycle）底物水平磷酸化产生能量[12]，且证实谷氨酰胺在这些细胞中通过三羧酸循环代谢。换句话说，线粒体能够在这些肿瘤细胞中代谢谷氨酰胺。这就产生了一个问题，这些细胞是否使用谷氨酰胺，是通过氧化磷酸化产生能量，还是通过线粒体酵解产生能量。谷氨酰胺在能量产生中的作用，将是对其已知作用——补充三羧酸循环的代谢物（回补作用，anapleurosis）的补充[17, 18]。

我们证实，只要葡萄糖和谷氨酰胺都存在于培养基中，无论在低氧还是有氰化物时，肿瘤细胞的活力和 ATP 生成都是稳健的（图 8-4 和图 8-5）。但如果低氧（95%氮气，5%二氧化碳）或氰化物（复合体Ⅳ呼吸抑制剂）抑制了氧化磷酸化，氧化磷酸化生成的能量会显著不足，葡萄糖和谷氨酰胺的强大协同作用也不可能体现。Scott 等发现[18]，在低氧条件下，人黑素瘤细胞通过谷氨酰胺生成 ATP 显著增加，但没有描述无氧条件下谷氨酰胺如何生成 ATP。我们认为，在转移性小鼠细胞中观察到的葡萄糖/谷氨酰胺的能量生成的协同作用，来源于串联细胞质和线粒体酵解的氧化还原对（redox couples），主要通过非氧化性的底物水平磷酸化合成 ATP。

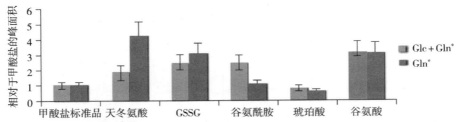

图 8-3　胶质母细胞瘤 VM-M3 细胞中 C^{13} 标记谷氨酰胺代谢物的磁共振分析。VM-M3 细胞在 4mmol/L C^{13} 标记谷氨酰胺（Gln*）±25mmol/L 未标记葡萄糖（Glc）中培养。细胞提取物通过乙醇抽提 12 小时后收集。冻干提取物溶解于重水，用 2mmol/L 甲酸钠标准品将 pH 调整至 7.4。针对 1D-g 异核单量子相关谱(heteronuclear single quantum correlation，HSQC）进行分析，参照甲酸盐标准品计算积分峰值。数据表示为 3 个独立样本相对于甲酸盐标准品的平均峰面积 ± 平均误差 %。星号（*）表示 C^{13} 标记组。数据发表于美国癌症研究协会 2010 年会议[12]

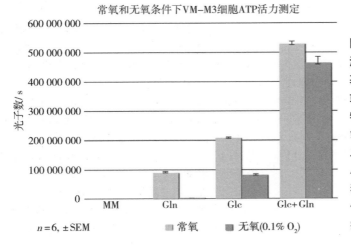

图 8-4　低氧对胶质母细胞瘤 VM-M3 细胞活力的影响。细胞生长于 DMEM 基础培养基，分别单独加入 25mmol/L 葡萄糖（Glc），或 4mmol/L 谷氨酰胺（Glc），或两种代谢物合用。一组 96 孔板在 95% 空气和 5% 二氧化碳中孵育，另一组则在 95% 氮气和 5% 二氧化碳（biospherix 培养箱）中孵育，24 小时后检测 ATP。所得数值表示为每组 3 个独立样本的平均值 ± 标准误（SEM）。其他条件如图 8-1 所述。该数据发表于美国癌症研究协会 2011 年会议[13]

图 8-5　氰化钾对 VM-M3 活力的影响。VM-M3 细胞生长于 DMEM（Dulbecco 改良的 Eagle 培养基）基础培养基，分别含 25mmol/L 葡萄糖（GLC）、4mmol/L 谷氨酰胺（GLN），或两种代谢物合用，以及以上各组均再加 1mmol/L KCN。在 95% 空气和 5% 二氧化碳中孵育 24 小时后，测定 ATP 合成。星号（*）表示谷氨酰胺 +KCN 和谷氨酰胺 −KCN 组存在显著差异，$P < 0.01$。数值表示为每组 3 个独立样本的平均值 ±SEM。URD：尿苷，dFBS：透析胎牛血清。从这些数据和图 8-5 的结果显示，细胞在低氧条件下或存在复合体 IV 抑制剂 KCN 存在时，VM-M3 能量代谢中氧化磷酸化作用并不显著。其他条件如图 8-1 所述。该数据发表于美国癌症研究协会 2011 年会议 [13]

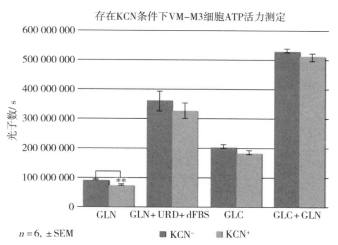

8.3　酵解能量途径可以在低氧条件下驱动癌细胞活力

Hochachka 等提出有力的证据表明，后生动物（metazoans）和潜水动物可以在低氧情况下维持能量稳态，源于其存在串联的酵解氧化还原对 [1, 2]。几位研究者表明，类似的途径还可以在周期性低氧条件下，维持心脏和肾脏的能量代谢和细胞活力 [3-5, 19-22]。最近 Tomitsuka 等首先提供证据表明，癌细胞同样存在这种能量代谢方式 [23]。因此，细胞质和线粒体氨基酸酵解可以在低氧条件下代偿氧化磷酸化。既然许多癌细胞可以在低氧环境中生长，那么癌细胞是否可以通过这些途径使用能量以代偿呼吸损伤呢？我们的回答是"可能"，但这只会发生在特定条件下，例如低氧或高葡萄糖环境。

我们对癌细胞能量代谢新概念的解释如图 8-6 所示，是根据 Hochachka 概念进行了修改。我们在美国癌症研究协会 2011 年会议上首次提出了这些途径 [13]。苹果酸天冬氨酸和甘油 3- 磷酸穿梭可以连接细胞质和线粒体中的氧化还原对。这种联系的证据与这些穿梭系统在各种癌细胞中的高表达是一致的 [24-26]。当然，肿瘤细胞中的穿梭表达部分取决于细胞是否可以在葡萄糖存在或不存在的情况下生长。

除了苹果酸 – 天冬氨酸穿梭之外，线粒体延胡索酸还原酶途径也被认为可以在特定低氧条件下生成 ATP [1, 23]。此时 NADH 是电子和质子供体，延胡索酸作为最终的电子和质子受体，而琥珀酸为最终产物。在使用葡萄糖和谷氨酰胺来驱动能量代谢的那些癌症中，我们提出的上述模型的相关性最佳。但该模型还需要修改以解释存在三羧酸循环表达缺陷的那些肿瘤的能量代谢，其更偏重将葡萄糖而不是谷氨酰胺用于能量代谢 [28, 29]。

根据我们的模型，谷氨酰胺和葡萄糖同时酵解可在氧气有限（低氧）的环境中维持癌细胞活力。然而，如果在有氧条件下，肿瘤细胞中谷氨酰胺是否也可以酵解，尚还有待确定。瓦伯格效应涉及的是葡萄糖在氧条件下的持续酵解，乳酸有氧生成提供了这方面的证据，而琥珀酸的累积则可提示低氧条件下的氨基酸酵解。通过 NMR 实验，有氧条件下谷氨酰胺酵解的肿瘤细胞中能否检测到琥珀酸尚不清楚，而琥珀酸不应该在呼吸细胞中累积 [1]。谷氨酰胺则很可能在有氧条件下被氧化，而在低氧条件下被酵解。

在低氧条件下，谷氨酰胺也可以通过涉及电子传递解偶联的厌氧呼吸（anaerobic respiration）进行代谢。高葡萄糖水平将通过克拉布特里（Crabtree）效应抑制氧化磷酸化，从而允许谷氨酰胺在常氧条件下酵解。在常氧条件下区别谷氨酰胺呼吸与谷氨酰胺酵解是很困难的，因为这两种

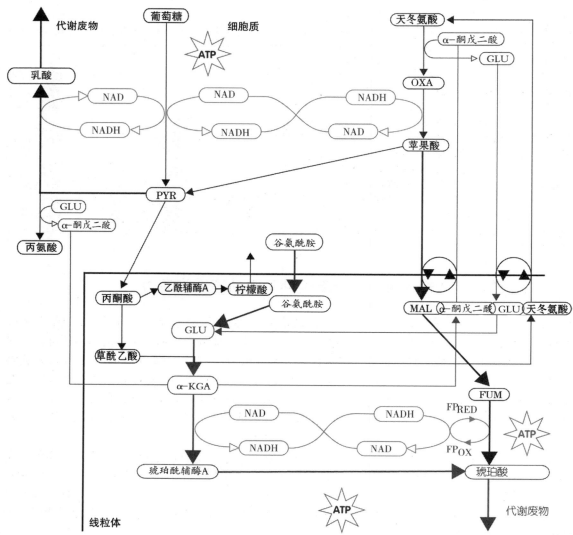

图 8-6　VM-M3 胶质母细胞瘤细胞中酵解能量代谢的途径。在低氧条件下，线粒体和细胞质形成的酵解氧化还原对可以产生 ATP。由于癌细胞处于伪低氧（pseudo-hypoxia）状态，所以该示意图是合乎逻辑的。在线粒体酵解途径中，延胡索酸还原酶（FRD）系统以延胡索酸为主而不是氧气，所以前者成为最终的电子受体。在低氧条件下，天冬氨酸－苹果酸穿梭的活性可以串联细胞质和线粒体氧化还原对。葡萄糖衍生的丙酮酸被认为是乳酸和丙氨酸的唯一来源。如果有 1mol 丙氨酸从糖酵解途径"逸出"，就必须从不同于乳酸脱氢酶的途径产生 1mol 的 NAD^+。通过将天冬氨酸衍生的草酰乙酸还原成苹果酸，可以校正糖酵解途径的氧化还原失衡。然后生成于细胞质的苹果酸和 α－酮戊二酸将被转运到线粒体中，以交换其他阴离子[27]。我们认为，在常氧且高葡萄糖条件下，这种机制也可以为癌细胞提供能量。因为常氧和高葡萄糖条件下，氧气将代替延胡索酸作为电子受体，F_1F_0-ATP 酶会反向运行。这与己糖激酶－2 与线粒体的附着有关（详见正文）。这种代谢途径我们已在美国癌症研究协会 2011 年会议上提出[13]。彩图见本书彩图 24

方法都涉及电子传递和三羧酸循环活性。

　　而在高葡萄糖条件下发生的谷氨酰胺酵解，可能通过底物水平磷酸化以及延胡索酸还原酶反应产生相当多的能量[1, 2]。这两个过程都与氧化磷酸化无关，但仍然需要电子传递解偶联。为了维持质子动力梯度，需要将 ATP 从细胞质摄入到线粒体，并与电子传递一起反向驱动 F_1-F_0-ATP

酶[2, 30]。我们认为，这种情况存在于高度糖酵解的肿瘤细胞中，如 Pederson 所述[31]，其中的己糖激酶 -2 附着于线粒体外膜。在低氧条件下，用于反向驱动 ATP 合酶的 ATP 几乎完全来自葡萄糖和谷氨酰胺酵解。因此，针对许多依赖葡萄糖和谷氨酰胺生成能量的癌症，靶向这些代谢物可以有效地关闭其能量代谢。

瓦伯格意识到，试图关闭体内肿瘤能量代谢存在相当困难[11]，这样限制葡萄糖和谷氨酰胺的可用性，就成为癌症管理中简单而有效的治疗策略。我将在第 17 章中讨论如何使用能量限制的生酮饮食及靶向葡萄糖和谷氨酰胺代谢的药物组合，用以关闭体内肿瘤能量代谢。

肿瘤细胞在低氧条件下存活，"不是"因为肿瘤细胞具有超过正常细胞的生长优势，而是因为其可以酵解有机分子，有机分子代替氧气来接受电子。正如瓦伯格首先提出的那样，癌细胞可以酵解葡萄糖。不仅如此，在低氧条件下和高葡萄糖、常氧条件下，癌细胞还能酵解谷氨酰胺和其他氨基酸。不同于有氧时正常细胞可以切换回氧化磷酸化，大多数肿瘤细胞在有氧或无氧条件下均依赖酵解代谢。肿瘤细胞能够适应酵解，因为其氧化磷酸化不足以维持能量稳态。酵解适应（Fermentation adaptation）是癌症病理学的基础。

否认氨基酸酵解是肿瘤细胞的替代能源，将可能引起对癌症能量代谢的认识混乱。由于谷氨酰胺氧化与谷氨酰胺酵解都发生在线粒体中，因此我们难以区分两种过程的作用。谷氨酰胺氧化和谷氨酰胺酵解的差异在于，后者不能将质子动力梯度与 ATP 生成相偶联。瓦伯格当时也不了解肿瘤细胞中的这种能量来源，因为他认为氧化磷酸化的残留活性可能是癌细胞中有氧 ATP 生成量低下的原因[7, 8]。我们不排除仍存在着这种可能性，因为在低葡萄糖、常氧条件下，尚待确定是否存在谷氨酰胺酵解或氧化。在低糖酵解肿瘤细胞中，可发生残留的谷氨酰胺氧化，以及可检测但低水平的糖酵解。然而，正如瓦伯格所提到的那样，在存在提示呼吸不全的糖代谢指标的情况下，未发现有肿瘤细胞不进行酵解[10]。

8.4 癌症代谢起源的竞争性解释

目前，我认为关于能源代谢在癌细胞起源中的作用有三种主要假说。第一个是 Weinhouse 的假说，他认为尽管癌细胞呼吸功能正常，但仍表达有氧糖酵解。该观点的证据已在第 6 章展示，这一观点也与癌症基因论一致，因为癌基因和抑癌基因异常最终也是有氧糖酵解的原因。具体来说，基因缺陷导致了癌细胞有氧糖酵解及其代谢缺陷。Dang 及其同事在最近发表的文章中总结了这一观点，他们说："今天我们认为，癌细胞在有氧条件下糖酵解相对增加，被错误解释为是呼吸受损的证据，而非糖酵解调节受损的证据[32]。"根据这一观点，癌基因和抑癌基因的异常表达最终导致癌细胞糖酵解损伤和代谢重编程。

上述癌症起源观点与代谢理论不符，癌症代谢论认为呼吸不足是癌症的起源。瓦伯格认为呼吸受损在癌细胞中比酵解受损更常见。因为呼吸过程比酵解更复杂，因为前者需要线粒体结构和比糖酵解更多的酶促步骤才能完成[9, 33]。瓦伯格指出，"现在生物化学的基本事实之一是，ATP 可以用酵解酶结晶在均匀溶液中合成，而至今没有人能在具有溶解性呼吸酶的均匀溶液中成功合成 ATP，因为 ATP 结构总是伴随着氧化磷酸化"[8]。简言之，癌症呼吸受损比酵解（糖酵解）受损更容易发生。

为了接受 Weinhouse 假说，许多人无视或曲解 Pedersen 等在第 5 ~ 7 章提及的大量数据，显示癌细胞中线粒体结构和呼吸受损。此外他们还忽略或无视来自细胞核／质转移的实验证据，这些证据表明正常的线粒体可以重编程癌细胞核以形成正常组织（参见第 11 章）。而正常细胞核却不能重编程肿瘤细胞质来形成正常细胞。这些实验排除了癌症的染色体（体细胞突变）起源，并强烈提示染色体外非核系统（线粒体）的重要性。

第二个假说认为糖酵解升高抑制癌细胞呼吸。根据这个假说，癌症呼吸被认为确实是受抑制的，但这种抑制是有氧糖酵解发生后继发出现的。换句话说，在肿瘤线粒体结构和功能中所发现的许多异常，被看作是有氧糖酵解的效应而不是有氧糖酵解发生的原因。Cuezva、Mazurek 和 Rossignol 团队的发现似乎支持这一假说 [34-37]。虽然该假说表面看上去与瓦伯格的许多发现相似，但实质上它与癌症的遗传起源论一致，因为该理论认为癌基因和抑癌基因异常是肿瘤糖酵解增强的原因。为了接受这一假说，研究者同样忽视了来自细胞核 / 质转移的实验证据，这些证据表明肿瘤发生是染色体外的过程而非由核突变所驱动。

与前两个假说相反，我们赞同瓦伯格的原始假说，同时认为除了糖酵解之外，肿瘤细胞可以使用线粒体酵解来代偿呼吸不足。虽然支持我们假说的证据仍然是初步的，但我相信这将有助于认清癌症的代谢起源。在我看来，癌症是核基因驱动过程的观点，阻碍了对该疾病线粒体起源的研究。一旦推翻有关癌症的核基因来源，就会发现我们的代谢假说可适用于癌症的大部分特征。因此，在癌症代谢理论得到充分肯定之前，必须对癌症基因论进行重新评估。我将在第 9 ~ 11 章和第 15 章中介绍了这些重新评估。

8.5 本章概要

癌症是一种能量代谢异常的疾病。为了在呼吸不足的情况下生存，肿瘤细胞已适应通过酵解来产生能量。在细胞质和线粒体中的酵解氧化还原对之间建立起强大的协同作用。通过使用葡萄糖和谷氨酰胺作为可酵解的代谢燃料，这些氧化还原对与穿梭系统进行串联以驱动肿瘤细胞的能量代谢。肿瘤细胞通过适应酵解，从而能够在低氧环境下存活和生长。本章涵盖的信息表明，线粒体谷氨酰胺酵解可作为肿瘤在某些条件下的代谢能量来源。

参考文献

[1] Hochachka PW, Owen TG, Allen JF, Whittow GC. Multiple end products of anaerobiosis in diving vertebrates. Comp Biochem Physiol B. 1975;50:17 - 22.

[2] Hochachka PW, Somero GN. Biochemical Adaptation: Mechanism and Process in Physiological Evolution. New York: Oxford Press; 2002.

[3] Pisarenko OI, Solomatina ES, Ivanov VE, Studneva IM, Kapelko VI, Smirnov VN. On the mechanism of enhanced ATP formation in hypoxic myocardium caused by glutamic acid. Basic Res Cardiol. 1985;80:126 - 34.

[4] Weinberg JM, Venkatachalam MA, Roeser NF, Nissim I. Mitochondrial dysfunction during hypoxia/reoxygenation and its correction by anaerobic metabolism of citric acid cycle intermediates. Proc Natl Acad Sci USA. 2000;97:2826 - 31.

[5] Weinberg JM, Venkatachalam MA, Roeser NF, Saikumar P, Dong Z, Senter RA, et al. Anaerobic and aerobic pathways for salvage of proximal tubules from hypoxia-induced mitochondrial injury. Am J Physiol Renal Physiol. 2000;279:F927 - 43.

[6] Schwimmer C, Lefebvre-Legendre L, Rak M, Devin A, Slonimski PP, di Rago JP, et al. Increasing mitochondrial substrate-level phosphorylation can rescue respiratory growth of an ATP synthase-deficient yeast. J Biol Chem. 2005;280:30751 - 9.

[7] Warburg O. The Metabolism of Tumours. New York: Richard R. Smith; 1931.

[8] Warburg O. On the origin of cancer cells. Science. 1956;123:309 - 14.

[9] Warburg O. On the respiratory impairment in cancer cells. Science. 1956;124:269 - 70.

[10] Warburg O. Revidsed Lindau Lectures: The prime cause of cancer and prevention – Parts 1 & 2. In: Burk D, editor. Meeting of the Nobel-Laureates Lindau, Lake Constance, Germany: K.Triltsch; 1969. http://www.hopeforcancer.com/OxyPlus.htm.

[11] Warburg O, Wind F, Negelein E. The metabolism of tumors in the body. J Gen Physiol. 1927;8:519 - 30.

[12] Shelton LM, Strelko CL, Roberts MF, Seyfried NT. Krebs cycle substrate-level phosphorylation drives metastatic cancer cells. Proceedings of the 101st Annual Meeting of the American Association for

Cancer Research; Washington（DC）. 2010.

[13] Seyfried TN. Mitochondrial glutamine fermentation enhances ATP synthesis in murine glioblastoma cells. Proceedings of the 102nd Annual Meeting of the American Association of Cancer Research; Orlando（FL）. 2011.

[14] Kiebish MA，Han X，Cheng H，Chuang JH，Seyfried TN. Cardiolipin and electron transport chain abnormalities in mouse brain tumor mitochondria: lipidomic evidence supporting the Warburg theory of cancer. J Lipid Res. 2008;49:2545 – 56. 144.

[15] Shelton LM. Targeting Energy Metabolism in Brain Cancer. Chestnut Hill: Boston College; 2010.

[16] Reitzer LJ，Wice BM，Kennell D. Evidence that glutamine，not sugar，is the major energy source for cultured HeLa cells. J Biol Chem. 1979;254:2669 – 76.

[17] DeBerardinis RJ，Cheng T. Q's next: the diverse functions of glutamine in metabolism，cell biology and cancer. Oncogene. 2010;29:313 – 24.

[18] Scott DA，Richardson AD，Filipp FV，Knutzen CA，Chiang GG，Ronai ZA，et al. Comparative metabolic flux profiling of melanoma cell lines: beyond the Warburg effect. J Biol Chem. 2011;286:42626 – 34.

[19] Phillips D，Aponte AM，French SA，Chess DJ，Balaban RS. Succinyl-CoA synthetase is a phosphate target for the activation of mitochondrial metabolism. Biochemistry. 2009;48:7140 – 9.

[20] Penney DG，Cascarano J. Anaerobic rat heart. Effects of glucose and tricarboxylic acid-cycle metabolites on metabolism and physiological performance. Biochem J. 1970;118:221 – 7.

[21] Gronow GH，Cohen JJ. Substrate support for renal functions during hypoxia in the perfused rat kidney. Am J Physiol. 1984;247:F618 – 31.

[22] Rumsey WL，Abbott B，Bertelsen D，Mallamaci M，Hagan K，Nelson D，et al. Adaptation to hypoxia alters energy metabolism in rat heart. Am J Physiol. 1999;276:H71 – 80.

[23] Tomitsuka E，Kita K，Esumi H. The NADH-fumarate reductase system，a novel mitochondrial energy metabolism，is a new target for anticancer therapy in tumor microenvironments. Ann N Y Acad Sci. 2010;1201:44 – 9.

[24] Greenhouse WV，Lehninger AL. Occurrence of the malate-aspartate shuttle in various tumor types. Cancer Res. 1976;36:1392 – 6.

[25] Greenhouse WV，Lehninger AL. Magnitude of malate-aspartate reduced nicotinamide adenine dinucleotide shuttle activity in intact respiring tumor cells. Cancer Res. 1977;37:4173 – 81.

[26] Mazurek S，Michel A，Eigenbrodt E. Effect of extracellular AMP on cell proliferation and metabolism of breast cancer cell lines with high and low glycolytic rates. J Biol Chem. 1997;272: 4941 – 52.

[27] Klingenberg M. Metabolite Transport in Mitochondria: An Example of Intracellular Membrane Function. In: Campbell PN，Dickins F，editors. Essays in Biochemistry. New York/London: Academic Press; 1970. p.119 – 59.

[28] Sandulache VC，Ow TJ，Pickering CR，Frederick MJ，Zhou G，Fokt I，et al. Glucose，not glutamine，is the dominant energy source required for proliferation and survival of head and neck squamous carcinoma cells. Cancer. 2011;117:2926 – 38.

[29] Pollard PJ，Wortham NC，Tomlinson IP. The TCA cycle and tumorigenesis: the examples of fumarate hydratase and succinate dehydrogenase. Ann Med. 2003;35:632 – 9.

[30] Chevrollier A，Loiseau D，Chabi B，Renier G，Douay O，Malthiery Y，et al. ANT2 isoform required for cancer cell glycolysis. J Bioenerg Biomembr. 2005;37:307 – 16.

[31] Pedersen PL. Warburg，me and hexokinase 2: multiple discoveries of key molecular events underlying one of cancers' most common phenotypes，the "Warburg effect"，i.e.，elevated glycolysis in the presence of oxygen. J Bioenerg Biomembr. 2007;39:211 – 22.

[32] Koppenol WH，Bounds PL，Dang CV. Otto Warburg's contributions to current concepts of cancer metabolism. Nat Rev. 2011;11:325 – 37.

[33] Fosslien E. Cancer morphogenesis: role of mitochondrial failure. Ann Clin Lab Sci. 2008;38: 307 – 29.

[34] Jose C，Bellance N，Rossignol R. Choosing between glycolysis and oxidative phosphorylation: a tumor's dilemma? Biochim Biophys Acta. 2010;1807:552 – 61.

[35] Rossignol R，Gilkerson R，Aggeler R，Yamagata K，Remington SJ，Capaldi RA. Energy substrate modulates mitochondrial structure and oxidative capacity in cancer cells. Cancer Res. 2004;64:985 – 93.

[36] Ortega AD，Sanchez-Arago M，Giner-Sanchez D，Sanchez-Cenizo L，Willers I，Cuezva JM. Glucose avidity of carcinomas. Cancer Lett. 2009;276:125 – 35.

[37] Ristow M，Cuezva JM. Oxidative Phosphorylation and Cancer: The Ongoing Warburg Hypothesis. In: Apte SP，Sarangarajan R，editors. Cellular Respiration and Carcinogenesis. New York: Humana Press; 2009. p.1 – 18.

第 9 章

基因、细胞呼吸、病毒与癌症

9.1　癌症是否由基因突变而来

尽管与瓦伯格癌症起源理论相一致，有大量证据表明癌症是一种代谢性疾病，但当今大多数研究人员仍把癌症看作是一种遗传性疾病，认为基因突变和染色体异常是肿瘤发生和进展的主导原因。把癌症是一种遗传性疾病作为学术界寻求解决方案的教条，也是当前制药行业寻求新疗法的理论基础。每个人的肿瘤都有其独特的基因突变。因此，量身定制或个性化的分子疗法被认为是癌症治疗的未来方向。这种治疗策略源于被广泛接受的观点，即癌症是一种遗传病[1-5]。我们要问，相信癌症真的是一种遗传病的把握到底有多大？

如果大多数癌症并非源于基因，而且癌症中出现的大量基因和染色体缺陷是疾病的效应而不是导致疾病的原因，那该怎么办呢？尽管在美国癌症研究协会 2010 年和 2011 年会议上，针对分子靶点对癌症的治疗进行了大肆宣传，但支持这种治疗方法的证据却是极其微弱的。除伊马替尼（Gleevec）靶点是 Abelson（ABL）原癌基因的酪氨酸激酶受体之外，并没有发现其他有效的靶向治疗[6-9]。考虑到在靶向分子疗法的研发中已经给予的投资，这种个性化治疗的势头还会上升。我认为在这种情况下，资金只会不断地被浪费。因为决策过程中从众心理（heard mentality）胜过了理性思维[10]。我担心，在医疗机构、NCI（美国国立癌症研究所）和癌症产业界认识到基于基因的分子治疗作为癌症治疗的"根本"手段无效前，癌症患者的死亡人数将会继续增高。

虽然肿瘤细胞中的代谢缺陷正在受到癌症领域的重新关注，但许多研究者坚持认为，基因组不稳定性才是肿瘤细胞中瓦伯格效应和其他代谢缺陷发生的原因[11-15]。许多研究者试图将癌细胞中的代谢异常融入已有的基因论观点中，即癌基因的激活和抑癌基因的失活是代谢异常的根源。然而，我们最近综述了一系列新的证据，表明癌细胞染色体异常和体细胞基因变化可能是继发效应，而不是导致能量代谢异常的首要原因[16]。到底是什么使得癌症基因论，而不是瓦伯格癌症代谢论成为癌症起源的主导理论呢？正如几个小错误的叠加会造成的人为的巨大失败，针对癌症起源的基因论之所以取代瓦伯格代谢论，其原因亦在于此。

首先，在癌细胞中发现貌似正常的呼吸功能，导致许多人质疑瓦伯格的核心假说，即氧化磷酸化受损是癌症的根源。正如第 4 章中讨论过的，Weinhouse 及其他研究者的攻击有效阻止了对癌症细胞呼吸起源的深入研究。此外，众多癌症代谢领域的研究者报道某些肿瘤细胞的氧化磷酸化是正常的，怎么能认为癌细胞源于呼吸受损呢？我在第 4 章、第 5 章和第 8 章讨论了这些论点的缺陷。将肿瘤起源与能量代谢受损联系起来的实验证据，显然使许多代谢领域内外的研究者们困惑，他们很难明白呼吸受损如何引起基因突变和癌细胞转移[17]。正因为未能构建起基于能量代谢缺陷的严密的癌症起源理论，导致关于癌症起源的其他解释似乎比代谢假说更可信。

在病毒作用的分子感知机制被揭示出来后，癌症基因论在癌症病毒论基础上获得了发展动力。在基因缺陷和病毒之间很容易建立起机械性的联系，因为病毒早就被认为是癌症的起源[18-21]。人们逐渐认识到，病毒可以通过打开某些导致癌症的基因，即癌基因（oncogenes），或通过关闭抑制癌症基因，即抑癌基因而导致癌症[4, 22-24]。癌基因是那些被认为会导致癌症的基因。这就引起了癌症领域对这些基因的热切关注。根据细胞遗传学先驱 James German 的说法，1981 年是个转折点，当时的科学证据压倒性地支持人类癌症起源于突变[20]。Stratton 及同事则认为 1982 年是转折点，当时有个重大发现，即人类 HRAS 癌基因可以将正常小鼠 NIH3T3 细胞转变成癌细胞[25]。到了 1994 年，有人引用 Harold Varmus 的话说："无可辩驳的证据表明，癌症是一种遗传性疾病"[22]，而 Varmus 博士目前是美国国立癌症研究所（NCI）的负责人。

由于发现细胞的癌基因，Michael Bishop 和 Harold Varmus 获得了诺贝尔奖。加上 Peter Nowell 发现获得性遗传易感性（acquired genetic liability）是肿瘤进展的原因，于是两者一起巩固了癌症主要是一种遗传起源疾病的观点[5, 22, 26-28]。基于对结肠直肠癌的研究，Fearon 和 Vogelstein 认为癌症是源于基因突变累积的一种遗传性疾病，这些突变促进了侵袭性行为增强的细胞优先被克隆选择[29]。癌症基因起源论现已成为该领域重要综述的定论[2-4, 30]，甚至那些评估癌症代谢的研究者也认为，基因缺陷是代谢异常的驱动因素[31, 32]。后来这个理论进一步通过 Robert Weinberg 的《癌症生物学》教科书得到了巩固[33]。

9.1.1 癌症基因论的问题

虽然大多数癌症的基因组不稳定性有确凿证据，但这并不意味着癌症主要是一种遗传病。根据 Gibbs 的说法，"没有人怀疑癌症最终是 DNA 的疾病"[26]。但我对这个观点提出严重质疑，这一点必须向吉布斯博士表示歉意。我认为，肿瘤细胞基因缺陷是细胞呼吸不足或受损的继发现象。这包括大多数公认的癌基因和抑癌基因，这些基因的改变是为了加强非氧化性能量代谢。换句话说，癌症中的基因受损是源于细胞呼吸受损及代偿性酵解，却不是癌症的直接原因。如果细胞呼吸受损后癌基因不上调，细胞就会死亡。在长期呼吸不全后需要癌基因去维持细胞活力。越来越多的证据支持这一概念[16, 34]。

如果有证据表明，基因组稳定性依赖于正常的呼吸功能，我们该如何看待癌症的基因组不稳定性理论呢？如果有证据表明，癌基因上调和抑癌基因下调是维持呼吸损伤后细胞活力所必需的，我们该如何看待癌症的基因组不稳定性理论呢？如果有证据表明，抑癌基因突变和病毒会损害细胞呼吸功能，我们该如何看待癌症的基因组不稳定性理论呢？

我将综述证据以表明，基因组不稳定性、DNA 损伤以及许多癌基因和抑癌基因的异常表达，都是由于呼吸异常而产生的继发性下游效应，而不是大多数癌症发生的主要原因。我将综述证据以表明，遗传性癌症基因会损害细胞呼吸，然后导致癌症。一旦肿瘤细胞出现基因组缺陷，将导致疾病的不可逆性。长期以来误以为癌症是 DNA 疾病，很大程度上就是至今未能找到有效癌症疗法的根源。由于疾病的起源被误解，所以很难开发出一种有效的治疗方法。

9.1.2 Theodor Boveri 的非整倍体与癌症的遗传起源

基因缺陷导致癌症的想法源于哪里？癌症基因起源论可以追溯到 Theodor Boveri 1914 年提出的建议，他认为癌症可能起源于细胞分裂过程中染色体分离的缺陷[26, 35-37]。Boveri 因证明 Gregor Mendel 的豌豆遗传性状具有染色体根源理论而闻名[37]。这项观察与 Walter Sutton 的工作一起确立了细胞遗传学的研究领域。由于以非整倍体为表现的染色体不稳定性现象（染色体附加、染色体缺失或染色体断裂）出现在多种肿瘤组织中[5, 28, 38, 39]，顺理成章地将上述观察结果扩展到包括癌基因和抑癌基因在内的个体基因的体细胞突变[40-43]。

不过根据 Ulrich Wolf 的说法，Boveri 并未检测过肿瘤细胞中的染色体行为[37]。Boveri 对染色体是恶性肿瘤起源的假设，主要基于其对线虫（蛔虫属，*Ascaris*）和海胆（拟球海胆属，*Paracentrotus*）染色体行为的观察，以及 von Hansemann 早期对肿瘤染色体行为的观察[37]。因此看来，癌症遗传理论的创始人似乎并没有直接研究过这种疾病。

Knudson 在 2002 年的综述中声称，"大量的证据支持 Boveri 早期的假说，即癌症是一种体细胞遗传病"[3]。体细胞基因突变理论（SMT）的"种子"甚至在 Boveri 相关工作开展之前就已经播下了。Virchow 认为癌细胞来自于其他癌细胞[44]。Robert Wagner 提出体细胞突变是导致癌症的观点，并对这些早期研究进行的精彩的概述[44]。越来越清楚的观点认为，无论基因突变是否与癌变有关，基因缺陷几乎能在所有肿瘤细胞中发现[26, 28]。

9.1.3 癌症遗传起源理论的矛盾之处

正如我在第 2 章中提的到，Sonnenschein 和 Soto 强调癌症体细胞基因突变论（SMT）中的众多矛盾之处。David Tarin 也强调了类似的问题，而 Duesberg 及其同事完全否认体细胞突变和癌基因在肿瘤起源中的作用[18, 26, 34, 38, 45–49]。但对读者而言，首先重要的是要仔细考虑支持癌症基因论的多重矛盾之处。Soto 和 Sonnenschein 指出："在体细胞基因突变论研究领域出现的数据冲突，竟然并没有引起对该理论前提和假说的否定。例如，癌基因可以是'显性的'，并表现出对未突变的同源基因的功能增强，其生物学效应在同一时间可以依据不同条件而变化。具体而言，一种本来应该导致不受控制的细胞增殖的突变，却可同时导致细胞死亡或细胞增殖停滞。由此则需再提出一种临时的（ad hoc）解释以化解证据之间的冲突，随之导致的情况便是任何可能的结论都是合理的，因为其他替代性的概念总是无法被否定和抛弃。于是将某种理论欠缺适合性的原因，归结于自然界/生物学深不可测的复杂性。也就是说，某个事物可以是任何事物，也可以是它的对立面"[47]。

近期针对异柠檬酸脱氢酶基因 1（*IDH1*）突变的研究，可以凸显 Soto 和 Sonnenschein 的上述观点的合理性[50]。一些研究者认为，*IDH1* 基因是一种导致肿瘤的癌基因，而另一些研究者则认为，*IDH1* 是一种抑制肿瘤的抑癌基因。而当有学者提出 *IDH1* 既是癌基因又是抑癌基因的时候[50]，这个问题变得更加混乱。这就印证了上面的说法，当谈到癌症的体细胞基因突变论时，"某个事物可以是任何事物，也可以是它的对立面"。

早在 1959 年 Rous 评价 SMT 时曾一针见血地指出："体细胞突变理论最严重的后果发生在从事该领域的研究人员身上。对那些相信该理论的人而言，它充当了一个镇静剂的作用[19]。"多年来，把体细胞突变理论作为癌症起源的合理解释所引起的关注是如此深刻，值得注意的是，这一理论还将一直持续下去。在癌症研究领域放弃基于癌症体细胞突变论的、失败的治疗方案之前，还要以失去多少患者的生命作为代价？

还有关于非整倍体在癌症起源中作用的争议。我认为基因突变和非整倍体问题是一枚硬币的正反两面，这两个论点都基于癌症的 DNA 起源。Knudson 认为费城（Ph1）染色体和慢性粒细胞白血病（CML）之间的联系，是癌症起源于基因的证据。Ph1 染色体涉及 9 号染色体和 22 号染色体之间的易位（translocation），然后激活 ABL 癌基因。该疾病在慢性期后总是能进展到急变期（acute blastic phase），这期间的一个重要事件是出现第二个 Ph1，后者进一步增加了 ABL 癌基因的活性[3]。然而，ABL 基因突变以及 Ph1 染色体已在一些无 CML 或其他任何癌症的人群中也可以发现[51]。这些发现表明，单有 ABL 癌基因突变并不足以导致 CML。

在多数癌症特异性源于基因或染色体缺陷的假说中，有大量的自相矛盾之处。对癌症基因理论最有力的反驳证据来自细胞核/细胞质转移实验（参见第 11 章）。基因和染色体缺陷可能导致肿瘤细胞呼吸不全，然而一旦出现细胞呼吸不全该缺陷就会更加稳固。非整倍体可以破坏细胞呼吸功能，从而迫使细胞更依赖于酵解来获得能量[52]。这与瓦伯格理论是一致的。我希望能够清楚地表明，呼吸不全先于并诱导癌细胞中广泛存在的体细胞基因突变和非整倍体。

不能仅仅因为大多数癌症研究者不质疑指导他们工作的理论，就意味着该理论是正确的。

事实上，应该说普通的癌症研究者没有以任何正确的理论为指导[46]，而只为后续的几个实验制定了有限的假说，且倾向于继续收集数据而没有考虑癌症发生的本质（Ponten J. In: Iversen OH, editor. *New Frontiers in Cancer Causation. Washington*，DC: Taylor & Francis; 1992. p. 59）[46]。更令人不安的是，许多研究人员之所以选择某一领域进行研究，仅是因为该领域被某些知名专家认定为"热点"。许多人认为在热点领域进行研究优于那些不被看好的非热点领域中的研究，因为这样更容易发表论文并获得研究资金。癌症是为数不多持续热门的研究领域，但治疗方面的进展却一直令人失望。

在我看来，癌症研究领域已经偏离正确方向很长时间了。现在所有癌症研究人员应该暂停一下，是重新考虑他们所立足的理论基础的时候了。鉴于现在对癌症基因论的强烈反驳，以及我们针对脑癌已广泛进行的体内研究[53-55]，我要明确指出，癌症基因论不能解释癌症的起源问题。我并非质疑各类癌症都存在的 DNA、基因和染色体缺陷方面的证据，这些证据是海量的。但我的问题是，是否这些缺陷确实导致了癌症。我将通过综述证据来表明，肿瘤细胞中的大多数基因缺陷都直接或间接与呼吸不足有关。

9.2　细胞呼吸不足是癌症的起源

究竟是基因不稳定性还是呼吸不足是导致癌症的主要原因？正如我们最近提到的，这不仅仅是一个关乎学术的问题，因为答案将影响癌症管理和预防的方法[16]。针对人类癌症进行的各类代谢研究已经表明，呼吸功能丧失先于细胞癌变和有氧糖酵解而出现（即瓦伯格效应）。除了从瓦伯格那里获得的证据[56, 57]，Roskelley 及其同事在各种动物和人体肿瘤组织进行研究中也阐明了这一事实[58]。他们使用了两种化学系统来评估肿瘤组织及其起源的正常宿主组织的呼吸功能。这两种化学系统表示如下：

1. O_2→细胞色素氧化酶→细胞色素 c → p- 对苯二胺（p–phenylenediamine）。
2. O_2→细胞色素氧化酶→细胞色素 c →琥珀酸脱氢酶→琥珀酸。

在绝大多数正常细胞内，这些酶系统提供主要途径以实现重要的有氧燃烧过程。因此这些途径可以代表一个生理过程，从而用于评估某一组织发生肿瘤的可能性[58]。从他们的研究结果看，与呼吸正常的无肿瘤宿主组织相比，肿瘤组织很明显存在呼吸功能严重受损[58]。图 9-1 所示为转移性直肠癌细胞呼吸功能受损的代表性数据。直肠癌的这一表现在人类许多癌症（如乳腺癌、脑肿瘤、肾癌和胃癌）中都可重复观察到。

为了进一步探讨所涉及的机制，以上研究人员跟踪观察了喂食大鼠奶油黄（Butter Yellow，对二甲氨基偶氮苯，一种化学致癌剂）所致肝癌的进展，以及用肖普乳头瘤病毒（Shope papilloma virus）处理家兔所致皮肤癌的进展。值得注意的是，两个实验组经处理组织的呼吸活动先上升了几周，但随后迅速下降，直至肝组织或皮肤组织中很少或没有呼吸活性为止（图 9-2 和图 9-3）。"明确肿瘤"的组织学证据在组织处理后的一段时间内并没有出现，该证据与有氧糖酵解的发生相关[58]。

关于癌症起源的多项深刻认识来自于上述研究。首先，人类癌组织不会表现出正常的呼吸能力。尽管存在肿瘤起源组织的差异和组织学的异质性，但所有肿瘤细胞都表现为呼吸不足。其次，使用化学物质或病毒均可在动物组织中诱导癌症发生，且均以类似的方式先改变了细胞的呼吸。现在人们认识到致癌的烃类、黄曲霉毒素、病毒和 X 射线都以类似的方式损害线粒体功能和能量代谢[17, 34, 57, 59-62]。有趣的是，化学致癌剂和病毒亦可以类似的方式激活癌基因[23, 63]，这提示癌基因激活继发于线粒体损伤。当 γ 射线导致突变，源于其辐射对线粒体呼吸的影响，并导致癌症[17, 57]。肿瘤形成前，细胞呼吸活动呈现剧烈短暂上升，此与 Seoane 及其同事最近发现一致。

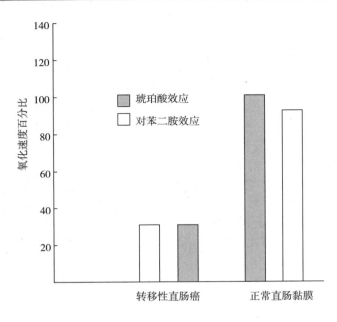

图 9-1 人类结肠肿瘤组织的氧化行为低于同一个患者的正常结肠黏膜。作者结论是，氧化活性丧失只发生于肿瘤组织，而在相邻正常组织中并未发生[58]。来源：经许可转载自文献 58

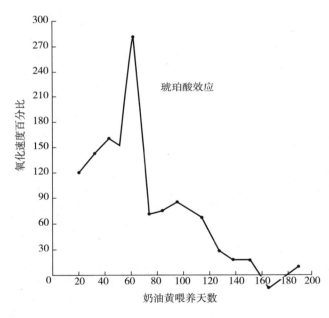

图 9-2 大鼠肝脏组织从氧化功能破坏至肿瘤发生的时间。在饲料中添加致癌物奶油黄喂养大鼠 190 天，观察其氧化行为。使用 O_2 →细胞色素氧化酶→细胞色素 c →琥珀酸脱氢酶→琥珀酸反应进行评价。第 70 天，肝细胞呈明显的胞质变性，伴细胞核大小和形态改变[58]。第 137 天，上述特征更为明显。至第 163 天检测到明确肿瘤（细胞增殖等）。这些研究表明，氧化损伤先于肿瘤生成和致癌物诱导肝癌出现。来源：经许可转载自文献 58

后者的研究表明，癌基因诱导的细胞色素 c 活性和 ROS 生成量在神经胶质瘤发生之前呈现剧烈短暂上升[64]。该研究显示，线粒体 ROS 的产生最终导致这些肿瘤细胞的核基因组不稳定性。呼吸功能丧失"先于"任何癌前病变、明确肿瘤形成，甚至有氧糖酵解出现。de Groof 等研究也显示，细胞的 H-RasV12/E1A 转化引起线粒体氧化磷酸化活性迅速显著上调，且"先于"糖酵解出现[65]。这个结果与 Roskelley 及其同事约 70 年前的观察类似。氧化磷酸化短暂上调后即出现呼吸不全和致瘤性转化（tumorigenic transformation）。综合起来考虑，这些发现都支持了瓦伯格理论，表明呼吸不全发生在有氧葡萄糖酵解、基因突变和肿瘤形成之前。这些支持癌症源于线粒体的证据确凿、无可辩驳。

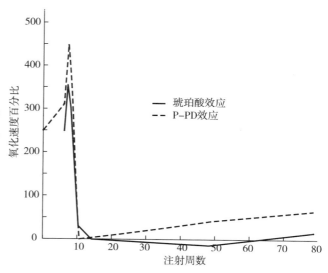

图 9-3　家兔皮肤氧化功能破坏至肿瘤发生的时间。家兔接种致癌性 Shope 病毒后发生皮肤乳头瘤[58]。如图 9-2 所述，使用琥珀酸反应评价氧化行为，具体为 $O_2 \rightarrow$ 细胞色素氧化酶 $\rightarrow$ 细胞色素 $c \rightarrow p-$ 对苯二胺（P–PD）。第 79 周检测到明确肿瘤（细胞增殖等）和转移性癌症。与大鼠致癌剂诱导的肝癌（图 9-2）类似，家兔氧化损伤先于病毒诱导的皮肤癌出现。来源：经许可转载自文献 58

目前没有任何一个基因 / 染色体综合理论能够解释上述现象[26]。由于肿瘤转化与基因组变化有关，有学者可能认为呼吸损伤同样先于基因组不稳定性发生。下一章将对此进行更多的讨论。Roskelley 的研究结果与 Pederson 综述中展示的大量证据一致（在第 7 章已讨论过），指出所有癌细胞的呼吸都是有缺陷或不充足的。Roskelley 的研究结果与 Costoya 和 Singh 团队的研究结果也有一致之处，都表明瓦伯格效应和肿瘤生成源于线粒体损伤和细胞呼吸不足[64, 66]。总体上看，这些发现均表明，癌症并不是许多不同疾病的集合，无论其组织起源或细胞组成，癌症都是一种细胞呼吸不全性疾病。尽管源于某个器官的癌细胞的形态与源于另一个器官的癌细胞有所不同，但其均具有同样的病变，即细胞呼吸不足伴代偿性糖酵解。

尽管大量的证据支持瓦伯格理论，但是在过去 50 年中的普遍观点仍然认为，基因突变和染色体异常是绝大多数肿瘤发生、发展的各个方面（包括瓦伯格效应和细胞呼吸功能受损）的原因。癌症基因起源论认为，线粒体和呼吸功能障碍是一种效应而不是癌症的根源，目前尚不清楚细胞异常分裂之前，肿瘤细胞中有多少染色体缺陷和突变[38]，但细胞呼吸功能受损可以发生于细胞异常分裂之前。重要的是要认识到，绝大多数肿瘤细胞中出现的基因和染色体缺陷，是在正常细胞变为癌前细胞或癌细胞后才发现的。我们最近阐述了体细胞突变和非整倍体是如何在线粒体损伤后才产生的，而正常的呼吸功能是 DNA 修复和有丝分裂维持保真度（fidelity）所必需的前提条件[16]。我在以后的章节中会提出更多的证据来反驳癌症的基因起源论，而且这些证据都清楚地显示呼吸不全是肿瘤发生的先兆！

如果基因突变是癌症发生的主要原因，那么癌症就会被认为是病因复杂、需要提供多种管理和预防方案的疾病。此结论主要基于以下发现，即来自同一类型肿瘤内部和不同类型肿瘤之间，尤其是转移癌之间，均存在突变数量和类型的显著差异[26, 28, 67-69]。尽管相应抗癌方法的失败已显著影响癌症的诊断或管理（参见第 16 章），但"个性化分子疗法"仍然成为癌症管理的新口号。与此相反，如果认为能量代谢受损是导致癌症的主要原因，那么大多数癌症就可以被认为是一种代谢性疾病，只需要更少的、更简单的解决方案。这个概念需要多久才能得到广泛认可？在这一概念被认可之前，还要有多少癌症患者失去生命呢？

9.3 生殖细胞基因突变、细胞呼吸受损与癌症

一般来说，引起癌症的生殖细胞突变很少，只占所有癌症的 5%~7%[40, 47]。尽管所有肿瘤细胞都有线粒体呼吸功能受损，但仍不清楚这些损伤如何与肿瘤中大量的体细胞突变和染色体异常相联系[40, 70-72]。稍后我将说明，体细胞突变和非整倍体如何与呼吸不全及代偿性酵解有关。但是关于生殖细胞突变与癌症的关系，如何解释呢？大多数遗传的"先天性代谢异常"并不会特异性损害哺乳动物的线粒体功能或引起癌症[16]。然而也有一些例外，如在编码三羧酸循环蛋白的基因中，可发生罕见的生殖细胞突变，从而增加人类罹患某些癌症的风险[73, 74]。

例如，副神经节瘤（paraganglioma）的风险与琥珀酸脱氢酶（SDH）基因突变有关，而平滑肌瘤病（leiomyomatosis）和肾细胞癌的风险与延胡索酸水合酶（FH，即延胡索酸酶，fumarase）基因突变有关[74-77]。冯·希佩尔·林道（von Hippel‐Lindau，VHL）抑癌基因突变增加罹患VHL综合征的风险，该综合征表现为对肾透明细胞癌（RCC）、视网膜和中枢神经系统血管母细胞瘤、胰腺囊肿、肾上腺肿瘤（嗜铬细胞瘤）存在易感性[78, 79]。VHL肿瘤抑制基因的靶点是线粒体[80]。更重要的是要认识到，上述及类似的突变直接损害线粒体的能量生成，从而导致糖酵解增加和瓦伯格效应[78, 81]。Bayley 和 Devilee 最近描述了这些基因的遗传缺陷如何直接支持瓦伯格的原始假说，即细胞呼吸受损是某些癌症的根源[81]。因此，这些基因的突变能够引发细胞呼吸损伤，而细胞呼吸损伤则足以导致癌症。

9.3.1 *p53* 遗传突变与细胞呼吸受损

除这些癌症外，其他遗传基因也影响线粒体功能并增加癌症风险。已有充分的文献报道，*p53* 抑癌基因的罕见的遗传突变，会增加李‐佛美尼综合征（Li–Fraumeni syndrome）的发生概率[82]。已知该综合征涉及的癌症谱系包括乳腺癌、软组织肉瘤、脑瘤、骨肉瘤、白血病和肾上腺皮质癌。*p53* 基因敲除小鼠肿瘤的发病率要比正常小鼠高，其中淋巴瘤比其他肿瘤常见[83]。许多研究者认为，*p53* 通过线粒体凋亡信号通路或通过影响转录因子反应元件来调节肿瘤生成[33, 84, 85]，最近的研究证据表明，*p53* 可以直接影响线粒体的能量生成。

Hwang 及其同事研究表明，*p53* 通过转录靶蛋白细胞色素 c 氧化酶组装蛋白（SCO2）基因来调节线粒体呼吸[86-88]。更重要的是，这些研究人员已经发现，基因组稳定性依赖于氧化磷酸化。这些发现与 Singh 及其同事先前的研究结果一致，两者均表明，含 *p53* 缺陷的癌细胞存在线粒体能量代谢受损[89]。因为基因组稳定性依赖于氧化磷酸化，而 *p53* 突变通过干扰线粒体氧化磷酸化影响癌症易感性。沃纳综合征（Werner syndrome）是一种快速老化和癌症易感的疾病，也与 *p53* 异常和线粒体功能缺陷有关[90, 91]。因此，*p53* 实际上扮演着维持人体足够的氧化磷酸化活性的"监护者"角色。这一证据同样支持瓦伯格的原始理论。

《科学》（*Science*）杂志最近评论认为，抑癌基因 *p73* 和 *p63*，可能与 *p53* 一道，都是"抗癌的手足兄弟"[92]。虽然 *p73* 似乎和 *p53* 一样对线粒体起作用[93]，但 *p73* 的生殖细胞突变（germline mutations）不增加肿瘤风险[94]。目前尚未出现通过操纵肿瘤细胞 *p53* 基因有效治疗癌症的方法。在我看来，操纵肿瘤细胞 *p73* 或 *p63* 基因的有效治疗方法，也是不大可能的[84, 92, 95‐97]。

9.3.2 BRCA1 遗传突变与细胞呼吸受损

已证实携带 *BRCA1* 抑癌基因生殖细胞突变的个体，其患乳腺癌和卵巢肿瘤的风险增加[98]，而 *BRCA1* 基因编码的蛋白是大型 DNA 修复复合体（DNA repair complex）的一部分[99]。Coene 及其同事最近的研究表明，在很多正常细胞和癌细胞系中，有几种抗 BRCA1 抗体与线粒体染色存在共定位现象[100]。BRCA1 主要定位于线粒体的基质中，可能与线粒体 DNA（mtDNA）有关。约 20% 的 *BRCA1* 染色见于线粒体内膜，提示其参与多种线粒体功能[100]（图 9-4）。与 BRCA1 抑

癌蛋白一样，也有文献报道在线粒体内发现了结肠腺瘤样息肉蛋白（adenomatous polyposis coli, APC）抑癌蛋白，该蛋白在大多数结肠癌中发生突变[101, 102]。这些发现提出了一种可能性，即 *BRCA1* 和 *APC* 基因突变通过改变线粒体功能和氧化磷酸化效率而影响癌症易感性。

9.3.3　视网膜母细胞瘤基因遗传突变与细胞呼吸受损

视网膜母细胞瘤（RB）蛋白为抑癌蛋白，其功能是调节细胞周期的退出，而在多种癌症中功能失调[103]。*RB* 基因生殖细胞突变会导致以家系形式出现的视网膜肿瘤。最近研究表明，RB

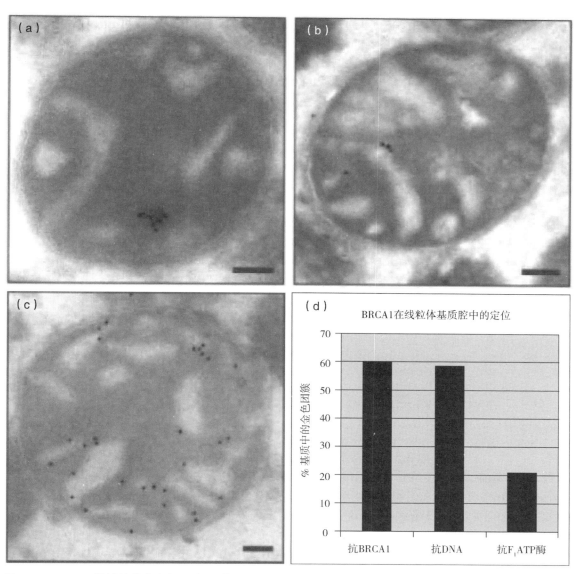

图 9-4　BRCA1 的线粒体内定位。（a）带抗 BRCA1 Ab-1 的大鼠肝线粒体电镜（EM）分析，显示线粒体基质中的 BRCA1 金色团簇。（b）带抗 DNA IgM 抗体的大鼠肝线粒体电镜分析，显示线粒体基质中的 IgM 信号。（c）带抗 F_1 ATP 酶的大鼠肝线粒体电镜分析，显示抗 F_1 ATP 酶与线粒体膜有关。标尺：100nm。（d）该表显示线粒体基质腔中 BRCA1 的定位。BRCA1（60%）和 IgM（59%）均主要位于线粒体基质腔；F_1 ATP 合成酶主要与线粒体嵴相关，因此只有少数（20%）位于基质腔。来源：经许可转载自文献 100

蛋白调节线粒体的生物合成，并控制细胞分化[104]。换句话说，RB 缺陷会改变线粒体功能，从而维持细胞增殖，并防止其分化。因为只有线粒体功能正常，才能维持细胞分化和保持细胞静止状态[16]。这些发现也将癌基因的诱导作用，通过其对线粒体和 RB 活性的效应，与细胞衰老联系起来了[105]。通过改变氧化磷酸化，*RB* 基因表达异常增加癌症易感性。

9.3.4 着色性干皮病与细胞呼吸受损

常染色体隐性遗传着色性干皮病（xeroderma pigmentosum，XP）基因的患者，对皮肤癌的易感性增加[39]。XP 涉及核 DNA 修复缺陷，因而导致对皮肤癌和脑内神经缺陷的易感性增高[33]。因为基因组稳定性缺陷是肿瘤基因起源论的关键，因此这种疾病常用来支持癌症是一种遗传性疾病的学说[33]。然而，Rothe 及其同事的研究表明，XP 突变改变了线粒体的能量生成[106]。线粒体 ATP 生成改变，与其他研究所观察到的 XP 患者成纤维细胞线粒体形态和结构异常是一致的[106]。这些发现支持了我的假说，即基因组稳定性和 DNA 修复机制异常，可归因于线粒体能量代谢缺陷[16]。换句话说，XP 患者的异常表型可与线粒体功能障碍相联系。

9.3.5 弗里德里希共济失调症与细胞呼吸受损

携带弗里德里希共济失调症（Friedrich's ataxia）基因的患者易罹患某些恶性肿瘤和神经系统缺陷疾病[107, 108]。弗里德里希共济失调涉及线粒体蛋白的共济蛋白（frataxin）表达降低，后者负责调节氧化磷酸化和线粒体 ATP 生成[109]。证据显示，共济蛋白可引导线粒体内合成电子传递所必须的铁/硫簇（iron/sulfur clusters）[110]。Ristow 及其同事最近研究显示，靶向损毁小鼠肝共济蛋白的表达会导致线粒体功能受损和肿瘤生长[108]。这些研究提供了进一步的证据表明，肿瘤形成可以直接与破坏线粒体功能和能量产生的遗传突变相关联。

总体上看，这些研究都提供了直接和间接的证据，表明线粒体异常可能源于以线粒体呼吸的不同方面为靶标的遗传性突变。遗传突变会扰乱线粒体功能和呼吸能量的产生，进而通过代偿性酵解导致基因组稳定性异常，从而增加罹患各种癌症的风险。根据这里综述的证据，可想而知肯定还有更多遗传性癌症综合征可能直接或间接与线粒体功能障碍有关。此外最重要的是要明确，遗传性肿瘤突变如何将呼吸紊乱与有氧酵解（瓦伯格效应）联系起来，而后者是癌症的核心特征。有氧酵解增强和细胞凋亡缺陷是呼吸不全的预期后果[16]。这里综述的研究结果有力支撑了瓦伯格的核心假说，即无论涉及何种机制，细胞呼吸受损或不足是癌症的根源。

9.4 体细胞基因突变与癌症

大多数在癌症中发现的基因缺陷不是遗传而是散发的，就像 *p*53 基因发生的大多数突变一样[4, 40, 42, 85, 111, 112]。正如我上面所提到的，虽然生殖细胞突变可以增加一些罕见癌症的风险，但是大多数癌症基因突变均是体细胞性的，其推动癌症进展的作用超过了作为癌症起源的作用[16]。然而有趣的是，在细胞和组织中体细胞突变只是偶发现象。Rous 和 Duesberg 认为，这是癌症体细胞突变论的一个重大缺陷[19, 38]。这引出一个问题，很少发生在正常组织中的体细胞突变为什么肿瘤组织中却常常看到呢？

Loeb 及其同事最初提出，在肿瘤细胞中发现的多个突变，主要是由于负责维持 DNA 合成保真性或维持 DNA 修复充分性的基因突变造成的[40]。更具体而言，基因组看管基因（genomic caretakers）的突变是基因组稳定性破坏，并在癌症中发现大量体细胞突变的原因。这些基因的突变会引发整个基因组中新突变的爆发。但正如我在第 2 章提到的，目前尚不清楚看管基因突变为什么如此频繁地发生，而其本来的功能是维持 DNA 合成和修复的保真性。

如果正常细胞的自发突变率如 Loeb 所认为的那样之低，那么为什么突变率在所谓的基因组

"监护者"（guardians）中却如此之高呢？事实上，Loeb 指出的突变表型假说，并没有说明引发癌症的那些突变的来源[40]。根据我的假说，肿瘤细胞中大量的突变和非整倍体，是由于细胞呼吸不足并引起代偿性酵解而产生的，下一章中我将继续阐明这一观点。由于核基因组的完整性依赖于氧化磷酸化的保真性，于是细胞呼吸不全就成为真正的突变基因表型（mutator phenotype）。另一方面，正常的细胞呼吸功能可以抑制致瘤性，这一点将在第 11 章有明确说明。

很重要的是我们必须认识到，作为看管者基因的 *p*53 基因突变并不是在所有人类常见肿瘤中都出现的，这提示 *p*53 和其他基因组监护基因在肿瘤发生中有更复杂的参与机制[40, 42, 46, 85, 113–115]。虽然 *p*53 基因突变被认为在人类多形性胶质母细胞瘤（GBM）中是常见的，但此类肿瘤中约 60% 并没有发现 *p*53 基因缺陷[71]。虽然大多数人类癌症中已发现了大量异常基因，但并没有特异性突变能够可靠地诊断任何特定类型的肿瘤[16, 25–27, 40, 116–119]。我觉得这个现象令人十分迷惑，如果在非生殖起源的大多数肿瘤中，各类肿瘤细胞的突变互不相同，那么基因突变又怎能说是癌症共同的起源呢[28, 40, 71–120]？这些发现足以表明，大多数肿瘤相关的体细胞突变既非必要也非充分能够引起癌症。

尽管某些肿瘤中存在共同的体细胞突变，但由于细胞和遗传的异质性，这些突变不太可能在肿瘤的每个细胞中都表达出来，Loeb 和其他人的数据也证实了这一事实[28, 40, 69]。然而有意思的是，恶性胶质瘤进展缓慢者通常存在染色体 1p/19q 联合缺失、O^6–甲基鸟嘌呤甲基转移酶（MGMT）基因启动子过度甲基化、IDH1 基因突变[71, 121–123]。我们能否因为含有这些突变的肿瘤比不含有这些突变的肿瘤进展慢得多，就认为这些是"较好"的突变？同时我们还发现有 IDH1 突变的 GBM 患者比没有这种突变的患者存活期稍长[71]。该基因突变可抑制线粒体氨基酸酵解，从而破坏葡萄糖 / 谷氨酰胺的协同作用（参见第 8 章）。但目前尚不清楚靶向这些基因或通路是否降低或提高患者的生存率。所以我的看法是，以葡萄糖和谷氨酰胺的利用为靶标，比以 GBM 患者的 IDH1 突变为靶标更容易操作，也更具有治疗意义。我希望其他对癌症管理感兴趣的人能够赞同这一观点。

考虑到代谢通量、遗传异质性和基因 – 环境相互作用的复杂性[124–128]，因此以任何特定的突变或信号通路为治疗靶标时，应谨慎考虑其将对肿瘤生长或患者生存产生何种影响[69]。Sandra Yin 在医景网（*Medscape*）医学新闻（*Medical News*）栏目发表的文章明确表达了这一点[6]。试图恢复癌症患者 *p*53 基因的监护功能收效甚微，这毫不奇怪[96, 129–131]。相关承诺还没有实现[6, 132]。那些国立癌症研究所（NCI）的领导者们知道这个结果吗[6, 132]？

癌症基因组图谱（Cancer Genome Atlas）项目的负责人 Brad Ozenberger 博士预言，十年后每个癌症患者都会希望得到自己的癌症基因组分析[133]。如果 Ozenberger 博士的预测成为现实，我可以断言癌症治疗的成本将更加高昂，并且癌症每年的死亡人数仍将基本保持不变。什么时候我们才能恢复理智？直到我们放弃癌症是一种基因病的想法，并认识到基因突变是疾病下游的附带现象，否则我们的抗癌战争将不会有太大的进展。

9.5　重新审视癌基因论

根据以上信息，我们很难把癌症相关基因突变看作是癌症的起源，因此非常有必要重新审视认为癌基因是癌症起源的关键证据。依据 Michael Stratton 的说法，将人类癌细胞全基因组 DNA 移植入正常 NIH3T3 细胞就会将其转化为癌细胞，这是癌症癌基因起源论的关键证据[25]。他引用了 Krontiris 和 Cooper 的论文作为证据[134]。然而，事实是 24 种癌症中，只有 2 种膀胱癌细胞的高分子量 DNA 可以使 NIH3T3 细胞转化为癌细胞，而且作者还不能排除细胞转变来自病毒感染的可能性。

病毒感染能损伤线粒体。没有证据显示被转化细胞的线粒体是正常还是没受影响,这可能十分困难。但 NIH3T3 细胞内酵解升高却是肯定的,这说明其存在某种类型的细胞呼吸不全[135]。这使得 Rubin 同意 Leslie Foulds 的结论,即包括 NIH3T3 在内的正常细胞的表观遗传现象一定程度上有助于细胞转化[136],而线粒体可以代表染色体外的表观遗传系统(参见第 10 章)。

如果 Krontiris 和 Cooper 能证明,是非酵解细胞而不是酵解细胞更容易向肿瘤转化,则可能会更有说服力,实际上酵解细胞已经处于向肿瘤转化的路径。根据 Moiseeva 等的数据,Ras(Ha-RasV12)转染正常细胞更易导致细胞衰老而非致瘤性转化[105]。Ras 转染实际上损伤了氧化磷酸化[137],不过目前还不清楚 Ras 是否通过对细胞核或线粒体功能的作用而导致癌症。瓦伯格指出,相对于导致癌变,细胞急性呼吸损伤更容易导致细胞死亡[57],只有那些能够通过上调酵解来代偿慢性线粒体损伤的细胞可以转化为肿瘤细胞。Moiseeva 等的研究也已经表明,Ras 所致衰老细胞生物能量缺陷的根本原因,是线粒体功能障碍而不是葡萄糖消耗方面的缺陷[105]。如果像 Koppenol 和 Dang 所说,肿瘤发生是因为葡萄糖酵解调节机制受损,则可以预测肿瘤细胞存在葡萄糖代谢缺陷[31]。Moiseeva 等、Hu 等的研究也为癌症的线粒体起源提供了有力的证据[105, 137]。

我们还发现,将 *v-raf/v-myc* 基因经携带 J2 的反转录病毒转入小鼠致其永生化,再将该小鼠的 BV2 小胶质细胞移植入同源宿主 C57BL/6J 脑内后[138],是无法形成肿瘤的。虽然这些细胞高度依赖葡萄糖和谷氨酰胺作为能源,但当被转移到低糖/低谷氨酰胺(分别为 3mM 和 2mM)、高酮体(7.0 mmol/L β-羟丁酸)的培养基中,仍可以存活和生长。氧化磷酸化是酮体能量代谢所必需的,以上研究结果表明,上述细胞的呼吸功能并未受损。对比 BV2 细胞,我们的 VM-M3 胶质母细胞瘤细胞也表达出小胶质细胞的特征,但却无法在这种低糖/低谷氨酰胺、高酮体的培养基中存活。VM-M3 细胞表现为细胞呼吸受损以及高度侵袭性和转移性[139-142]。我们针对 BV2 细胞的研究结果显示,尽管转染了 *raf* 和 *myc* 癌基因,但细胞的氧化磷酸化功能是正常的。换句话说,这些细胞虽然糖酵解调节功能有明显损伤,但并未导致其形成肿瘤。这说明是线粒体损伤及其引起的细胞呼吸不足导致了肿瘤发生,而不是相反。

在一个更广泛的系列研究中,Weinberg 及其同事已经证明,从多个种间肿瘤中分离出的 DNA 也可以转化 NIH3T3 细胞[143]。显然供体肿瘤的 DNA 已存在于转染细胞中,但并不确定 DNA 转染后,线粒体功能是否受损。认识这一点很重要,因为 Moiseeva 及其同事发现,Ha-RasV12 癌基因转染人类成纤维细胞,能够损伤该细胞的氧化磷酸化[105]。此外,Huang 及其同事也发现,K-Ras 对线粒体的损伤是瓦伯格效应的起源,该损伤先于糖酵解上调和肿瘤发生[137]。Neuzil 等在导致细胞恶性转变的相关事件时间表上,对该事件做出了强调[144]。正如瓦伯格在代谢实验中所显示的那样,有氧糖酵解或瓦伯格效应是由呼吸受损或呼吸不足引起的。与基因组不稳定性类似,有氧糖酵解是一种下游效应,而不是引起细胞呼吸不全的原因[16, 137]。也许这就是为什么瓦伯格没有把重点放在有氧糖酵解上,而是认为这只是细胞呼吸受损的不稳定的附带现象[57]。

酵解增强可使细胞绕过衰老机制,从而提高其转化为癌症的可能性。一些研究团队提供的有力的证据表明,癌基因转化可增加 ROS 表达并损害线粒体[145-148]。Lee 及其同事发现,用 V12Ras 转染人类二倍体细胞,可以显著增加氧自由基对线粒体的损害[145];而 Weinberg 及其同事也发现,线粒体 ROS 产生和复合体 III 受损,对 K-Ras 诱导的细胞增殖和肿瘤发生至关重要[146]。此外,Yang 及其同事发现,对小鼠成纤维细胞进行 H-ras 基因转化将损害细胞呼吸,从而迫使细胞进行糖酵解代谢[147]。值得注意的是,Ras 激活被认为可以诱导 MYC 活性和增强非低氧条件下的 HIF-1α 水平[31]。由于 MYC 和 HIF-1α 驱动糖酵解,两者上调对于防止呼吸受损后细胞衰老是十分必要的。

当正常心肌细胞中 MYC 表达升高时[149],可以观察到与 Ras 转染类似的结果。MYC 诱导的线粒体结构和呼吸功能受损会造成某些心肌细胞死亡，但也会引起其他心肌细胞重新进入细胞周期并继续增殖。还有新的证据显示，c-RAF 癌基因以线粒体为靶标，从而产生 ROS 并损害线粒体的生理功能[64]。HIF-1α 表达升高则继发于 c-RAF 诱导的线粒体受损出现[148]，而 HIF-1α 可以上调葡萄糖转运和多种糖酵解途径。因此，癌基因有时可以靶向并损害线粒体功能。

综合上述研究发现，细胞呼吸功能障碍是癌基因诱导的衰老的效应途径。呼吸不全发生后糖酵解上调将阻止细胞老化，从而导致其重新进入细胞周期和增殖，这就是肿瘤发生的始动事件。嗨，你们听到了吗？根据这些信息，你们真的认为癌基因是癌症的特异性原因吗？

通过本文中呈现的证据可以得出了一个令人信服的观点，即致癌性转化可以通过线粒体发挥作用，癌症起因于细胞呼吸受损或不足，细胞恶变可由癌基因诱导的线粒体功能与氧化磷酸化的损伤引起。支持上述观点的证据相当强大[105, 137, 145-147]。当然，以上提到的永生化小鼠 BV2 小胶质细胞实验已经提示，并非所有的癌基因都能致癌。有些癌基因不损伤线粒体呼吸功能并且不导致细胞转化，而另一些癌基因则损害氧化磷酸化并导致肿瘤发生，因此明确两类癌基因特征的差异具有重要意义，而这些问题还远未解决。

根据下一章提出的证据，核基因组不稳定性是线粒体呼吸受损伴代偿性酵解的下游效应。Michael Stratton 等认为癌症是基因病的人士，需要重新考虑他们的理论基础。在我看来，癌症领域将不会向前有所推进，直到以下观点得到公认，即细胞呼吸效率低下伴代偿性酵解是癌症起源和进展的基础。

尚无任何已知的突变可导致单一类型的癌症，但几乎所有癌症都没有正常的细胞呼吸[16, 150]。这一事实的重要性怎么强调都不为过。Gibbs 说过，无论是标准的基因理论还是任何新的理论，都不能解释基于单一原理变化的 100 多种疾病，也即我们称呼的癌症[26]。看来 Gibbs 博士还不怎么熟悉瓦伯格理论，正是该理论将癌症解释为一种细胞呼吸受损伴代偿性酵解的单一疾病。令我困惑的是，为什么癌症领域如此多的研究人员都非常关注肿瘤高度多变的基因特征，而很少关注所有肿瘤都共同具有的代谢表型，即细胞呼吸功能障碍或不足。癌症的起源是简单的代谢疾病，这一点可能会让那些认为癌症无限复杂的人士产生焦虑吗？

9.6 线粒体基因突变与癌症存在与否

如果线粒体呼吸功能缺陷是所有癌症的起源，那么为什么在那些携带损害细胞呼吸突变的人群中反而罕见癌症呢？例如，干扰细胞呼吸功能的铜/锌超氧化物歧化酶（SOD）基因突变与家族肌萎缩侧索硬化症（ALS）高度关联[151-153]，然而在 ALS 患者中癌症却很罕见[154]。就这一主题，Eng 及其同事在一篇全面综述中阐述了线粒体突变与癌症的关系[155]。第一，大多数影响呼吸链功能和三羧酸循环的遗传突变为纯合子，且可以对多器官系统造成严重损伤[156]。这些遗传突变可以发生在所有细胞中，而癌细胞线粒体缺陷只见于癌细胞。同时，某些有遗传突变的个体，如巴斯综合征（Barth syndrome）的患者存在心磷脂重塑方面的异常，他们可能在罹患癌症之前就已经死亡。第二，那些改变三羧酸循环功能并引发癌症的突变，如 SDH 和 FH 基因突变，通常为杂合子，并不影响多器官系统的生理功能。而这些基因的纯合子突变往往引起的是神经退行性病变而不是癌症[157]，但 SOD 基因杂合子突变的个体中也可以见到神经退行性病变[153]。而在炎症性疾病中，线粒体损伤和酵解又会发挥何种不同作用？

正如瓦伯格最初提到的那样，死亡的细胞永远不会发展为癌症[57]。损害线粒体进而致癌的基因，与损害线粒体但不致癌的基因之间存在着有趣的差异。Douglas Wallace 认为，产生线粒体ROS 而非损害能量生成的突变，是癌症的缺失环节[157]。然而在帕金森病中，线粒体 ROS 杀死多巴胺能细胞却不产生癌症。我同意 Eng 及其同事的观点，尚需进一步从基因、细胞和临床方面，研究线粒体功能与癌症风险的关系[155]。

9.6.1 针对致瘤性线粒体 DNA 突变的严格评价

大量的科学文献表明，线粒体 DNA 突变促进人类脑瘤及其他各种癌症的发生[157-160]。线粒体 DNA 变化也能改变细胞能量代谢[73, 157, 161-163]。为了确定线粒体 DNA 突变是否促进脑肿瘤能量代谢缺陷，我们从致病性突变角度研究 5 种独立来源的小鼠脑肿瘤线粒体 DNA[160]。这些肿瘤包含了大多数恶性脑肿瘤生长行为。其中 2 种肿瘤，室管膜母细胞瘤（EPEN）和星形细胞瘤（CT-2A），通过将 20- 甲基胆蒽（20-methylcholanthrene）注入 C57BL/6J 近交小鼠脑内获得[164-166]。另外 3 种肿瘤 VM-M2、VM-M3 和 VM-NM1，由 VM 近交小鼠脑内自发形成。我已在第 3 章中提供了有关这些肿瘤和 VM 近交系的信息。

VM 近交系自发性脑肿瘤高发的特征独一无二[167]。VM-M2 和 VM-M3 肿瘤表达髓系 / 间充质细胞的多重属性，显示出人类多形性胶质母细胞瘤的侵袭性生长行为[139-141]。VM-NM1 生长迅速，但在脑外生长时并无高度侵袭性和转移性[140]。我们从 5 种脑肿瘤中制备了克隆细胞系，然后均生长于同源小鼠宿主皮下[142]。这样做是为了获得足够的肿瘤组织，再根据我们已建立的流程来分离和纯化线粒体[168]。

每种肿瘤的线粒体 DNA，都与从相应的正常同源小鼠宿主品系中纯化的脑线粒体群中的线粒体 DNA 进行比较。通过对各个肿瘤全线粒体基因组直接测序，并与相应宿主小鼠品系的正常脑组织进行比较，几乎未发现存在基因改变。大多数突变都被发现于单核苷酸重复区域，而蛋白质编码基因没有发现突变。值得注意的是，肿瘤中没有一种基因的改变被认为是致病性的[160]。显然，这些小鼠脑肿瘤的高糖酵解表型和快速生长不是由致病性线粒体 DNA 突变引起的。

这些研究结果令人吃惊，因为大量的文献报道认为致病性线粒体 DNA 损伤可能导致癌症[157]。如果线粒体 DNA 突变被认为对癌症起源有如此重要的作用，那么为什么在 5 种独立来源的小鼠脑肿瘤中没有出现致病性突变呢？不过，我们却发现所有的肿瘤都表现出稳健的瓦伯格效应，提示存在细胞呼吸不全。

我们未能在 5 种独立来源的小鼠脑肿瘤中发现致病性线粒体 DNA 突变，因此无法支持线粒体突变对肿瘤发生有显著作用的观点，至少在这些小鼠的肿瘤中我们认为如此。目前尚不清楚为何线粒体突变在人类肿瘤中如此常见，但在我们的小鼠肿瘤中却并没有出现。Wallace 认为，测序误差不大可能导致报道所称的人类肿瘤中线粒体 DNA 具有高突变率[157]。但 Salas 及其同事已经证明，人类肿瘤细胞致病性线粒体 DNA 突变的大量证据，主要来源于线粒体 DNA 分析时数据解释或方法学上的人为错误[64, 169]。因此，为了证明线粒体 DNA 突变导致肿瘤细胞氧化磷酸化缺陷，有必要分离和纯化患者肿瘤组织及其正常组织中的线粒体，然后对肿瘤和正常组织的纯化线粒体 DNA 进行全基因组测序。针对人类肿瘤组织线粒体 DNA 突变的很多研究，并没有纳入所有必要的对照组以防范出现错误信息[160, 169]。我们的实验纳入了所有必要的对照组，结果表明小鼠脑肿瘤中并不存在致病性基因突变。那么，人类肿瘤的致病性线粒体 DNA 突变是否比小鼠肿瘤更常见？不过，人类和小鼠针对呼吸功能不全伴代偿性酵解的表现是相似的。

我们针对小鼠脑肿瘤精心进行的综合实验清楚表明，线粒体 DNA 突变与这些不同的小鼠脑肿瘤的起源或代谢异常无关[160]。由于线粒体基因组是高度冗余的，线粒体基因组中存在正常等位基因的多份拷贝，因此不大可能有许多癌症直接源于线粒体 DNA 的突变[162]。然而，如果在环形线粒体基因组的所有拷贝均表达突变，或者整个线粒体基因组被耗尽，那么就会像 Singh 及其同事最近所描述的那样，导致某些癌症发生[66, 73]。另外，我们的研究只评估线粒体 DNA 序列，而没有评估线粒体 DNA 含量。肿瘤细胞线粒体 DNA 含量较正常细胞低是可能的。线粒体 DNA 耗尽会增加解偶联蛋白（UCP）的表达[66]。线粒体解偶联蛋白的激活，尤其是解偶联蛋白 2

（UCP-2）的激活，已在很多肿瘤细胞的检测中被证实[66, 170-172]。为了降低线粒体膜超极化，正常细胞激活 UCP-2 以应对葡萄糖水平升高[173]。UCP 激活也有助于降低活性氧，后者因葡萄糖水平升高而增加[174]。肿瘤细胞中 UCP-2 的激活可能是调节氧化应激的手段，而氧化应激正是继发于氧化磷酸化受损和线粒体 DNA 消耗[66]。

值得强调的是，线粒体 DNA 的多态性（polymorphisms）可以解释某些母系遗传性癌症的风险[73]。如 Rous 曾描述过的，这是否与某些病毒源性癌症呈现母系遗传的特征存在关联呢[19]？另一方面，线粒体 DNA 是否涉及癌症起源的直接证据来自 Rebbeck 及其同事近期的研究，发现许多致病线粒体 DNA 突变出现于犬传染性生殖器肿瘤（canine transmissible venereal tumor，CTVT）[175]。这些突变会破坏氧化磷酸化从而导致肿瘤。因此只要能够诱导呼吸不全，线粒体 DNA 缺陷或致病性线粒体 DNA 突变就可能会导致癌症[161]。

9.7 病毒感染、细胞呼吸受损和癌症起源

病毒长期以来被认为是导致某些癌症的原因[21, 176, 177]。约 15% 的人类癌症由肿瘤病毒引起[178]。Kofman 及其同事最近通过综述大量信息，将病毒感染与恶性神经胶质瘤的发生联系起来[177]。有趣的是，某些与癌症相关的病毒或其蛋白质产物定位或累积在线粒体内[16, 17, 178, 179]。病毒对线粒体功能的影响可能破坏能量代谢，随着时间推移会改变抑癌基因和癌基因的表达。影响线粒体功能和增加癌症风险的病毒包括 Rous 肉瘤病毒（SRC）、EB 病毒（EBV）、卡波西（Kaposi）肉瘤相关疱疹病毒（KSHV）、人乳头瘤病毒（HPV）、乙型肝炎病毒（HBV）、丙型肝炎病毒（HCV）、人类免疫缺陷病毒（HIV），人巨细胞病毒（HCMV）以及人类 T 细胞白血病病毒 1 型（HTLV-1）[17, 177-186]。虽然急性病毒感染破坏线粒体功能，并通过细胞凋亡方式杀死许多细胞[180]，但那些被感染后通过底物水平磷酸化上调糖酵解而生存下来的细胞，可能在慢性感染情况下产生肿瘤。

Duensing 和 Munger 的研究表明，HPV16 型 E7 癌蛋白可以诱导中心体复制异常，从而增加多极有丝分裂的倾向，能够导致染色体分离和非整倍体[187]。尽管该机制与 RB 蛋白失活无关，但可能涉及线粒体受损。这个结论源于以下发现，E7 可以与人类 DNA 聚合酶 δ 相互作用蛋白 38（PDIP38）紧密结合，后者定位于线粒体[188]。基于其他 HPV 癌蛋白在线粒体内定位的基础（E1 - E4）[189]，Xie 等认为在 HPV 感染后 PDIP38 将从线粒体转移到细胞核，这种转移可能是通过线粒体和细胞核膜之间的结构链接，或在线粒体膜电位降低后从线粒体释放来实现的[188]。根据我的假设，PDIP38/E7 相互作用损害线粒体功能先于 PDIP38 核定位和基因组不稳定性启动而发生。更具体地说，HPV 的致癌作用起源于呼吸损伤。

Siddiqui 及其同事证明，可增加肝细胞癌风险的 HBV 编码蛋白 HBx 会破坏线粒体的质子动力梯度[181]。HBx 蛋白可以与低氧无关的方式阻止 HIF-1α 泛素化，由此增强 HIF-1α 稳定性和活性[190]。针对某些病毒感染的观察，钙稳态改变、ROS 生成、NF-κB 和 HIF-1α 表达也将改变细胞的代谢状态[182, 183]。HIF-1α 稳定性对线粒体功能障碍后糖酵解上调至关重要[16]。因此，病毒可能通过将被感染细胞的细胞呼吸置换为底物水平磷酸化而导致癌症。如前所述，抑癌基因和癌基因表达的改变将继发于这种能量转换过程[16]。

现在尚不知道有多少转化性反转录病毒通过破坏受感染细胞线粒体功能和氧化磷酸化而引起癌症，但显然 KSHV、HPV、HIV 和 HCMV 的感染过程正是如此[179, 184-186]。《肿瘤生物学》（Biology of Cancer）一书中的表 3-3 里列出了许多已知的反转录病毒及其获得性癌基因[33]。虽然设想这些反转录病毒通过核 DNA 插入和癌基因上调导致癌症[33]，但相当多的证据表明，病毒本身或其蛋白产物均可损伤氧化磷酸化导致呼吸不全，所以说病毒感染可通过细胞呼吸损伤引起癌症。

我的观点是，病毒与肿瘤发生的关联可能更多地源于其对细胞呼吸的损伤，而不是源于其对

细胞核基因组的影响。希望病毒肿瘤学领域的研究人员能够证明我在这一点上的判断。病毒还可以增强细胞融合[191, 192]，从而进一步破坏线粒体功能，导致基因组不稳定性。我会在下一章继续讨论这个问题。因此，反转录病毒致癌是通过细胞核 DNA 机制实现的假设，无疑太天真了[33]。根据本文提出的新概括，反转录病毒通过破坏线粒体能量代谢，从而启动细胞的癌变之路。

9.7.1 HIV 与癌症风险

NCI 未能明确病毒感染增加癌症风险的机制，这从其关于 HIV 感染与癌症风险的"事实说明书"（fact sheet）中就可以看出（www.cancer.gov/images/documents/45cf39 f5–569f –4c7f–a9e9–c0941765bc73/Fs3_97.pdf）。该说明书提到，艾滋病毒感染者较未感染的同龄人罹患某些类型癌症的风险大为增加，其中 3 种为对获得性免疫缺陷病毒综合征（AIDS）具有诊断价值的癌症，即卡波西肉瘤、非霍奇金淋巴瘤和宫颈癌。与未感染人群相比，HIV 感染者罹患卡波西肉瘤的可能性高 800 倍，罹患非霍奇金淋巴瘤的可能性至少高 7 倍，女性罹患宫颈癌的可能性至少高 3 倍。此外，HIV 感染者罹患肛门癌、霍奇金淋巴瘤、肝癌和肺癌的风险也较高。

NCI 对 HIV 感染增加癌症风险的解释是，这种感染削弱免疫系统，降低机体毁灭癌细胞和抵抗致癌性感染的能力。这个解释并没有说明 HIV 感染者的癌细胞从何而来，也没有联系其分子机制。不过，慢性病毒感染可引起炎症是公认的。

炎症可以损害氧化磷酸化，从而将能量代谢转变为酵解供能。而氧化磷酸化不足是癌症的起源，与所涉及的组织无关。以上"事实说明书"中没有基于癌症代谢理论，提及 HIV 感染如何破坏线粒体功能和细胞呼吸，从而改变能量代谢和增加癌症风险。根据他们对 HIV 相关癌症起源的解释，我们不知道 NCI 的工作人员是否知道瓦伯格理论。

同样令人不安的是，有研究尝试在以持续性激活（constitutively active）src 为对照组情况下，利用表达 p53 的重组腺病毒载体靶向治疗人类肺肿瘤（www.genetherapyreview.com/gene–therapy–education /technology–overview/56–p53–gene–therapy.html）。这种治疗方法不太可能使患者有明显获益，反倒可能由于在正常细胞线粒体中累积病毒或其产物而产生新的肿瘤。开展这种类型的治疗更多地是由于缺乏知识，不理解癌症到底是什么。

特别让我感到惊讶的是，很少有人知道瓦伯格理论及其如何解释与癌症起源有关的许多现象。这方面很值得回味的是 Roskelley 等所证明的，病毒感染或化学物质的致癌作用都可产生类似的呼吸酶活性和线粒体功能损伤[17, 58]。因此，研究癌症病毒起源的所有人员，都有必要了解瓦伯格癌症理论及其分子机制，从而能够解释他们的研究结果。

9.8 本章概要

在这一章中，我对癌症是一种基因病的证据进行了认真而严格的审视。支持这一假说的数据之间有着巨大的矛盾之处。虽然基因组不稳定性是几乎所有肿瘤细胞的共同特征，但支持基因组不稳定性导致癌症的至多只是边缘性证据。是核基因组不稳定性，还是呼吸不足导致肿瘤发生？很少有人关注到致瘤性转化也存在损害氧化磷酸化的证据。许多癌症的生殖细胞突变会破坏氧化磷酸化。许多已知的致癌物会破坏细胞呼吸，也会产生核基因组不稳定性。当氧化磷酸化不足时，癌基因激活和抑癌基因失活是驱动酵解所必需的变化。这些变化是疾病的效应而不是疾病的病因。本章所回顾的资料强调，呼吸不全早于基因组不稳定性的发生。中间派可能会争辩说，线粒体和细胞核这两种细胞器的受损是癌症发生和发展的必要条件。然而，第 11 章所描述的细胞核–细胞质转移实验表明，肿瘤细胞核转移至正常细胞质中能指导细胞正常发育，但正常细胞核转移至肿瘤细胞质后并不能指导细胞正常发育。这样的证据反驳了癌症起源于核基因组缺陷的假说。下一章中，我将提供更多的信息，讨论说明细胞呼吸不全如何引起细胞核不稳定性。

参考文献

[1] Hayden EC. Personalized cancer therapy gets closer. Nature. 2009;458:131 - 2.

[2] Stratton MR. Exploring the genomes of cancer cells: progress and promise. Science. 2011; 331:1553 - 8.

[3] Knudson AG. Cancer genetics. Am J Med Genet. 2002;111:96 - 102.

[4] Hanahan D，Weinberg RA. The hallmarks of cancer. Cell. 2000;100:57 - 70.

[5] Nowell PC. The clonal evolution of tumor cell populations. Science. 1976;194:23 - 28.

[6] Yin S. Experts question benefits of high-cost cancer care. Medscape Today. 2011. http://www.medscape.com/viewarticle/754808?src=iphone.

[7] Kaiser J. Combining targeted drugs to stop resistant tumors. Science. 2011;331:1542 - 5.

[8] Fojo T，Parkinson DR. Biologically targeted cancer therapy and marginal benefits: are we making too much of too little or are we achieving too little by giving too much? Clin Cancer Res. 2010; 16:5972 - 80.

[9] Kolata G. How bright promise in cancer testing fell apart. New York Times. 2011 July 7.

[10] Staw BM，Ross J. Understanding behavior in escalation situations. Science. 1989;246:216 - 20.

[11] Vander Heiden MG，Cantley LC，Thompson CB. Understanding the Warburg effect: the metabolic requirements of cell proliferation. Science. 2009;324:1029 - 33.

[12] Kaelin WG，Thompson CB Jr Q&A: Cancer: clues from cell metabolism. Nature. 2010;465: 562 - 4.

[13] Levine AJ，Puzio-Kuter AM. The control of the metabolic switch in cancers by oncogenes and tumor suppressor genes. Science. 2010;330:1340 - 4.

[14] Bui T，Thompson CB. Cancer's sweet tooth. Cancer Cell. 2006;9:419 - 20.

[15] Dang CV，Semenza GL. Oncogenic alterations of metabolism. Trends Biochem Sci. 1999; 24:68 - 72.

[16] Seyfried TN，Shelton LM. Cancer as a metabolic disease. Nutr Metabol. 2010;7:7.

[17] Smith AE，Kenyon DH. A unifying concept of carcinogenesis and its therapeutic implications. Oncology. 1973;27:459 - 79.

[18] Sonnenschein C，Soto AM The Society of Cells: Cancer and the Control of Cell Proliferation. New York: Springer; 1999.

[19] Rous P. Surmise and fact on the nature of cancer. Nature. 1959;183:1357 - 61.

[20] German J. Constitutional hyperrecombinability and its consequences. Genetics. 2004;168:1 - 8.

[21] Parkin DM. The global health burden of infection-associated cancers in the year 2002. Int J Cancer. 2006;118:3030 - 44.

[22] Marx J. Oncogenes reach a milestone. Science. 1994;266:1942 - 4.

[23] Parada LF，Tabin CJ，Shih C，Weinberg RA. Human EJ bladder carcinoma oncogene is homologue of Harvey sarcoma virus ras gene. Nature. 1982;297:474 - 8.

[24] Hayward WS，Neel BG，Astrin SM. Activation of a cellular onc gene by promoter insertion in ALV-induced lymphoid leukosis. Nature. 1981;290:475 - 80.

[25] Stratton MR，Campbell PJ，Futreal PA. The cancer genome. Nature. 2009;458:719 - 24.

[26] Gibbs WW. Untangling the roots of cancer. Sci Am. 2003;289:56 - 65.

[27] Nowell PC. Tumor progression: a brief historical perspective. Semin Cancer Biol. 2002; 12:261 - 6.

[28] Salk JJ，Fox EJ，Loeb LA. Mutational heterogeneity in human cancers: origin and consequences. Annu Rev Pathol. 2010;5:51 - 75.

[29] Fearon ER. Human cancer syndromes: clues to the origin and nature of cancer. Science. 1997;278:1043 - 50.

[30] Vogelstein B，Kinzler KW. Cancer genes and the pathways they control. Nat Med. 2004; 10:789 - 99.

[31] Koppenol WH，Bounds PL，Dang CV. Otto Warburg's contributions to current concepts of cancer metabolism. Nat Rev. 2011;11:325 - 37.

[32] Nakajima EC，Van Houten B. Metabolic symbiosis in cancer: Refocusing the Warburg lens. Molecular carcinogenesis. 2012;doi: 10.1002/mc.21863. [Epub ahead of print].

[33] Weinberg RA. The Biology of Cancer. New York: Garland Science; 2007.

[34] Tarin D. Cell and tissue interactions in carcinogenesis and metastasis and their clinical signifi- cance. Semin Cancer Biol. 2011;21:72 - 82.

[35] Hameroff SR. A new theory of the origin of cancer: quantum coherent entanglement, centrioles, mitosis, and differentiation. Biosystems. 2004;77:119 - 36.

[36] Manchester K. The quest by three giants of science for an understanding of cancer. Endeavour. 1997;21:72 - 6.

[37] Wolf U. Theodor Boveri and His Book，On the

Problem of the Origin of Malignant Tumors. In: German J, editor. Chromosomes and Cancer. New York: John Wiley & Sons, Inc.; 1974. p.1 - 20.

[38] Duesberg P, Rasnick D. Aneuploidy, the somatic mutation that makes cancer a species of its own. Cell Motil Cytoskeleton. 2000;47:81 - 107.

[39] Cairns J. The origin of human cancers. Nature. 1981;289:353 - 7.

[40] Loeb LA. A mutator phenotype in cancer. Cancer Res. 2001;61:3230 - 9. 170.

[41] Whitman RC. Somatic mutations as a factor in the production of cancer; a critical review of von Hansemanns's theory of anaplasia in light of modern knowledge of genetics. J Cancer Res. 1919;4:181 - 202.

[42] Nigro JM, Baker SJ, Preisinger AC, Jessup JM, Hostetter R, Cleary K, et al. Mutations in the p53 gene occur in diverse human tumour types. Nature. 1989;342:705 - 8.

[43] Fearon ER, Vogelstein B. A genetic model for colorectal tumorigenesis. Cell. 1990;61:759 - 67.

[44] Wagner RP. Anecdotal, historical and critical commentaries on genetics. Rudolph Virchow and the genetic basis of somatic ecology. Genetics. 1999;151:917 - 20.

[45] Duesberg PH, Schwartz JR. Latent viruses and mutated oncogenes: no evidence for pathogenicity. Prog Nucleic Acid Res Mol Biol. 1992;43:135 - 204.

[46] Sonnenschein C, Soto AM. Somatic mutation theory of carcinogenesis: why it should be dropped and replaced. Mol Carcinog. 2000;29:205 - 11.

[47] Soto AM, Sonnenschein C. The somatic mutation theory of cancer: growing problems with the paradigm?. Bioessays. 2004;26:1097 - 107.

[48] Sonnenschein C, Soto AM. Theories of carcinogenesis: an emerging perspective. Semin Cancer Biol. 2008;18:372 - 7.

[49] Duesberg PH. Oncogenes and cancer. Science. 1995;267:1407 - 8.

[50] Garber K. Oncometabolite? IDH1 discoveries raise possibility of new metabolism targets in brain cancers and leukemia. J Natl Cancer Inst. 2010;102:926 - 8.

[51] Bose S, Deininger M, Gora-Tybor J, Goldman JM, Melo JV. The presence of typical and atypical BCR-ABL fusion genes in leukocytes of normal individuals: biologic significance and implications for the assessment of minimal residual disease. Blood. 1998;92:3362 - 7.

[52] Torres EM, Sokolsky T, Tucker CM, Chan LY, Boselli M, Dunham MJ, et al. Effects of aneuploidy on cellular physiology and cell division in haploid yeast. Science. 2007;317: 916 - 24.

[53] Seyfried TN, Marsh J, Shelton LM, Huysentruyt LC, Mukherjee P. Is the restricted ketogenic diet a viable alternative to the standard of care for managing malignant brain cancer?. Epilepsy Res. 2011.

[54] Marsh J, Mukherjee P, Seyfried TN. Akt-dependent proapoptotic effects of dietary restriction on late-stage management of a phosphatase and tensin homologue/tuberous sclerosis complex 2-deficient mouse astrocytoma. Clin Cancer Res. 2008;14:7751 - 62.

[55] Seyfried TN, Kiebish MA, Marsh J, Shelton LM, Huysentruyt LC, Mukherjee P. Metabolic management of brain cancer. Biochim Biophys Acta. 2010;1807:577 - 94.

[56] Warburg O The Metabolism of Tumours. New York: Richard R. Smith; 1931.

[57] Warburg O. On the origin of cancer cells. Science. 1956;123:309 - 14.

[58] Roskelley RC, Mayer N, Horwitt BN, Salter WT. Studies in cancer. Vii. Enzyme deficiency in human and experimental cancer. J Clin Invest. 1943;22:743 - 51.

[59] Sajan MP, Satav JG, Bhattacharya RK. Effect of aflatoxin B in vitro on rat liver mitochondrial respiratory functions. Indian J Exp Biol. 1997;35:1187 - 90.

[60] Bhat NK, Emeh JK, Niranjan BG, Avadhani NG. Inhibition of mitochondrial protein synthesis during early stages of aflatoxin B1-induced hepatocarcinogenesis. Cancer Res. 1982;42:1876 - 80.

[61] Warburg O. On the respiratory impairment in cancer cells. Science. 1956;124:269 - 70.

[62] Hadler HI, Daniel BG, Pratt RD. The induction of ATP energized mitochondrial volume changes by carcinogenic N-hydroxy-N-acetyl-aminofluorenes when combined with showdomycin. A unitary hypothesis for carcinogenesis. J Antibiot. 1971;24:405 - 17.

[63] Parada LF, Weinberg RA. Presence of a Kirsten murine sarcoma virus ras oncogene in cells transformed by 3-methylcholanthrene. Mol Cell Biol. 1983;3:2298 - 301.

[64] Seoane M, Mosquera-Miguel A, Gonzalez T, Fraga M, Salas A, Costoya JA. The mitochondrial genome is a "Genetic Sanctuary" during the oncogenic process. PloS One. 2011;6:e23327.

[65] de Groof AJ, te Lindert MM, van Dommelen MM, Wu M, Willemse M, Smift AL, et al. Increased OXPHOS activity precedes rise in glycolytic rate in H-RasV12/E1A transformed fibroblasts that develop a Warburg phenotype. Mol Cancer. 2009;8:54.

[66] Ayyasamy V, Owens KM, Desouki MM, Liang

P, Bakin A, Thangaraj K, et al. Cellular model of Warburg effect identifies tumor promoting function of UCP2 in breast cancer and its suppression by genipin. PloS One. 2011;6:e24792.

[67] Steeg PS. Heterogeneity of drug target expression among metastatic lesions: lessons from a breast cancer autopsy program. Clin Cancer Res. 2008;14:3643 – 5.

[68] Wu JM, Fackler MJ, Halushka MK, Molavi DW, Taylor ME, Teo WW, et al. Heterogeneity of breast cancer metastases: comparison of therapeutic target expression and promoter methylation between primary tumors and their multifocal metastases. Clin Cancer Res. 2008;14:1938 – 46.

[69] Gabor Miklos GL. The human cancer genome project – one more misstep in the war on cancer. Nat Biotechnol. 2005;23:535 – 7.

[70] Rasnick D, Duesberg PH. How aneuploidy affects metabolic control and causes cancer. Biochem J. 1999;340 (Pt 3):621 – 30.

[71] Parsons DW, Jones S, Zhang X, Lin JC, Leary RJ, Angenendt P, et al. An integrated genomic analysis of human glioblastoma multiforme. Science. 2008;321:1807 – 12.

[72] Jones S, Zhang X, Parsons DW, Lin JC, Leary RJ, Angenendt P, et al. Core signaling pathways in human pancreatic cancers revealed by global genomic analyses. Science. 2008;321: 1801 – 6.

[73] Chandra D, Singh KK. Genetic insights into OXPHOS defect and its role in cancer. Biochim Biophys Acta. 2010;1807:620 – 5.

[74] Pollard PJ, Wortham NC, Tomlinson IP. The TCA cycle and tumorigenesis: the examples of fumarate hydratase and succinate dehydrogenase. Ann Med. 2003;35:632 – 9.

[75] Hao HX, Khalimonchuk O, Schraders M, Dephoure N, Bayley JP, Kunst H, et al. SDH5, a gene required for flavination of succinate dehydrogenase, is mutated in paraganglioma. Science. 2009;325:1139 – 42.

[76] Baysal BE, Ferrell RE, Willett-Brozick JE, Lawrence EC, Myssiorek D, Bosch A, et al. Mutations in SDHD, a mitochondrial complex II gene, in hereditary paraganglioma. Science. 2000;287:848 – 51.

[77] Alam NA, Rowan AJ, Wortham NC, Pollard PJ, Mitchell M, Tyrer JP, et al. Genetic and functional analyses of FH mutations in multiple cutaneous and uterine leiomyomatosis, hereditary leiomyomatosis and renal cancer, and fumarate hydratase deficiency. Hum Mol Genet. 2003;12: 1241 – 52.

[78] Favier J, Briere JJ, Burnichon N, Riviere J, Vescovo L, Benit P, et al. The Warburg effect is genetically determined in inherited pheochromocytomas. PloS One.

2009;4:e7094.

[79] Kim WY, Kaelin WG. Role of VHL gene mutation in human cancer. J Clin Oncol. 2004; 22:4991 – 5004.

[80] Shiao YH, Resau JH, Nagashima K, Anderson LM, Ramakrishna G. The von Hippel–Lindau tumor suppressor targets to mitochondria. Cancer Res. 2000;60:2816 – 9.

[81] Bayley JP, Devilee P. Warburg tumours and the mechanisms of mitochondrial tumour suppressor genes. Barking up the right tree?. Curr Opin Genet Dev. 2010;20:324 – 9.

[82] Malkin D, Li FP, Strong LC, Fraumeni JF Jr, Nelson CE, Kim DH, et al. Germ line p53 mutations in a familial syndrome of breast cancer, sarcomas, and other neoplasms. Science. 1990;250:1233 – 8.

[83] Donehower LA, Harvey M, Slagle BL, McArthur MJ, Montgomery CA Jr, Butel JS, et al. Mice deficient for p53 are developmentally normal but susceptible to spontaneous tumours. Nature. 1992;356:215 – 21.

[84] Lane D, Levine A. p53 Research: the past thirty years and the next thirty years. Cold Spring Harb Perspect Biol. 2010;2:a000893.

[85] Levine AJ. p53, the cellular gatekeeper for growth and division. Cell. 1997;88:323 – 31.

[86] Sung HJ, Ma W, Wang PY, Hynes J, O'Riordan TC, Combs CA, et al. Mitochondrial respiration protects against oxygen–associated DNA damage. Nat Commun. 2011;1:1 – 8.

[87] Lago CU, Sung HJ, Ma W, Wang PY, Hwang PM. p53, Aerobic metabolism and cancer. Antioxid Redox Signal. 2010;15:1739 – 48.

[88] Matoba S, Kang JG, Patino WD, Wragg A, Boehm M, Gavrilova O, et al. p53 regulates mitochondrial respiration. Science. 2006;312:1650 – 3.

[89] Zhou S, Kachhap S, Singh KK. Mitochondrial impairment in p53–deficient human cancer cells. Mutagenesis. 2003;18:287 – 92.

[90] Pallardo FV, Lloret A, Lebel M, d'Ischia M, Cogger VC, Le Couteur DG, et al. Mitochondrial dysfunction in some oxidative stress–related genetic diseases: Ataxia–telangiectasia, Down syndrome, Fanconi anaemia and Werner syndrome. Biogerontology. 2010;11:401 – 19.

[91] Blander G, Kipnis J, Leal JF, Yu CE, Schellenberg GD, Oren M. Physical and functional interaction between p53 and the Werner's syndrome protein. J Biol Chem. 1999;274:29463 – 9.

[92] Leslie M. Brothers in arms against cancer. Science. 2011;331:1551 – 2.

[93] Sayan AE, Sayan BS, Gogvadze V, Dinsdale D, Nyman U, Hansen TM, et al. P73 and caspase-

cleaved p73 fragments localize to mitochondria and augment TRAIL–induced apoptosis. Oncogene. 2008;27:4363 – 72.

[94] Peters MA, Janer M, Kolb S, Jarvik GP, Ostrander EA, Stanford JL. Germline mutations in the p73 gene do not predispose to familial prostate-brain cancer. Prostate. 2001;48:292 – 6.

[95] McGill G, Fisher DE. p53 and cancer therapy: a double–edged sword. J Clin Invest. 1999;104:223 – 5.

[96] Swisher SG, Roth JA, Nemunaitis J, Lawrence DD, Kemp BL, Carrasco CH, et al. Adenovirus-mediated p53 gene transfer in advanced non–small-cell lung cancer. J Natl Cancer Inst. 1999;91:763 – 71.

[97] Lowe SW, Bodis S, McClatchey A, Remington L, Ruley HE, Fisher DE, et al. p53 status and the efficacy of cancer therapy in vivo. Science. 1994;266:807 – 10.

[98] Miki Y, Swensen J, Shattuck–Eidens D, Futreal PA, Harshman K, Tavtigian S, et al. A strong candidate for the breast and ovarian cancer susceptibility gene BRCA1. Science. 1994;266: 66 – 71.

[99] Wang Y, Cortez D, Yazdi P, Neff N, Elledge SJ, Qin J. BASC，a super complex of BRCA1– associated proteins involved in the recognition and repair of aberrant DNA structures. Genes Dev. 2000;14:927 – 39.

[100] Coene ED, Hollinshead MS, Waeytens AA, Schelfhout VR, Eechaute WP, Shaw MK, et al. Phosphorylated BRCA1 is predominantly located in the nucleus and mitochondria. Mol Biol Cell. 2005;16:997 – 1010.

[101] Brocardo M, Henderson BR. APC shuttling to the membrane, nucleus and beyond. Trends Cell Biol. 2008;18:587 – 96.

[102] Brocardo M, Lei Y, Tighe A, Taylor SS, Mok MT, Henderson BR. Mitochondrial targeting of adenomatous polyposis coli protein is stimulated by truncating cancer mutations: regulation of Bcl-2 and implications for cell survival. J Biol Chem. 2008;283:5950 – 9.

[103] Classon M, Harlow E. The retinoblastoma tumour suppressor in development and cancer. Nat Rev. 2002;2:910 – 17.

[104] Sankaran VG, Orkin SH, Walkley CR. Rb intrinsically promotes erythropoiesis by coupling cell cycle exit with mitochondrial biogenesis. Genes Dev. 2008;22:463 – 75.

[105] Moiseeva O, Bourdeau V, Roux A, Deschenes-Simard X, Ferbeyre G. Mitochondrial dysfunction contributes to oncogene–induced senescence. Mol Cell Biol. 2009;29:4495 – 507.

[106] Rothe M, Werner D, Thielmann HW. Enhanced expression of mitochondrial genes in xeroderma pigmentosum fibroblast strains from various complementation groups. J Cancer Res Clin Oncol. 1993;119:675 – 84.

[107] Thierbach R, Drewes G, Fusser M, Voigt A, Kuhlow D, Blume U, et al. The Friedreich's ataxia protein frataxin modulates DNA base excision repair in prokaryotes and mammals. Biochem J. 2010;432:165 – 72.

[108] Thierbach R, Schulz TJ, Isken F, Voigt A, Mietzner B, Drewes G, et al. Targeted disruption of hepatic frataxin expression causes impaired mitochondrial function, decreased life span and tumor growth in mice. Hum Mol Genet. 2005;14:3857 – 64.

[109] Ristow M. Oxidative metabolism in cancer growth. Curr Opin Clin Nutr Metab Care. 2006;9: 339 – 45.

[110] Rotig A, de Lonlay P, Chretien D, Foury F, Koenig M, Sidi D, et al. Aconitase and mitochondrial iron-sulphur protein deficiency in Friedreich ataxia. Nat Genet. 1997;17:215 – 7.

[111] Fearon ER, Cho KR, Nigro JM, Kern SE, Simons JW, Ruppert JM, et al. Identification of a chromosome 18q gene that is altered in colorectal cancers. Science. 1990;247:49 – 56.

[112] Yokota J. Tumor progression and metastasis. Carcinogenesis. 2000;21:497 – 503.

[113] Duesberg P, Rasnick D, Li R, Winters L, Rausch C, Hehlmann R. How aneuploidy may cause cancer and genetic instability. Anticancer Res. 1999;19:4887 – 906.

[114] Kruse JP, Gu W. Modes of p53 regulation. Cell. 2009;137:609 – 22.

[115] Olovnikov IA, Kravchenko JE, Chumakov PM. Homeostatic functions of the p53 tumor suppressor: regulation of energy metabolism and antioxidant defense. Semin Cancer Biol. 2009;19: 32 – 41.

[116] Mandinova A, Lee SW. The p53 pathway as a target in cancer therapeutics: obstacles and promise. Sci Transl Med. 2011;3:64rv1.

[117] Gravendeel LA, Kouwenhoven MC, Gevaert O, de Rooi JJ, Stubbs AP, Duijm JE, et al. Intrinsic gene expression profiles of gliomas are a better predictor of survival than histology. Cancer Res. 2009;69:9065 – 72.

[118] Network TCGAR. Comprehensive genomic characterization defines human glioblastoma genes and core pathways. Nature. 2008;455:1061 – 8.

[119] Dang L, White DW, Gross S, Bennett BD, Bittinger MA, Driggers EM, et al. Cancerassociated IDH1 mutations produce 2–hydroxyglutarate. Nature.

2009;462:739 - 44.

[120] Greenman C, Stephens P, Smith R, Dalgliesh GL, Hunter C, Bignell G, et al. Patterns of somatic mutation in human cancer genomes. Nature. 2007;446:153 - 8.

[121] van den Bent MJ, Dubbink HJ, Marie Y, Brandes AA, Taphoorn MJ, Wesseling P, et al. IDH1 and IDH2 mutations are prognostic but not predictive for outcome in anaplastic oligodendroglial tumors: a report of the European Organization for Research and Treatment of Cancer Brain Tumor Group. Clin Cancer Res. 2010;16:1597 - 1604.

[122] Stupp R, Mason WP, van den Bent MJ, Weller M, Fisher B, Taphoorn MJ, et al. Radiotherapy plus concomitant and adjuvant temozolomide for glioblastoma. N Engl J Med. 2005;352:987 - 96.

[123] Krex D, Klink B, Hartmann C, von Deimling A, Pietsch T, Simon M, et al. Long-term survival with glioblastoma multiforme. Brain. 2007;130:2596 - 606.

[124] Saad AG, Sachs J, Turner CD, Proctor M, Marcus KJ, Wang L, et al. Extracranial metastases of glioblastoma in a child: case report and review of the literature. J Pediatr Hematol Oncol. 2007;29:190 - 4.

[125] Ohgaki H, Kleihues P. Genetic alterations and signaling pathways in the evolution of gliomas. Cancer Sci. 2009;100:2235 - 41.

[126] Greenspan RJ. The flexible genome. Nat Rev Genet. 2001;2:383 - 7.

[127] Strohman R. Maneuvering in the complex path from genotype to phenotype. Science. 2002;296:701 - 3.

[128] Strohman R. Thermodynamics - old laws in medicine and complex disease. Nat Biotechnol. 2003;21:477 - 9.

[129] Lang FF, Bruner JM, Fuller GN, Aldape K, Prados MD, Chang S, et al. Phase I trial of adenovirus-mediated p53 gene therapy for recurrent glioma: biological and clinical results. J Clin Oncol. 2003;21:2508 - 18.

[130] Makower D, Rozenblit A, Kaufman H, Edelman M, Lane ME, Zwiebel J, et al. Phase II clinical trial of intralesional administration of the oncolytic adenovirus ONYX-015 in patients with hepatobiliary tumors with correlative p53 studies. Clin Cancer Res. 2003;9:693 - 702.

[131] Schuler M, Herrmann R, De Greve JL, Stewart AK, Gatzemeier U, Stewart DJ, et al. Adenovirus-mediated wild-type p53 gene transfer in patients receiving chemotherapy for advanced non-small-cell lung cancer: results of a multicenter phase II study. J Clin Oncol. 2001;19:1750 - 8.

[132] Gibbs JB. Mechanism-based target identification and drug discovery in cancer research. Science. 2000;287:1969 - 73.

[133] Park HR. Cracking cancer's code: tumor DNA holds key to beating the disease. TIME. 2011;177:69 - 71.

[134] Krontiris TG, Cooper GM. Transforming activity of human tumor DNAs. Proc Natl Acad Sci USA. 1981;78:1181 - 4.

[135] Lanks KW, Li PW. End products of glucose and glutamine metabolism by cultured cell lines. J Cell Physiol. 1988;135:151 - 5.

[136] Rubin H. Experimental control of neoplastic progression in cell populations: Foulds' rules revisited. Proc Natl Acad Sci USA. 1994;91:6619 - 23.

[137] Hu Y, Lu W, Chen G, Wang P, Chen Z, Zhou Y, et al. K-ras（G12V）transformation leads to mitochondrial dysfunction and a metabolic switch from oxidative phosphorylation to glycolysis. Cell res. 201222:399 - 412.

[138] Blasi E, Barluzzi R, Bocchini V, Mazzolla R, Bistoni F. Immortalization of murine microglial cells by a *v-raf/v-myc* carrying retrovirus. J Neuroimmunol. 1990;27:229 - 37.

[139] Shelton LM, Mukherjee P, Huysentruyt LC, Urits I, Rosenberg JA, Seyfried TN. A novel pre-clinical in vivo mouse model for malignant brain tumor growth and invasion. J Neuro Oncol. 2010;99:165 - 76.

[140] Huysentruyt LC, Mukherjee P, Banerjee D, Shelton LM, Seyfried TN. Metastatic cancer cells with macrophage properties: evidence from a new murine tumor model. Int J Cancer. 2008;123:73 - 84.

[141] Huysentruyt LC, Seyfried TN. Perspectives on the mesenchymal origin of metastatic cancer. Cancer Metastasis Rev. 2010;29:695 - 707.

[142] Kiebish MA, Han X, Cheng H, Chuang JH, Seyfried TN. Cardiolipin and electron transport chain abnormalities in mouse brain tumor mitochondria: lipidomic evidence supporting the Warburg theory of cancer. J Lipid Res. 2008;49:2545 - 56.

[143] Shih C, Padhy LC, Murray M, Weinberg RA. Transforming genes of carcinomas and neuroblastomas introduced into mouse fibroblasts. Nature. 1981;290:261 - 4.

[144] Neuzil J, Rohlena J, Dong LF. K-Ras and mitochondria: Dangerous liaisons. Cell res. 2012;22:285 - 287.

[145] Lee AC, Fenster BE, Ito H, Takeda K, Bae NS, Hirai T, et al. Ras proteins induce senescence by altering the intracellular levels of reactive oxygen species. J Biol Chem. 1999;274:7936 - 40.

[146] Weinberg F, Hamanaka R, Wheaton WW, Weinberg S, Joseph J, Lopez M, et al.

Mitochondrial metabolism and ROS generation are essential for Kras-mediated tumorigenicity. Proc Natl Acad Sci USA. 2010;107:8788-93.

[147] Yang D, Wang MT, Tang Y, Chen Y, Jiang H, Jones TT, et al. Impairment of mitochondrial respiration in mouse fibroblasts by oncogenic H-RAS (Q61L). Cancer Biol Ther. 2010;9:122-33.

[148] Galmiche A, Fueller J. RAF kinases and mitochondria. Biochim Biophys Acta. 2007;1773:1256-62.

[149] Lee HG, Chen Q, Wolfram JA, Richardson SL, Liner A, Siedlak SL, et al. Cell cycle reentry and mitochondrial defects in myc-mediated hypertrophic cardiomyopathy and heart failure. PloS One. 2009;4:e7172.

[150] Lopez-Lazaro M. A new view of carcinogenesis and an alternative approach to cancer therapy. Mol Med. 2010;16:144-53.

[151] Rosen DR. Mutations in Cu/Zn superoxide dismutase gene are associated with familial amyotrophic lateral sclerosis. Nature. 1993;364:362.

[152] Dupuis L, Gonzalez de Aguilar JL, Oudart H, de Tapia M, Barbeito L, Loeffler JP. Mitochondria in amyotrophic lateral sclerosis: a trigger and a target. Neurodegener Dis. 2004;1:245-54.

[153] Dupuis L, Oudart H, Rene F, Gonzalez de Aguilar JL, Loeffler JP. Evidence for defective energy homeostasis in amyotrophic lateral sclerosis: benefit of a high-energy diet in a transgenic mouse model. Proc Natl Acad Sci USA. 2004;101:11159-64.

[154] Vigliani MC, Polo P, Chio A, Giometto B, Mazzini L, Schiffer D. Patients with amyotrophic lateral sclerosis and cancer do not differ clinically from patients with sporadic amyotrophic lateral sclerosis. J Neurol. 2000;247:778-82.

[155] Eng C, Kiuru M, Fernandez MJ, Aaltonen LA. A role for mitochondrial enzymes in inherited neoplasia and beyond. Nat Rev. 2003;3:193-202.

[156] Schoffner JM, Wallace DC. Oxidative Phosphorylation Diseases. In: Scriver CR, Beaudet AL, Sly WS, Valle D, editors. The Metabolic and Molecular Bases of Inherited Diseases. New York: McGraw-Hill Inc.; 1995. p.1535-609.

[157] Wallace DC. Mitochondria and cancer: Warburg addressed. Cold Spring Harb Symp Quant Biol. 2005;70:363-74.

[158] Kirches E, Krause G, Warich-Kirches M, Weis S, Schneider T, Meyer-Puttlitz B, et al. High frequency of mitochondrial DNA mutations in glioblastoma multiforme identified by direct sequence comparison to blood samples. Int J Cancer. 2001;93:534-8.

[159] Lueth M, von Deimling A, Pietsch T, Wong LJ, Kurtz A, Henze G, et al. Medulloblastoma harbor somatic mitochondrial DNA mutations in the D-loop region. J Pediatr Hematol Oncol. 2010;32:156-9.

[160] Kiebish MA, Seyfried TN. Absence of pathogenic mitochondrial DNA mutations in mouse brain tumors. BMC Cancer. 2005;5:102.

[161] Lu J, Sharma LK, Bai Y. Implications of mitochondrial DNA mutations and mitochondrial dysfunction in tumorigenesis. Cell Res. 2009;19:802-15.

[162] Carew JS, Huang P. Mitochondrial defects in cancer. Mol Cancer. 2002;1:9.

[163] Singh KK, Kulawiec M, Still I, Desouki MM, Geradts J, Matsui S. Inter-genomic cross talk between mitochondria and the nucleus plays an important role in tumorigenesis. Gene. 2005;354:140-6.

[164] Mukherjee P, Abate LE, Seyfried TN. Antiangiogenic and proapoptotic effects of dietary restriction on experimental mouse and human brain tumors. Clin Cancer Res. 2004;10:5622-9.

[165] Mukherjee P, El-Abbadi MM, Kasperzyk JL, Ranes MK, Seyfried TN. Dietary restriction reduces angiogenesis and growth in an orthotopic mouse brain tumour model. Br J Cancer. 2002;86:1615-21.

[166] Seyfried TN, el-Abbadi M, Roy ML. Ganglioside distribution in murine neural tumors. Mol Chem Neuropathol. 1992;17:147-67.

[167] Fraser H. Brain tumours in mice, with particular reference to astrocytoma. Food Chem Toxicol. 1986;24:105-11.

[168] Kiebish MA, Han X, Cheng H, Lunceford A, Clarke CF, Moon H, et al. Lipidomic analysis and electron transport chain activities in C57BL/6J mouse brain mitochondria. J Neurochem. 2008;106:299-312.

[169] Salas A, Yao YG, Macaulay V, Vega A, Carracedo A, Bandelt HJ. A critical reassessment of the role of mitochondria in tumorigenesis. PLoS Med. 2005;2:e296.

[170] Fine EJ, Miller A, Quadros EV, Sequeira JM, Feinman RD. Acetoacetate reduces growth and ATP concentration in cancer cell lines which over-express uncoupling protein 2. Cancer Cell Int. 2009;9:14.

[171] Harper ME, Antoniou A, Villalobos-Menuey E, Russo A, Trauger R, Vendemelio M, et al. Characterization of a novel metabolic strategy used by drug-resistant tumor cells. FASEB J. 2002;16:1550-7.

[172] Samudio I, Fiegl M, Andreeff M. Mitochondrial uncoupling and the Warburg effect: molecular basis

for the reprogramming of cancer cell metabolism. Cancer Res. 2009;69:2163 - 6.

[173] Chan CB, De Leo D, Joseph JW, McQuaid TS, Ha XF, Xu F, et al. Increased uncoupling protein-2 levels in beta-cells are associated with impaired glucose-stimulated insulin secretion: mechanism of action. Diabetes. 2001;50:1302 - 10.

[174] Affourtit C, Jastroch M, Brand MD. Uncoupling protein-2 attenuates glucose-stimulated insulin secretion in INS-1E insulinoma cells by lowering mitochondrial reactive oxygen species. Free Radical Biol Med. 2011;50:609 - 16.

[175] Rebbeck CA, Leroi AM, Burt A. Mitochondrial capture by a transmissible cancer. Science. 2011;331:303.

[176] Boccardo E, Villa LL. Viral origins of human cancer. Curr Med Chem. 2007;14:2526 - 39.

[177] Kofman A, Marcinkiewicz L, Dupart E, Lyshchev A, Martynov B, Ryndin A, et al. The roles of viruses in brain tumor initiation and oncomodulation. J Neurooncol. 2011;105:451 - 66.

[178] D'Agostino DM, Bernardi P, Chieco-Bianchi L, Ciminale V. Mitochondria as functional targets of proteins coded by human tumor viruses. Adv Cancer Res. 2005;94:87 - 142.

[179] Ackermann WW, Kurtz H. The relation of herpes virus to host cell mitochondria. J Exp Med. 1952;96:151 - 7.

[180] Macho A, Castedo M, Marchetti P, Aguilar JJ, Decaudin D, Zamzami N, et al. Mitochondrial dysfunctions in circulating T lymphocytes from human immunodeficiency virus-1 carriers. Blood. 1995;86:2481 - 7.

[181] Rahmani Z, Huh KW, Lasher R, Siddiqui A. Hepatitis B virus X protein colocalizes to mitochondria with a human voltage-dependent anion channel, HVDAC3, and alters its transmembrane potential. J Virol. 2000;74:2840 - 6.

[182] Koike K. Hepatitis B virus X gene is implicated in liver carcinogenesis. Cancer Lett. 2009; 286:60 - 8.

[183] Clippinger AJ, Bouchard MJ. Hepatitis B virus HBx protein localizes to mitochondria in primary rat hepatocytes and modulates mitochondrial membrane potential. J Virol. 2008;82:6798 - 811.

[184] Yu Y, Clippinger AJ, Alwine JC. Viral effects on metabolism: changes in glucose and glutamine utilization during human cytomegalovirus infection. Trends Microbiol. 2011;19:360 - 7.

[185] Yu Y, Maguire TG, Alwine JC. Human cytomegalovirus activates glucose transporter 4 expression to increase glucose uptake during infection. J Virol. 2011;85:1573 - 80.

[186] Miro O, Lopez S, Martinez E, Pedrol E, Milinkovic A, Deig E, et al. Mitochondrial effects of HIV infection on the peripheral blood mononuclear cells of HIV-infected patients who were never treated with antiretrovirals. Clin Infect Dis. 2004;39:710 - 6.

[187] Duensing S, Munger K. Human papillomavirus type 16 E7 oncoprotein can induce abnormal centrosome duplication through a mechanism independent of inactivation of retinoblastoma protein family members. J Virol. 2003;77:12331 - 5.

[188] Xie B, Li H, Wang Q, Xie S, Rahmeh A, Dai W, et al. Further characterization of human DNA polymerase delta interacting protein 38. J Biol Chem. 2005;280:22375 - 84.

[189] Raj K, Berguerand S, Southern S, Doorbar J, Beard P. E1 empty set E4 protein of human papillomavirus type 16 associates with mitochondria. J Virol. 2004;78:7199 - 207.

[190] Moon EJ, Jeong CH, Jeong JW, Kim KR, Yu DY, Murakami S, et al. Hepatitis B virus X protein induces angiogenesis by stabilizing hypoxia-inducible factor-1alpha. FASEB J. 2004;18:382 - 4.

[191] Duelli D, Lazebnik Y. Cell-to-cell fusion as a link between viruses and cancer. Nat Rev. 2007;7:968 - 76.

[192] Duelli DM, Padilla-Nash HM, Berman D, Murphy KM, Ried T, Lazebnik Y. A virus causes cancer by inducing massive chromosomal instability through cell fusion. Curr Biol. 2007;17: 431 - 7.

第 10 章

细胞呼吸功能不全、逆行反应和癌症起源

　　尽管细胞呼吸不足可以用来解释癌症起源和发展过程中观察到的大部分现象，然而有意思的是：瓦伯格的概念或理论并没有被主流的癌症生物学任何著作提及[1]。因为多数情况下基因突变被用来解释癌症的起因，如果没有讨论能量代谢在癌症起源中的作用，就像没有讨论太阳在太阳系起源中的作用一样。然而，癌症基因论如同我在上一章中讲到的那样前后充满矛盾。只有当我们用细胞呼吸不足而不是其他因素（基因、病毒、异倍体等）去解释癌症的起源时，癌症的起源问题才能迎刃而解，就像当初我们解释行星运行轨道时用太阳来代替地球顿觉茅塞顿开一样[2, 3]。在这个大前提下，确定呼吸不足与癌症起源相关是非常重要的。

10.1　逆行反应：一种维持细胞核基因稳定的遗传系统表观反应

　　一个好的假说应该能够解释和某一现象关联的大部分观察结果。如果该假说不能被学术界否定并且同时被大量不同种类的实验结果支持的话，那么这个假说就会成为一种理论[4]。尽管大家对瓦伯格的观察结果辩论良久，但还没有人能够证明它是错误的（参见我在第7章和第8章中的描述），况且还有不断涌现的数据正在证明癌症起源于呼吸因素而非基因。既然大部分人不清楚线粒体受损和呼吸不足是怎样和肿瘤细胞中观察到的基因缺陷联系在一起的，那么呼吸不足的观点又怎么可能成为大多数肿瘤细胞中基因组不稳定性的成因呢？

　　陆续出现的新证据表明是持续不断的逆行反应（RTG）把肿瘤细胞中呼吸损伤和基因组的不稳定性联系到一起的[5-7]。RTG 这个名词用来解释线粒体到细胞核的信号传输以及细胞反应中改变着的呼吸作用和线粒体的功能状态[6, 8-14]。呼吸能量的产生一被打断 RTG 就启动了，而基因组的稳定性取决于线粒体的功能是否完整。如果呼吸不足纠正不了，RTG 会持续存在，导致后续的瓦伯格效应、基因组不稳定及肿瘤的发生。

　　可以认为 RTG 是一种经典的染色体外表观遗传控制系统[15, 16]。尽管 DNA 甲基化和组蛋白修饰被认为是表观遗传控制机制的一种形式[17, 18]，然而作为染色体外的成分，线粒体是细胞内表观遗传控制中具有决定意义的驱动力[15]。线粒体通过细胞核与细胞质相互作用维持细胞分化。那么有什么证据支持 RTG 在癌症表观起源和基因组不稳定中的作用呢？

　　尽管大量的 RTG 研究是在酵母菌中做的，但其与哺乳动物细胞中线粒体应激信号的反应相仿[5, 8, 10, 14, 19]。Jazwinski 及其同事最近的研究显示，酵母中 RTG 代谢应激反应同人体中的 NF-κB 代谢应激反应类似。线粒体能量平衡损伤导致控制能量代谢的多种核基因的表达发生巨大的改变[10, 20, 21]。线粒体 DNA（mtDNA）、三羧酸循环、电子转移链或者内膜质子动力差（$\Delta \Psi m$）等因素的异常都可以导致呼吸不足。换句话说，任何对线粒体呼吸作用的干扰都可以导致 RTG

反应[7]。那么这些是怎么和癌症起源发生联系的呢?

　　随着呼吸 ATP 生产周期的中断,RTG 在真核微生物中出现进化以维持细胞活力[8, 14, 22]。这主要包含了从氧化磷酸化产能到底物水平磷酸化产能的转变(包括糖酵解和氨基酸酵解)。类似的系统同样存在于哺乳动物细胞内[8, 14, 19-21]。根据我们的假说,RTG 包括需要无氧能量代谢所需网状式的上调。可以证实该假说的发现是,呼吸受损将会上调致癌基因 *Myc* 和 *Ras* 的表达[6, 20]。在减缓 *p53* 功能的同时[23, 24],MYC 加强了 ROS 的生产,ROS 的生产也刺激了 RTG 的不稳定性[9, 25],MYC 上调就像我在第 8 章中提到的糖酵解和谷胺酰胺代谢的基因。当通过呼吸的能量生产不足以维持能量动态平衡的时候,致癌基因的上调也变成了保持无氧代谢的必要条件。为了防止细胞死亡,RTG 信号传输使致癌基因上调,而致癌基因上调是癌症的一个基因标识。

　　长时间或者持续兴奋的 RTG 同时又会在细胞核基因组稳定性和功能上产生可怕的后果(就是这个反应会影响稳定性和功能)。瓦伯格意识到了呼吸作用和维持细胞结构的联系,还有酵解和细胞结构损坏的联系[26]。细胞结构性组织包含其形态和基因组的完整性,而细胞结构性组织取决于有无充足的呼吸[25],结构和基因组完整性的维持则取决于 RTG 的调控元件。即使 RTG 在暂时的呼吸停止后为保护细胞活性而形成,但长时间的反应还是会导致基因组的不稳定和失调。

　　酵母菌中的 RTG 反应有三个调控元件,包括了 Rtg2 信号蛋白和 Rtg1/Rtg3 复合转移因子(两者均是碱性螺旋 - 环 - 螺旋 - 亮氨酸拉链)[7, 14]。Rtg2 包括了一个 N- 端 ATP 结合模体,可以用来感知线粒体 ATP 生产中的改变,Rtg2 还管理着异质二聚体 Rtg1/ Rtg3 复合物的功能和细胞定位(图 10-1)。

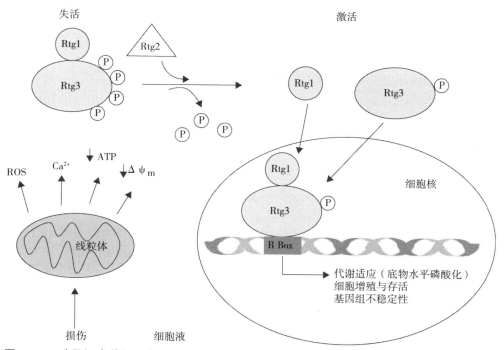

图 10-1　酵母细胞逆行反应(RTG)的激活。酵母中的 RTG 反应在机制上类似于哺乳动物细胞中的线粒体的应激反应。带圆圈的多个 P 是磷酸基团。当通过氧化磷酸化的能量受损时,RTG 可以上调酵解所需的基因。详情参见正文。来源:转自参考文献 7。彩图见本书彩图 25

　　健康的有充足能量生产的细胞中，RTG 反应是关闭的。这个状态下 Rtg1/Rtg3 复合转移因子与 Rtg1 结合形成二聚物并被隔绝在一个高度磷酸化的 Rtg3 环境中[14]。Rtg2 不仅是一个能量感受器，还在细胞核里扮演调节染色体完整性的角色[10, 27]。此外 RTG 担负着维持染色体稳定性基因（SMC4）的功能[10]，当氧化磷酸化受损时，RTG 减少了这个基因的表达，长时间的 RTG 反应还会影响 DNA 的修复机制，从而产生过剩的 DNA 随机变异和染色体缺陷[7, 12, 25, 27]。

　　当氧化磷酸化产生的能量不足时，RTG 反应会被"开启"。此时细胞质 Rtg2 通过 Rtg3 的去磷酸化使 Rtg1/Rtg3 复合物解离[14]。接着，Rtg1 和 Rtg3 蛋白质分别进入细胞核，Rtg3 依附于 R 盒的地方，而 Rtg1 重新与 Rtg3 结合。紧接着不同的能量和抗凋亡相关的基因及蛋白质开始了转录和信号表达，这些基因和蛋白质包含了 MYC、TOR、Ras、CREB、NF−κB 和 CHOP[14, 20, 21, 28-30]。CHOP 也被称为 GADD153，是 C/EBP 转录因子家族的一员，它和其他的 C/EBPs 一起形成异质二聚体[31]。肿瘤所发生的炎症、增殖和进展是和这些增加的基因与蛋白质表达是分不开的，增殖和进展同时也是癌症的部分特征。RTG 反应参与多种负调节和正调节蛋白的活动，这些调节蛋白协调着从呼吸到酵解的生物能量转换，呼吸和酵解涉及底物水平的磷酸化[14, 20]。更重要的是，持续被激活的 RTG 反应会导致基因不稳定，包括体细胞的变异和非整倍性，亦即体细胞突变和非整体性。

　　当呼吸能量不足以维持能量平衡时，RTG 最主要的作用是通过糖酵解或者是通过糖酵解和谷胺酰胺代谢的组合来调节 ATP 的合成[14, 19]。当氧化磷酸化受损时，RTG 反应对维持一个平稳的 $\Delta G'_{ATP}$ 以保持细胞活性十分重要。然而一个长时间的反应却可以让细胞核基因组的不稳定性和变异性变得凸显了[10, 20, 27, 29]。换句话说，被长时间损害的氧化磷酸化能量生产体系促生了另一个结果：就是肿瘤细胞中细胞核基因组的不稳定性。为了通过酵解使肿瘤获得能量，致癌基因（Myc，Ras，Akt，Hif-1 等）的上调就成为必要了。呼吸不足和代偿性酵解同时增加了①细胞质 Ca 浓度；②多药物耐药表型；③活性氧（ROS）的产生；④非正常的 Fe-S 复合物。这些改变联合起来可以加速异常的 RTG 信号传输以及基因组变异，大量的实验都提供了支持这些发现证据[5, 11, 12, 14, 19, 25, 32-35]。

　　有趣的是，细胞内基质金属蛋白酶 2（MMP2）同 mtDNA 不足一起加剧了相关表达[36]，同时慢性炎症有关的 MMP2 和其他的金属蛋白酶也增加了表达[37]。因为 mtDNA 不足可以和 ROS 的产生一起减少线粒体呼吸，所以任何数量的线粒体呼吸损害均伴随着 MMP2 表达的增加，这个猜测是有道理的。MMP 表达增加的这个现象可以在活性巨噬细胞里看到，巨噬细胞和肿瘤上皮细胞杂交生成拥有转移可能性的癌症细胞（参见第 13 章）。与炎症相关的 ROS 的产生也可以激活 RTG 反应，就如同在之前的一些系统中看到的一样[9]。所以，RTG 反应与癌症的起源和发展相关联的。

　　人类 Myc/Max 转录因子复合物表现出与酵母菌的 Rtg1/Rtg3 蛋白质有趣的同源性[6, 8, 20]。MYC 是碱性螺旋 – 环 – 螺旋 – 亮氨酸拉链家族家族的一员，MYC 上调对糖酵解和谷胺酰胺代谢所需的基因诱导是必需的环节[38]。尽管目前为止还没有在高级真核细胞中找到与 Rtg2 相对应的部分可以作为线粒体功能紊乱的感知器或线粒体信号传导器激活与 Rtg1/Rtg3 蛋白质相似的转录信号传导器，但是人类 NF−κB 应激反应和酵母菌 RTG 反应的保守性还是被认可了的[8]。酵母菌 RTG 反应与 mTor、Akt 和 RAS 信号传输有相似的功能，Jazwinsk 和他的同事已经完成了一个优秀的综述，将酵母菌和人类应激反应的相似之处做了联系[8]。

　　总而言之，这些发现都表明了细胞核基因组的完整性很大程度上取决于正常的呼吸功能[5, 7, 25]。线粒体 – 细胞核的融合就是 David 在 1958 年首先描述的经典表观遗传系统的好范例[16, 39]。尽管表观遗传的这个概念是 Waddington 最先提出的[40]，但是 Nanney 的表观遗传系统观点与线粒体在癌症中的角色最相契合[15, 41]。因此，仔细研究 Nanney 博士综述中的观点对于癌症表观遗传学专业的学生来说是挺有用的。

表观遗传学不仅仅包含了 DNA 的甲基化、基因组印迹和组蛋白修饰[41-43]，还包括线粒体的功能。有意思的发现是 $p53$ 的遗传缺陷可以损害氧化磷酸化，造成基因组的不稳定[44, 45]。此外 Hwang 和他的同事们最近展示，充足的线粒体呼吸对于在有氧环境中维持基因组稳定性很重要[46]。就像前面提及的一样，Myc 致癌基因的各种致癌影响均可以关联到氧化磷酸化损害。RTG 反应的进化可在急性能量衰竭的时候保护细胞，此时一个持续性的与呼吸不足相关的 RTG 反应会逐步地引起基因组的不稳定和肿瘤的产生。因此慢性呼吸不足与激活的 RTG 一起就是细胞发生紊乱和肿瘤起源形成的路径，无论这个反应是基因还是环境因素引起的。

10.2 炎症损害细胞呼吸

尽管慢性炎症早已经被发现与癌症形成有关，但是炎症是怎么一步步导致癌症的还不是很清楚[47-51]。人们已知败血症相关的炎症或者脂多糖（LPS）可以伤害线粒体呼吸，败血症是一种急性炎症状态，并且可以导致器官的系统性衰竭和死亡[52-55]。不同于这些导致急性线粒体衰竭和细胞死亡的败血症或者 LPS 炎症，导致许多癌症的炎症是慢性的。慢性炎症将产生持久的线粒体损伤[48, 50, 54]。线粒体电子传递链（ETC）损伤或破坏能导致炎症微环境持续的一氧化氮表达。Nel 和同事们的研究表明，即使非常细微的颗粒也会加剧氧化应激和线粒体损伤并耗尽巨噬细胞及上皮细胞中的谷胱甘肽[56]。Bissell 和同事们联合 Bierie、Moses 所综述的信息表明，慢性炎症是怎样在微环境中激活 TGF-β 表达的[37, 57, 58]。Yoon 和他团队的综述表明 TGF-β 诱导延迟线粒体 ROS 的产生[59]，从而损伤呼吸控制，并加快肺上皮细胞的衰老。Seoane 等则揭示了基因不稳定和线粒体 ROS 的产生直接相关[25]。而 Fosslien 描述了 TGF-β 梯度可能会在形态学方面改变线粒体 ATP 的产生[60]。

这些发现共同显示，呼吸损伤可使炎症与肿瘤发生关联。慢性炎症可以增强一氧化氮（NO）和 TGF-β 的表达，以至于引起呼吸损伤，而呼吸损伤的大多数细胞会死亡。根据瓦伯格的理论，肿瘤仅在那些有能力增加酵解以代偿呼吸不足的细胞里发生，用增加酵解来阻止衰老[61, 62]。尽管呼吸损伤与癌症起源和炎症相关联已经毋庸置疑，但仍需要进一步的研究来更好地确定这种关联的分子机制。

10.3 低氧诱导因子的稳定性与癌症起源相关

呼吸不足是癌症产生的始发事件，当呼吸受损后为了维持细胞活性酵解反应必须增强。就呼吸受损的生理反应而言，酵母和哺乳动物细胞之间存在着有趣的类比[7, 20, 29, 63-65]。哺乳动物细胞低氧诱导因子（HIF-1α）表达的增加是用来应对短暂低氧的[66]。HIF-1α 在常氧条件下会迅速降解，但在低氧条件下稳定性反倒增加。这是一种在低氧伤害下为了保护哺乳动物线粒体且提供另外呼吸能量来源而进化出来的一种生理上的保护机制。HIF-1α 可引起葡萄糖摄入、糖酵解和乳酸产生相关的基因表达[66, 67]。HIF-1α 的表达还能够激活丙酮酸脱氢酶 1，它被激活后能够阻止丙酮酸进入线粒体，而丙酮酸代谢为乳酸对于脂肪酸（FA）合成来说是非常重要的。但无论有没有氧气大多数癌症细胞中 HIF-1α 的表达都是上升的，它可以大量调节有氧的糖酵解[67, 69-74]。

偶尔在有氧环境下 HIF-1α 会出现连续性稳定这被叫作"假性低氧"[70, 75]。因为氧化磷酸化的不足有可能产生癌症，所以无论有没有氧气，对于糖酵解磷酸化作用而言 HIF-1α 的稳定性对代偿呼吸不足相当重要。尽管在低氧条件下 HIF-1α 的稳定机制已被很好地解释了，然而其在有氧或者常氧条件下的机制研究的还不清楚[69, 73, 75]。一般来说正常的有氧条件下细胞里的 HIF-1α 是不太稳定的，它促进 HIF-1α 羟基化、泛素化及蛋白酶体降解从而促进 VHL 肿瘤细

胞的蛋白抑制 [71]。癌症细胞里的 HIF-1α 的稳定性似乎与几种因子有关。

在有氧条件下 HIF-1α 的快速降解被氧依赖性脯氨酰羟化酶（PHDs）所调控，PHDs 的脯氨酰羟基残留在一个氧依赖性降解的区域里面 [67, 75]。此种情况抑制 PHDs 甚至可以有效的稳定 HIF-1α。有氧时 HIF-1α 的稳定可以通过钙稳态、ROS 生成、NF-κB 信号、三羧酸循环代谢物聚集（琥珀酸、延胡索酸）以及致癌病毒与呼吸不足联系在一起 [25, 69, 76-80]。基因不稳定性的增强可能源于 ROS 产生和在有氧条件下的"假性低氧"，即有氧条件下 HIF-1α 稳定性的延长。这个过程可与前面讲过的 RTG 系统有联系。

Gottlieb 与其同事在研究中发现 [75]，有氧情况下，一些能量代谢物如琥珀酸，α-丙酮酸，延胡索酸，能够稳定 HIF-1α。像我在第 7 章里解释的一样，琥珀酸和延胡索酸同时也是氨基酸酵解的产物。因此通过谷氨酸酵解产生的琥珀酸和延胡索酸可以使 PHDs 受到抑制以稳定 HIF-1α。因为 HIF-1α 的表达调控着多种糖酵解所需的基因，伴随着出现氧化磷酸化不足，需要通过糖酵解磷酸化的酵解来提供能量这种情况，HIF-1α 的稳定性很重要。我们必须认识到，呼吸不足是影响癌细胞里的 HIF-1α 稳定性的终极因素。

10.4 线粒体和变异体表型

在经典的细胞核/表观遗传稳态下，线粒体通过与细胞核的结合维持着细胞分化 [7, 16]。大多数人类癌症细胞展现出的基因不稳定性包括了高变异率、大型染色体重组和染色体数量的改变 [81-87]。Singh 和 Jazwinski 的相关研究提供了一些证据，通过表观遗传 RTG 反应（线粒体应激信号）的线粒体功能紊乱能够引起肿瘤细胞的变异体表型改变 [10, 21, 29, 36, 88, 89]。比起拥有正常 mtDNA 的细胞，mtDNA 减少的人体细胞拥有更多的染色体不稳定性、基因变异的表达以及致瘤表型。尽管线粒体变异并非所有的肿瘤都有（第 9 章中已述及），但在 rho⁰ 细胞中 mtDNA 的减少将会损害氧化磷酸化。

Singh 和同事们的研究已经展示，mtDNA 的减少下调了无嘌呤/无嘧啶内切核酸酶（APE1）的表达，而 APE1 是一个氧化还原敏感的、多种功能的、管理着 DNA 转录和修复的核酸内切酶 [10, 21, 90]。换句话说，这个 DNA 修复酶的功能取决于线粒体的功能。估计任何一个长时间的线粒体呼吸紊乱均会损害 DNA 转录和 DNA 修复的相关机制。呼吸受损可以增加 ROS 的产生，ROS 的产生增加了变异率 [25]。ROS 引起肿瘤细胞中细胞核基因组的不稳定性。已知在大多数的肿瘤中，APE1 的表达都被显著抑制（图 10-2）。如果 APE1 的表达被抑制，变异和基因组不稳定性的风险会跟着增加。无论线粒体受到伤害的过程如何，肿瘤细胞中作为癌症起源首要事件的呼吸不足可以导致其最终基因组的不稳定性。所以，肿瘤细胞中观察到的变异率的上升、大型的染色体重组、染色体数量的改变可能均与线粒体呼吸作用受损有关。

除 APE1 外，其他 DNA 修复蛋白与 mtDNA 耗竭及氧化磷酸化不足有关 [10]，包括 p53 和 SMC4。这合理地解释了为什么 p53 的表达减少时常伴随着基因组的不稳定性的增加。正如被预计的那样，因为不同的组织有着不同的基因表达，所以紊乱能量代谢可以在不同种类的癌症中产生不同种类的变异 [7]。这种基因异质性可能表现得更复杂，如巨噬细胞和新生表皮细胞的融合可以导致许多转移性的癌症细胞（参见第 13 章）。当它们在基因这一水平上被研究的时候，同一种类的癌症中可以检测到不同的肿瘤细胞，甚至可以表现为不同的疾病。而当在代谢水平进行评估时，大多数的癌症和肿瘤在呼吸不足和加速酵解方面的表现却是相似的。受损的线粒体功能可以导致不正常的 p53 激活，继而它的表达和调控会进一步负面影响线粒体呼吸 [21, 28, 35, 45, 46, 91-95]。总结起来看，这些发现显示呼吸作用的不足确实是导致肿瘤细胞变异体表型的因素。

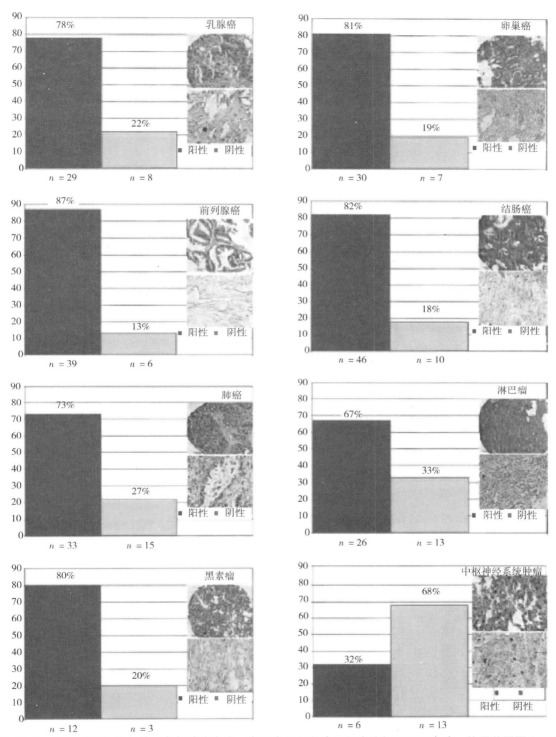

图 10-2 APE1 DNA 修复基因参与肿瘤发生。在正常组织和癌组织中分析 APE1 表达。使用美国国立卫生研究院国家癌症研究所的组织阵列研究计划（TARP2）在多种癌组织上进行免疫组织化学（IHC）分析。条形图显示了阳性和阴性癌症病例的总体百分比。每个小组均显示出正常和阴性的代表性病例以及正常组织中的表达。使用 DAB 与苏木精复染显示 APE1 蛋白。结果表明，APE1 表达在所见大多数肿瘤中显著减少。标尺 =50μm。来源：转载自参考文献21。彩图见本书彩图26

有人将这些意见与我说的话做过联系吗？我想 Lu 和他的同事们可能已经意识到了这些联系 [5]，Seoane 和他的同事也指出了这些联系。控制细胞周期是 pRB 肿瘤抑制蛋白的功能，其对于细胞氧化还原状态产生 ROS 也很敏感 [96]。增加的 *MYC* 和 *Ras* 致癌基因的表达，维持肿瘤细胞活性和需要酵解的能量是联系在一起的 [62]。线粒体功能紊乱和呼吸不足的次一级后果就是在各种癌症细胞里会发现大量的基因缺陷。

10.5　钙稳态、非整倍体和染色体功能障碍

钙稳态取决于线粒体功能和线粒体内膜的质子活性梯度的完整性 [14, 97]。钙稳态对于细胞分裂的精确度是很重要的，包括纺锤体和微管相结合，姐妹染色体分开和细胞质分裂都离不开钙稳态 [98-103]。鉴于线粒体有着维持细胞内钙流量的重要作用，呼吸不足造成的任何对钙稳态的干扰都会造成有丝分裂时不正常的染色体分离 [19, 104-106]。换句话说，染色体不分离和有丝分裂缺陷的小鼠是由于细胞内钙流量的改变导致的，钙是否能维持稳态最终取决于线粒体的健康状态和氧化磷酸化的充足程度。

我们站在癌症细胞非整倍体的起源上来考虑问题非常重要。Boveri 首先在他的海胆胚胎发育染色体不分离的研究中认为非整倍体是癌症的起源 [107, 108]。Boveri 解释说癌症细胞的重要特点在于其是一种细胞活力降低的病症，他估计细胞有丝分裂在各种物理和化学的因素影响下被破坏，从而导致染色体在子代细胞中出现不正常分布，造成细胞分裂方向的偏离。更大胆的想法是他认为染色体分离被破坏可以用来解说所有癌症的起源 [108]。换句话来讲，癌症可以被认为是一种由染色体不平衡导致的疾病。以往观察发展成的观点是癌症是一种基因疾病，而这个观点也是目前为止关于癌症起源的主流观点。然而，我上面展示的研究却提出了一种完全不同的结论，这就是肿瘤细胞中不正常的染色体只是一种效应而不是导致癌症的原因。

众所周之，钙流量维持了有丝分裂的精准度。通过 Compton 的工作我们也获知，在分裂时染色体分离精准度可以被不合适的由着丝粒到纺锤体微管附着所影响，从而导致非整倍体 [109]。因为钙流量调控着这些过程，钙流量紊乱可以导致细胞分裂中的染色体不对称。细胞分裂时线粒体内膜的质子活性梯度的完整性是维持细胞内钙流量的重要因素。因此，细胞呼吸以及内膜完整性受损会最终导致染色体不对称以及非整倍体。

Duesburg 和同事也认为癌症的起源是非整倍体而非体细胞突变 [110, 111]。他们提出了癌症产生的两阶段机制：第一阶段，致癌因子通过染色体片段或者纺锤体受损引起非整倍体。第二阶段，致瘤性核型自主进化，因为非整倍体的染色体组型不稳定会导致基因不稳定。

而我的假设是长时间的呼吸不足可以导致非整倍体有丝分裂纺锤体组装的完整性取决于钙流量，钙流量又与线粒体质子活性梯度有关。我们已知任意数量的环境因素导致的 ROS 会破坏质子活性梯度。环境因素包括了 X 射线、化学物质、病毒，甚至组织炎症 [112]。Samper 和同事们以及 Seoane 的研究已经清楚地报道 [113, 25]，ROS 增加产生的线粒体应激能够造成基因组不稳定，也包括发生非整倍体，Lu 和他同事的发现也支持了这些意见 [5]。一旦非整倍体出现，它可以促进通过酵解促进能量生成，进一步导致细胞核基因稳定性和线粒体呼吸的紊乱。Amon 团队的报告显示非整倍体能够使细胞生理和能量平衡出现不稳定 [114-116]。非整倍体对细胞活性有害并抑制细胞生长，那非整倍体的肿瘤细胞是如何实现其成长的呢？答案就是酵解。

酵解是导致肿瘤细胞中非整倍体耐受的机制。Thompson 和 Compton 已经发表的研究结果表明 [117]，*p*53 肿瘤抑制因子的缺失可以促进非整倍体细胞的成长。众所周知，正常的线粒体功能需要 *p*53，受损的 *p*53 能够通过酵解增加能量 [44-46]。因此，受损的呼吸功能通过酵解得到了代偿，从而在基因不稳定情况下能保持细胞活力。

呼吸受损和有氧糖酵解与癌症起源或是非整倍体相关联，Duesberg 团队发现的非整倍体 – 癌症的机制在癌症进展中发挥着重要作用。所以我指出，癌症细胞中非整倍体和大量体细胞突变及其他的基因组异常，会最终增加针对线粒体蛋白质、脂质和 mtDNA 的损伤。这个损伤可以使质子活性梯度消失，导致酵解增加及不平衡的细胞的钙流量。由于线粒体功能紊乱和呼吸不足，散发性癌症中基因组改变最终会大量增加。能够证明这一假说的证据很令人信服，你不能推翻或者忽略它。

10.6　染色体功能障碍和杂合子丧失

大多数常染色体（非性染色体）的正常基因应包含两个能产生出正常蛋白质的等位基因（基因的替代形式）。通常不会因隐性等位基因缺失而产生不正常的表型，因为单独的正常等位基因已足够防止病变。大部分隐性基因处于杂合状态维持一个正常的表型的。然而，功能缺失或是缺失一个单独的正常的等位基因则可能抑制那个基因产生任何正常产物。杂合子丧失（LOH）与癌症起源的关系可参考肯德森假说（Knudson hypothesis）。这个假说由 Alfred Knudson 最早提出。他认为在重要的基因如 p53、RB 里的 LOH 可以使人致癌，这个想法如今已被广泛接受，演化成癌症体细胞突变理论的核心内容[118]。

然而，最近关于酵母菌的研究认为，随着 mtDNA 的耗尽，线粒体内膜电位（$\Delta\psi m$）受损，造成了其功能紊乱和细胞核基因组里的 LOH[12]。因 mtDNA 耗尽继发产生的酵母菌群有着不同的大小，即使他们一直都缺乏 mtDNA，但最终都会随着反复传代而表现出生长的改善。特别要强调的是这些菌群不能呼吸，并且与有完整的 mtDNA 的细胞相比生长较为缓慢。然而，30 小时的生长之后，他们变成了有着较高成长率的菌群，比起 mtDNA 刚开始耗尽的 30 小时的细胞来，该菌群有着较少的细胞核 LOH 事件。

这些发现表明，LOH 是一个伴随 mtDNA 耗尽而发生的早期事件。细胞核中的 Fe-S 依赖性 DNA 修复酶，包括 Rad3 解旋酶、Pri2 引物酶和 Ntg2 糖基酶，在 mtDNA 耗尽的细胞中是有缺陷的[12]。这些不正常的 DNA 修复酶是在特定基因中产生 LOH 表型的罪魁祸首。这说明常见于癌症细胞基因的 LOH 与线粒体功能紊乱和呼吸不足有关[85]。

Veatch 等和先前 Roskelley 等的发现相符[12, 119]，即线粒体功能紊乱和呼吸不足是癌症起源的最开始的事件。Veatch 等的发现同时又与 Singh、Jazwinski 和 Seoane 等团队的发现一致，认为基因组不稳定是线粒体功能紊乱的结果。汇总一下这些发现，可以说基本上癌症细胞中的基因异常，从微观的点突变到宏观的染色体重组，都是从线粒体的结构和功能受损开始的。

10.7　组织炎症、呼吸受损和癌症

线粒体功能受阻可能会随之产生组织的长期性损伤和刺激，其中包含了对形态发生场（morphogenetic fields）的干扰[37, 48, 60]。Sonnenschein 和 Soto 非常有说服力地论证了体细胞突变并不是随机产生的，而是相关组织的组成和结构受到干扰的结果，于是产生了癌症[3, 49, 120, 121]。他们将这个过程描述为致癌的组织场理论（tissue organizational field theory，TOFT）。这个概念基于诱发癌症的物质干扰了组织三维结构的构成，从而干扰了形态发生场中的位置信息和历史信息。这些观点和 Mina Bissell 博士的观点十分吻合，其一直认为微观环境的干扰是致癌的驱动因素[37]。David Tarin 也认为是微观环境的紊乱而不是基因缺陷是癌症的源头[122]。因为组织异常引发癌变的机制是多重性的，TOFT 可以被纳入线粒体理论当中。

举一个例子，长时间的呼吸受损积累最终可以导致了恶性肿瘤的产生。ROS 会破坏线粒体的

蛋白质、脂肪和核 DNA。而 ROS 是在慢性炎症中产生的，慢性炎症同时也干扰组织的形态发生场。对组织发生场（微环境）的慢性干扰将会阻碍场中细胞的呼吸作用。于是线粒体的功能异常导致一个恶性循环，线粒体的能量产生不足使得基因不稳定及突变，这反过来进一步促进线粒体的不正常运行与能量受损，然后以这一积累的方式不断循环。最终会出现局部组织结构整体性紊乱，这就是癌症[49]。伴随反复循环的新陈代谢和基因受损，所有尚存活细胞对酵解产生能量的依赖都会增加，所以出现无法控制的细胞生长，最终会形成恶性肿瘤。目前已充分证明的是，在癌症中观察到的肿瘤相关的异常和基因不稳定会导致进行性的氧化磷酸化受损。所以我的观点是，任何数量的基因或是环境侵害中产生的慢性氧化磷酸化不足就是癌症的起源。

参考文献

[1] Weinberg RA. The Biology of Cancer. New York: Garland Science; 2007.

[2] Dobzhansky T. Nothing in biology makes sense except in the light of evolution. Am Biol Teach. 1973;35: 125 –9.

[3] Sonnenschein C, Soto AM. Somatic mutation theory of carcinogenesis: why it should be dropped and replaced. Mol Carcinog. 2000;29:205 – 11.

[4] Lands B. A critique of paradoxes in current advice on dietary lipids. Prog Lipid Res. 2008;47:77 – 106.

[5] Lu J, Sharma LK, Bai Y. Implications of mitochondrial DNA mutations and mitochondrial dysfunction in tumorigenesis. Cell Res. 2009;19:802 – 15.

[6] Erol A. Retrograde regulation due to mitochondrial dysfunction may be an important mechanism for carcinogenesis. Med Hypotheses. 2005;65:525 – 9.

[7] Seyfried TN, Shelton LM. Cancer as a metabolic disease. Nutr Metabol. 2010;7:7.

[8] Srinivasan V, Kriete A, Sacan A, Jazwinski SM. Comparing the yeast retrograde response and NF-kappaB stress responses: implications for aging. Aging Cell. 2010;9:933 – 41.

[9] Woodson JD, Chory J. Coordination of gene expression between organellar and nuclear genomes. Nat Rev Genet. 2008;9:383 – 95.

[10] Chandra D, Singh KK. Genetic insights into OXPHOS defect and its role in cancer. Biochim Biophys Acta. 2010;1807:620 – 5.

[11] Traven A, Wong JM, Xu D, Sopta M, Ingles CJ. Interorganellar communication. Altered nuclear gene expression profiles in a yeast mitochondrial dna mutant. J Biol Chem. 2001;276:4020 – 7.

[12] Veatch JR, McMurray MA, Nelson ZW, Gottschling DE. Mitochondrial dysfunction leads to nuclear genome instability via an iron-sulfur cluster defect. Cell. 2009;137:1247 – 58.

[13] Jazwinski SM. The retrograde response links metabolism with stress responses, chromatin-dependent gene activation, and genome stability in yeast aging. Gene. 2005;354:22 – 7.

[14] Butow RA, Avadhani NG. Mitochondrial signaling: the retrograde response. Mol Cell. 2004;14: 1 – 15.

[15] Serb AM, Owen RD, Edgar RS. Extrachromosomal and Epigenetic Systems. General Genetics. San Francisco (CA): W.H. Freeman; 1965. p.315 – 351.

[16] Nanney DL. Epigenetic control systems. Proc Natl Acad Sci USA. 1958;44:712 – 7.

[17] Bonasio R, Tu S, Reinberg D. Molecular signals of epigenetic states. Science. 2011;330:612 – 6.

[18] Riddihough G, Zahn LM. Epigenetics. What is epigenetics? Introduction. Science. 2011; 330:611.

[19] Amuthan G, Biswas G, Ananadatheerthavarada HK, Vijayasarathy C, Shephard HM, Avadhani NG. Mitochondrial stress-induced calcium signaling, phenotypic changes and invasive behavior in human lung carcinoma A549 cells. Oncogene. 2002;21:7839 – 49.

[20] Miceli MV, Jazwinski SM. Common and cell type-specific responses of human cells to mito chondrial dysfunction. Exp Cell Res. 2005;302:270 – 80.

[21] Singh KK, Kulawiec M, Still I, Desouki MM, Geradts J, Matsui S. Inter-genomic cross talk between mitochondria and the nucleus plays an important role in tumorigenesis. Gene. 2005;354: 140 –6.

[22] Liu Z, Butow RA. Mitochondrial retrograde signaling. Annu Rev Genet. 2006;40:159 – 85.

[23] Chung YM, Kim JS, Yoo YD. A novel protein, Romo1, induces ROS production in the mitochondria. Biochem Biophys Res Commun. 2006;347:649 – 55.

[24] Vafa O, Wade M, Kern S, Beeche M, Pandita TK, Hampton GM, et al. c-Myc can induce DNA damage, increase reactive oxygen species, and mitigate p53 function: a mechanism for oncogene-induced genetic instability. Mol Cell. 2002;9:1031 –

44.

[25] Seoane M, Mosquera-Miguel A, Gonzalez T, Fraga M, Salas A, Costoya JA. The mitochondrial genome Is a "Genetic Sanctuary" during the oncogenic process. PloS One. 2011;6:e23327.

[26] Warburg O. On the origin of cancer cells. Science. 1956;123:309 - 14.

[27] Borghouts C, Benguria A, Wawryn J, Jazwinski SM. Rtg2 protein links metabolism and genome stability in yeast longevity. Genetics. 2004;166:765 - 77.

[28] Kulawiec M, Ayyasamy V, Singh KK. p53 regulates mtDNA copy number and mitocheckpoint pathway. J Carcinog. 2009;8:8.

[29] Kulawiec M, Safina A, Desouki MM, Still I, Matsui SI, Bakin A, et al. Tumorigenic transformation of human breast epithelial cells induced by mitochondrial DNA depletion. Cancer Biol Ther. 2008;7:1732 - 43.

[30] Wolfman JC, Planchon SM, Liao J, Wolfman A. Structural and functional consequences of c-N-Ras constitutively associated with intact mitochondria. Biochim Biophys Acta. 2006;1763:1108 - 24.

[31] Endo M, Oyadomari S, Suga M, Mori M, Gotoh T. The ER stress pathway involving CHOP is activated in the lungs of LPS-treated mice. J Biochem. 2005;138:501 - 7.

[32] Simbula G, Glascott PA Jr, Akita S, Hoek JB, Farber JL. Two mechanisms by which ATP depletion potentiates induction of the mitochondrial permeability transition. Am J Physiol. 1997;273:C479 - C488.

[33] Arnould T, Vankoningsloo S, Renard P, Houbion A, Ninane N, Demazy C, et al. CREB activation induced by mitochondrial dysfunction is a new signaling pathway that impairs cell proliferation. EMBO J. 2002;21:53 - 63.

[34] Whitfield JF. Calcium, calcium-sensing receptor and colon cancer. Cancer Lett. 2009;275:9 - 16.

[35] Trachootham D, Alexandre J, Huang P. Targeting cancer cells by ROS-mediated mechanisms: a radical therapeutic approach? Nat Rev Drug Discov. 2009;8:579 - 91.

[36] Miceli MV, Jazwinski SM. Nuclear gene expression changes due to mitochondrial dysfunction in ARPE-19 cells: implications for age-related macular degeneration. Invest Ophthalmol Vis Sci. 2005;46:1765 - 73.

[37] Bissell MJ, Hines WC. Why don't we get more cancer? A proposed role of the microenvironment in restraining cancer progression. Nat Med. 2011;17:320 - 9.

[38] Dang CV, Le A, Gao P. MYC-induced cancer cell energy metabolism and therapeutic opportunities. Clin Cancer Res. 2009;15:6479 - 83.

[39] Haig D. The (dual) origin of epigenetics. Cold Spring Harbor Symp Quant Biol. 2004;69:67 - 70.

[40] Holliday R. Epigenetics: a historical overview. Epigenetics. 2006;1:76 - 80.

[41] Holliday R. A new theory of carcinogenesis. Br J Cancer. 1979;40:513 - 22.

[42] Smiraglia DJ, Kulawiec M, Bistulfi GL, Gupta SG, Singh KK. A novel role for mitochondria in regulating epigenetic modification in the nucleus. Cancer Biol Ther. 2008;7:1182 - 90.

[43] Feinberg AP, Tycko B. The history of cancer epigenetics. Nat Rev. 2004;4:143 - 53.

[44] Matoba S, Kang JG, Patino WD, Wragg A, Boehm M, Gavrilova O, et al. p53 regulates mitochondrial respiration. Science. 2006;312:1650 - 3.

[45] Lago CU, Sung HJ, Ma W, Wang PY, Hwang PM. p53, aerobic metabolism and cancer. Antioxid Redox Signal. 2010;15:1739 - 48.

[46] Sung HJ, Ma W, Wang PY, HynesJ, O'Riordan TC, Combs CA, et al. Mitochondrialrespiration protects against oxygen-associated DNA damage. Nat Commun. 2011;1:1 - 8.

[47] Hanahan D, Weinberg RA. Hallmarks of cancer: the next generation. Cell. 2011;144:646 - 74.

[48] Coussens LM, Werb Z. Inflammation and cancer. Nature. 2002;420:860 - 7.

[49] Sonnenschein C, Soto AM. The Society of Cells: Cancer and the Control of Cell Proliferation. New York: Springer-Verlag; 1999.

[50] Colotta F, Allavena P, Sica A, Garlanda C, Mantovani A. Cancer-related inflammation, the seventh hallmark of cancer: links to genetic instability. Carcinogenesis. 2009;30:1073 - 81.

[51] Ohshima H, Bartsch H. Chronic infections and inflammatory processes as cancer risk factors: possible role of nitric oxide in carcinogenesis. Mutat Res. 1994;305:253 - 64.

[52] Brealey D, Karyampudi S, Jacques TS, Novelli M, Stidwill R, Taylor V, et al. Mitochon- drial dysfunction in a long-term rodent model of sepsis and organ failure. Am J Physiol Regul Integr Comp Physiol. 2004;286:R491 - 7.

[53] Hunter RL, Dragicevic N, Seifert K, Choi DY, Liu M, Kim HC, et al. Inflammation induces mitochondrial dysfunction and dopaminergic neurodegeneration in the nigrostriatal system. J Neurochem. 2007;100:1375 - 86.

[54] Frost MT, Wang Q, Moncada S, Singer M. Hypoxia accelerates nitric oxide-dependent inhibition of mitochondrial complex I in activated macrophages.

Am J Physiol Regul Integr Comp Physiol. 2005;288:R394 – R400.

[55] Navarro A, Boveris A. Hypoxia exacerbates macrophage mitochondrial damage in endotoxic shock. Am J Physiol Regul Integr Comp Physiol. 2005;288:R354 – 5.

[56] Li N, Sioutas C, Cho A, Schmitz D, Misra C, Sempf J, et al. Ultrafine particulate pollutants induce oxidative stress and mitochondrial damage. Environ Health Perspect. 2003;111:455 – 60.

[57] Bierie B, Moses HL. Tumour microenvironment: TGFbeta: the molecular Jekyll and Hyde of cancer. Nat Rev Cancer. 2006;6:506 – 20.

[58] Bierie B, Moses HL. TGF-beta and cancer. Cytokine Growth Factor Rev. 2006;17:29 – 40.

[59] Yoon YS, Lee JH, Hwang SC, Choi KS, Yoon G. TGF beta1 induces prolonged mitochondrial ROS generation through decreased complex IV activity with senescent arrest in Mv1Lu cells. Oncogene. 2005;24:1895–903.

[60] Fosslien E. Cancer morphogenesis: role of mitochondrial failure. Ann Clin Lab Sci. 2008;38: 307 –29.

[61] Ortega AD, Sanchez-Arago M, Giner-Sanchez D, Sanchez-Cenizo L, Willers I, Cuezva JM. Glucose avidity of carcinomas. Cancer Lett. 2009;276:125 – 35.

[62] Moiseeva O, Bourdeau V, Roux A, Deschenes-Simard X, Ferbeyre G. Mitochondrial dysfunction contributes to oncogene-induced senescence. Mol Cell Biol. 2009;29:4495 – 507.

[63] Diaz-Ruiz R, Uribe-Carvajal S, Devin A, Rigoulet M. Tumor cell energy metabolism and its common features with yeast metabolism. Biochim Biophys Acta. 2009;1796:252 – 65.

[64] Amuthan G, Biswas G, Zhang SY, Klein-Szanto A, Vijayasarathy C, Avadhani NG. Mitochondria-to-nucleus stress signaling induces phenotypic changes, tumor progression and cell invasion. EMBO J. 2001;20:1910 – 20.

[65] Biswas G, Guha M, Avadhani NG. Mitochondria-to-nucleus stress signaling in mammalian cells: nature of nuclear gene targets, transcription regulation, and induced resistance to apoptosis. Gene. 2005;354:132 – 9.

[66] Semenza GL. Oxygen-dependent regulation of mito-chondrial respiration by hypoxia-inducible factor 1. Biochem J. 2007;405:1 – 9.

[67] Porporato PE, Dhup S, Dadhich RK, Copetti T, Sonveaux P. Anticancer targets in the glycolytic metabolism of tumors: a comprehensive review. Front Pharmacol. 2011;2:49.

[68] Jose C, Bellance N, Rossignol R. Choosing between glycolysis and oxidative phosphorylation: A tumor's dilemma? Biochim Biophys Acta. 2010;1807:552 – 61.

[69] Guzy RD, Schumacker PT. Oxygen sensing by mitochondria at complex III: the paradox of increased reactive oxygen species during hypoxia. Exp Physiol. 2006;91:807 – 19.

[70] Favier J, Briere JJ, Burnichon N, Riviere J, Vescovo L, Benit P, et al. The warburg effect is genetically determined in inherited pheochro-mocytomas. PloS One. 2009;4:e7094.

[71] Semenza GL. HIF-1 mediates the Warburg effect in clear cell renal carcinoma. J Bioenerg Biomembr. 2007;39:231 – 4.

[72] Dang CV, Semenza GL. Oncogenic alterations of metabolism. Trends Biochem Sci. 1999;24: 68 – 72.

[73] Denko NC. Hypoxia, HIF1 and glucose metabolism in the solid tumour. Nat Rev. 2008;8:705 – 13.

[74] Vander Heiden MG, Cantley LC, Thompson CB. Understanding the Warburg effect: the metabolic requirements of cell proliferation. Science. 2009;324:1029 – 33.

[75] Tennant DA, Duran RV, Boulahbel H, Gottlieb E. Metabolic transformation in cancer. Carcinogenesis. 2009;30:1269 – 80.

[76] King A, Selak MA, Gottlieb E. Succinate dehydrogenase and fumarate hydratase: linking mitochondrial dysfunction and cancer. Oncogene. 2006;25:4675 – 82.

[77] Rius J, Guma M, Schachtrup C, Akassoglou K, Zinkernagel AS, Nizet V, et al. NF-kappaB links innate immunity to the hypoxic response through transcriptional regulation of HIF-1alpha. Nature. 2008;453:807 – 11.

[78] Zhang L, Li L, Liu H, Prabhakaran K, Zhang X, Borowitz JL, et al. HIF-1alpha activation by a redox-sensitive pathway mediates cyanide-induced BNIP3 upregulation and mitochondrial-dependent cell death. Free Radical Biol Med. 2007;43:117 – 27.

[79] Haeberle HA, Durrstein C, Rosenberger P, Hosakote YM, Kuhlicke J, Kempf VA, et al. Oxygen-independent stabilization of hypoxia inducible factor (HIF)-1 during RSV infection. PloS One. 2008;3:e3352.

[80] Moon EJ, Jeong CH, Jeong JW, Kim KR, Yu DY, Murakami S, et al. Hepatitis B virus X protein induces angiogenesis by stabilizing hypoxia-inducible factor-1alpha. FASEB J. 2004;18:382 – 4.

[81] Campbell PJ, Yachida S, Mudie LJ, Stephens PJ, Pleasance ED, Stebbings LA, et al. The patterns and dynamics of genomic instability in metastatic pancreatic cancer. Nature. 2010;467:1109 – 13.

[82] Loeb LA. A mutator phenotype in cancer. Cancer Res. 2001;61:3230–39.

[83] Salk JJ, Fox EJ, Loeb LA. Mutational heterogeneity in human cancers: origin and consequences. Annu Rev Pathol. 2010;5:51–75.

[84] Lengauer C, Kinzler KW, Vogelstein B. Genetic instabilities in human cancers. Nature. 1998;396:643–9.

[85] Yokota J. Tumor progression and metastasis. Carcinogenesis. 2000;21:497–503.

[86] Nowell PC. Tumor progression: a brief historical perspective. Semin Cancer Biol. 2002;12: 261–6.

[87] Kolodner RD, Putnam CD, Myung K. Maintenance of genome stability in Saccharomyces cerevisiae. Science. 2002;297:552–7.

[88] Delsite R, Kachhap S, Anbazhagan R, Gabrielson E, Singh KK. Nuclear genes involved in mitochondria-to-nucleus communication in breast cancer cells. Mol Cancer. 2002;1:6.

[89] Rasmussen AK, Chatterjee A, Rasmussen LJ, Singh KK. Mitochondria-mediated nuclear mutator phenotype in Saccharomyces cerevisiae. Nucleic Acids Res. 2003;31:3909–17.

[90] Evans AR, Limp-Foster M, Kelley MR. Going APE over ref-1. Mutat Res. 2000;461:83–108.

[91] Ma Y, Bai RK, Trieu R, Wong LJ. Mitochondrial dysfunction in human breast cancer cells and their transmitochondrial cybrids. Biochim Biophys Acta. 2010;1797:29–37.

[92] Lebedeva MA, Eaton JS, Shadel GS. Loss of p53 causes mitochondrial DNA depletion and altered mitochondrial reactive oxygen species homeostasis. Biochim Biophys Acta. 2009;1787: 328–34.

[93] Holley AK, St Clair DK. Watching the watcher: regulation of p53 by mitochondria. Future Oncol. 2009;5:117–30.

[94] Olovnikov IA, Kravchenko JE, Chumakov PM. Homeostatic functions of the p53 tumor suppressor: regulation of energy metabolism and antioxidant defense. Semin Cancer Biol. 2009;19:32–41.

[95] Busso CS, Iwakuma T, Izumi T. Ubiquitination of mammalian AP endonuclease (APE1) regu- lated by the p53-MDM2 signaling pathway. Oncogene. 2009;28:1616–25.

[96] Burhans WC, Heintz NH. The cell cycle is a redox cycle: linking phase-specific targets to cell fate. Free Radical Biol Med. 2009;47:1282–93.

[97] Gunter TE, Yule DI, Gunter KK, Eliseev RA, Salter JD. Calcium and mitochondria. FEBS Lett. 2004;567:96–102.

[98] Whitaker M. Calcium microdomains and cell cycle control. Cell Calcium. 2006;40:585–92.

[99] Liu Y, Malureanu L, Jeganathan KB, Tran DD, Lindquist LD, van Deursen JM, et al. CAML loss causes anaphase failure and chromosome missegregation. Cell Cycle. 2009;8: 940–9.

[100] Marx J. Cell biology: do centrosome abnormalities lead to cancer? Science. 2001;292:426–9.

[101] Chang DC, Meng C. A localized elevation of cytosolic free calcium is associated with cytokinesis in the zebrafish embryo. J Cell Biol. 1995;131:1539–45.

[102] Salmon ED, Segall RR. Calcium-labile mitotic spindles isolated from sea urchin eggs (Lytechinus variegatus). J Cell Biol. 1980;86:355–65.

[103] Anghileri LJ. Warburg's cancer theory revisited: a fundamentally new approach. Arch Geschwulstforsch. 1983;53:1–8.

[104] Keith CH. Effect of microinjected calcium-calmodulin on mitosis in PtK2 cells. Cell Motil Cytoskeleton. 1987;7:1–9.

[105] Schon EA, Kim SH, Ferreira JC, Magalhaes P, Grace M, Warburton D, et al. Chromosomal non-disjunction in human oocytes: is there a mitochondrial connection? Hum Reprod. 2000;15 Suppl 2:160–72.

[106] Chen RH, Waters JC, Salmon ED, Murray AW. Association of spindle assembly checkpoint component XMAD2 with unattached kinetochores. Science. 1996;274:242–6.

[107] Wolf U. Theodor Boveri and his book, on the problem of the origin of malignant tumors. In: German J, editor. Chromosomes and Cancer. New York: John Wiley & Sons, Inc; 1974. p.1–20.

[108] Manchester K. The quest by three giants of science for an understanding of cancer. Endeavour. 1997;21:72–6.

[109] Compton DA. Mechanisms of aneuploidy. Curr Opin Cell Biol. 2011;23:109–13.

[110] Duesberg PH. Oncogenes and cancer. Science. 1995;267:1407–8.

[111] Duesberg P, Rasnick D. Aneuploidy, the somatic mutation that makes cancer a species of its own. Cell Motil Cytoskeleton. 2000;47:81–107.

[112] Smith AE, Kenyon DH. A unifying concept of carcinogenesis and its therapeutic implications. Oncology. 1973;27:459–79.

[113] Samper E, Nicholls DG, Melov S. Mitochondrial oxidative stress causes chromosomal instability of mouse embryonic fibroblasts. Aging Cell. 2003;2:277–85.

[114] Torres EM, Sokolsky T, Tucker CM, Chan LY, Boselli M, Dunham MJ, et al. Effects of aneuploidy on cellular physiology and cell division in haploid yeast. Science. 2007;317:916–24.

[115] Torres EM，Williams BR，Amon A. Aneuploidy: cells losing their balance. Genetics. 2008;179: 737–46.

[116] Torres EM，Williams BR，Tang YC，Amon A. Thoughts on aneuploidy. Cold Spring Harb Symp Quant Biol. 2011;75:445–51.

[117] Thompson SL，Compton DA. Chromosomes and cancer cells. Chromosome Res. 2010;19: 433–44.

[118] Knudson AG. Cancer genetics. Am J Med Genet. 2002;111:96–102.

[119] Roskelley RC，Mayer N，Horwitt BN，Salter WT. Studies in cancer. Vii. Enzyme deficiency in human and experimental cancer. J Clin Invest. 1943;22:743–51.

[120] Soto AM，Sonnenschein C. The somatic mutation theory of cancer: growing problems with the paradigm? Bioessays. 2004;26:1097–107.

[121] Sonnenschein C，Soto AM. Theories of carcinogenesis: an emerging perspective. Semin Cancer Biol. 2008;18:372–7.

[122] Tarin D. Cell and tissue interactions in carcinogenesis and metastasis and their clinical signifi- cance. Semin Cancer Biol. 2011;21:72–82

第 11 章

线粒体：终极的肿瘤抑制因子

11.1　线粒体对肿瘤发生的抑制

依据瓦伯格的理论，细胞呼吸不足是癌症发生的根源。癌症的所有特征都直接或间接地来源于细胞呼吸不足。到目前为止，我已收集了多个领域内强烈支持这个观点的大量证据。非常明确的是，肿瘤细胞中发现的基因组不稳定和大量基因和染色体的缺陷都是细胞长期呼吸不足的继发性反应。基因组不稳定性通过逆行信号转导系统与细胞呼吸不足相关联。如果所有的癌症均源于线粒体功能障碍，则用正常的线粒体取代受损的线粒体应该可以预防癌症。换句话说，细胞呼吸功能正常的线粒体可以抑制肿瘤生长，这种抑制与肿瘤突变的数量和种类以及存在非整倍体无关。

在细胞呼吸不足时，来自底物水平磷酸化（包括瓦伯格效应和氨基酸酵解）的能量会持续生成。当细胞不能通过线粒体细胞呼吸产生足够的能量时，上调癌基因和下调抑癌基因来维持酵解是必然发生的。但正如我在上一章所讲的那样，癌症突变表型与线粒体功能受损有关，同时还存在大量的证据显示，线粒体功能正常可以抑制肿瘤发生，更有证据表明，正常线粒体可以抑制肿瘤细胞恶性增殖，这些都进一步支持了瓦伯格理论。如果细胞呼吸不足是癌症发生的起源，那么将肿瘤细胞核植入含正常线粒体的细胞质中就不应该引发癌症。相反，如果线粒体功能障碍是癌症的起源，那么将正常细胞核植入肿瘤细胞质应该不能阻止肿瘤发生。我把这类实验命名为"细胞核－细胞质转移研究"（nuclear-cytoplasm transfer studies）。从这类研究中我们能得到哪些支持癌症代谢起源的证据呢？

11.2　正常线粒体抑制胞质杂交体癌变

文献充分显示，当把去核的正常细胞质与肿瘤细胞核融合时，形成的胞质杂交体（cybrids）不会癌变。胞质杂交体（CYBRIDS）含有一个细胞核但有来自于两个不同细胞的混合细胞质。为了检验细胞质对胞质杂交体癌变的效应，Koura 将完整的 B16 小鼠黑素瘤细胞与非致瘤性大鼠肌原细胞（myoblasts）的胞质体（cytoplast，无细胞核）进行融合[1]。重组克隆和胞质杂交体显示了独特的形态学特点和细胞排列。在分离后不久，所有的重组克隆和胞质杂交体的致瘤性均被抑制，不过某些克隆在细胞延长培养后，又重新出现了致瘤性。细胞培养环境对线粒体的不利影响可以部分解释某些克隆致瘤性逆转现象[2]。Koura 的研究表明，包含正常线粒体的细胞质可以抑制肿瘤细胞的恶性表型。遗憾的是，Koura 没有将这些现象与瓦伯格癌症代谢理论联系起来。

还有一个更广泛的系列研究，Israel 和 Schaeffer 证明在正常细胞质和恶性细胞核的胞质杂交体中，恶性肿瘤状态可以百分之百被抑制[3]。他们实验的独特之处在于所用的正常细胞和转化细胞都来自于最初的克隆祖细胞[4]。他们将由恶性细胞胞质体（无细胞核）与正常细胞的核体（karyoplast，仅指细胞核）组成的融合细胞核/细胞质的胞质杂交体注射入动物体内后，有 97%

的动物发生肿瘤。这些研究显示，正常细胞核植入肿瘤细胞质时并不能抑制肿瘤发生。换句话说，正常细胞的基因表达不能抑制恶变。这些研究表明，是细胞质而不是细胞核决定细胞是否恶变。尽管研究者没有明确细胞质介导肿瘤发生的分子基础，但他们认为细胞核基因表达的表观遗传学改变可能是这种结果的原因。很明显，Israel 和 Schaeffer 的研究强烈支持瓦伯格理论的概念。不过这些研究者并没有将其观察到的现象与瓦伯格理论联系起来。

Israel 和 Schaeffer 的胞质因子抑制肿瘤发生的研究结果得到了 Shay 和 Werbin 研究的强烈支持 [5, 6]。这些学者共同探讨了细胞质抑制肿瘤发生的胞质杂交体实验成败的多个影响因素。这些因素包括，①胞质杂交体中致瘤性胞质和非致瘤性胞质的比例；②胞质杂交体在被测试肿瘤发生前的培育时间；③是否由于致癌物所致的突变形成（mutagenesis）导致细胞的基因标记；④应用特定的细胞组合。如果这些因素没有得到认真监控，毫无疑问，不同的研究者很可能会得出不同的结论。然而，Shay 和 Werbin 从小鼠肿瘤细胞得出的研究结果与 Israel 和 Schaeffer 的上述研究结论是一致的。尽管前者没有在瓦伯格理论的框架下讨论他们的结果，只讨论了线粒体在胞质抑制肿瘤效应中的作用。

Howell 和 Sager 却认识到了瓦伯格理论与多项胞质杂交体研究之间的关系 [7]。二位研究者认为对胞质杂交体的分析可以理清是细胞核还是细胞质决定肿瘤发生。他们的研究显示，来自非致瘤性正常细胞的细胞质与致瘤性细胞的细胞核融合时，裸鼠肿瘤形成的速度和程度均得到抑制。于是他们得出结论"如果肿瘤细胞线粒体真如瓦伯格所言是有缺陷的，则将正常细胞的线粒体导入胞质杂交体会抑制肿瘤发生" [7]。我们不禁要问，既然 Koura，Israel 和 Schaeffer，以及 Shay 和 Werbin 的研究都支持了瓦伯格的理论，那么为什么癌症领域这么多研究人员却都没有将他们的结论与瓦伯格理论联系起来呢？

Jonasson 和 Harris 还在人类和小鼠杂交体（hybrid）中进行一个更有趣的实验，评估细胞质与细胞核在肿瘤发生中的作用。他们用体内实验评估了一系列杂交体克隆的肿瘤细胞的恶性程度，这些杂交体来自于人类二倍体成纤维细胞、淋巴细胞及小鼠恶性黑素瘤 [8]。他们发现人类二倍体细胞在抑制鼠黑素瘤方面与小鼠二倍体细胞一样有效，尽管人类染色体在杂交体已被优先去除。恶性肿瘤甚至在杂交体克隆中人类仅 X 染色体存在时也能被有效抑制。他们的后续研究显示，即使去除了残余 X 染色体，这个克隆也很少生成肿瘤。很显然，肿瘤受到抑制的原因并不来自人类核遗传物质。

他们还用小鼠恶性黑素瘤与融合前经过辐照的人二倍体成纤维细胞生成杂交体，结果显示这种杂交体癌变的概率显著高于未经过辐照的杂交体 [8]。于是他们推断，恶变抑制与染色体外的辐射敏感性物质有关。

Jonasson 和 Harris 的研究结果由于下面几个因素而更加引人注目。首先，他们的结论与其他人有关胞质杂交体的研究结论一致，即正常胞质内的某种物质抑制了恶性细胞的致瘤性。其次，他们发现人类染色体或细胞核遗传物质不是抑制肿瘤发生的原因。最后，辐射会破坏细胞质内抑制肿瘤的物质。最后一个事实与瓦伯格的研究结论相仿，即辐射可以破坏线粒体的呼吸功能。但令人惊讶的是，Jonasson 和 Harris 排除了线粒体的抑癌作用而认为是中心体起到了抑癌作用 [8]。他们得出这个结论是基于其他人的实验，该实验在人鼠胞质杂交体中没有发现人类线粒体 DNA 或蛋白质。然而新近针对传染性癌症的研究显示，在某些肿瘤中，线粒体中可以整合入正常线粒体 [9]。我认为，这种整合可能部分地减少或者纠正肿瘤细胞的呼吸受损，从而抑制其恶性表型。这种可能性得到了 King 和 Attardi 所做研究的进一步支持 [10, 11]，他们的实验结果显示，外源性线粒体 DNA 增强了缺乏功能性线粒体 DNA 的细胞的呼吸功能。这种可能性与瓦伯格的原始的理论是相符的。

Paul Saxon 及其同事的研究指出，11 号染色体的微细胞转移可以抑制 HeLa 细胞的致瘤性 [12]。

他们据此得出 11 号染色体很可能含有一个抑癌基因的结论。这些结果很有意思，但也提示 11 号染色体和线粒体之间存在交互作用，也有可能 11 号染色体上某个基因可促进线粒体呼吸功能，从而抑制 HeLa 细胞的致瘤性。同样有趣的是，神经母细胞瘤和威尔姆斯瘤（Wilms tumor，肾母细胞瘤）两者都与 11 号染色体缺陷有关，所以需要进一步探索致瘤性抑制是否与 11 号染色体编码的基因与线粒体呼吸效率之间的交互作用有关。

11.3 来自于 rho⁰ 细胞的证据

Singh 及其同事的研究也提供了线粒体在抑制致瘤性方面的证据，其研究显示，将野生型线粒体外源性移植到已去除线粒体 DNA 的细胞（rho⁰ 细胞）中，可以逆转 APE1 修复蛋白表达的变化和致瘤性表型 [13]。线粒体呼吸功能的充足性决定着 APE 1 介导的 DNA 修复效率。正常细胞呼吸必须有线粒体 DNA 参与。由于缺乏线粒体 DNA，rho⁰ 细胞的呼吸功能出现缺陷，因此将正常线粒体 DNA 移植到 rho⁰ 细胞中，将会恢复细胞呼吸功能，关闭逆行反应（RTG），防止基因组不稳定性。这再次说明线粒体呼吸的完整性可预防癌变。正如瓦伯格预测的那样，癌症来源于细胞呼吸不足。

Petros、Wallace 及同事在前列腺癌方面的研究，进一步支持细胞呼吸在癌症起源过程中的重要性。为了确定突变的前列腺（原文为胰腺，笔误——译者注）肿瘤 ROS 和肿瘤生长速度是否增加，研究者通过胞质杂交体技术将 T8993G 突变的致病性线粒体 DNA 移植入 PC3 前列腺癌细胞，然后在裸鼠身上检验肿瘤细胞的生长情况。结果发现，源于 T8993G 突变胞质杂交体产生的肿瘤比野生型胞质杂交体的产生肿瘤大 7 倍，且野生型胞质杂交体在小鼠体内几乎不生长。源于 T8993G 突变胞质杂交体的肿瘤也比没有此突变的肿瘤产生更多的 ROS。而线粒体产生的 ROS 会损害细胞呼吸功能并导致基因组不稳定性 [14]。还有实验显示引入线粒体 DNA 突变可以逆转胞质杂交体中正常线粒体的抗肿瘤作用 [15]。这些作者们得出结论是，线粒体 DNA 突变在前列腺癌病因学中发挥重要作用，癌症可以被认为是一种线粒体疾病。这些研究发现为瓦伯格理论提供了直接的支持。

11.4 正常线粒体抑制体内肿瘤发生

文献充分显示，将肿瘤细胞的细胞核移植入正常细胞质中，仍可以重编程以形成正常组织，尽管这些细胞仍存在肿瘤相关的基因组缺陷。证明上述事实大量证据源于针对青蛙和小鼠肿瘤组织的研究。McKinnell 等是最早提供这方面的证据 [16]，发现将肿瘤细胞核移植到去核的正常卵细胞后，肿瘤细胞核可以指导脊椎动物的正常发育。从 Lucke 蛙肾癌细胞中分离出来的三倍体癌细胞核，经手术移植入正常二倍体青蛙的去核受精卵中（图 11-1，他们的研究显示，Lucke 蛙左肾有一个较大的快速增长的肿瘤）。所有的肿瘤细胞都是三倍体，即含全部染色体的三条拷贝。从三倍体肿瘤细胞核发育出三倍体蝌蚪。令人印象深刻的是，活着的三倍体蝌蚪显现了多种类型的正常功能组织。

将三倍体肿瘤细胞核移植至去核卵细胞后，可以将由移植的细胞核启动的发育，与可能由遗留的母系双倍体细胞核启动的发育相区别 [16]。研究者们注意到，纤毛上皮能够推动培养皿内的蝌蚪。受刺激后，蝌蚪即游动。因为蝌蚪具有游泳所需的功能性受体、神经组织和横纹肌。心肌通过鳃泵出血细胞，吸盘分泌足够的黏液。可以清晰看到原肾脊（pronephric ridge）、眼基（eye anlage）、嗅窝（nasal pit）和张开的嘴，这是区别头、体、尾的标志。因染色体研究而切掉的尾鳍可以再生。此外，由移植的三倍体肿瘤细胞核形成的胚胎的切片显示，脑、脊髓、带晶状体的

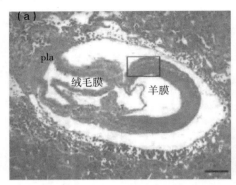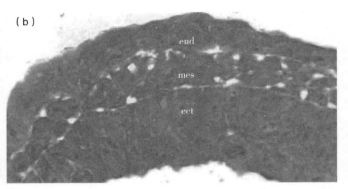

图 11-1　脑肿瘤细胞核可以支持正常小鼠胚胎的发育。（a）移植入髓母细胞瘤（medulloblastoma）细胞核的 E-7.5 小鼠胚胎，HE 染色。pla 为外胎盘锥。标尺：20μm。（b）是（a）中方块区域的高倍放大图片，显示可分辨的三个胚层：end 为胚胎内胚层；mes 为胚胎中胚层；ect 为胚胎外胚层。细胞质中有正常线粒体。结果显示，源于脑瘤的细胞核移植入正常细胞质可以指导胚胎正常发育。来源：经许可转载自文献 17

视杯、听泡、体节、原肾小管、咽、中肠和嵴索均明显正常发育。这些研究表明，源于肿瘤细胞的细胞核可以指导发育过程正常进行。

　　上述研究很难用癌症的体细胞突变论解释，但都符合瓦伯格理论的原理，即肿瘤是一种细胞呼吸疾病。受精卵的正常线粒体可抑制肿瘤发生，这是因为其氧化磷酸化足以维持能量稳态。后来还有研究提示 Lucke 肿瘤致瘤性消失与丧失 Lucke 肿瘤疱疹病毒有关。这种病毒被认为是该肿瘤发生的病原体 [18]。然而正如我在第 9 章所讨论的，疱疹病毒可以干扰线粒体功能进而诱发肿瘤 [19]。而且疱疹病毒能够紧密附着于线粒体，从而引起细胞呼吸功能障碍 [20]。因此，Lucke 青蛙肿瘤生长受到抑制可能源于正常线粒体替代了病毒损伤的线粒体。这些结论与前面描述的胞质杂交体实验类似。

11.5　正常小鼠的细胞质抑制了致瘤性表型

　　Lucke 青蛙肿瘤实验结果得到了小鼠肿瘤细胞核转移实验的验证。Morgan 及其同事证实，小鼠髓母细胞瘤（一种源于小脑颗粒细胞的脑肿瘤）细胞核移植至去核体细胞时可指导其正常发育 [17]。图 11-1 所示为正常胚胎组织和生殖细胞层由髓母细胞瘤的细胞核指导形成。研究者由此得出结论，体细胞核移植入正常细胞质，可以抑制致瘤性表型 [17]。而且移植的髓母细胞瘤的细胞核可产生植入后胚胎，后者可以进行组织分化和早期器官形成（organogenesis）。值得注意的是，在所有受体小鼠中都没有观察到恶变，在培养的囊胚（blastocyst）中却可以观察到正常的增殖受控现象 [17]。

　　这些研究者继续假设，引起髓母细胞瘤的致瘤性突变一定是在小脑颗粒细胞系的背景下起作用的，且这些改变不支持恶性细胞增殖。尽管可以用髓母细胞瘤细胞核的表观遗传重编程来解释他们的结果，但更可能的原因是正常线粒体取代了异常线粒体，这与在 Lucke 青蛙实验中的结果类似。这个结果也支持 Mintz 和 Illmensee 的早期工作 [21]，其研究显示肿瘤细胞可以生成正常小鼠细胞，核基因组的结构性突变并不是肿瘤发生的原因。综合考虑这些结果，提示单独的核基因突变不能解释癌症发生，这就更进一步彰显了线粒体在肿瘤发生的表观遗传起源中的动态作用。

　　麻省理工学院的 Konrad Hochedlinger 和 Rudy Jaenisch 及其同事所进行的工作也支持来自

Lucke 青蛙和小鼠髓母细胞瘤的上述发现。他们的研究发现，包括胰腺癌、黑素瘤在内的很多癌症的细胞核都能支持将胚胎移植前的小鼠发育成正常形态的胚囊，且没有异常增殖迹象（图 11-2）。他们还证实，正常胚囊可以由 $p53^{-/-}$ 乳腺癌细胞发育而来，而且恶性黑素瘤细胞核可以形成正常胚囊和胚胎细胞系。这些研究者于是认为，卵母细胞环境可以抑制多种肿瘤的恶性表型，而且肿瘤细胞核可以在小鼠的早期胚胎期指导发育正常进行。因为卵母细胞的细胞质理应含有正常线粒体，所以应该是线粒体正常呼吸功能抑制了肿瘤生成。只要细胞质中线粒体正常，肿瘤细胞核就能够指导发育正常进行。

这些研究显示，源自黑素瘤细胞单个克隆的胚胎干（ES）细胞，可以分化成为嵌合体（chimeras）中的绝大多数（如果不是全部）体细胞系，包括成纤维细胞、淋巴细胞和黑素细胞[22]。值得注意的是，尽管存在严重的"微阵列比较基因杂交"（CHG）引起的染色体改变和突变，发育仍在正常进行。所以研究者进一步推论，与恶变相关的继发性染色体改变并非必然干扰移植前的发育、胚胎干细胞衍生、广泛核分化的的潜力[22]。由此这些研究者们认为，核基因突变不能解释癌症起源，且进一步强调线粒体动态作用在癌症发生的表观遗传调控中的作用。遗憾的是，尽管 Hochedlinger 等的证据强烈支持瓦伯格理论，但并未将其发现与瓦伯格理论相联系。

11.6 肝脏微环境增强分化能力并抑制致瘤性

Grisham 及其同事报道，两个非整倍体肝肿瘤细胞系（皮下生长可形成侵袭性肿瘤）移植并在肝内生长时，并没有形成肿瘤[23]，反而是肿瘤细胞发生了形态分化。作者推断，细胞的密切接触或者肝脏微环境中的因子能够抑制肿瘤发生。很多文献已证实，细胞间融合是小鼠肝脏内常见的生理过程[24]。我认为正是在肝脏独特的微环境中，正常肝脏细胞和恶性肝细胞之间的融合才抑制了肿瘤发生，这个过程与前面提到的胞质杂交体实验是相符的。可能融合细胞杂交体中的正常线粒体促进了细胞分化，从而抑制了肿瘤发生。

正常线粒体在抑制肿瘤发生方面的效果，将线粒体呼吸与长期的细胞分化与致瘤性的争议联系起来[25-27]。细胞呼吸是分化的启动和维持所必需的，而细胞呼吸丧失会导致糖酵解、去分化和无限制的增殖[28, 29]。这些结果与这里提出的一般假说一致，即线粒体能量代谢的长期损伤是肿瘤发生的基础。这代表了经典意义上的癌症表观遗传起源观[30, 31]。用正常线粒体替代受损的线

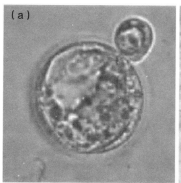
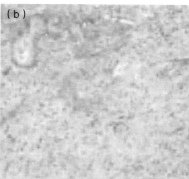
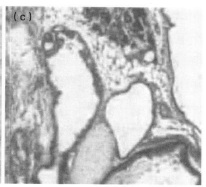

图 11-2 肿瘤细胞核可以支持小鼠发育。（a）转移乳腺癌细胞核的孵化胚囊呈现出囊胚腔、滋养外胚层、内细胞团。（b、c）具有黑素瘤细胞核的胚胎干（ES）细胞发育潜力分析。从 R545-1 ES 细胞发展而来的畸胎瘤 H&E 染色切片，显示分化为成熟神经元、间充质细胞、鳞状上皮（b）、柱状上皮、软骨细胞和脂肪细胞（c）。这些结果表明，来自多种肿瘤细胞的细胞核移植入含正常线粒体的细胞质中，可以指导小鼠正常发育。来源：经许可转载自文献 22

粒体,将会通过细胞呼吸过程产生足够能量,让细胞重新恢复到分化状态。嗨!有人听明白了吗?

11.7 细胞核 – 细胞质转移实验总结

总体来看,上面提到的研究结果都提供了无可争辩的证据,显示正常线粒体可以抑制肿瘤发生。所综述的证据其实都支持瓦伯格理论,即癌症是一个细胞呼吸不足的疾病。正常线粒体可以逆转瓦伯格效应,因为这个效应是细胞呼吸不足引起的。关于"逆转瓦伯格效应"的表述不涉及恢复细胞呼吸,这很难与本章所呈现的信息一致[32]。正常线粒体抑制呼吸功能失常和肿瘤发生,而异常线粒体不能做到这一点。

根据瓦伯格理论,可以推测一旦正常线粒体出现于肿瘤细胞内,细胞的氧化还原状态将恢复,线粒体应激反应将消除,那么为维持细胞活力而进行的糖酵解将减少或去除。换言之,功能正常的线粒体可以维持分化状态进而抑制癌症产生,而失去正常功能的线粒体却能增强去分化能力,从而促进癌症产生。Cuezva 和 Ristow 的生物化学研究也提示,正常的线粒体呼吸功能抑制肿瘤发生[33-35]。应该说线粒体是肿瘤发生根源的理论已经获得大范围实验室数据的支持。图 11-3 总结了上述现象。

综上所述,肿瘤发生的根源在于细胞质中的线粒体,而非细胞核中的基因组。为什么癌症领域中有这么多人士无视支持这个概念的证据呢?为什么癌症领域中有这么多人士在忽略这些证据的同时,还反过头来去拥抱有缺陷的癌症基因突变论呢?或许 Payton Rous 说的是对的,他说"体细胞突变理论在其信徒中间起到了镇静剂的作用"[36]。我将 40 年来抗癌战争没有任何真正进展的原因归咎于有缺陷的体细胞突变理论,也归咎于没有认识到将线粒体受损作为疾病根源是一个可信的科学解释。这个错误造成了不可原谅的悲剧,最终造成数以百万计的癌症患者的死亡。

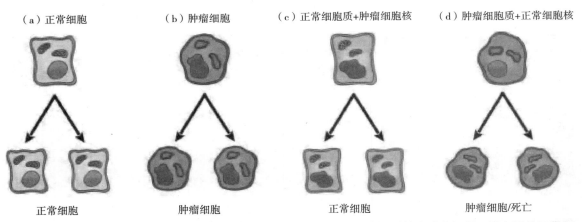

图 11-3 细胞核 / 细胞质转移实验总结与肿瘤起源。此图总结了本章提到的实验室证据。浅色图为正常细胞,深色图为肿瘤细胞,以线粒体和染色体形状示意正常呼吸和核基因表达,以线粒体和染色体异常形态示意细胞呼吸异常和基因不稳定性。(a)正常细胞分裂为正常细胞。(b)肿瘤细胞分裂为肿瘤细胞。(c)肿瘤细胞核移植入正常细胞的细胞质,尽管存在肿瘤相关基因缺陷但仍分裂为正常细胞。(d)正常细胞核移植入肿瘤细胞细胞质,则分裂为肿瘤细胞或死亡,而非正常细胞。这个结果显示,单独的核基因组缺陷不能引起肿瘤,正常线粒体可以抑制肿瘤发生。来源:经许可,原始示意图选自 Jeffrey Ling 和 Thomas N Seyfried 文献。彩图见本书彩图 27

参考文献

[1] Koura M, Isaka H, Yoshida MC, Tosu M, Sekiguchi T. Suppression of tumorigenicity in interspecific reconstituted cells and cybrids. Gann. 1982;73:574 - 80.

[2] Kiebish MA, Han X, Cheng H, Seyfried TN. In vitro growth environment produces lipidomic and electron transport chain abnormalities in mitochondria from non-tumorigenic astrocytes and brain tumours. ASN Neuro. 2009;1:pii:e00011.

[3] Israel BA, Schaeffer WI. Cytoplasmic suppression of malignancy. In Vitro Cell Dev Biol. 1987;23:627 - 32.

[4] Israel BA, Schaeffer WI. Cytoplasmic mediation of malignancy. In Vitro Cell Dev Biol. 1988;24:487 - 90.

[5] Shay JW, Werbin H. Cytoplasmic suppression of tumorigenicity in reconstructed mouse cells. Cancer Res. 1988;48:830 - 3.

[6] Shay JW, Liu YN, Werbin H. Cytoplasmic suppression of tumor progression in reconstituted cells. Somat Cell Mol Genet. 1988;14:345 - 50.

[7] Howell AN, Sager R. Tumorigenicity and its suppression in cybrids of mouse and Chinese hamster cell lines. Proc Natl Acad Sci USA. 1978;75:2358 - 62.

[8] Jonasson J, Harris H. The analysis of malignancy by cell fusion. VIII. Evidence for the intervention of an extra-chromosomal element. J Cell Sci. 1977;24:255 - 63.

[9] Rebbeck CA, Leroi AM, Burt A. Mitochondrial capture by a transmissible cancer. Science. 2011;331:303.

[10] King MP, Attardi G. Injection of mitochondria into human cells leads to a rapid replacement of the endogenous mitochondrial DNA. Cell. 1988;52:811 - 9.

[11] King MP, Attardi G. Human cells lacking mtDNA: repopulation with exogenous mitochondria by complementation. Science. 1989;246:500 - 3.

[12] Saxon PJ, Srivatsan ES, Stanbridge EJ. Introduction of human chromosome 11 via microcell transfer controls tumorigenic expression of HeLa cells. EMBO J. 1986;5:3461 - 6.

[13] Singh KK, Kulawiec M, Still I, Desouki MM, Geradts J, Matsui S. Inter-genomic cross talk between mitochondria and the nucleus plays an important role in tumorigenesis. Gene.2005;354: 140 - 6.

[14] Seoane M, Mosquera-Miguel A, Gonzalez T, Fraga M, Salas A, Costoya JA. The mitochondrial genome is a "Genetic Sanctuary" during the oncogenic process. PloS One. 2011;6:e23327.

[15] Petros JA, Baumann AK, Ruiz-Pesini E, Amin MB, Sun CQ, Hall J, et al. mtDNA mutations increase tumorigenicity in prostate cancer. Proc Natl Acad Sci USA. 2005;102:719 - 24.

[16] McKinnell RG, Deggins BA, Labat DD. Transplantation of pluripotential nuclei from triploid frog tumors. Science. 1969;165:394 - 6.

[17] Li L, Connelly MC, Wetmore C, Curran T, Morgan JI. Mouse embryos cloned from brain tumors. Cancer Res. 2003;63:2733 - 6.

[18] Carlson DL, Sauerbier W, Rollins-Smith LA, McKinnell RG. Fate of herpesvirus DNA in embryos and tadpoles cloned from Lucke renal carcinoma nuclei. J Comp Pathol. 1994;111:197 - 204.

[19] D'Agostino DM, Bernardi P, Chieco-Bianchi L, Ciminale V. Mitochondria as functional targets of proteins coded by human tumor viruses. Adv Cancer Res. 2005;94:87 - 142.

[20] Ackermann WW, Kurtz H. The relation of herpes virus to host cell mitochondria. J Exp Med. 1952;96:151 - 7.

[21] Mintz B, Illmensee K. Normal genetically mosaic mice produced from malignant teratocarcinoma cells. Proc Natl Acad Sci USA. 1975;72:3585 - 9.

[22] Hochedlinger K, Blelloch R, Brennan C, Yamada Y, Kim M, Chin L, et al. Reprogramming of a melanoma genome by nuclear transplantation. Genes Dev. 2004;18:1875 - 85.

[23] Coleman WB, Wennerberg AE, Smith GJ, Grisham JW. Regulation of the differentiation of diploid and some aneuploid rat liver epithelial (stemlike) cells by the hepatic microenvironment.Am J Pathol. 1993;142:1373 - 82.

[24] Faggioli F, Sacco MG, Susani L, Montagna C, Vezzoni P. Cell fusion is a physiological process in mouse liver. Hepatology. 2008;48:1655 - 64.

[25] Seyfried TN, Shelton LM. Cancer as a metabolic disease. Nutr Metab. 2010;7:7.

[26] Harris H. The analysis of malignancy by cell fusion: the position in 1988. Cancer Res. 1988;48:3302 - 6.

[27] Soto AM, Sonnenschein C. The somatic mutation theory of cancer: growing problems with the paradigm. Bioessays. 2004;26:1097 - 107.

[28] Warburg O. Revidsed Lindau Lectures: The prime cause of cancer and prevention – Parts 1 & 2.In: Burk D, editor. Meeting of the Nobel-Laureates Lindau, Lake Constance, Germany: K.Triltsch;1969. http://www.hopeforcancer.com/OxyPlus.htm.

[29] Szent-Gyorgyi A. The living state and cancer. Proc Natl Acad Sci USA. 1977;74:2844 - 7.

[30] Nanney DL. Epigenetic Control Systems. Proc Natl Acad Sci USA. 1958;44:712 - 7.

[31] Holliday R. Epigenetics: a historical overview. Epigenetics. 2006;1:76 - 80.

[32] Pavlides S, Whitaker-Menezes D, Castello-Cros R, Flomenberg N, Witkiewicz AK, Frank PG, et al. The reverse Warburg effect: aerobic glycolysis in cancer associated fibroblasts and the tumor stroma. Cell Cycle. 2009;8:3984 - 4001.

[33] Ristow M, Cuezva JM. Oxidative Phosphorylation and Cancer: The Ongoing Warburg Hypothesis.In: Apte SP, Sarangarajan R, editors. Cellular Respiration and Carcinogenesis. New York:Humana Press; 2009. p.1 - 18.

[34] Ristow M. Oxidative metabolism in cancer growth. Curr Opin Clin Nutr Metab Care. 2006;9:339 - 45.

[35] Cuezva JM, Ortega AD, Willers I, Sanchez-Cenizo L, Aldea M, Sanchez-Arago M. The tumor suppressor function of mitochondria: translation into the clinics. Biochim Biophys Acta. 2009;1792:1145 - 58.

[36] Rous P. Surmise and fact on the nature of cancer. Nature. 1959;183:1357 - 61.

第 12 章

生长控制、端粒酶活性、细胞凋亡和血管生成等异常与线粒体功能障碍的关系

Hanahan 和 Weinberg 认为基因组不稳定性是体现癌症特征的关键性启动因素[1, 2]。但我认为氧化磷酸化不足才是癌症起源的关键性启动因子。我们近来提出的假说阐明癌症的获得性能力（acquired capability）如何与能量代谢受损相关联[3]。就 Hanahan 和 Weinberg 定义的癌症特征如何与癌细胞的信号转导级联和代谢重组相联系的问题，Kroemer 和 Pouyssegur 提供了一个良好的整体观点[4]。类似的话题在 Kroemer 和 Pouyssegur 的综述和我的论文中都已提到，观点之间的区别在于细胞呼吸受损在癌症发生中的具体作用。Kroemer 和 Pouyssegur 认为瓦伯格呼吸受损假说并不是所有癌症的普遍现象，并引用了 Funes 等的研究来证明他们的观点[5]。但我认为细胞呼吸不足是所有癌症的普遍表型。在第 7 章中我提到，所有认为癌细胞呼吸正常的研究都没有考虑氨基酸酵解的作用。Funes 及其同事也没有考虑肿瘤细胞将线粒体氨基酸酵解作为 ATP 来源的可能性。我也不同意 Kroemer 和 Pouyssegur 关于肿瘤细胞相对于正常细胞有生长优势的观点。关于生长优势的话题我会在第 17 章中深入讨论。

12.1 生长信号转导异常与无限制复制潜力

在将生长信号转导异常和复制潜力与能量代谢受损结合考虑时，一个核心理念是要认识到增殖态（而不是静止态）是微生物和多细胞动物的默认状态[3, 6-9]。细胞的默认状态是指细胞在不受任何主动控制时的状态。成熟器官系统中正常呼吸的细胞一般都是处于静止态的，因为他们的复制潜力被正常线粒体功能负性控制。细胞呼吸维持着细胞分化和静止态。另外，抑癌基因如 *p53* 和视网膜母细胞瘤蛋白 pRB 也有利于维持这种静止态[6, 10]。因为 *p53* 的功能与细胞呼吸有关，长期细胞呼吸不足将逐渐削弱 *p53* 的功能，这样就使 *p53* 和其他抑癌基因在细胞增殖方面负性控制的失活功能逐步失效。与 Hanahan 和 Weinberg 认为静止态是细胞的默认状态相反，我认为增殖态是细胞的默认状态。Sonnenschein 和 Soto 曾写了一篇非常优秀的综述来阐明，为何增殖态是多细胞动物细胞的默认状态[7]。

持续的细胞呼吸功能受损将会触发逆行反应（RTG）该反应是酵解通路上调所必需的，酵解通路提供了维持活力所需的 $\Delta G'_{\text{ATP}}$。这个 RTG 反应会激活很多肿瘤基因，如 *MYC*、*Ras*、*HIF-1α*、*Akt* 和 *m-Tor*，当细胞呼吸不足时通过这些基因使酵解成为主要的能量来源[11-15]。而葡萄糖和谷氨酰胺成为驱动酵解的能量底物，该酵解是通过糖酵解和三羧酸循环底物水平磷酸化进行的。Savadore Moncada 及其同事证实，葡萄糖和谷氨酰胺确实与细胞周期和增殖

相关[16]。发现这一点很重要，因为葡萄糖和谷氨酰胺是酵解和肿瘤生长的主要能量代谢物。

　　除了通过酵解和底物水平磷酸化来促进葡萄糖和谷氨酰胺代谢，MYC 和 Ras 也可以刺激细胞增殖[17-19]。部分机制还包括失活 pRB，后者的功能都依赖线粒体活性和细胞氧化还原状态[10]，而破坏 pRB 信号通路有助于细胞增殖和肿瘤形成[2]。细胞增殖态与酵解相关，细胞静止态则与细胞呼吸相关[9, 20]。不同于正常细胞增殖后即开始呼吸作用，肿瘤细胞增殖后仍然依赖葡萄糖和谷氨酰胺酵解，因为它们的氧化磷酸化能力还不足以提供维持稳态所需的能量。因此肿瘤细胞生长信号转导异常和无限制复制潜力可能直接与细胞呼吸不足或受损所致的酵解供能有关。

　　还有比较趣的现象是，RTG 反应也参与了芽殖酵母（budding yeast）的复制性寿命延长。酵母的寿命与其母细胞死亡之前制造不成熟细胞（芽）的数量有关[14]。线粒体功能损伤越严重，诱导的 RTG 反应越大，酵母的寿命就越长（不成熟的细胞数越多）[21]。因为线粒体产能效率随着年龄增长会降低，为了代偿细胞呼吸不足，就必须通过酵解产能。一个细胞如果想要存活下去，对酵解的依赖就越发重要。对底物水平磷酸化更大程度的依赖将会诱导致癌基因表达和无限制增殖，这是酵母长寿的部分机制[14, 22, 23]。当这个过程发生于哺乳动物细胞时，就出现了肿瘤或者新生物。所以我们认为，酵母复制性寿命延长和肿瘤细胞的无限制增殖潜力，可以用共同的生物能量机制联系起来，关键环节就是线粒体功能受损[3]。像癌症起源一样，细胞呼吸不足同样是酵母长寿的原因。

12.2　端粒酶活性与细胞供能及癌症相关

　　端粒酶是一种核蛋白酶复合体，通过维护染色体端粒稳定性，而与细胞永生相关。端粒酶在 90% 的人类肿瘤中被激活，意味着其在肿瘤发生中发挥作用[24-26]。越来越多的证据提示，线粒体功能障碍可能是端粒酶从线粒体移位至细胞核内造成的。端粒酶在核内对细胞核起保护性作用，维持实现无限复制潜力所需的端粒完整性[27-29]。有意思的是，早期胚胎发育期间细胞增殖程度较高时，端粒酶活性也高，但在已分化和静止的成人组织中，端粒酶活性则降低[30, 31]。

　　上述研究提示，端粒酶活性与能量代谢有关。端粒酶活性在利用酵解供能的肿瘤细胞或者正常细胞中活性较高，但在利用氧化磷酸化供能的非致瘤性已分化细胞中活性较低或不存在活性。这些结果提示，细胞能量状态决定端粒酶活性水平。肿瘤细胞端粒酶活性升高应该是肿瘤的效应而不是其原因。需要更进一步的研究以确定，肿瘤细胞线粒体功能异常、酵解增强、无限制增殖潜力与端粒酶表达以及亚细胞定位之间的关系。

12.3　程序性细胞死亡（细胞凋亡）的失效

　　细胞凋亡是指受到一系列细胞水平的攻击后所启动的协调的细胞死亡过程。对线粒体能量生成过程的损伤是这种攻击类型之一，可以促发凋亡级联反应，使线粒体细胞色素 c 释放，激活细胞内胱天蛋白酶（caspases），最终导致死亡[2, 3]。与正常细胞相比，对凋亡的获得性抵抗是大多数肿瘤细胞的特征[2]。但对肿瘤细胞而言，凋亡机制失效是一个可以预测的生理反应，因为在长期的肿瘤发生过程中，利用酵解和底物水平磷酸化产生能量继发于细胞呼吸功能受损[32]。只有那些能逐渐从细胞呼吸过渡到酵解以应对呼吸不足的细胞，才能够躲过这种凋亡机制，而不能完成这个获能方式转换的细胞终将会死去，因此它也不会变成肿瘤细胞。细胞利用酵解取代细胞呼吸获取能量是瓦伯格理论的核心内容[20, 33-35]。

　　很多研究结果发现，用于上调和维持酵解的基因和信号转导通路本身就具有抗凋亡作用。例如，长期糖酵解或者谷氨酰胺酵解都需要 mTOR、Myc、Ras、HIF-1α 和 IGF-1/PI3K/Akt 的参与[13-15, 22, 32, 36, 37]。这些基因和通路的上调，与抑癌基因（如 p53）失活（本来是用来启动细胞凋亡的）共同作用，将会导致细胞凋亡的信号转导级联失灵，从而阻止程序性细胞死亡发生[3, 38]。

线粒体外膜和内膜的膜电位（$\triangle \Psi m$）异常也可以诱导已知的抗凋亡基因（$Bcl2$ 和 $Ccl-X_L$）表达[32, 39]。只要有葡萄糖和谷氨酰胺存在，肿瘤细胞将会通过酵解产能而继续逃脱凋亡机制。但如果葡萄糖供应被靶向攻击，依赖糖酵解的肿瘤细胞则可容易地表达强烈的凋亡表型。我们清楚地知道，饮食或热量限制可以显著增加实验性脑肿瘤的凋亡细胞数量[15, 40, 41]。在一定程度上，这一机制被认为促进了饮食能量减少在人胶质母细胞瘤治疗中的作用[42-44]。因此，肿瘤细胞逃避凋亡直接依赖于通过酵解和底物水平磷酸化功能，而这一切都是细胞呼吸功能受损的结果。

12.4 持续的血管生成（血管新生）

血管生成是指新生血管或从现有血管形成新的毛细血管，其与组织炎症、组织创伤愈合、肿瘤发生等过程有关[45-48]。图 1-3 突出显示了血管生成在肿瘤进展中的作用。大多数肿瘤超过 0.2~2mm 大小后，即需要生成新血管[49]。这是为肿瘤提供必需的能量营养素（包括葡萄糖和谷氨酰胺）和清除有毒的肿瘤废物（如乳酸和氨）所必需的[3, 50]。

除了上调糖酵解以应对低氧外，HIF-1α 还是血管内皮生长因子（VEGF）的主要转录因子，能够刺激血管生成[15, 51-53]（又见图 17-11 和图 17-16）。HIF-1α 是 IGF-1/PI3K/Akt 信号转导通路的一部分，也间接影响成纤维细胞生长因子（FGF）的表达，后者是另一个重要的血管生长因子[15, 54]，驱动血管生成的许多基因和代谢产物，是作为肿瘤细胞酵解的继发性后果出现的。因此，肿瘤持续性血管新生可以从机制上与肿瘤细胞存活必需的酵解和底物水平磷酸化联系在一起。

从整体上看，本章中介绍的信息提供了令人信服的证据，将 Hanahan 和 Weinberg 定义的癌症特征与细胞呼吸不足联系起来。同样有意思的是，本章讨论的癌症特征并不是恶性肿瘤所独有的，也存在于良性肿瘤中[55]。的确，生长控制、端粒酶活性、细胞凋亡、血管新生等方面的诸多异常，在一些非侵袭性肿瘤和非转移性肿瘤中也存在。然而，我认为很容易得出细胞呼吸不足导致肿瘤相关特征的结论。

参考文献

[1] Hanahan D，Weinberg RA. Hallmarks of cancer: the next generation. Cell. 2011;144:646 - 74.

[2] Hanahan D，Weinberg RA. The hallmarks of cancer. Cell. 2000;100:57 - 70.

[3] Seyfried TN，Shelton LM. Cancer as a metabolic disease.NutrMetab. 2010;7:7.

[4] Kroemer G，Pouyssegur J. Tumor cell metabolism: cancer's Achilles' heel. Cancer Cell.2008; 13:472 - 82.

[5] Funes JM，Quintero M，Henderson S，Martinez D，Qureshi U，Westwood C，et al. Transformation of human mesenchymal stem cells increases their dependency on oxidative phosphorylation for energy production. Proc Natl Acad Sci USA. 2007;104:6223 - 8.

[6] Tzachanis D，Boussiotis VA. Tob，a member of the APRO family，regulates immunological quiescence and tumor suppression. Cell Cycle. 2009;8:1019 - 25.

[7] Sonnenschein C，Soto AM. The Society of Cells: Cancer and the Control of Cell Proliferation. New York: Springer-Verlag; 1999.

[8] Soto AM，Sonnenschein C. The somatic mutation theory of cancer: growing problems with the paradigm? Bioessays. 2004;26:1097 - 107.

[9] Szent-Gyorgyi A. The living state and cancer.Proc Natl Acad Sci USA. 1977;74:2844 - 7.

[10] Burhans WC, Heintz NH. The cell cycle is a redox cycle: linking phase-specific targets to cell fate. Free Radic Biol Med. 2009;47:1282 - 93.

[11] Ramanathan A, Wang C, Schreiber SL. Perturbational profiling of a cell-line model of tumorigenesis by using metabolic measurements. Proc Natl Acad Sci USA. 2005;102:5992 - 7.

[12] Godinot C, de Laplanche E, Hervouet E, Simonnet H. Actuality of Warburg's views in our understanding of renal cancer metabolism. J Bioenerg Biomembr. 2007;39:235 - 41.

[13] Singh KK, Kulawiec M, Still I, Desouki MM, Geradts J, Matsui S. Inter-genomic cross talk between mitochondria and the nucleus plays an important role in tumorigenesis. Gene. 2005;354:140 - 6.

[14] Butow RA, Avadhani NG. Mitochondrial signaling: the retrograde response. Mol Cell. 2004;14:1 - 15.

[15] Marsh J, Mukherjee P, Seyfried TN. Akt-dependent proapoptotic effects of dietary restriction on late-stage management of a phosphatase and tensin homologue/ tuberous sclerosis complex 2-deficient mouse astrocytoma. Clin Cancer Res. 2008;14:7751 - 62.

[16] Colombo SL, Palacios-Callender M, Frakich N, De Leon J, Schmitt CA, Boorn L, et al. Anaphase-promoting complex/cyclosome-Cdh1 coordinates glycolysis and glutaminolysis with transition to S phase in human T lymphocytes. Proc Natl Acad Sci USA. 2010;107:18868 - 73.

[17] Dang CV, Le A, Gao P. MYC-Induced cancer cell energy metabolism and therapeutic opportunities. Clin Cancer Res. 2009;15:6479 - 83.

[18] Gao P, Tchernyshyov I, Chang TC, Lee YS, Kita K, Ochi T, et al. c-Myc suppression of miR-23a/b enhances mitochondrial glutaminase expression and glutamine metabolism. Nature. 2009;458:762 - 5.

[19] Wise DR, DeBerardinis RJ, Mancuso A, Sayed N, Zhang XY, Pfeiffer HK, et al. Myc regulates a transcriptional program that stimulates mitochondrial glutaminolysis and leads to glutamine addiction. Proc Natl Acad Sci USA. 2008;105:18782 - 7.

[20] Warburg O. On the origin of cancer cells. Science. 1956;123:309 - 14.

[21] Jazwinski SM. The retrograde response links metabolism with stress responses, chromatindependent gene activation, and genome stability in yeast aging. Gene. 2005;354:22 - 7.

[22] Miceli MV, Jazwinski SM. Common and cell type-specific responses of human cells to mitochondrial dysfunction. Exp Cell Res. 2005;302:270 - 80.

[23] Borghouts C, Benguria A, Wawryn J, Jazwinski SM. Rtg2 protein links metabolism and genome stability in yeast longevity. Genetics. 2004;166:765 -

77.

[24] Kovalenko OA, Caron MJ, Ulema P, Medrano C, Thomas AP, Kimura M, et al. A mutant telomerase defective in nuclear-cytoplasmic shuttling fails to immortalize cells and is associated with mitochondrial dysfunction. Aging Cell. 2010;9:203 - 19.

[25] Kovalenko OA, Kaplunov J, Herbig U, Detoledo S, Azzam EI, Santos JH. Expression of (NES-) hTERT in cancer cells delays cell cycle progression and increases sensitivity to genotoxic stress. PloS One. 2010;5:e10812.

[26] Bagheri S, Nosrati M, Li S, Fong S, Torabian S, Rangel J, et al. Genes and pathways downstream of telomerase in melanoma metastasis. Proc Natl Acad Sci USA. 2006;103:11306 - 11.

[27] Saretzki G. Telomerase, mitochondria and oxidative stress. Exp Gerontol. 2009;44:485 - 92.

[28] Santos JH, Meyer JN, Van Houten B. Mitochondrial localization of telomerase as a determinant for hydrogen peroxide-induced mitochondrial DNA damage and apoptosis. Hum Mol Genet. 2006;15:1757 - 68.

[29] Ahmed S, Passos JF, Birket MJ, Beckmann T, Brings S, Peters H, et al. Telomerase does not counteract telomere shortening but protects mitochondrial function under oxidative stress. J Cell Sci. 2008;121:1046 - 53.

[30] Fu W, Begley JG, Killen MW, Mattson MP. Anti-apoptotic role of telomerase in pheochromocytoma cells. J Biol Chem. 1999;274:7264 - 71.

[31] Forsyth NR, Wright WE, Shay JW. Telomerase and differentiation in multicellular organisms: turn it off, turn it on, and turn it off again. Differentiation. 2002;69:188 - 97.

[32] Kroemer G. Mitochondria in cancer. Oncogene. 2006;25:4630 - 2.

[33] Warburg O. The Metabolism of Tumours. New York: Richard R. Smith; 1931.

[34] Warburg O. On the respiratory impairment in cancer cells. Science. 1956;124:269 - 70.

[35] Warburg O. RevidsedLindau Lectures: The prime cause of cancer and prevention-Parts 1 & 2. In: Burk D, editor. Meeting of the Nobel-Laureates Lindau, Lake Constance, Germany: K.Triltsch; 1969. p. http://www.hopeforcancer.com/OxyPlus.htm.

[36] Dang CV, Semenza GL. Oncogenic alterations of metabolism. Trends Biochem Sci. 1999;24:68 - 72.

[37] Semenza GL. HIF-1 mediates the Warburg effect in clear cell renal carcinoma. J Bioenerg Biomembr. 2007;39:231 - 4.

[38] Holley AK, St Clair DK. Watching the watcher: regulation of p53 by mitochondria. Future Oncol. 2009; 5:

117 - 30.

[39] Amuthan G, Biswas G, Ananadatheerthavarada HK, Vijayasarathy C, Shephard HM, Avadhani NG. Mitochondrial stress-induced calcium signaling, phenotypic changes and invasive behavior in human lung carcinoma A549 cells. Oncogene. 2002;21:7839 - 49.

[40] Mukherjee P, Abate LE, Seyfried TN. Antiangiogenic and proapoptotic effects of dietary restriction on experimental mouse and human brain tumors. Clin Cancer Res. 2004;10:5622 - 9.

[41] Mukherjee P, El-Abbadi MM, Kasperzyk JL, Ranes MK, Seyfried TN. Dietary restriction reduces angiogenesis and growth in an orthotopic mouse brain tumour model. Br J Cancer. 2002;86:1615 - 21.

[42] Zuccoli G, Marcello N, Pisanello A, Servadei F, Vaccaro S, Mukherjee P, et al. Metabolic management of glioblastomamultiforme using standard therapy together with a restricted ketogenic diet: Case Report. Nutr Metab. 2010;7:33.

[43] Seyfried TN, Shelton LM, Mukherjee P. Does the existing standard of care increase glioblastoma energy metabolism? Lancet Oncol. 2010;11:811 - 3.

[44] Seyfried TN, Kiebish MA, Marsh J, Shelton LM, Huysentruyt LC, Mukherjee P. Metabolic management of brain cancer. Biochim Biophys Acta. 2010;1807:577 - 94.

[45] Coussens LM, Werb Z. Inflammation and cancer. Nature. 2002;420:860 - 7.

[46] Colotta F, Allavena P, Sica A, Garlanda C, Mantovani A. Cancer-related inflammation, the seventh hallmark of cancer: links to genetic instability. Carcinogenesis. 2009;30:1073 - 81.

[47] Iruela-Arispe ML, Dvorak HF. Angiogenesis: a dynamic balance of stimulators and inhibitors. Thromb Haemost. 1997;78:672 - 7.

[48] Folkman J. The role of angiogenesis in tumor growth. Semin Cancer Biol. 1992;3:65 - 71.

[49] Folkman J. Incipient angiogenesis. J Natl Cancer Inst. 2000;92:94 - 5.

[50] DeBerardinis RJ. Is cancer a disease of abnormal cellular metabolism? New angles on an old idea. Genet Med. 2008;10:767 - 77.

[51] Greenberg JI, Cheresh DA. VEGF as an inhibitor of tumor vessel maturation: implications for cancer therapy. Expert Opin Biol Ther. 2009;9:1347 - 56.

[52] Claffey KP, Brown LF, del Aguila LF, Tognazzi K, Yeo KT, Manseau EJ, et al. Expression of vascular permeability factor/vascular endothelial growth factor by melanoma cells increases tumor growth, angiogenesis, and experimental metastasis. Cancer Res. 1996;56:172 - 81.

[53] Ferrara N, Gerber HP, LeCouter J. The biology of VEGF and its receptors. Nat Med. 2003;9:669 - 76.

[54] Bos R, van Diest PJ, de Jong JS, van der Groep P, van der Valk P, van der Wall E. Hypoxiainducible factor-1alpha is associated with angiogenesis, and expression of bFGF, PDGF-BB, and EGFR in invasive breast cancer. Histopathology. 2005;46:31 - 6.

[55] Lazebnik Y. What are the hallmarks of cancer? Nat Rev Cancer. 2010;10:232 - 3.

第 13 章

肿瘤转移

因为转移是癌症最重要的现象，所以我非常重视这个问题。我对癌症转移的认识来自我们对 VM 小鼠自发性脑肿瘤的广泛研究。如第 3 章所述，VM 小鼠品系的自发性脑肿瘤相对高发是很特殊的。这种自发性肿瘤中的某些细胞在脑外生长时具有高度转移性。这种肿瘤细胞的转移行为与许多人类癌细胞全身转移的行为非常相似。

多年来，我研究了化学诱导的表达许多癌症标志的脑肿瘤，但没有一种显示出在人脑肿瘤中所见的高侵袭性。事实上，大多数小鼠癌症模型很少表现在人类疾病中所见的侵袭性与转移性行为（参见第 3 章）。只有在我们分离并描述了几种独立的 VM 脑肿瘤细胞的特征后，我们才认识到这些肿瘤在解释转移性癌细胞的起源及特征方面有重要意义。我逐步认识到，VM 脑肿瘤不仅表现出人类胶质母细胞瘤（最常见的恶性脑瘤）最显著的特征，而且表现出了大多数人类转移性癌症最突出的特征。我们对自发性 VM 小鼠脑肿瘤的研究改变了我们对转移性癌症起源的看法。

13.1 癌症转移概述

转移是用于描述癌细胞从原发性肿瘤到周围组织和远处器官扩散的通用术语，是导致癌症发病和死亡的主要原因[1-8]。据估计，转移导致癌症死亡的比例为 90% 左右[9]。这一估计在 50 多年来没有明显变化[10, 11]。尽管全身性转移导致 90% 的癌症者死亡，但大多数癌症研究并不涉及肿瘤的体内转移[5]。每天约有 1500 人死于癌症，进一步证明一旦癌症扩散到其他器官，疾病的治疗就无效了。

转移涉及一系列连续的、相互关联的步骤。要完成转移的级联程序，癌细胞必须脱离原发性肿瘤，内渗（intravasate）入循环系统和淋巴系统，逃避免疫攻击，在远端外渗（extravasate）出毛细血管床，侵入远端器官并增殖[1-4, 7, 12, 13]。转移细胞还建立了促进血管生成和增殖的微环境，导致了宏观的恶性继发性肿瘤。图 13-1 所示为转移性皮肤癌（黑素瘤）图片。另有来自网络的解说视频，可以帮助解释转移现象（http：//www.youtube.com/watch？ v = rrMq8uA_6iA）。以上针对转移的简单概述可能会使人误解，以为转移性癌细胞在循环中存在存活困难的多重危险。我将在本章后面讨论这一误解。

研究癌症转移的细胞起源的困难很大程度上源于缺乏显示全身（systemic）转移的动物模型。正如我在第 3 章中提到的那样，自然转移的肿瘤细胞不需要静脉注射来引发转移表型。转移的关键表现是肿瘤细胞自然地（naturally）从原发肿瘤部位转移到继发部位。但许多研究者使用静脉注射肿瘤细胞的模型来研究转移。虽然这些模型可以提供关于循环中肿瘤细胞存活的信息，却不清楚这一信息是否与自然转移性肿瘤细胞的存活存在关联。

如果所评估的肿瘤细胞不是自然转移的，那就不应该把其当作转移模型使用。据 Lazebnik 报道[5]，关于癌转移的许多研究来自更接近良性肿瘤的模型系统，而不是来自恶性肿瘤。如果用于研究肿瘤转移性质的模型不能准确模拟转移现象，那么多年来在转移治疗方面缺乏进展就不足为

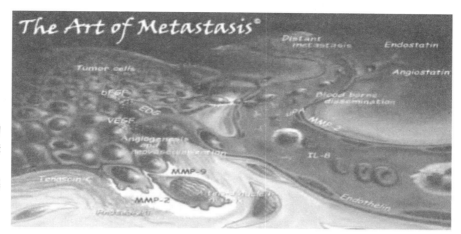

图 13-1 癌症转移的艺术——转移性皮肤癌（黑素瘤）。来源：经许可转载自《癌基因》（Oncogene）。彩图见本书彩图 28

奇了。

体外模型的缺陷在于其无法复制体内全身转移所需的所有步骤。尽管转移的主要步骤已有详细阐明，但关于转移性细胞从原发性肿瘤的非转移性细胞群中产生的过程在很大程度上仍然是未知的 [3, 7, 14, 15]。因此有必要强调一下目前关于转移细胞起源的观点。下面是目前存在以下几种肿瘤转移起源的理论。

13.2 转移的细胞起源

13.2.1 上皮 – 间充质转化论

上皮 – 间充质转化论（EMT）认为，转移细胞来自于上皮干细胞或已分化上皮细胞基因突变的逐步累积，最终将上皮细胞转化为具有间充质细胞特征的肿瘤细胞 [8, 9, 16-20]。这个学说来自于一些现象，即许多上皮组织的癌症在进展过程中出现细胞间和细胞 – 基质间相互作用的异常。并最终肿瘤细胞出现且具有间充质细胞的特征（如形态异常、缺乏细胞间黏附），最终扩散到远端器官 [7, 16, 17]。这种非常复杂的现象究竟是如何发生的呢？

Jean Paul Thiery 曾全面概述过上皮 – 间质转化论（图 13-2）。最近的研究也显示，尽管癌症发展的过程非常复杂，但只要有两个基因的错位（异位）表达就可能满足某些神经胶质瘤 EMT 所必需的条件 [21]。然而，围绕转移 EMT 假说仍存在相当大的争议，因为肿瘤病理的检查中经常检测不到 EMT [1, 22, 23]。目前认为 EMT 是一种主要发生在体外环境中的现象 [7]。这种体外转移模型是否适合解释体内的癌转移仍有争议。

EMT 学说来源于正常细胞动物形态发生过程中的行为与肿瘤形成时癌细胞行为的平行比较 [9, 16]。EMT 适用于癌症基因理论，提示转移是一系列基因组改变和克隆选择的终点。这就为肿瘤细胞提供了超过正常细胞的生长优势 [17, 20, 24, 25]。很难理解一系列的基因突变（许多是随机的）能够使细胞获得从原发肿瘤脱离出来的能力，内渗入循环和淋巴系统，逃避免疫攻击，从远端毛细血管床外渗出，最终在远端器官侵袭和增殖后重现上皮的特征。这对于具有紊乱基因组的细胞来说，简直是一个不可想象的壮举。

肿瘤细胞在远端继发部位重获上皮特征的过程称为间充质 – 上皮转化（MET），并被认为涉及 EMT 的逆向变化 [9, 16, 17]。没人能解释当肿瘤细胞在远端继发部位出现上皮表型时，导致 EMT 的基因组不稳定性、多点突变和染色体重排是如何被逆转或被抑制的。如果许多基因突变没有被逆转，那么 EMT 又是如何产生的呢？我想我们必须充分发挥想象力，才能接受 EMT/MET 是针对

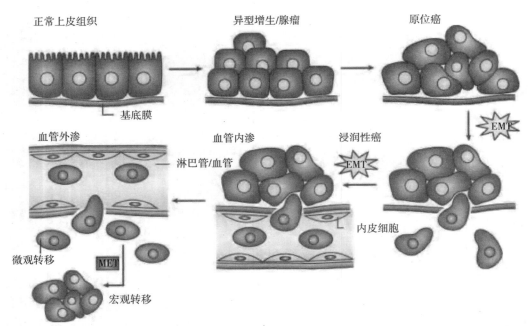

图 13-2 肿瘤转移的上皮－间充质转化（EMT）模型。EMT 和间充质－上皮转化（MET）在癌症出现和进展中的位点。根据 Jean Paul Thiery 的观点，衬有一层基底膜的正常上皮细胞可局部增殖，并产生腺瘤。进一步的基因及表观遗传变化使其转化为原位癌，但基底膜轮廓仍然完整。进一步的改变可以诱导癌细胞局部扩散，可能通过 EMT 使基底膜碎片化，从而破坏基底膜完整性。细胞即内渗入淋巴或血管，被动转运到远端器官。在继发部位，孤立的癌细胞可以外渗或保持孤立状态（微转移），或者通过 MET 形成新的癌症。
来源：经许可转载自文献 16

癌症转移的可靠解释。针对转移相关的细胞行为和形态的变化及该变化显著的可逆性，以上的解释在某些方面与对狼人（werewolf）的解释有类似之处。

我们最近的研究发现，转移的起源不需要随机突变和 EMT[26]。与 EMT 假说相关的巨大复杂性是人为造成的，尤其在试图将这种现象描述为基因驱动过程时[9, 16, 17, 21, 27]。如果仔细观察可知，转移性癌症的许多基因表达谱与免疫系统中巨噬细胞或其他融合性细胞的功能相关性基因表达谱类似[7, 28, 29]。许多与 EMT 相关的基因变化也可以在大多数良性肿瘤中发现[5, 27]。我们知道，癌症不是一种基因病，而是一种涉及线粒体功能障碍和呼吸不全的代谢性疾病。因此，要建立可信的转移机制框架，必须基于癌症起源于线粒体呼吸损伤的新理论，而 EMT/MET 理论无法做到这一点。

13.2.2 转移的干细胞起源论

一些研究者认为转移性癌细胞来自于组织干细胞[30-32]。大多数组织含有半分化状态的细胞，可以替代因自然损耗而死亡或损伤的细胞。这些未分化或半分化的细胞通常被称为组织干细胞，并被许多人认为是转移性癌症多的起源[21, 30, 33, 34]。干细胞和癌细胞在基因表达和生物学特征上有许多相似之处[35]。肿瘤细胞具有未分化干细胞特征的观点，来自胚胎干细胞和肿瘤细胞代谢主要使用无氧酵解产能这一事实。如第 12 章所述，肿瘤细胞中端粒酶活性较高，也与酵解产能有关。因此，许多遗传和生化表型共存于肿瘤细胞和干细胞就不足为奇了，因为大多数肿瘤细胞也使用来自酵解的能量。

由于已知干细胞在组织形态发生和分化期间具有增殖和迁移的能力，因此该假设认为干细胞的基因损伤可能会导致各种组织中的转移性癌症[18, 30, 35]。然而，许多具有干细胞特性的肿瘤细胞并不表现为全身转移。事实上，我多年来建立了许多化学诱导的脑肿瘤小鼠模型，它们表达干细胞特征但不显示广泛侵袭或转移[36, 37]。这些肿瘤大多数也表达了某些 Hanahan-Weinberg 定义的癌症特征，然而只有那些表达巨噬细胞特征的肿瘤细胞发生全身转移 [26, 36]。

现在只有胶质母细胞瘤的干细胞起源观点受到质疑 [38]。虽然转移性癌症可以表达干细胞的特征，但仅有这种表达不能等同于远端侵袭和转移，只有造血干细胞来源的肿瘤是个例外 [31]。造血干细胞可以产生髓样细胞（myeloid cells），我们认为髓样细胞是大多数转移性癌症的细胞起源 [26, 36]。根据我的假说，转移性癌症是由造血干细胞或其谱系子代（如巨噬细胞或淋巴细胞）的呼吸不充足引起的。炎症微环境中的慢性低氧可以永久性损伤活化的巨噬细胞的线粒体呼吸 [39, 40]。那么，转移性癌症来源于髓样细胞有哪些证据呢？

13.2.3　转移的髓样细胞起源论

我和我的前研究生 Leanne Huysentruyt 博士最近回顾了相关方面的证据，结果显示髓系细胞的许多特征在大多数人类转移性癌症中也同样存在 [26]。事实上，脑瘤相关巨噬细胞（小胶质细胞）也可以代表胶质母细胞瘤中最具侵袭性的细胞 [41]。转移的髓系细胞起源论认为，无论组织来源如何，转移性癌细胞都来自髓系细胞 [26]。

髓系细胞已经是间充质细胞，因此不需要针对 EMT 提出的复杂的基因机制。巨噬细胞来自髓系细胞系，长期以来被认为是人类转移性癌症的起源 [15, 26, 42-45]。巨噬细胞可以与炎症微环境中的上皮细胞融合，从而在融合杂合体中表现出上皮细胞和巨噬细胞的特征 [29, 46]。来源于骨髓细胞的造血干细胞转移癌的起源，也与髓系细胞假说一致。David Tarin 在最近关于转移的优秀综述中指出："似乎肿瘤转移首先见于较低等的脊索动物（chordates），而这与淋巴细胞起源相平行，表明直到生物体已经进化到拥有控制淋巴细胞转运的基因之后，转移才可能发生。"所以我们的假设，造血干细胞本身或其谱系子代很可能在炎症微环境中直接转化或与通过与肿瘤细胞融合，从而成为转移性细胞。

肿瘤中转化的髓系细胞会产生侵袭性并成为转移性细胞，这一观点至今未被广泛认可。许多研究者不认为巨噬细胞或其他髓系细胞是肿瘤细胞群的一部分，而是将它们视为肿瘤基质的一部分 [35, 47-54]。存在于肿瘤中的巨噬细胞通常被称为肿瘤相关巨噬细胞（TAM），并且通常与肿瘤中显著的炎性细胞浸润有关。在肿瘤炎症增强和血管生成的同时，TAM 建立起转移前微环境（niche）[55]。TAM 的特征使其促进肿瘤的发生和发展 [35, 47, 49, 56, 57]。我们最近回顾的证据显示，虽然某些 TAMs 肯定是基质的一部分，但人类肿瘤中的某些细胞含有巨噬细胞的特征 [26, 41]。

要强调的是，在啮齿类动物肿瘤移植模型中并没有发现巨噬细胞来源的转移癌细胞。如我们之前展示的在原位或胁侧皮下生长的实验性小鼠脑肿瘤那样 [58, 59]，在化学诱导的肿瘤中所看到的多数巨噬细胞来自 TAM。我认为，啮齿类动物组织对肿瘤移植物做出反应就像对急性感染或伤口的反应一样。这涉及 TAM 侵袭和局部巨噬细胞激活。也可能肿瘤细胞和宿主巨噬细胞之间能形成融合杂合体，但这或许不会对巨噬细胞线粒体造成损害。

与小鼠肿瘤的急性情况相反，人类的肿瘤转化是一个漫长的过程。换句话说，鼠髓系细胞对肿瘤移植物的反应是急性的，而人髓系细胞在炎症微环境中引起肿瘤的反应是慢性的。目前尚不清楚为什么人类常见的高度转移性肿瘤在实验性啮齿动物肿瘤中很少见，当然也有某些例外 [1, 36]。

13.3　巨噬细胞与转移

巨噬细胞的什么特征使其成为转移起源的主要"嫌疑犯"呢？就迁移、改变形状、分泌生长因子和细胞因子的能力而言，巨噬细胞是机体功能最多的细胞之一 [36, 60-62]。巨噬细胞的这些行为也公认是转移癌细胞的行为。巨噬细胞有两种不同的极化表型：经典活化表型（M1 表型）和替代活化表型（M2 表型）。巨噬细胞受到促炎症分子的刺激，则获得 M1 表型并释放炎性细胞因子、活性氧和一氧化氮[28, 51, 53, 63-65]。相反，在抗炎分子如 IL-4，IL-13 和 IL-10 以及凋亡细胞的刺激下，巨噬细胞获得 M2 表型[51, 66]。M2 巨噬细胞促进组织重建和修复，但有免疫抑制作用且抗原呈递功能很差[53]。虽然 M1 和 M2 巨噬细胞在肿瘤发生和恶性进展期间起着不同的作用，巨噬细胞上皮细胞融合可以涉及任何一个激活状态[29, 67]。

肿瘤发生的早期，M1 巨噬细胞通过炎症微环境来促进细胞核和线粒体损伤[67]。然而，TAM 也可能在肿瘤进展期间转变成 M2 表型[51]。包含 M2 巨噬细胞的 TAM 细胞群可清除细胞碎片，促进肿瘤生长，增强血管生成。M2 巨噬细胞也可与肿瘤细胞融合而成为转移的促进因子[51, 53, 68, 69]。然而一直以来，难以确定 TAM 到底是正常基质的一部分还是恶性细胞的一部分[26]。人类的癌症尤其如此。

越来越多的证据已表明，在人类肿瘤中看到的许多髓系细胞 / 巨噬细胞也是恶性细胞群体的一部分。Aichel 在一个多世纪前提出，肿瘤进展涉及白细胞和体细胞之间的融合（参见文献 44 的回顾）。几种人类转移性癌症表现出巨噬细胞的多种分子特征和行为特征，包括吞噬作用、细胞间融合和抗原表达（表 13-1）。Tarin 也认为骨桥蛋白（OPN）和 CD44 的表达在与转移相关的调节性基因群组 / 网络中是重要的[1]。这很有意思，因为已有强有力的证据表明，在各种生理和病理状态下，OPN 和 CD44 在单核细胞和巨噬细胞中均有表达[70-72]。我们的观点是，转移癌的髓系细胞起源可以解释许多转移性癌症的间充质细胞特征[26]，因此，有必要以此替代 EMT 来解释转移。

表 13-1　表达巨噬细胞特征的肿瘤

肿瘤部位或种类	吞噬功能	融合性	基因表达
膀胱癌	（73）		
脑癌	（36, 74~82）	（83~85）	（36, 82）
乳腺癌	（86~93）	（94~98）	（99~101）
原发灶不明的癌症	（102）	（103）	
子宫内膜癌	（104）		
纤维肉瘤	（93）		
胆囊癌		（105）	
肝癌		（106）	
肺癌	（88, 107~110）	（95）	（111~113）
淋巴瘤 / 白血病	（114~116）	（117~119）	
黑素瘤 / 皮肤癌	（120~124）	（45, 125）	（124, 126~128）
Meth A 肉瘤	（129）	（129）	（129）
多发性骨髓瘤	（130）	（131）	
卵巢癌	（93, 132）		（133）
胰腺癌	（134, 135）	（136）	（135）
直肠 / 结肠癌		（29, 137）	（138）
肾癌	（139）	（140, 141）	（139）
横纹肌肉瘤	（142, 143）		
小结	（144~147）	（15, 42~44, 46, 98, 118, 148~151）	

来源：该表是文献 26 的更新版本

更有意思的是，当巨噬细胞对组织损伤或疾病做出反应时，表达出转移性肿瘤细胞的多数特征。例如，单核细胞（造血骨髓细胞衍生）从脉管系统外渗，并通过从受损组织释放细胞因子而被募集到伤口[26,28]。在伤口内，单核细胞分化为替代活化型巨噬细胞（M2巨噬细胞）和树突状细胞，它们释放多种促血管生成因子，包括血管内皮生长因子，成纤维细胞生长因子和血小板衍生生长因子[28,152,153]。M2巨噬细胞也积极吞噬死细胞和细胞碎片[28,62]。偶尔，巨噬细胞经历同型融合，成为吞噬能力增加的多核巨细胞[43,69,154]。在伤口愈合之后，巨噬细胞渗入循环，前往淋巴结参与免疫应答反应[62,155,156]。

某些吞噬性巨噬细胞也迁移到淋巴结并分化成树突状细胞[157]。这些发现表明，正常的巨噬细胞能够表达转移性癌细胞的所有特征，包括组织侵袭、促血管新生因子/细胞因子的释放、低氧和坏死环境存活、循环/淋巴系统内渗以及在该系统远端外渗。不需要用EMT来解释这些行为，因为这些行为已经是髓系来源细胞和巨噬细胞在进化过程中已程序化的行为。

13.3.1 吞噬作用：巨噬细胞和转移细胞的共同行为

吞噬作用涉及吞噬和摄取细胞外物质，是M2巨噬细胞和其他专职吞噬细胞的特异性行为[62]。这个过程对通过清除凋亡细胞、细胞碎片和侵入的病原体从而维持组织稳态至关重要。像M2巨噬细胞一样，许多恶性肿瘤细胞在体外和体内都具有吞噬性（表13-1）。

在一个世纪前，肿瘤细胞的吞噬作用就通过组织病理学的观察被发现了，癌细胞吞噬后的细胞质内含有外源性细胞体，呈现出新月形癌细胞核[44]。这种细胞表型是由摄取物将细胞核推到吞噬细胞的周边而表现出来的。这些细胞通常被称为鸟眼（bird's-eye）细胞或印戒（signet-ring）细胞[144,158]。虽然这种吞噬/互食现象（cannibalism）在微生物培养中常常见到，但在恶性人类肿瘤细胞中也观察到了这种细胞的互食现象[120,144,158,159]。Fais及其同事发现恶性黑素瘤细胞可以吞食T细胞，从而提供了肿瘤细胞具有吞噬作用的确切证据（图13-3）。这非常有意义因为T细胞一贯被认为是可以靶向杀死肿瘤细胞的。

还有证据表明某些肿瘤细胞可以吞食NK细胞[159]。如果巨噬细胞来源的转移性细胞可以吞噬T细胞和可能的NK细胞，那么涉及这些细胞的免疫治疗对某些转移性癌症的长期管理可能无效。事实上，癌症免疫治疗对降低晚期转移性癌症的年死亡率几乎没有影响。针对黑素瘤和其他癌症的潜在免疫治疗中如何处理吞噬性转移性巨噬细胞的问题很少被提到[160]。

黑素细胞是皮肤的定居巨噬细胞。组织蛋白酶B和D的表达在吞噬性黑素瘤细胞中升高，正如其在恶性黑素瘤中一样[120]。这些肿瘤细胞吞噬/互食行为不能与自噬（一种通常与饥饿状态相关的细胞自我消化过程）混淆[158,161,162]。许多人类癌症和一些鼠类癌症可以吞噬其他肿瘤细胞、红细胞、白细胞、血小板、死细胞以及细胞外颗粒（表13-1）。因此，就吞噬作用的特征而言，定居皮肤的巨噬细胞和恶性黑素瘤似乎是类似的。

【吞噬性癌症】

许多报告描述了人类侵袭性癌症的吞噬行为（表13-1）。我们以前发现过两种自发性侵袭/转移性小鼠脑肿瘤（VM-M2和VM-M3），这两种肿瘤表现出包括吞噬作用在内的许多巨噬细胞的特征[36]。这些转移性肿瘤细胞能吞噬荧光珠。这些自发性小鼠脑肿瘤有个更有趣的特征，即在中枢神经系统外生长时的转移行为。植入颅外的大多数部位后，细胞可以扩散到多个器官系统。虽然中枢神经系统肿瘤的颅外转移并不常见，但如果肿瘤细胞能够进入颅外组织则是高度转移性的，许多胶质瘤，尤其是多形性胶质母细胞瘤（GBM）更是如此[41]。事实上，几位研究者已经记录到了恶性脑癌的转移行为，特别是GBM[36,163-168]。因此认为，VM-M2和VM-M3肿瘤复制了GBM行为的特征。

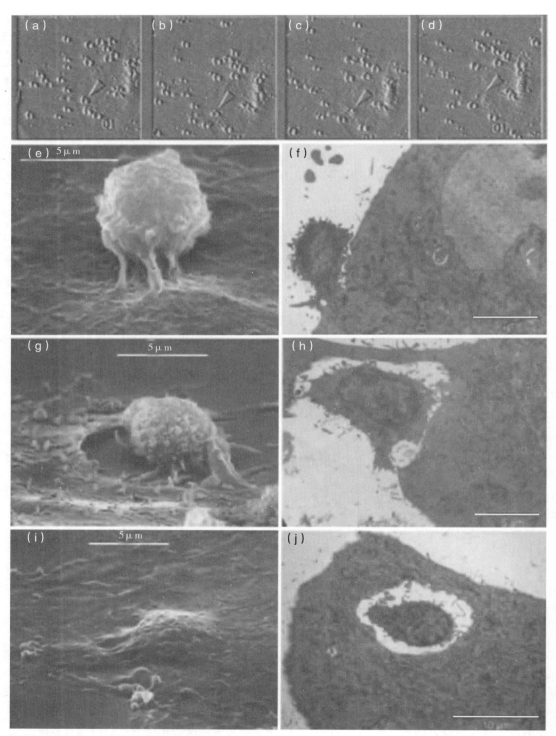

图 13-3　淋巴细胞 – 黑素瘤细胞的细胞互食作用。（a–d）自体 CD8[+]T 淋巴细胞和转移性黑素瘤细胞的活细胞共同培养的延时摄影分析（黑素瘤细胞与淋巴细胞之比为 1：2.5）。（e，g，i）自体 CD8[+]T 淋巴细胞和转移性黑素瘤细胞的单层活细胞共同培养的扫描电子显微镜和（f，h 和 j）透射电子显微图片（黑素瘤细胞与淋巴细胞之比为 1：2.5）。（e 和 f）淋巴细胞和黑素瘤细胞之间的紧密接触。（g 和 h）由黑素瘤细胞包围的淋巴细胞。（i 和 j）内化的淋巴细胞。来源：经许可转载自文献 120

有研究显示，一位器官移植受体植入 GBM 患者供体器官后发生了转移性癌症[169]。这表明该 GBM 患者的肿瘤细胞已转移到颅外只是没能检出。由于 GBM 死亡患者经常不进行神经外组织的检查，因此尚不清楚这种情况是否罕见，或者是一种较普遍现象。一位干细胞领域的领军人物 Brent Reynolds 博士曾跟我说过，在 GBM 患者循环系统中转移癌细胞的存在并不少见（个人通信）。而且，脑肿瘤的颅外转移者生存率极低，绝大多数患者在 GBM 转移确诊后存活期 < 6 个月[170]。广泛认为 GBM 不会发生转移的概念应该重新评估[168]。实际上许多 GBM 患者在检测到全身转移之前已经死亡。更要强调的是，GBM 患者不应该捐献器官！

虽然可能难以证明侵袭性 GBM 细胞来源于髓系细胞，但已有大量证据表明，某些 GBM 细胞亚群具有巨噬细胞 / 小胶质细胞的吞噬行为。由于小胶质细胞是脑内常见的巨噬细胞，所以可以认为这些肿瘤中的某些细胞可能来自肿瘤性小胶质细胞 / 巨噬细胞[35, 41, 50]。人类 GBM 中混合有许多肿瘤细胞类型，其中不少具有间充质特征，它们不表达胶质细胞原纤维酸性蛋白（GFAP），并且起源不明[171-173]。Virchow 在 19 世纪（1863/1865）最早将观察到的胶质母细胞瘤描述为间充质来源的胶质肉瘤（gliosarcomas）[174, 175]。虽然在 GBM 中经常见到许多间充质细胞，但人类 GBM 中至今仍然没有明确所有肿瘤细胞类型的具体分类[41, 171, 176-178]。

根据我的假说，GBM 中发现的许多肿瘤间充质细胞，来源于与肿瘤干细胞融合的已转化的巨噬细胞或小胶质细胞[41]。这种杂合体细胞可视为肿瘤内最具侵袭性的肿瘤细胞。贝伐珠单抗（Bevacizumab，商品名 Avastin，安维汀）也选用于针对 GBM 中最具侵袭性的细胞[179]。这也可以回答贝伐珠单抗治疗后肿瘤复发通常致命的原因[180]。一旦认识到小胶质细胞 / 巨噬细胞的恶性转化可表现出间充质特征，就没必要用复杂的 EMT 来解释 GBM 的间充质特征了。

癌细胞的吞噬行为在许多人类癌症中均有报道，包括皮肤癌、乳腺癌、淋巴瘤、肺癌、脑瘤、卵巢癌、胰腺癌、肾癌、子宫内膜癌、横纹肌肉瘤、骨髓瘤、纤维肉瘤和膀胱癌（表 13-1）。对于这些肿瘤的大多数来说，只有那些有高侵袭性和转移性的细胞才主要表现出吞噬表型[36, 74, 75, 86-88, 107, 108, 120, 121, 134]。因此，我们认为肿瘤内最可能致命的细胞是具有巨噬细胞特征的细胞。

Lugini 及其同事检测了人类原发性黑素瘤（n=8）和转移性黑素瘤（n=11）来源的细胞系的吞噬行为[121]。有趣的是，来自转移癌的所有细胞系的吞噬行为与巨噬细胞对照组相似，而来自原发性黑素瘤的细胞系则没有一个发现有吞噬行为[121]。同时，体内转移性黑素瘤病变的组织学检查也证实了吞噬肿瘤细胞的存在[120]。

在转移性乳腺癌病变中也可以找到许多吞噬肿瘤细胞，而在同一患者的原发性肿瘤中却未观察到这种情况[87]。这与其他的乳腺癌患者继发性转移灶中观察到吞噬印戒细胞的结果相符合[181]。另外，存在于肿瘤基质内的吞噬肿瘤细胞数量与乳腺癌的恶性程度和分级相关[89]。因此，吞噬作用是许多人类转移性癌症中常见的巨噬细胞表型。

13.3.2　RAW 264.7 小鼠巨噬细胞的转移行为

RAW 264.7 细胞被认为是正常的小鼠巨噬细胞系，被广泛用于研究巨噬细胞的众多征。RAW 267.7 细胞是通过阿贝尔森（Abelson）白血病病毒转化，并衍生自 BALB/c 小鼠。已知该病毒可以损害线粒体功能（参见第 9 章）。研究中使用 RAW 264.7 细胞作为我们的 VM-M2 和 VM-M3 转移性癌细胞的对照细胞[36]，我们通过荧光微球（fluorescent microspheres）发现转移性 VM-M2 和 VM-M3 肿瘤细胞的吞噬活性与 RAW 264.7 巨噬细胞系相似[36]。RAW 细胞和转移性 VM 肿瘤细胞不仅具有相似的吞噬作用，而且这些细胞的形态、基因表达和脂质组成也相似（图 13-4）。

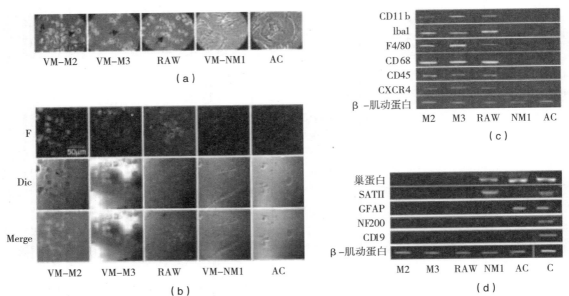

图13-4　小鼠转移性癌细胞的特征。VM肿瘤和对照细胞系中的体外形态（a），吞噬行为（b）和基因表达（c和d）。通过融合（Merge）荧光（F）图像和微分干涉相差（Dic）图像（b）评估吞噬行为。C表示对照组织。胚胎脑用于巢蛋白和SATII显示，成人脑用于GFAP和NF200显示，脾脏用于CD19显示。β-肌动蛋白用于对照。转移性癌细胞和巨噬细胞的总脂质组成也相似，表明两者有共同起源[36]。（a）和（b）所示的标尺在本版面各图像均相同。各实验中至少分析3个独立样本。来源：经许可转载自文献36。彩图见本书彩图29

　　RAW巨噬细胞与转移性VM细胞如此类似，怎么可能被误认为是正常细胞？为了确认这些细胞是否属于正常细胞，我请我的学生将RAW 264.7细胞植入免疫缺陷型BALB/SCID小鼠胁侧皮下以证实它们不能形成肿瘤。结果令人震惊，RAW 264.7细胞不仅形成了肿瘤，而且这些肿瘤的细胞在整个小鼠中发生了转移！

　　我们发现RAW 264.7巨噬细胞系在移植到SCID小鼠脑内或皮下后是高度转移的。RAW 264.7细胞的转移特征与我们的VM-M2和VM-M3细胞系在肺、肝、脾和肾中形成的转移相似。

　　RAW细胞的转移行为也与科贝尔（Kerbel）等描述的肿瘤转移行为类似[117, 182]。与VM-M2和VM-M3肿瘤细胞系类似，当RAW 264.7细胞在脑外皮下生长时，其很少表达神经节苷脂GM3，并转移到多个器官系统（肝、脾、肾、肺和脑）[36]。而神经节苷脂GM3能抑制血管生成并阻断肿瘤细胞侵袭[36]。

　　这些发现提供了直接证据，表明无论细胞分型如何，只有具有巨噬细胞特征的细胞可以引起转移性癌症。此外，我们的研究结果还表明，无论细胞来源如何，造成癌症转移表型的机制只有一个，即融合杂交（fusion hybridization）及继发的或并存的线粒体损伤和呼吸不全。

13.3.3　融合性：巨噬细胞和转移细胞的共同行为

　　融合性（fusogenicity）指细胞通过融合细胞质膜的方式与其他细胞融合的能力[29, 154]。该过程可以在体外发生，如采用杂交瘤（hybridomas）制备抗体。然而，人类细胞的融合是一个被精密调控的过程，它是受精（精子和卵）、骨骼肌（成肌细胞）和胎盘（滋养层）形成必备条件[183]。除这些发育过程外，细胞间的融合通常只限于髓系细胞来源的分化细胞（见文献148综述）。分化期间巨噬细胞亚群相互融合，在骨内形成多核破骨细胞或应对入侵异物反应而形成多核巨细胞[43]。破骨细胞和巨细胞的体积增加，有助于吞噬大量的细胞外物质[43]。

已知在组织修复过程中，巨噬细胞可与损伤的体细胞发生融合[29, 43, 69, 154, 184, 185]。除了同型融合之外，两者还可以发生异型融合[15, 29, 43, 68, 148, 186]。Aichel 在 1911 年就提出体细胞和白细胞之间的融合可以诱导非整倍体，导致肿瘤恶性程度增加（见文献 45 综述）。60 年后，Mekler 等与 Warner 又提出，肿瘤细胞与宿主髓系细胞的融合将产生肿瘤杂交体，后者能在整个机体内迁移并侵入远端器官[149, 187]。Wong 及其同事最新的研究也描述了巨噬细胞融合肿瘤上皮细胞的行为[29, 188]。此外，除炎症外，辐射也可以促进融合杂交的过程[188]。某些经过辐照的癌症患者长期存活期缩短，这是不是由于巨噬细胞与上皮细胞的融合杂交体增加而导致的呢？我们前面说过，应尽可能减少人脑接受辐照[189]。我个人认为，辐射会促进脑肿瘤的复发。

John Pawelek 及其同事强烈支持转移癌起源的融合假说[44, 45, 99, 125, 140, 141, 190, 191]。其提供的令人信服的证据表明，融合杂交体可以解释在肿瘤内观察到的细胞表型多样性。肿瘤细胞和髓系细胞之间的融合与随后的核融合，可以在没有新突变的情况下产生新表型，因为杂交体将表达两种亲代细胞的遗传和功能性状[45]。这些肿瘤杂交体具有吞噬、外渗和迁移至远端器官的能力，同时也具有癌细胞无限增殖的潜力。由于髓系细胞是免疫系统的一部分[29]，所以很容易想到肿瘤杂交体能逃避免疫监视。

【融合癌】

许多肿瘤细胞会表现为细胞融合[148]。各种癌症类型中都可以发现融合的肿瘤细胞，包括黑素瘤、乳腺癌、肾癌、肝癌、胆囊癌、淋巴瘤和脑癌（表 13-1）。在体外或体内条件下，两个肿瘤细胞之间或肿瘤细胞与正常体细胞之间，均可以融合形成肿瘤细胞杂交体。关于肿瘤细胞融合杂交体最早的报道显示，人类神经胶质瘤细胞植入仓鼠的面颊，可与宿主非致瘤性细胞自发融合，从而形成人 - 仓鼠肿瘤细胞的转移性杂交体[83]。许多关于融合癌症的早期报道还描述了淋巴瘤与髓系细胞之间的融合。例如，非转移性鼠 MDW4 淋巴瘤与宿主骨髓细胞之间的自发性体内融合，导致形成转移性非整倍体肿瘤细胞[26, 117]。

Munzarova 等发现，在巨噬细胞中表达的许多性状在转移性黑素瘤细胞中也有表达，由此认为肿瘤转移可能由肿瘤细胞和巨噬细胞之间的融合而导致[42, 150]。通过诱导培养的非转移性 Cloudman S91 黑素瘤细胞和鼠类腹膜巨噬细胞之间的融合，Pawelek 及其同事来验证这一假说。结果显示，大多数巨噬细胞 - 黑素瘤杂交体在体内生长时显示转移潜能增加[45]。进一步的研究表明，Cloudman S91 黑素瘤细胞在体内可与鼠类宿主细胞进行自发融合，导致产生主要由肿瘤 - 宿主细胞杂交体组成的继发性肿瘤。肿瘤细胞与宿主髓系细胞的融合是针对转移的一个强有力的解释[125]。

人类单核细胞和小鼠黑素瘤细胞的人工融合显示，所形成的杂交体可以表达人和小鼠的基因[45]。其他研究者还发现，在与宿主细胞自发性体内融合后，巨噬细胞特异性抗原 F4/80 和 Mac-1 在鼠类 Meth A 肉瘤细胞中得到表达。有趣的是，在 Meth A 肉瘤 - 宿主细胞融合杂交体中还表达出乳胶珠吞噬作用[129]。由于这些融合杂交体表达了各自亲代细胞的基因型和表型，似乎非转移性肿瘤细胞可以在没有新突变的情况下获得侵袭性 / 转移性表型。而这些发现与转移的 EMT 假说是矛盾的。

有明确的证据表明，TAM 可释放细胞因子、促血管生成分子和促转移分子，从而促进肿瘤进展（参见文献 35 和 47 综述）。然而，癌细胞与组织巨噬细胞的融合也可以加速肿瘤进展。在人类实体瘤中，较难检测到肿瘤细胞融合。某些报道表明，人类骨髓移植（BMT）受体中存在肿瘤细胞与髓系细胞的融合[140, 141]，而这一融合将加速肿瘤发展。

Wong 及其同事最近进行了异种共生（parabiosis）实验，其中一只小鼠与另一只小鼠通过手术连接，以此观察一只小鼠的骨髓来源细胞如何与另一只小鼠的肠肿瘤细胞发生融合[29]。此外，他们发现巨噬细胞是引发这一过程的驱动因素。他们还证实，融合的杂交瘤细胞保留了各自亲代衍生物的转录组特征，同时也表达了独特的转录特征[29]。有些研究结果还表明，在炎性创伤环境下，巨噬细胞和肿瘤细胞的融合可能会导致出现癌细胞的转移表型，从而加速肿瘤的进展。

还要深刻认识到，放射治疗和免疫抑制治疗都可以增加转移癌的发生率[192]。一位诊断为肾细胞癌儿童接受骨髓移植后，通过对显微解剖的转移细胞进行 DNA 分析发现，其中含有骨髓移植供体和患者自身的 DNA[141]。一位女性在接受了一位男性供体的骨髓移植后发生了肾细胞癌，在该女性体内发现了骨髓和肿瘤细胞的杂交体[140]。这些报告都提供了基因证据，表明自发性融合可以发生在人类髓系细胞与肿瘤细胞之间。这样一来，对许多癌症患者在放射治疗后发生转移和病情变化，也就不足为奇了[138, 193, 194]。

巨噬细胞间融合也可能诱导融合杂交体的非整倍体[191, 195]。许多体外研究和体内报道均表明，髓系细胞杂交体可能是许多癌症转移进展的原因。人类癌症中经常出现多核巨细胞，这是杂交体形成的特征，表明细胞融合并不是罕见事件（表 13-1）。无论其机制如何，转移细胞可以表达间充质/髓系细胞的许多行为，如果利用好这一点，可望产生治疗转移性癌症的新策略。

13.3.4　髓系细胞生物标志物在肿瘤细胞中的表达

髓系细胞可以表达出显示其独特的个体发育和功能的各种生物标志物[196]。常规组织学和免疫组织化学分析方法经常用于评估肿瘤类型和分级。由于 TAM 通常与患者预后不良相关，因此应经常通过肿瘤活检评估其中的巨噬细胞标志物。肿瘤基质内的巨噬细胞抗原表达细胞通常用 TAM 分类。但有些报告提出，巨噬细胞特异性抗原和生物标志物也可在多种人类癌细胞中表达（表 13-1）。

Ruff 和 Pert 的实验是最吸引人的研究之一[111]，他们证实几种巨噬细胞抗原（CD26、C3bi 和 CD11b）在小细胞肺癌（SCLC）细胞上表达，且表达水平与单核细胞对照组相似。重要的是他们注意到，巨噬细胞抗原也会在培养的肿瘤细胞本身中表达，从而在体内组织中证实了有肿瘤细胞表达的现象，排除了抗原表达来源于 TAM 的可能性。研究者们得出结论，样本中的 SCLC 肿瘤细胞不是肺上皮起源，而是"髓系细胞起源"。他们认为吸烟引起相关组织损伤导致募集的髓系细胞恶性转化，由此解释肿瘤细胞的起源为何具有髓系细胞/巨噬细胞特征[111]。虽然这种解释是有争议的[100, 197]，但作者展示了这些肿瘤细胞具有髓系细胞特征的其他证据，来支持其巨噬细胞起源假说[112]。采用这种肿瘤类型，还有其他独立研究支持 Ruff 和 Pert 关于 SCLC 表达髓系细胞表型的发现[113, 197]。基于上述讨论，推测 SCLC 的髓系细胞特征可能来源于巨噬细胞和肺上皮肿瘤细胞的融合。

除 SCLC 外，有人发现髓系细胞相关抗原（CD14 和 CD11b）在 5 种转移性乳腺癌细胞系中也有表达[100]。然而，尚未发现乳腺癌细胞系表达 B 细胞或 T 细胞标志物[100]。作者提出，不同细胞类型之间的共有的常见抗原可能与常见的细胞相互作用有关[100]。转移性癌症间充质起源的进一步证据，来自对 127 例乳腺癌患者的组织微阵列分析[138]。结果发现，CD163 巨噬细胞清道夫受体在 48% 的患者肿瘤细胞中表达，而巨噬细胞标志物 MAC387 在 14% 的患者肿瘤细胞中表达[138]。病理结果证实，上述标志物染色可定位于肿瘤细胞，而非仅定位于肿瘤浸润的巨噬细胞。有趣的是，含有表达 CD163 的肿瘤细胞的癌症组织学分级较高，远端转移发生率较高，患者生存率较低[138]。该报告首次表明，在一半以上的乳腺癌患者中可以发现表达巨噬细胞抗原的肿瘤细胞。

对直肠癌患者也进行过类似研究[138]。正如在乳腺癌患者中那样，许多直肠癌患者的肿瘤细胞表达 CD163[138]。此外，术前照射组中 31% 的直肠肿瘤患者发现 CD163 表达，但在非照射组中仅有 17% 出现表达。癌细胞 CD163 阳性患者的预后也比癌细胞 CD163 阴性患者的预后差。同时炎症和辐射可增强巨噬细胞–上皮细胞融合杂交体的形成[137]。除了这些关于人类癌症的研究之外，Maniecki 等在 2011 年的美国癌症研究协会（AACR）会议上展示了其研究结果[198]，证实

CD163 的表达可能是由肿瘤细胞和巨噬细胞之间的异型细胞融合，从而产生了许多转移性癌症的常见表型。这些转移性癌症与来自巨噬细胞融合杂交体的转移细胞有相同的来源，而辐射和炎症可促进这个效应。

这些发现提供了进一步的证据，即放射治疗可能会对患者的长期存活产生适得其反的效果[194]。虽然放射治疗可以帮助某些癌症患者，但它也能增强线粒体损伤和融合杂交，从而潜在地使疾病恶化。这些发现与前面提到的辐射效应相符合，即辐射可诱导肿瘤细胞 – 巨噬细胞融合以及强化某些癌症的转移特征[137, 138, 194]。另外，某些抗血管生成药物如贝伐珠单抗（bevacizumab）和西地尼布（cediranib）似乎增加脑肿瘤中具有巨噬细胞特征的侵袭细胞数量[54, 199]。根据这些发现，我建议不选择这些药物治疗具有巨噬细胞特征的侵袭性肿瘤细胞，因为其对患者没有益处。总之，上述研究均提示巨噬细胞抗原在乳腺癌、膀胱癌、直肠癌和脑癌患者的肿瘤细胞中均有表达，并与增加转移和预后不良相关联。

13.3.5　组织蛋白酶（Cathepsins）、埃兹蛋白（Ezrin）、E- 钙黏蛋白（E-Cadherin）

溶酶体富集的组织蛋白酶在巨噬细胞中高水平表达，可促进通过吞噬或胞饮（pinocytosis）作用消化摄取的蛋白质[200, 201]。这很有趣，因为溶酶体组织蛋白酶 D 和 B 被认为是癌症患者的预后相关因素[120, 201]。事实上，这些酶在头颈部肿瘤、乳腺癌、脑癌、结肠癌或子宫内膜癌等肿瘤的高表达被认为是高度恶性、高度转移和总体预后不良的标志[201]。除组织蛋白酶外，活化的巨噬细胞还表达埃兹蛋白，其与根蛋白（radixin）和膜突蛋白（moesin）一起构成蛋白复合体[202]。Ezrin- radixin-moesin 是在组织重塑中起重要作用的分子家族成员，组织重塑通过连接细胞表面与肌动蛋白（actin）细胞骨架和促进信号转导通路而实现[203]。但越来越多的人发现，埃兹蛋白也在转移性癌细胞中表达，这表明其在癌细胞的转移表型中有重要作用[122, 144, 204-206]。另外，EMT 的转变与细胞黏附分子 E- 钙黏蛋白下调有关[16]。该蛋白在巨噬细胞中不表达或低表达[207, 208]，认识到这一点很重要。总的来看，上述发现为巨噬细胞表型与转移性癌症特征的关联提供了进一步的证据。

13.3.6　转移性癌症中的贫血与铁调素（hepcidin）增加

缺铁性贫血是许多转移性癌症患者的共病（comorbid）特征[209, 210]。而铁调素通过控制铁从肠细胞、肝细胞和巨噬细胞中排出以及内化并降解铁输出蛋白——铁转运蛋白（ferroportin），成为铁代谢和血浆铁水平的关键调节因子[211]。Chris Tselepis、Douglas Ward 及其同事提出，铁调素通过作用于巨噬细胞，导致结直肠癌患者的全身性贫血[209]。活化的巨噬细胞表达 IL-6，而 IL-6 可以诱导铁调素表达，所以巨噬细胞成为调控全身铁回收的主要细胞类型[209, 212]。Ward 等的研究结果与我们的假说一致，即转移性癌症是髓系细胞特别是巨噬细胞的疾病。而一旦认识到转移性癌症是巨噬细胞的代谢性疾病，就可以解释转移性癌症的许多特征。因此，对转化性巨噬细胞或巨噬细胞融合杂交体引起的转移癌来说，出现缺铁性贫血是毫不奇怪的。

13.4　原发灶不明癌症

原发灶不明癌症（CUP）是一种无明确原发灶的全身性转移性癌症，通常预后不良。所有新诊断癌症中约 5% 被归类为 CUP[213, 214]。这些癌症通常分为腺癌、鳞状细胞癌、低分化癌和神经内分泌癌[213, 214]。一般认为，这些癌症在原发性肿瘤发展为肉眼可见病变之前便已发生转移[214]。在某些 CUP 中可发现印戒细胞，表明这些癌症的某些亚群具有类似于其他转移性癌症的吞噬行为[102]。而且有意思的是，在 70% 的 CUP 腺癌中可发现非整倍体，而约 30% 的肿瘤未被发现[103]，所以说非整倍体可能仅部分源于细胞融合事件[117]。非整倍体肿瘤患者的生存率优于二倍体肿瘤患者，显示二倍体肿瘤患者预后不理想。这一点与非整倍体延缓细胞生长的发现是一致的[215, 216]，所以值得关注。由于具有高度的侵袭性，我们认为其中某些 CUP 可能源于巨噬细胞融合杂交体[26]。

13.5　许多转移性癌症表达多种巨噬细胞特征

本文提供的证据和我们最近的综述显示，许多转移性癌症表现出多种髓系细胞的特征（表13–1）。例如，许多吞噬或融合肿瘤表达髓系细胞抗原，这进一步支持转移性癌症的髓系细胞来源。重要的是髓系细胞的特征表达于肿瘤细胞自身，故不应与 TAM 中表达的髓系细胞特征相混淆，因为 TAM 虽然也存在于肿瘤中，但并不是肿瘤细胞群的一部分。Pawelek、Lazebnik 和 Wong 团队已经积累了大量令人信服的证据，证明涉及巨噬细胞的细胞融合事件可以引发癌细胞转移[29, 148, 191, 217, 218]。与 EMT/MET 转移论相比，用巨噬细胞融合来解释转移不需要极其复杂的基因调控系统的诱导和逆转。因此，髓系细胞融合假说成为癌症转移的主流解释只是时间问题。

13.6　癌症转移与线粒体功能障碍相关

正如前几章所示，已有实质性证据表明，癌症是由呼吸不全引起的线粒体疾病。当髓系细胞来源的细胞，包括造血干细胞及其融合杂交体发生永久性呼吸损伤时，转移就是潜在的结果。没有必要勉强用突变或构象出一个复杂的基因调控系统来解释转移现象。

许多研究表明，大量转移性癌存在线粒体异常，不能通过正常呼吸产生能量[219, 220]，于是通过酵解产能成为所有癌细胞最常见的特征，包括具有转移潜能的细胞。正如上文中所提到的，这种表型源于线粒体功能障碍。初期线粒体损伤可以在肿瘤炎症微环境中的任何细胞中产生，包括TAM、造血细胞的同型融合杂交体或巨噬细胞和肿瘤上皮细胞的异型融合杂交体，最终变为具有转移潜能的细胞。尽管转移细胞的形态从一个器官系统到下一个器官系统不尽相同，但它们都存在呼吸不足。转移癌源于髓系细胞和融合杂合体，该起源学说可以解释为何不同类型肿瘤中可观察到形态和基因的显著多样性[148]。对我来说，转移源于巨噬细胞融合杂交体，而后者存在不可逆的线粒体损伤，这是很明确的（图13–5）。

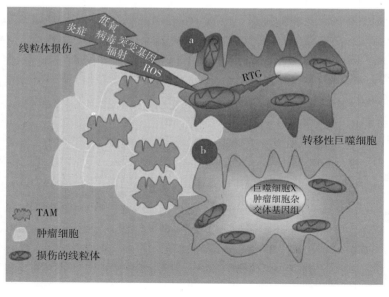

图 13–5　巨噬细胞转化与癌症转移的可能机制。肿瘤微环境含有许多致线粒体损伤的因素，它们可能损害 TAM 和组织巨噬细胞中的线粒体能量产生，然后再通过线粒体应激或 RTG 反应产生基因组不稳定性（a）。巨噬细胞之间或巨噬细胞与癌症干细胞之间的融合可产生同时表达肿瘤细胞和巨噬细胞基因组的细胞（b）。最终的结果是该细胞能够在低氧环境中存活和增殖，并可以通过循环扩散到多个部位。来源：来自参考文献 26 并允许转载。彩图见本书彩图30

13.6.1 线粒体的肿瘤抑制如何发挥作用

在第 11 章中我已经回顾了大量的证据，表明功能正常的线粒体能抑制肿瘤发生。那么这些发现与转移癌细胞源于巨噬细胞与其他细胞的融合又有什么关系呢？如果正常巨噬细胞与肿瘤干细胞融合，巨噬细胞的正常功能是否会抑制融合杂交体的致瘤性？尽管正常的线粒体最初会抑制融合杂交体的致瘤性，但微环境中的持续性炎症将最终破坏这种融合杂交体中大多数的线粒体，从而开始出现转移的现象。由于正常巨噬细胞通过进化而获得了在低氧和炎症环境中生存的能力，因此可能需要相当长的时间来破坏来自这些环境的融合杂交体中的线粒体。然而，在非低氧或非炎症微环境中，融合杂交体中线粒体不太可能出现进行性损伤。值得注意的是，辐射暴露不仅会增强融合杂交体的形成，而且还会损害细胞呼吸。因此不难解释，许多接受放疗的癌症患者长期生存率降低或肿瘤复发更凶险。

由于细胞呼吸是维持基因组稳定和分化状态的重要因素，而呼吸不全将最终导致无限制增殖的默认状态。如果呼吸不全发生于髓系细胞来源的细胞（如巨噬细胞），则预计会出现有强烈转移潜能的细胞。巨噬细胞的基因编程使其可存在于循环中并能在组织中出入[221]，因此，在伤口愈合和杀死致病菌过程中，髓系细胞来源的细胞是机体最好的朋友，但如果在肿瘤发生的过程中这些细胞发生转化，它们就成了机体最大的敌人。

13.7 再论癌症转移的"种子与土壤"学说

有明确的证据表明，转移性肿瘤细胞不会随机侵袭远端器官。更确切地说，转移性癌细胞可以非随机的模式侵袭远端器官，转移的主要部位是肺、肝和骨[2, 3]。英国外科医生 Stephen Paget 首先在他所提出的乳腺癌转移"种子与土壤"假说中记录了这一现象[222]。他提出某些肿瘤细胞（种子）具有侵袭某些器官（土壤）的优先亲和力[222]。

几十年来，虽然转移性癌细胞的非随机扩散引起了众多研究者的关注，但至今没有可靠的基因机制能够解释这一现象[2, 3, 223]。如果将癌症视为基因病，则"种子与土壤"假说很难自圆其说[181, 223]。远端器官的非随机侵袭行为与转移细胞内发现的基因异常之间根本没有明确的联系。另一方面，如果将癌症视为涉及巨噬细胞的线粒体疾病，则"种子与土壤"假说就可以得到可靠的解释。

实际上，用髓系细胞源性细胞的呼吸不全可以解释这种"种子与土壤"现象。有研究显示，单核细胞来源的成熟细胞（巨噬细胞）以非随机方式进入并植入组织中[224]。巨噬细胞的遗传编程使其存在于循环中，并在伤口愈合和置换驻留的髓系细胞期间优先进入各种组织中[221, 224]。肝脏中的某些巨噬细胞群经常被髓系细胞来源的单核细胞置换，而另外一些脏器中巨噬细胞群的存在则更为持久，较少需要周转[225]。所以我们可以合理地假设，源于巨噬细胞的转移性癌细胞或单核细胞与上皮细胞的融合细胞，会优先侵袭那些天然需要定期置换巨噬细胞的组织。

这一预测来自于许多转移细胞表达巨噬细胞的特征[29]。在肝脏和肺部组织中，巨噬细胞周转量更大，其中细菌暴露程度和驻留巨噬细胞群的损耗程度更大[226]，于是这就解释了为什么这些器官是许多转移性癌细胞的首选土壤。骨髓也应该是转移细胞的常见目标，因为这里是造血干细胞的起源地，后者衍生出髓系细胞系统。肝、肺和骨也是 VM 小鼠肿瘤细胞转移扩散的优先部位[36]。由于 VM 小鼠的自发肿瘤倾向于转移到上述组织，该模型是研究转移性癌症的很好的动物模型[36]。

由于转移细胞存在呼吸不足伴代偿性酵解供能，因此这些细胞类似于任何肿瘤细胞，都将进入默认的增生状态。除了巨噬细胞周转率高的器官以外，巨噬细胞还靶向炎症和损伤部位[226]。有趣的是，肺和乳腺的转移性癌细胞可以出现在近期拔牙后的口腔或沿着活检后的针刺道播散[227-229]。因此，未愈合的伤口是巨噬细胞浸润的理想"土壤"[226, 230]。这种现象被称为肿瘤趋炎性（inflammatory oncotaxis），可以部分解释"种子与土壤"假说[231]。如果癌症转移是髓系细胞的代谢疾病，那么近期拔牙或创伤后出现转移细胞并不意外。虽然这些现象机制的细节需要进一步研究，但总体原则是明确的，即转移到内脏器官、骨髓和伤口（土壤）的非随机模式与转移的巨噬细胞（种子）起源是相互关联的。

13.8 重新审视间充质－上皮转移

与上皮－间充质转化论（EMT）相反，间充质－上皮转移（MET）涉及远端的外渗、侵袭和增殖，以及随后的上皮细胞特征再表达及其增值（图13-2），所以MET被认为是EMT的逆转[17]。也就是说，宿主经一系列较随机的体细胞突变以协调与EMT相关的一系列复杂行为，然后又在MET过程中逆向实施上述大多数行为？这难道可能吗？这种解释很荒谬，反衬出癌症基因论根本无法为这些现象提供可信的解释[16, 17, 223]。然而，髓系细胞起源却为癌症转移提供了更可靠的解释。

髓系细胞融合产生的转移细胞将保留必要的基因结构，以保证其在特定部位进入和离开循环。没有必要构建基于突变的复杂调节系统来解释这些现象。巨噬细胞可以自然地进入和离开循环系统和淋巴系统，循环系统不是巨噬细胞系细胞的"敌对"环境。这些细胞要表达在特定器官外渗所必需的细胞表面黏附分子（选择素，selectins），还要表达降解基底膜和侵袭所必需的系列金属蛋白酶。当这些能力与呼吸受损一起发生时，细胞增殖失调将是预期的结果。髓系细胞作为转移性细胞的起源必然具有上述特征，髓系细胞的融合性质也可以解释转移性细胞为何能够在继发生长部位重现原发肿瘤的上皮细胞特征（图13-6）。

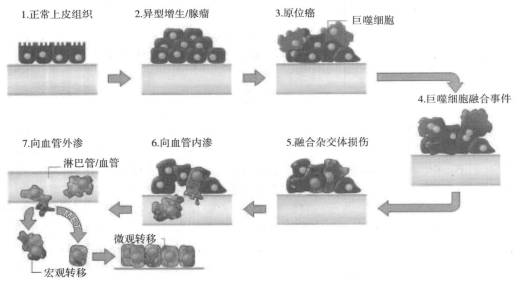

图13-6　癌细胞转移的融合杂交体假说。根据我们的假说，肿瘤上皮细胞和髓系细胞（巨噬细胞）融合杂交后生成转移性癌细胞。已知巨噬细胞以类似于进入未愈合伤口的方式侵入原位癌，造成持续性的炎性微环境，促使肿瘤上皮细胞与巨噬细胞之间融合杂交。这种融合杂交可以解释EMT现象而不需要援引新突变来解释。炎症损害线粒体，导致细胞酵解和微环境酸化增强。线粒体损伤成为上皮细胞和融合杂交体恶性转化的驱动因素（图13-5）。由于巨噬细胞是天然具有进（内渗）出（外渗）循环能力的间充质细胞，所以肿瘤融合杂交体将表现巨噬细胞的特征。巨噬细胞的融合特征也可以解释转移细胞如何在继发微转移生长部位重现原发肿瘤的上皮特征。这一过程可以解释MET现象，而不需要援引突变抑制机制。彩图见本书彩图后31

以前有关的融合杂交研究表明，功能性肝细胞可以衍生自髓系细胞来源的巨噬细胞或细胞融合后的骨髓单核细胞[232]。Rizvi 等也发现[217]，在骨髓来源细胞与正常上皮细胞或肿瘤肠上皮细胞之间的融合杂交体表达上皮细胞的特征。最近，Wong 及其同事也揭示，巨噬细胞 / 上皮细胞杂合体如何重现上皮细胞表型，且同时保留巨噬细胞特征[29]。显然，在巨噬细胞和肠上皮肿瘤细胞的融合杂交体中，可以保留上皮细胞和巨噬细胞表型，而且这些特征还可以通过体细胞遗传至子代细胞。

激活的巨噬细胞与原发肿瘤微环境中的上皮细胞融合后，将赋予融合细胞降解基底膜、进出循环系统和淋巴系统的能力，并在远端转移部位重现原发肿瘤的上皮细胞特征。上述细胞在继发部位的生长失调是细胞呼吸受损的后果（参见第 10 章）。因此，巨噬细胞融合杂交体的转移细胞伴发线粒体功能障碍，可以解释肿瘤的转移现象（图 13-6）。

13.9　转移癌的基因异质性

提供比较来自原发生长部位与远端转移的肿瘤组织后，可发现显著的基因异质性[14, 181, 223, 233]。这种基因异质性不仅存在于不同患者的同类癌症中，而且也存在于同一患者体内不同部位的肿瘤中（图 13-7）。在转移性和高侵袭性癌症（包括乳腺癌、脑癌和胰腺癌）中，几乎可以找到任意类型的基因异质性（从点突变到主要基因组重排）[181, 223, 233-235]。

这些肿瘤中大部分突变分布不均匀，并与以下发现相符合，即特定肿瘤内的各个肿瘤细胞与肿瘤内任何其他类型细胞相比，均具有独特的基因突变特征[236]。此外，如果转移细胞向某些器官（如肝和肺）扩散的时间早于其他器官，则这些转移较早的器官的基因异质性可能比接受转移性细胞较晚的器官更显著。推测到达早期转移器官的肿瘤细胞的分裂次数更多，因此比到达晚期转移器官的肿瘤细胞具有更多的基因异质性。这就解释了某些器官的基因组异质性较另一些器官或原发性肿瘤更加多样化的原因[223]。但这种复杂性使精确确定肿瘤细胞克隆起源的难度加大。

Campbell 等通过分析胰腺癌基因组异质性[223]认为，"这种形式的基因组不稳定性的生物学途径依然不清楚"。正如我在第 10 章中所描述的那样，由于基因组稳定性依赖于正常的线粒体功能，Campbell 等认为癌症存在"丰富的基因变异"并不奇怪[223]。这种丰富性的出现是遗传结构彼此不同的融合杂交体呼吸受损的可能后果。而突变的不均匀性或随机分布，则是这些杂交体细胞向其他器官迁移的结果。

转移现象的驱动因素不是基因，而是巨噬细胞或其融合杂交体的呼吸不全。如我在第 10 章所述，基因突变只是下游的表象。不幸的是，在上述任何关于癌症基因组研究中，并没有讨论过基因组不稳定性与线粒体功能障碍的关联，因此我只能假定研究人员未意识到这种联系。许多勤奋的研究者非常关注肿瘤的基因组不稳定性，可这在很大程度上只是该疾病的下游表象。而必须打破对基因理论的沉迷，认识到线粒体损伤在癌症起因和进展中的中心地位之后，才能获得抗癌战争的真正进展。

13.10　传染性转移性癌症

传染性癌症是通过身体接触可以从一种动物传播到另一种动物的癌症。最著名的是犬传染性生殖器肿瘤和塔斯马尼亚恶魔（即袋獾）面部肿瘤（DFTD）[237, 238]。这些肿瘤通常会从原发接触部位扩散到远端器官。这些传染性肿瘤的转移行为与非传染性人类转移性癌症基本相似。以前的研究显示，犬传染性生殖器肿瘤与组织细胞（histocyte，一种巨噬细胞）有共同特征[239, 240]。事实上，

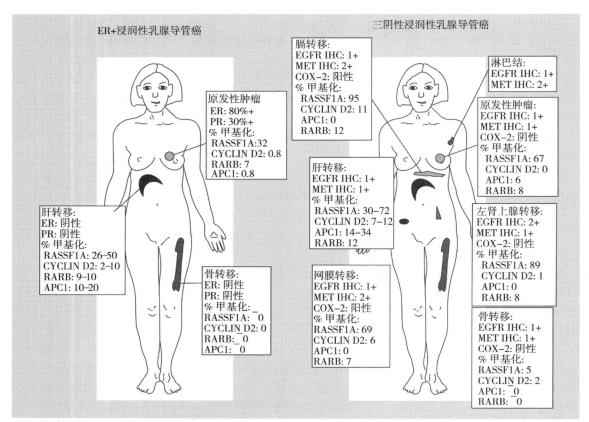

图 13-7　通过快速尸检获取的代表性病例。以上图像和数据汇编自 Wu 等的研究[181]。在死亡 4 小时内采集 10 例患者的转移瘤（Met）并与匹配的原发肿瘤进行比较。其中两个病例的结果如图所示。雌激素受体（ER）和孕激素受体（PR）的免疫组织化学（IHC）染色基于阳性细胞百分比表示，在表皮生长因子受体（EGFR）和 c–Met（MET）的免疫组织化学染色中用 0 ～ 3+ 表示，氧化还原酶 –2（COX–2）用阳性 / 阴性来表达。通过多重甲基化特异性定量 PCR 测定法测定基因启动子的 DNA 甲基化百分比。所有样品中 HIN1、Twist 和 ERa 基因的甲基化均相对均匀。来源：经许可转载自文献 14。原图链接 ftp：//ftp.wiley.com/public/sci_tech_med/cancer_metabolic_disease

许多肿瘤都可同时表达巨噬细胞和上皮细胞的特征。上述观察提示，肿瘤细胞很可能来自巨噬细胞与上皮细胞融合杂交体的克隆。

　　Murchison 等最近报道 DFTD 起源于表达施万（Schwann）细胞和上皮特征的细胞[238]。要知道造血骨髓细胞可以在损伤条件下表达雪旺细胞样表型[241]。这些传染性转移性癌症是否来自髓系细胞和上皮细胞的融合杂交体？进一步的研究需要确定这些转移性癌症是否与巨噬细胞 –上皮细胞融合杂交体的转移起源有相同的机制。

　　像所有癌症一样，推测线粒体功能障碍和呼吸不全将是这些传染性转移性癌症驱动因子。然而，生活在塔斯马尼亚（Tasmania）岛西部的袋獾却能抵抗 DFTD。这种抵抗性似乎来自这些动物线粒体中一个特殊的多态性 DNA[238]。这很有趣，考虑到传染性癌症偶尔可从宿主获得线粒体[242]，那通过线粒体特征是否可以确定传染性癌症的起源？这需要进一步的研究来评估融合杂交与线粒体在传染性癌症起源中的作用之间的联系。

13.11　植物肿瘤冠瘿病不存在转移

植物中的冠瘿病（Crown-Gall）与动物肿瘤存在许多相同特征[243-245]。冠瘿病由细菌感染引起，其进入植物损伤区域，导致植物细胞增殖。细菌在植物中诱导冠瘿病的机制与病毒在动物中诱导肿瘤的机制类似[245]。Robinson 首先提出[243]以瓦伯格的癌症理论来解释冠瘿病，即细菌侵入导致植物细胞呼吸损伤，然后细胞异常增殖生成肿瘤。随后关冠瘿病的研究中发现其存在线粒体形态和能量代谢的缺陷[246-248]。

有意思的是，冠瘿病具有 4 个 Hanahan 和 Weinberg 定义的癌症特征，即在生长信号下的自给自足、对生长抑制（抗生长）信号的不敏感、程序性细胞死亡（凋亡）的逃避以及无限的复制潜力。然而，这些肿瘤不表现侵袭或转移[245]。除侵袭和转移外，冠瘿病和动物肿瘤的生长和生理类似。如前所述，如果转移起因于巨噬细胞或其融合杂交体的呼吸受损，那么冠瘿病尽管表达肿瘤的其他特征，但是不会侵袭或转移的原因则显得相当明显。冠瘿病不转移是因为其不具有巨噬细胞或髓系细胞作为免疫系统的一部分[249]。关于冠瘿病的发现也与塔林（Tarin）假说一致[1]，这就是"直到生物体已经进化到拥有控制淋巴细胞转运的基因之后，转移才可能发生"。据我目前所知，植物还没有进化出这些基因。而根据我们的学说，转移只能发生在表达巨噬细胞特征的细胞中。

13.12　本章概要

从上皮细胞向间充质细胞的转化被认为是癌症转移的基本特征。然而，通过达尔文选择（Darwinian selection）过程获得的随机突变学说，难以解释完成转移所必需的所有髓系细胞行为。作为功能获得性系列突变和克隆选择的替代理论，我提出一个新看法，即转移性间充质表型主要源于巨噬细胞或上皮细胞 - 巨噬细胞融合杂交体的呼吸损伤。炎症和辐射损伤可增强细胞杂交，同时也会逐渐损害线粒体功能。此外，我认为髓系细胞是转移起源和肿瘤进展的最有说服力的解释。我预计，一旦这种解释得到更广泛的认可，那么转移性癌症的管理将取得重大进展。

参考文献

[1] Tarin D. Cell and tissue interactions in carcinogenesis and metastasis and their clinical significance. Semin Cancer Biol. 2011;21: 72 - 82.

[2] Chambers AF，Groom AC，MacDonald IC. 2. Dissemination and growth of cancer cells in metastatic sites. Nat Rev. 2002;2: 563 - 72.

[3] Fidler IJ. The pathogenesis of cancer metastasis: the 'seed and soil' hypothesis revisited. Nat Rev. 2003;3: 453 - 8.

[4] Welch DR. Defining a Cancer Metastasis. Philadelphia（PA）: AACR Education Book; 2006. p. 111 - 5.

[5] Lazebnik Y. What are the hallmarks of cancer? Nat Rev. 2010;10: 232 - 3.

[6] Tarin D. Comparisons of metastases in different organs: biological and clinical implications. Clin Cancer Res. 2008;14: 1923 - 5.

[7] Bacac M，Stamenkovic I. Metastatic cancer cell.

Annu Rev Pathol. 2008;3: 221 - 47.

[8] Hanahan D，Weinberg RA. The hallmarks of cancer. Cell. 2000;100: 57 - 70.

[9] Chaffer CL，Weinberg RA. A perspective on cancer cell metastasis. Science（New York）. 2011;331: 1559 - 64.

[10] Sporn MB. The war on cancer. Lancet. 1996;347: 1377 - 81.

[11] Faguet G. The War on Cancer: An Anatomy of a Failure，A Blueprint for the Future. Dordrecht，The Netherlands: Springer; 2008.

[12] Duffy MJ，McGowan PM，Gallagher WM. Cancer invasion and metastasis: changing views. J Pathol. 2008;214: 283 - 93.

[13] Steeg PS. Tumor metastasis: mechanistic insights and clinical challenges. Nat Med. 2006;12: 895 - 904.

[14] Steeg PS. Heterogeneity of drug target expression

among metastatic lesions: lessons from a breast cancer autopsy program. Clin Cancer Res. 2008;14: 3643 - 5.

[15] Pawelek JM. Cancer-cell fusion with migratory bone-marrow-derived cells as an explanation for metastasis: new therapeutic paradigms. Future Oncol (London, England). 2008;4: 449 - 52.

[16] Thiery JP. Epithelial-mesenchymal transitions in tumour progression. Nat Rev. 2002;2: 442 - 54.

[17] Weinberg RA. The Biology of Cancer. New York: Garland Science; 2007.

[18] Kalluri R. EMT: when epithelial cells decide to become mesenchymal-like cells. J Clin Invest. 2009;119: 1417 - 9.

[19] Yokota J. Tumor progression and metastasis. Carcinogenesis. 2000;21: 497 - 503.

[20] Nowell PC. The clonal evolution of tumor cell populations. Science (New York). 1976;194: 23 - 8.

[21] Carro MS, Lim WK, Alvarez MJ, Bollo RJ, Zhao X, Snyder EY, et al. The transcriptional network for mesenchymal transformation of brain tumours. Nature. 2010;463: 318 - 25.

[22] Hart IR. New evidence for tumour embolism as a mode of metastasis. J Pathol. 2009;219: 275 - 6.

[23] Garber K. Epithelial-to-mesenchymal transition is important to metastasis, but questions remain. J Natl Cancer Inst. 2008;100: 232 - 3.

[24] Nowell PC. Tumor progression: a brief historical perspective. Semin Cancer Biol. 2002;12: 261 - 6.

[25] Fearon ER, Vogelstein B. A genetic model for colorectal tumorigenesis. Cell. 1990;61: 759 - 67.

[26] Huysentruyt LC, Seyfried TN. Perspectives on the mesenchymal origin of metastatic cancer. Cancer Metastasis Rev. 2010;29: 695 - 707.

[27] Laurel, Bellacosa A. Epithelial-mesenchymal transition in development and cancer: role of phosphatidylinositol 3' kinase/AKT pathways. Oncogene. 2005;24: 7443 - 54.

[28] Martin P, Leibovich SJ. Inflammatory cells during wound repair: the good, the bad and the ugly. Trends Cell Biol. 2005;15: 599 - 607.

[29] Powell AE, Anderson EC, Davies PS, Silk AD, Pelz C, Impey S, et al. Fusion between intestinal epithelial cells and macrophages in a cancer context results in nuclear reprogramming. Cancer Res. 2011;71: 1497 - 505.

[30] Trosko JE. Review paper: cancer stem cells and cancer nonstem cells: from adult stem cells or from reprogramming of differentiated somatic cells. Vet Pathol. 2009;46: 176 - 93.

[31] Reya T, Morrison SJ, Clarke MF, Weissman IL. Stem cells, cancer, and cancer stem cells. Nature. 2001;414: 105 - 11.

[32] Shackleton M, Quintana E, Fearon ER, Morrison SJ. Heterogeneity in cancer: cancer stem cells versus clonal evolution. Cell. 2009;138: 822 - 9.

[33] Sell S, Pierce GB. Maturation arrest of stem cell differentiation is a common pathway for the cellular origin of teratocarcinomas and epithelial cancers. Lab Invest. 1994;70: 6 - 22.

[34] Yuan X, Curtin J, Xiong Y, Liu G, Waschsmann-Hogiu S, Farkas DL, et al. Isolation of cancer stem cells from adult glioblastoma multiforme. Oncogene. 2004;23: 9392 - 400.

[35] Seyfried TN. Perspectives on brain tumor formation involving macrophages, glia, and neural stem cells. Perspect Biol Med. 2001;44: 263 - 82.

[36] Huysentruyt LC, Mukherjee P, Banerjee D, Shelton LM, Seyfried TN. Metastatic cancer cells with macrophage properties: evidence from a new murine tumor model. Int J Cancer. 2008;123: 73 - 84.

[37] Seyfried NT, Huysentruyt LC, Atwood JA 3rd, Xia Q, Seyfried TN, Orlando R. Up-regulation of NG2 proteoglycan and interferon-induced transmembrane proteins 1 and 3 in mouse astrocytoma: a membrane proteomics approach. Cancer Lett. 2008;263: 243 - 52.

[38] Siebzehnrubl FA, Reynolds BA, Vescovi A, Steindler DA, Deleyrolle LP. The origins of glioma: E Pluribus Unum? Glia. 2011;59: 1135 - 47.

[39] Navarro A, Boveris A. Hypoxia exacerbates macrophage mitochondrial damage in endotoxic shock. Am J Physiol Regul Integr Comp Physiol. 2005;288: R354 - 5.

[40] Frost MT, Wang Q, Moncada S, Singer M. Hypoxia accelerates nitric oxide-dependent oxide-dependent inhibition of mitochondrial complex I in activated macrophages. Am J Physiol Regul Integr Comp Physiol. 2005;288: R394 - 400.

[41] Huysentruyt LC, Akgoc Z, Seyfried TN. Hypothesis: are neoplastic macrophages/ microglia present in glioblastoma multiforme? ASN Neuro. 2011;3.

[42] Munzarova M, Kovarik J. Is cancer a macrophage-mediated autoaggressive disease? Lancet. 1987;1: 952 - 4.

[43] Vignery A. Macrophage fusion: are somatic and cancer cells possible partners? Trends Cell Biol. 2005;15: 188 - 93.

[44] Pawelek JM. Tumour cell hybridization and metastasis revisited. Melanoma Res. 2000;10: 507 - 14.

[45] Chakraborty AK, de Freitas Sousa J, Espreafico EM, Pawelek JM. Human monocyte x mouse melanoma fusion hybrids express human gene. Gene. 2001;275: 103 - 6.

[46] Pawelek JM. Tumour-cell fusion as a source of

myeloid traits in cancer. Lancet Oncol. 2005;6: 988 - 93.

[47] Lewis CE, Pollard JW. Distinct role of macrophages in different tumor microenvironments. Cancer Res. 2006;66: 605 - 12.

[48] Joyce JA, Pollard JW. Microenvironmental regulation of metastasis. Nat Rev. 2009;9: 239 - 52.

[49] Pollard JW. Macrophages define the invasive microenvironment in breast cancer. J Leukoc Biol. 2008;84: 623 - 30.

[50] Morantz RA, Wood GW, Foster M, Clark M, Gollahon K. Macrophages in experimental and human brain tumors. Part 2: studies of the macrophage content of human brain tumors. J Neurosurg. 1979;50: 305 - 11.

[51] Biswas SK, Sica A, Lewis CE. Plasticity of macrophage function during tumor progression: regulation by distinct molecular mechanisms. J Immunol. 2008;180: 2011 - 7.

[52] Leek RD, Lewis CE, Whitehouse R, Greenall M, Clarke J, Harris AL. Association of macrophage infiltration with angiogenesis and prognosis in invasive breast carcinoma. Cancer Res. 1996;56: 4625 - 9.

[53] Mantovani A, Sozzani S, Locati M, Allavena P, Sica A. Macrophage polarization: tumor-associated macrophages as a paradigm for polarized M2 mononuclear phagocytes. Trends Immunol. 2002;23: 549 - 55.

[54] di Tomaso E, Snuderl M, Kamoun WS, Duda DG, Auluck PK, Fazlollahi L, et al. Glioblastoma recurrence after cediranib therapy in patients: lack of "rebound" revascularization as mode of escape. Cancer Res. 2011;71: 19 - 28.

[55] Peinado H, Rafii S, Lyden D. Inflammation joins the "niche". Cancer Cell. 2008;14: 347 - 9.

[56] Talmadge JE, Donkor M, Scholar E. Inflammatory cell infiltration of tumors: Jekyll or Hyde. Cancer Metastasis Rev. 2007;26: 373 - 400.

[57] Bingle L, Brown NJ, Lewis CE. The role of tumour-associated macrophages in tumour progression: implications for new anticancer therapies. J Pathol. 2002;196: 254 - 65.

[58] Brigande JV, Platt FM, Seyfried TN. Inhibition of glycosphingolipid biosynthesis in the cultured mouse embryo [abstract]. Glycobiology. 1996;6: 722.

[59] Ecsedy JA, Yohe HC, Bergeron AJ, Seyfried TN. Tumor-infiltrating macrophages influence the glycosphingolipid composition of murine brain tumors. J Lipid Res. 1998;39: 2218 - 27.

[60] Stossel TP. Mechanical Responses of White Blood Cells. In: Gallin JI, Snyderman R, editors. Inflammation: Basic Principles and Clinical Correlates. New York: Lippincott Williams & Wilkins; 1999. p. 661 - 79.

[61] Gordon S. Development and Distribution of Mononuclear Phagocytes: Relevance to Inflammation. In: Gallin JI, Snyderman R, editors. Inflammation: Basic Principles and Clinical Correlates. New York: Lippincott Williams & Wilkins; 1999. p. 35 - 48.

[62] Burke B, Lewis CE. The Macrophage. 2nd ed. New York: Oxford University Press; 2002.

[63] Sica A, Saccani A, Mantovani A. Tumor-associated macrophages: a molecular perspective. Int Immunopharmacol. 2002;2: 1045 - 54.

[64] Sica A, Schioppa T, Mantovani A, Allavena P. Tumour-associated macrophages are a distinct M2 polarised population promoting tumour progression: potential targets of anti-cancer therapy. Eur J Cancer. 2006;42: 717 - 27.

[65] Biswas SK, Mantovani A. Macrophage plasticity and interaction with lymphocyte subsets: cancer as a paradigm.Nat Immunol. 2010;11: 889 - 96.

[66] Gordon S, Martinez FO. Alternative activation of macrophages: mechanism and functions. Immunity. 2003;32: 593 - 604.

[67] Qian BZ, Pollard JW. Macrophage diversity enhances tumor progression and metastasis. Cell. 2010;141: 39 - 51.

[68] Van den Bossche J, Bogaert P, van Hengel J, Guerin CJ, Berx G, Movahedi K, et al. Alternatively activated macrophages engage in homotypic and heterotypic interactions through IL-4 and polyamine-induced E-cadherin/ catenin complexes. Blood. 2009;114: 4664 - 74.

[69] Sica A, Mantovani A. Macrophage fusion cuisine. Blood. 2009;114: 4609 - 10.

[70] Underhill CB, Nguyen HA, Shizari M, Culty M. CD44 positive macrophages take up hyaluronan during lung development. Dev Biol. 1993;155: 324 - 36.

[71] Giachelli CM, Lombardi D, Johnson RJ, Murry CE, Almeida M. Evidence for a role of osteopontin in macrophage infiltration in response to pathological stimuli in vivo. Am J Pathol. 1998;152: 353 - 8.

[72] Culty M, O'Mara TE, Underhill CB, Yeager H Jr., Swartz RP. Hyaluronan receptor (CD44) expression and function in human peripheral blood monocytes and alveolar macrophages. J Leukoc Biol. 1994;56: 605 - 11.

[73] Kojima S, Sekine H, Fukui I, Ohshima H. Clinical significance of "cannibalism" in urinary cytology of bladder cancer. Acta Cytol. 1998;42: 1365 - 9.

[74] Bjerknes R, Bjerkvig R, Laerum OD. Phagocytic capacity of normal and malignant rat glial cells in culture. J Natl Cancer Inst. 1987;78: 279 - 88.

[75] Youness E, Barlogie B, Ahearn M, Trujillo JM. Tumor cell phagocytosis. Its occurrence in a patient with medulloblastoma. Arch Pathol Lab Med. 1980;104: 651 - 3.

[76] Zimmer C, Weissleder R, Poss K, Bogdanova A, Wright SC Jr., Enochs WS. MR imaging of phagocytosis in experimental gliomas. Radiology. 1995;197: 533 - 8.

[77] van Landeghem FK, Maier-Hauff K, Jordan A, Hoffmann KT, Gneveckow U, Scholz R, et al. Post-mortem studies in glioblastoma patients treated with thermotherapy using magnetic nanoparticles. Biomaterials. 2009;30: 52 - 7.

[78] Persson A, Englund E. The glioma cell edge—winning by engulfing the enemy? Med Hypotheses. 2009;73: 336 - 7.

[79] Nitta T, Okumura K, Sato K. Lysosomal enzymic activity of astroglial cells. Pathobiology. 1992;60: 42 - 4.

[80] Chang GH, Barbaro NM, Pieper RO. Phosphatidylserine-dependent phagocytosis of apoptotic glioma cells by normal human microglia, astrocytes, and glioma cells. Neuro-Oncology. 2000;2: 174 - 83.

[81] Jeyakumar M, Norflus F, Tifft CJ, Cortina-Borja M, Butters TD, Proia RL, et al. Enhanced survival in Sandhoff disease mice receiving a combination of substrate deprivation therapy and bone marrow transplantation. Blood. 2001;97: 327 - 9.

[82] Leenstra S, Das PK, Troost D, de Boer OJ, Bosch DA. Human malignant astrocytes express macrophage phenotype. J Neuroimmunol. 1995;56: 17 - 25.

[83] Goldenberg DM, Pavia RA, Tsao MC. In vivo hybridisation of human tumour and normal hamster cells. Nature. 1974;250: 649 - 51.

[84] Takeuchi H, Kubota T, Kitai R, Nakagawa T, Hashimoto N. CD98 immunoreactivity in multinucleated giant cells of glioblastomas: an immunohistochemical double labeling study. Neuropathology. 2008;28: 127 - 31.

[85] Deininger MH, Meyermann R, Trautmann K, Morgalla M, Duffner F, Grote EH, et al. Cyclooxygenase (COX)-1 expressing macrophages/microglial cells and COX-2 expressing astrocytes accumulate during oligodendroglioma progression. Brain Res. 2000;885: 111 - 6.

[86] Ghoneum M, Gollapudi S. Phagocytosis of Candida albicans by metastatic and non metastatic human breast cancer cell lines in vitro. Cancer Detect Prev. 2004;28: 17 - 26.

[87] Marin-Padilla M. Erythrophagocytosis by epithelial cells of a breast carcinoma. Cancer. 1977;39: 1085 - 9.

[88] Spivak JL. Phagocytic tumour cells. Scand J Haematol. 1973;11: 253 - 6.

[89] Abodief WT, Dey P, Al-Hattab O. Cell cannibalism in ductal carcinoma of breast. Cytopathology. 2006;17: 304 - 5.

[90] Ghoneum M, Matsuura M, Braga M, Gollapudi S. S. cerevisiae induces apoptosis in human metastatic breast cancer cells by altering intracellular Ca2 + and the ratio of Bax and Bcl-2. Int J Oncol. 2008;33: 533 - 9.

[91] Coopman PJ, Do MT, Thompson EW, Mueller SC. Phagocytosis of cross-linked gelatin matrix by human breast carcinoma cells correlates with their invasive capacity. Clin Cancer Res. 1998;4: 507 - 15.

[92] Ghoneum M, Wang L, Agrawal S, Gollapudi S. Yeast therapy for the treatment of breast cancer: a nude mice model study. In Vivo. 2007;21: 251 - 8.

[93] Berx G, Raspe E, Christofori G, Thiery JP, Sleeman JP. Pre-EMTing metastasis? Recapitulation of morphogenetic processes in cancer. Clin Exp Metastasis. 2007;24: 587 - 97.

[94] Bjerregaard B, Holck S, Christensen IJ, Larsson LI. Syncytin is involved in breast cancer-endothelial cell fusions. Cell Mol Life Sci. 2006;63: 1906 - 11.

[95] Atladottir HO, Pedersen MG, Thorsen P, Mortensen PB, Deleuran B, Eaton WW, et al. Association of family history of autoimmune diseases and autism spectrum disorders. Pediatrics. 2009;124: 687 - 94.

[96] Hochberg FH, Miller DC. Primary central nervous system lymphoma. J Neurosurg. 1988;68: 835 - 53.

[97] Athanasou NA, Wells CA, Quinn J, Ferguson DP, Heryet A, McGee JO. The origin and nature of stromal osteoclast-like multinucleated giant cells in breast carcinoma: implications for tumour osteolysis and macrophage biology. Brit J Cancer. 1989;59: 491 - 8.

[98] Acebo P, Giner D, Calvo P, Blanco-Rivero A, Ortega AD, Fernandez PL, et al. Cancer abolishes the tissue type-specific differences in the phenotype of energetic metabolism. Trans Oncol. 2009;2: 138 - 45.

[99] Handerson T, Camp R, Harigopal M, Rimm D, Pawelek J. Beta1, 6-branched oligosaccharides are increased in lymph node metastases and predict poor outcome in breast carcinoma. Clin Cancer Res. 2005;11: 2969 - 73.

[100] Calvo F, Martin PM, Jabrane N, De Cremoux P, Magdelenat H. Human breast cancer cells share antigens with the myeloid monocyte lineage. Brit J Cancer. 1987;56: 15 - 9.

[101] Shabo I, Stal O, Olsson H, Dore S, Svanvik J. Breast cancer expression of CD163, a macrophage

scavenger receptor, is related to early distant
recurrence and reduced patient survival. Int J Cancer.
2008;123: 780 – 6.

[102]Heidemann J, Gockel HR, Winde G, Herbst
H, Domschke W, Lugering N. Signet-ring cell
carcinoma of unknown primary location. Metastatic to
lower back musculature— remission following FU/ FA
chemotherapy. Z Gastroenterol. 2002;40: 33 – 6.

[103]Hedley DW, Leary JA, Kirsten F. Metastatic
adenocarcinoma of unknown primary site: abnormalities
of cellular DNA content and survival. Eur J Cancer Clin
Oncol. 1985;21: 185 – 9.

[104]Chandrasoma P. Polymorph phagocytosis by
cancer cells in an endometrial adenoacanthoma.
Cancer.1980;45: 2348 – 51.

[105]Caruso RA, Muda AO, Bersiga A, Rigoli L,
Inferrera C. Morphological evidence of neutrophil-
tumor cell phagocytosis (cannibalism) in human
gastric adenocarcinomas. Ultrastruct Pathol. 2002;26:
315 – 21.

[106]Hu J, La Vecchia C, Negri E, Chatenoud L,
Bosetti C, Jia X, et al. Diet and brain cancer in
adults: a case-control study in northeast China. Int J
Cancer. 1999;81: 20 – 3.

[107]Molad Y, Stark P, Prokocimer M, Joshua H,
Pinkhas J, Sidi Y. Hemophagocytosis by small cell
lung carcinoma. Am J Hematol. 1991;36: 154 – 6.

[108]Falini B, Bucciarelli E, Grignani F, Martelli
MF. Erythrophagocytosis by undifferentiated lung
carcinoma cells. Cancer. 1980;46: 1140 – 5.

[109]DeSimone PA, East R, Powell RD Jr. Phagocytic
tumor cell activity in oat cell carcinoma of the lung.
Hum Pathol. 1980;11: 535 – 9.

[110]Richters A, Sherwin RP, Richters V. The
lymphocyte and human lung cancers. Cancer Res.
1971;31: 214 – 22.

[111]Ruff MR, Pert CB. Small cell carcinoma of the lung:
macrophage-specific antigens suggest hemopoietic
stem cell origin. Science (New York). 1984;225:
1034 – 6.

[112]Ruff MR, Pert CB. Origin of human small cell lung
cancer. Science (New York).1985;229: 680.

[113]Bunn PA Jr., Linnoila I, Minna JD, Carney D,
Gazdar AF. Small cell lung cancer, endocrine cells
of the fetal bronchus, and other neuroendocrine cells
express the Leu-7 antigenic determinant present on
natural killer cells. Blood. 1985;65: 764 – 8.

[114]Amaravadi RK, Yu D, Lum JJ, Bui T,
Christophorou MA, Evan GI, et al. Autophagy
inhibition enhances therapy-induced apoptosis in
a Myc-induced model of lymphoma. J Clin Invest.
2007;117: 326 – 36.

[115]Radosevic K, van Leeuwen AM, Segers-
Nolten IM, Figdor CG, de Grooth BG, Greve J.
Occurrence and a possiblemechanism of penetration
of natural killer cells into K562 target cells during the
cytotoxic interaction. Cytometry. 1995;20: 273 – 80.

[116]Koren HS, Handwerger BS, Wunderlich JR.
Identification of macrophage-like characteristics in
a cultured murine tumor line. J Immunol. 1975;114:
894 – 7.

[117]Kerbel RS, Lagarde AE, Dennis JW, Donaghue
TP. Spontaneous fusion in vivo between normal
host and tumor cells: possible contribution to tumor
progression and metastasis studied with a lectin-
resistant mutant tumor. Mol Cell Biol. 1983;3: 523 –
38.

[118]Larizza L, Schirrmacher V, Pfluger E.Acquisition
of high metastatic capacity after in vitro fusion of a
nonmetastatic tumor line with a bone marrow-derived
macrophage. J Exp Med. 1984;160: 1579 – 84.

[119]De Baetselier P, Roos E, Brys L, Remels L,
Feldman M. Generation of invasive and metastatic
variants of a non-metastatic T-cell lymphoma by
in vivo fusion with normal host cells. Int J Cancer.
1984;34: 731 – 8.

[120]Lugini L, Matarrese P, Tinari A, Lozupone F,
Federici C, Iessi E, et al. Cannibalism of live
lymphocytes by human metastatic but not primary
melanoma cells. Cancer Res. 2006;66: 3629 – 38.

[121]Lugini L, Lozupone F, Matarrese P, Funaro C,
Luciani F, Malorni W, et al. Potent phagocytic
activity discriminates metastatic and primary human
malignant melanomas: a key role of ezrin. Lab Invest.
2003;83: 1555 – 67.

[122]Fais S. A role for ezrin in a neglected metastatic tumor
function. Trends Mol Med. 2004;10: 249 – 50.

[123]Breier F, Feldmann R, Fellenz C, Neuhold
N, Gschnait F. Primary invasive signet-ring cell
melanoma. J Cutan Pathol. 1999;26: 533 – 6.

[124]Monteagudo C, Jorda E, Carda C, Illueca C, Peydro A,
Llombart-Bosch A. Erythrophagocy tictumour cells in
melanoma and squamous cell carcinoma of the skin.
Histopathology. 1997;31: 367 – 73.

[125]Chakraborty AK, Sodi S, Rachkovsky M,
Kolesnikova N, Platt JT, Bolognia JL, et al. A
spontaneous murine melanoma lung metastasis
comprised of host x tumor hybrids. Cancer Res.
2000;60: 2512 – 9.

[126]Brocker EB, Suter L, Sorg C. HLA-DR antigen
expression in primary melanomas of the skin. J Invest
Dermatol. 1984;82: 244 – 7.

[127]Facchetti F, Bertalot G, Grigolato PG. KP1
(CD 68) staining of malignant melanomas.

Histopathology. 1991;19: 141 – 5.

[128]Munzarova M, Rejthar A, Mechl Z. Do some malignant melanoma cells share antigens with the myeloid monocyte lineage? Neoplasma. 1991;38: 401 – 5.

[129]Busund LT, Killie MK, Bartnes K, Seljelid R. Spontaneously formed tumorigenic hybrids of Meth A sarcoma cells and macrophages in vivo. Int J Cancer. 2003;106: 153 – 9.

[130]Savage DG, Zipin D, Bhagat G, Alobeid B. Hemophagocytic, non-secretory multiple myeloma. Leuk Lymphoma. 2004;45: 1061 – 4.

[131]Andersen TL, Soe K, Sondergaard TE, Plesner T, Delaisse JM. Myeloma cell-induced disruption of bone remodelling compartments leads to osteolytic lesions and generation of osteoclast-myeloma hybrid cells. Br J Haematol. 148: 551 – 61.

[132]Yasunaga M, Ohishi Y, Nishimura I, Tamiya S, Iwasa A, Takagi E, et al. Ovarian undifferentiated carcinoma resembling giant cell carcinoma of the lung. Pathol Int. 2008;58: 244 – 8.

[133]Talmadge JE, Key ME, Hart IR. Characterization of a murine ovarian reticulum cell sarcoma of histiocytic origin. Cancer Res. 1981;41: 1271 – 80.

[134]Khayyata S, Basturk O, Adsay NV. Invasive micropapillary carcinomas of the ampullo-pancreatobiliary region and their association with tumor-infiltrating neutrophils. Mod Pathol. 2005;18: 1504 – 11.

[135]Kern HF, Bosslet K, Sedlacek HH, Schorlemmer HU. Monocyte-related functions expressed in cell lines established from human pancreatic adenocarcinoma. II. Inhibition of stimulated activity by monoclonal antibodies reacting with surface antigens on tumor cells. Pancreas. 1988;3: 2 – 10.

[136]Imai S, Sekigawa S, Ohno Y, Yamamoto H, Tsubura Y. Giant cell carcinoma of the pancreas. Acta Pathol Jpn. 1981;31: 129 – 33.

[137]Davies PS, Powell AE, Swain JR, Wong MH. Inflammation and proliferation act together to mediate intestinal cell fusion. PloS One. 2009;4: e6530.

[138]Shabo I, Olsson H, Sun XF, Svanvik J. Expression of the macrophage antigen CD163 in rectal cancer cells is associated with early local recurrence and reduced survival time. Int J Cancer. 2009;125: 1826 – 31.

[139]Chetty R, Cvijan D. Giant（bizarre）cell variant of renal carcinoma. Histopathology. 1997;30: 585 – 7.

[140]Yilmaz Y, Lazova R, Qumsiyeh M, Cooper D, Pawelek J. Donor Y chromosome in renal carcinoma cells of a female BMT recipient: visualization of putative BMT-tumor hybrids by FISH. Bone Marrow

Transplant. 2005;35: 1021 – 4.

[141]Chakraborty A, Lazova R, Davies S, Backvall H, Ponten F, Brash D, et al. Donor DNA in a renal cell carcinoma metastasis from a bone marrow transplant recipient. Bone Marrow Transplant. 2004;34: 183 – 6.

[142]Etcubanas E, Peiper S, Stass S, Green A. Rhabdomyosarcoma, presenting as disseminated malignancy from an unknown primary site: a retrospective study of ten pediatric cases. Med Pediatr Oncol. 1989;17: 39 – 44.

[143]Tsoi WC, Feng CS. Hemophagocytosis by rhabdomyosarcoma cells in bone marrow. Am J Hematol. 1997;54: 340 – 2.

[144]Fais S. Cannibalism: a way to feed on metastatic tumors. Cancer Lett. 2007;258: 155 – 64.

[145]Matarrese P, Ciarlo L, Tinari A, Piacentini M, Malorni W. Xeno-cannibalism as an exacerbation of self-cannibalism: a possible fruitful survival strategy for cancer cells. Curr Pharm Des.2008;14: 245 – 52.

[146]Overholtzer M, Brugge JS. The cell biology of cell-in-cell structures. Nat Rev Mol Cell Biol. 2008;9: 796 – 809.

[147]Gupta K, Dey P. Cell cannibalism: diagnostic marker of malignancy. Diagn Cytopathol. 2003;28: 86 – 7.

[148]Duelli D, Lazebnik Y. Cell fusion: a hidden enemy? Cancer Cell. 2003;3: 445 – 8.

[149]Warner TF. Cell hybridization: an explanation for the phenotypic diversity of certain tumours. Med Hypotheses. 1975;1: 51 – 7.

[150]Munzarova M, Lauerova L, Capkova J. Are advanced malignant melanoma cells hybrids between melanocytes andmacrophages? Melanoma Res. 1992;2: 127 – 9.

[151]Duelli D, Lazebnik Y. Cell-to-cell fusion as a link between viruses and cancer. Nat Rev. 2007;7: 968 – 76.

[152]Sunderkotter C, Steinbrink K, Goebeler M, Bhardwaj R, Sorg C. Macrophages and angiogenesis. J Leukoc Biol. 1994;55: 410 – 22.

[153]Chettibi S, Ferguson MWJ. Wound Repair: An Overview. In: Gallin JI, Snyderman R, editors. Inflammation: Basic Principles and Clinical Correlates. New York: Lippincott Williams & Wilkins; 1999. p. 865 – 81.

[154]Vignery A. Osteoclasts and giant cells: macrophage-macrophage fusion mechanism. Int J ExpPathol. 2000;81: 291 – 304.

[155]Serhan CN, Savill J. Resolution of inflammation: the beginning programs the end. Nat Immunol. 2005;6: 1191 – 7.

[156]Bellingan GJ, Caldwell H, Howie SE, Dransfield I, Haslett C. In vivo fate of the inflammatory macrophage

during the resolution of inflammation: inflammatory macrophages do not die locally, but emigrate to the draining lymph nodes. J Immunol. 1996;157: 2577 – 85.

[157]Randolph GJ, Inaba K, Robbiani DF, Steinman RM, Muller WA. Differentiation of phagocytic monocytes into lymph node dendritic cells in vivo. Immunity.1999;11: 753 – 61.

[158]Akst J. It's a cell-eat-cell world. Scientist. 2011;25: 44 – 9.

[159]Wang S, Guo Z, Xia P, Liu T, Wang J, Li S, et al. Internalization of NK cells into tumor cells requires ezrin and leads to programmed cell-in-cell death. Cell Res. 2009;19: 1350 – 62.

[160]Couzin-Frankel J. Immune therapy steps up the attack. Science (New York). 2010;330: 440 – 3.

[161]Klionsky DJ. Cell biology: regulated self-cannibalism. Nature. 2004;431: 31 – 2.

[162]Mizushima N, Levine B, Cuervo AM, Klionsky DJ. Autophagy fights disease through cellular self-digestion. Nature.2008;451: 1069 – 75.

[163]Hoffman HJ, Duffner PK. Extraneural metastases of central nervous system tumors. Cancer. 1985;56: 1778 – 82.

[164]Taha M, Ahmad A, Wharton S, Jellinek D. Extra-cranial metastasis of glioblastoma multiforme presenting as acute parotitis. Br J Neurosurg. 2005;19: 348 – 51.

[165]Laerum OD, Bjerkvig R, Steinsvag SK, de Ridder L. Invasiveness of primary brain tumors. Cancer Metastasis Rev. 1984;3: 223 – 36.

[166]Rubinstein LJ. Tumors of the Central Nervous System. Washington (DC): Armed Forces Institute of Pathology; 1972.

[167]Gotway MB, Conomos PJ, Bremner RM. Pleural metastatic disease from glioblastoma multiforme. J Thorac Imaging. 2011;26: W54 – 8.

[168]Kalokhe G, Grimm SA, Chandler JP, Helenowski I, Rademaker A, Raizer JJ. Metastatic glioblastoma: case presentations and a review of the literature. J Neuro-oncol. 2012;107: 21 – 7.

[169]Armanios MY, Grossman SA, Yang SC, White B, Perry A, Burger PC, et al. Transmission of glioblastoma multiforme following bilateral lung transplantation from an affected donor: case study and review of the literature. Neuro-Oncology. 2004;6: 259 – 63.

[170]Ng WH, Yeo TT, Kaye AH. Spinal and extracranial metastatic dissemination of malignant glioma. J Clin Neurosci. 2005;12: 379 – 82.

[171]Strojnik T, Kavalar R, Zajc I, Diamandis EP, Oikonomopoulou K, Lah TT. Prognostic impact of CD68 and kallikrein 6 in human glioma. Anticancer Res. 2009;29: 3269 – 79.

[172]Duffy PE. Astrocytes: Normal, Reactive, and Neoplastic. New York: Raven Press; 1983.

[173]Han SJ, Yang I, Otero JJ, Ahn BJ, Tihan T, McDermott MW, et al. Secondary gliosarcoma after diagnosis of glioblastoma: clinical experience with 30 consecutive patients. J Neurosurg. 2011;112: 990 – 6.

[174]Zagzag D, Esencay M, Mendez O, Yee H, Smirnova I, Huang Y, et al. Hypoxia- and vascular endothelial growth factor-induced stromal cell-derived factor-1alpha/ CXCR4 expression in glioblastomas: one plausible explanation of Scherer's structures. Am J Pathol. 2008;173: 545 – 60.

[175]Scherer HJ. A critical review: the pathology of cerebral gliomas. J Neurol Neuropsychiatr. 1940;3: 147 – 77.

[176]Tso CL, Shintaku P, Chen J, Liu Q, Liu J, Chen Z, et al. Primary glioblastomas express mesenchymal stem-like properties. Mol Cancer Res. 2006;4: 607 – 19.

[177]Fan X, Salford LG, Widegren B. Glioma stem cells: evidence and limitation. Semin Cancer Biol. 2007;17: 214 – 8.

[178]Yates AJ. An overview of principles for classifying brain tumors. Mol Chem Neuropathol. 1992;17: 103 – 20.

[179]de Groot JF, Fuller G, Kumar AJ, Piao Y, Eterovic K, Ji Y, et al. Tumor invasion after treatment of glioblastoma with bevacizumab: radiographic and pathologic correlation in humans and mice. Neuro-Oncology. 2010;12: 233 – 42.

[180]Iwamoto FM, Abrey LE, Beal K, Gutin PH, Rosenblum MK, Reuter VE, et al. Patterns of relapse and prognosis after bevacizumab failure in recurrent glioblastoma. Neurology. 2009;73: 1200 – 1200 – 6.

[181]Wu JM, Fackler MJ, Halushka MK, Molavi DW, Taylor ME, Teo WW, et al. Heterogeneity of breast cancer metastases: comparison of therapeutic target expression and promoter methylation between primary tumors and their multifocal metastases. Clin Cancer Res. 2008;14: 1938 – 46.

[182]Kerbel RS, Twiddy RR, Robertson DM. Induction of a tumor with greatly increased metastatic growth potential by injection of cells from a low-metastatic H-2 heterozygous tumor cell line into an H-2 incompatible parental strain. Int J Cancer. 1978;22: 583 – 94.

[183]Chen EH, Grote E, Mohler W, VigneryA. Cell-cell fusion. FEBS Lett. 2007;581: 2181 – 93.

[184]Camargo FD, Chambers SM, Goodell MA. Stem cell plasticity: from transdifferentiation to macrophage

fusion. Cell Prolif. 2004;37: 55 - 65.

[185]Camargo FD, Finegold M, Goodell MA. Hematopoietic myelomonocytic cells are the major source of hepatocyte fusion partners. J Clin Invest. 2004;113: 1266 - 70.

[186]Paris S, Sesboue R. Metastasis models: the green fluorescent revolution? Carcinogenesis. 2004;25: 2285 - 92.

[187]Mekler LB, Drize OB, Osechinskii IV, Shliankevich MA. Transformation of a normal differentiated cell of an adult organism, induced by the fusion of this cell with another normal cell of the same organism but with different organ or tissue specificity. Vestn Akad Med Nauk SSSR. 1971;26: 75 - 80.

[188]Levin TG, Powell AE, Davies PS, Silk AD, Dismuke AD, Anderson EC, et al. Characterization of the intestinal cancer stem cell marker CD166 in the human and mouse gastrointestinal tract. Gastroenterology. 2010;139: 2072 - 82. e5.

[189]Seyfried TN, Kiebish MA, Marsh J, Shelton LM, Huysentruyt LC, Mukherjee P. Metabolic management of brain cancer. Biochim Biophys Acta. 2010;1807: 577 - 94.

[190]Rachkovsky M, Pawelek J. Acquired melanocyte stimulating hormone-inducible hormone-inducible chemotaxis following macrophage fusion with Cloudman S91 melanoma cells. Cell Growth Differ. 1999;10: 517 - 24.

[191]Pawelek JM, Chakraborty AK. The cancer cell - leukocyte fusion theory of metastasis. Adv Cancer Res. 2008;101: 397 - 444.

[192]Ades L, Guardiola P, Socie G. Second malignancies after allogeneic hematopoietic stem cell transplantation: new insight and current problems. Blood Rev. 2002;16: 135 - 46.

[193]Tebeu P-M, Verkooijen HM, Bouchardy C, Ludicke F, Usel M, Major AL. Impact of external radiotherapy on survival after stage I endometrial cancer:results from a population based study. J Cancer Sci Ther. 2011;3: 041 - 6.

[194]Seyfried TN, Shelton LM, Mukherjee P. Does the existing standard of care increase glioblastoma energy metabolism? Lancet Oncol. 2010;11: 811 - 3.

[195]Pawelek JM, Chakraborty AK. Fusion of tumour cells with bone marrow-derived cells: a unifying explanation for metastasis. Nat Rev. 2008;8: 377 - 86.

[196]Guillemin GJ, Brew BJ. Microglia, macrophages, perivascular macrophages, and pericytes: a review of function and identification. J Leukoc Biol. 2004;75: 388 - 97.

[197]Gazdar AF, Bunn PA Jr., Minna JD, Baylin SB. Origin of human small cell lungcancer. Science (New York). 1985;229: 679 - 80.

[198]Maniecki MB, Damsky WE, Ulhoi BP, Steiniche T, Orntoft TE, Dyrskjot L, et al. The expression of monocyte/ macrophage-restricted scavenger receptor CD163 by malignant cells may be a consequence of cell fusion with tumor-associated macrophages: a novel target for cancer therapy. Am Assoc Cancer Res. 2011.

[199]Keunen O, Johansson M, Oudin A, Sanzey M, Rahim SA, Fack F, et al. Anti-VEGF treatment reduces blood supply and increases tumor cell invasion in glioblastoma. Proc Natl Acad Sci USA. 2011;108: 3749 - 54.

[200]Diment S, Leech MS, Stahl PD.Cathepsin D is membrane-associated in macrophage endosomes. J Biol Chem. 1988;263: 6901 - 7.

[201]Stehle G, Sinn H, Wunder A, Schrenk HH, Stewart JC, Hartung G, et al. Plasma protein (albumin) catabolism by the tumor itself—implications for tumor metabolism and the genesis of cachexia. Crit Rev Onco Hematol. 1997;26: 77 - 100.

[202]Moon Y, Kim JY, Choi SY, Kim K, Kim H, Sun W. Induction of ezrin-radixin-moesin molecules after cryogenic traumatic brain injury of the mouse cortex. Neuroreport. 2011;22: 304 - 8.

[203]Fehon RG, McClatchey AI, Bretscher A. Organizing the cell cortex: the role of ERM proteins. Nat Rev Mol Cell Biol.2010;11: 276 - 87.

[204]Krishnan K, Bruce B, Hewitt S, Thomas D, Khanna C, Helman LJ. Ezrin mediates growth and survival in Ewing's sarcoma through the AKT/ mTOR, but not the MAPK, signaling pathway. Clin Exp Metastasis. 2006;23: 227 - 36.

[205]Park HR, Cabrini RL, Araujo ES, Paparella ML, Brandizzi D, Park YK. Expression of ezrin and metastatic tumor antigen in osteosarcomas of the jaw. Tumori. 2009;95: 81 - 6.

[206]Hunter KW. Ezrin, a key component in tumor metastasis. Trends Mol Med. 2004;10: 201 - 4.

[207]Bobryshev YV, Lord RS, Watanabe T, Ikezawa T. The cell adhesion molecule E-cadherin is widely expressed in human atherosclerotic lesions. Cardiovasc Res. 1998;40: 191 - 205.

[208]Armeanu S, Buhring HJ, Reuss-Borst M, Muller CA, Klein G. E-cadherin is functionally involved in the maturation of the erythroid lineage. J Cell Biol. 1995;131: 243 - 9.

[209]Ward DG, Roberts K, Brookes MJ, Joy H, Martin A, Ismail T, et al. Increased hepcidin expression in colorectal carcinogenesis. World J Gastroenterol.

2008;14: 1339 - 45.

[210]Leonard RC, Untch M, Von Koch F. Management of anaemia in patients with breast cancer: role of epoetin. Ann Oncol. 2005;16: 817 - 24.

[211]Kamai T, Tomosugi N, Abe H, Arai K, Yoshida K. Increased serum hepcidin-25 level and increased tumor expression of hepcidin mRNA are associated with metastasis of renal cell carcinoma. BMC Cancer. 2009;9: 270.

[212]Ganz T. Hepcidin— a regulator of intestinal iron absorption and iron recycling by macrophages. Best Pract Res Clin Haematol. 2005;18: 171 - 82.

[213]Pavlidis N, Fizazi K. Carcinoma of unknown primary (CUP). Crit Rev Oncol Hematol. 2009;69: 271 - 8.

[214]Carlson HR. Carcinoma of unknown primary: searching for the origin of metastases. JAAPA. 2009;22: 18 - 21.

[215]Torres EM, Williams BR, Tang YC, Amon A. Thoughts on aneuploidy. Cold Spring Harbor Symposia on Quantitative Biology. 2010;75: 445 - 51.

[216]Torres EM, Williams BR, Amon A. Aneuploidy: cells losing their balance. Genetics. 2008;179: 737 - 46.

[217]Rizvi AZ, Swain JR, Davies PS, Bailey AS, Decker AD, Willenbring H, et al. Bone marrow-derived cells fuse with normal and transformed intestinal stem cells. Proc Natl Acad Sci USA. 2006;103: 6321 - 5.

[218]Lazova R, Chakraborty A, Pawelek JM. Leukocyte-cancer cell fusion: initiator of the warburg effect in malignancy? Adv Exp Med Biol. 2011;714: 151 - 72.

[219]Carew JS, Huang P. Mitochondrial defects in cancer. Mol Cancer. 2002;1: 9.

[220]Pedersen PL. Tumor mitochondria and the bioenergetics of cancer cells. Prog Exp Tumor Res. 1978;22: 190 - 274.

[221]Auffray C, Sieweke MH, Geissmann F. Blood monocytes: development, heterogeneity, and relationship with dendritic cells. Annu Rev Immunol. 2009;27: 669 - 92.

[222]Paget S. The distribution of secondary growths in cancer of the breast. Lancet. 1889;1: 571 - 3.

[223]Campbell PJ, Yachida S, Mudie LJ, Stephens PJ, Pleasance ED, Stebbings LA, et al. The patterns and dynamics of genomic instability in metastatic pancreatic cancer. Nature. 2010;467: 1109 - 13.

[224]Kennedy DW, Abkowitz JL. Maturemonocytic cells enter tissues and engraft. Proc Natl Acad Sci USA. 1998;95: 14944 - 9.

[225]Klein I, Cornejo JC, Polakos NK, John B, Wuensch SA, Topham DJ, et al. Kupffer cell heterogeneity: functional properties of bone marrow derived and sessile hepatic macrophages. Blood. 2007;110: 4077 - 85.

[226]Hofer SO, Molema G, Hermens RA, Wanebo HJ, Reichner JS, Hoekstra HJ. The effect of surgical wounding on tumour development. Eur J Surg Oncol. 1999;25: 231 - 43.

[227]Hirshberg A, Leibovich P, Horowitz I, Buchner A. Metastatic tumors to postextraction sites. J Oral Maxillofac Surg. 1993;51: 1334 - 7.

[228]Cho E, Kim MH, Cha SH, Cho SH, OhSJ, Lee JD. Breast cancer cutaneous metastasis at core needle biopsy site. Ann Dermatol. 2010;22: 238 - 40.

[229]Hirshberg A, Leibovich P, Buchner A. Metastases to the oral mucosa: analysis of 157 cases. J Oral Pathol Med. 1993;22: 385 - 90.

[230]Jones FS, Rous P. On the cause of the localization of secondary tumors at points of injury. J Exp Med. 1914;20: 404 - 12.

[231]Walter ND, Rice PL, Redente EF, Kauvar EF, Lemond L, Aly T, et al. Wound healing after trauma may predispose to lung cancer metastasis: review of potential mechanisms. Am J Respir Cell Mol Biol. 2011;44: 591 - 6.

[232]Willenbring H, Bailey AS, Foster M, Akkari Y, Dorrell C, Olson S, et al. Myelomonocytic cells are sufficient for therapeutic cell fusion in liver. Nat Med. 2004;10: 744 - 8.

[233]Jones S, Zhang X, Parsons DW, Lin JC, Leary RJ, Angenendt P, et al. Core signaling pathways in human pancreatic cancers revealed by global genomic analyses. Science (New York). 2008;321: 1801 - 6.

[234]Ohgaki H, Kleihues P. Genetic alterations and signaling pathways in the evolution of gliomas. Cancer Sci. 2009;100: 2

[235]41. 235. Parsons DW, Jones S, Zhang X, Lin JC, Leary RJ, Angenendt P, et al. An integrated genomic analysis of human glioblastoma multiforme. Science (New York). 2008;321: 1807 - 12.

[236]Salk JJ, Fox EJ, Loeb LA. Mutational heterogeneity in human cancers: origin and consequences. Annu Rev Pathol. 2010;5: 51 - 75.

[237] Park MS, Kim Y, Kang MS, Oh SY, Cho DY, Shin NS, et al. Disseminated transmissible venereal tumor in a dog. J Vet Diagn Invest. 2006;18: 130 - 3.

[238]Murchison EP, Tovar C, Hsu A, Bender HS, Kheradpour P, Rebbeck CA, et al. The Tasmanian devil transcriptome reveals Schwann cell origins of a clonally transmissible cancer. Science (New York). 2010;327: 84 - 7.

[239]Mozos E, Mendez A, Gomez-Villamandos JC, Martin De Las Mulas J, Perez J. Immunohistochemical characterization of canine transmissible venereal tumor.

Vet Pathol. 1996;33: 257 - 63.

[240]Marchal T, Chabanne L, Kaplanski C, Rigal D, Magnol JP. Immunophenotype of the canine transmissible venereal tumour. Vet Immunol Immunopathol. 1997;57: 1 - 11.

[241]Zhao FQ, Zhang PX, He XJ, Du C, Fu ZG, Zhang DY, et al. Study on the adoption of Schwann cell phenotype by bone marrow stromal cells in vitro and in vivo. Biomed Environ Sci. 2005;18: 326 - 33.

[242]Rebbeck CA, Leroi AM, Burt A. Mitochondrial capture by a transmissible cancer. Science (New York). 2011;331: 303.

[243]Robinson W. Some features of crown-gall in plants in reference to comparisons with cancer. Proc Roy Soc Med 1927;20: 1507 - 9.

[244]Nester EW, Gordon MP, Amasino RM. Crown gall: a molecular and physiological analysis. Ann Rev Plant Physiol. 1984;35: 387 - 413.

[245]Levine M. Plant tumors and their relationship to cancer. Botanical Rev. 1936;2: 439 - 55.

[246]Tamaoki T, Hildebrandt AC, Burris RH, Riker AJ, Hagihara B. Respiration and phosphorylation of mitochondria from normal and crown-gall tissue cultures of tomato. Plant Physiol. 1960;35: 942 - 7.

[247]Klein RM. Nitrogen and phosphorus fractions, respiration, and structure of normal and crown gall tissues of tomato. Plant Physiol. 1952;27: 335 - 54.

[248]Fogelberg SO, Struckmeyer E, Roberts RH. Morphological variations of mitochondria in the presence of plant tumors. Am J Botany. 1957;44: 454 - 9.

[249]Jones JD, Dangl JL. The plant immune system. Nature. 2006;444: 323 - 9.

第 14 章

线粒体呼吸功能障碍
与癌症的染色体外起源

对于一个能够解释复杂现象的理论体系，其可信度取决于是否能够很好地解释与现象相关的所有或绝大多数观察资料[1, 2]。正如我在前面章节提到的，肿瘤的体细胞突变理论具有严重的不一致性。这些不一致性极大地动摇了该理论解释肿瘤起源的可信度。目前，基因突变理论已经到了不可置信的临界点。目前用基因理论解释癌症的可接受程度更多的依赖于观念意识，而并非是科学理性[1, 3]。

达尔文的自然选择理论之所以能站得住脚，就是他能将物种起源的大多数的观察资料揉合进其理论之中；与其不同的是，瓦伯格未能阐明线粒体受损理论如何解释肿瘤的转移，或为何某些肿瘤细胞似乎仍可正常呼吸。这些瑕疵是瓦伯格理论未成为癌症起源主流理论的部分原因。可是，没有任何数据可以反驳瓦伯格理论的核心假说，即细胞呼吸受损或不足是肿瘤的起源。正如我在第 7 章和第 8 章所讨论的那样，肿瘤细胞线粒体的氨基酸酵解及无氧呼吸造成其具有正常有氧呼吸功能的表象，实际则是其有氧呼吸异常。

第 13 章中，我讨论了巨噬细胞融合杂交体中线粒体功能障碍如何解释肿瘤的转移现象。在第 7 章和第 8 章中，我分析了无氧的氨基酸酵解模拟有氧的氧化磷酸化的过程。这些证据更强烈支持癌症是一种代谢性疾病，而非基因病；也明晰了一个目前无可争议的事实，即线粒体而非细胞核是肿瘤发生的根源。在绝大部分癌细胞中，我们都可以观察到瓦伯格效应（有氧糖酵解）的存在。线粒体受损所致呼吸不足作为瓦伯格效应及其他肿瘤相关现象的基础，已经越来越明确。众多的证据支持癌症是一种线粒体呼吸不足的疾病。不过，由于线粒体具有一个典型的染色体外的表观遗传系统，癌症也可以被认为是一个表观遗传性代谢性疾病。

14.1 连接证据

图 14-1 描绘了细胞从正常生理到恶性行为的路径，展示了癌症的各项主要特征，也是对前面章节中综述证据的总结。本图首次发表于《营养和代谢》（*Nutrition & Metabolism*）杂志[4]，此处对其稍作修改。损害细胞呼吸功能但未严重到足以导致细胞死亡的任何一种非特异性因素，均具备启动细胞癌变的可能。细胞呼吸功能下降可源于线粒体蛋白、脂质或线粒体 DNA 的任何损害。损害细胞呼吸功能进而启动癌症发生的非特异性因素包括炎症、致癌物、辐射（电离辐射或紫外辐射）、间歇性低氧、罕见种系突变、病毒感染和衰老。

长期以来，我们已经逐步认识到炎症在癌症的发生和发展过程中的作用。炎症产生活性氧（ROS），同时提高转化生长因子 – β（TGF–β）水平。而转化生长因子 – β 可以损害线粒体，同时破坏组织器官的形成环境（第 10 章、第 12 章）。除了导致基因突变，相关致癌物（carcinogens）也会诱导 ROS 生成（第 9 章）。致癌物还可破坏氧化磷酸化进程，从而造成线粒体的永久损伤。

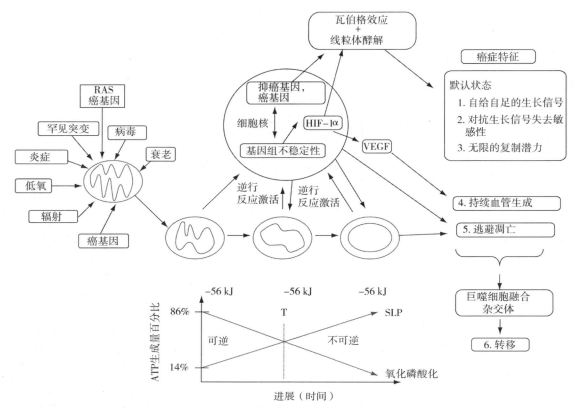

图 14-1　线粒体呼吸功能障碍是癌症的起源。随着时间推移，各种损害细胞呼吸功能的非特异性事件会导致癌症的发生。癌症发生仅见于能够通过底物水平磷酸化（细胞酵解）增加供能的细胞。尽管细胞供能可从有氧呼吸转换为无氧酵解，但其 ATP 水解能量（$\Delta G'$）仍相当恒定地保持在约 –56 kJ 的水平。当呼吸受损时，初始癌细胞为保持活力必然会发生癌基因上调和抑癌基因失活。癌症转移亦源于髓系/巨噬细胞源性细胞的呼吸受损。该示意图将呼吸功能障碍与癌症的各项主要特征相联系。来源：修改自文献 4。彩图见本书彩图 32

从本质上讲，不是致癌物的诱变效应（mutagenic effect），而恰恰是致癌物对线粒体能量生成过程的破坏，才是引发癌症产生的主要元凶。然而遗憾的是，Ames 的实验仅仅专注于这些致癌物的诱变效应，而没有关注其所造成的线粒体损害[5]。辐射（radiation）不仅造成基因突变，也可损伤线粒体（第 7 章、第 9 章）。辐射造成细胞坏死和炎症[6]，进而产生 ROS 及氧化磷酸化受损，最后形成癌症[7, 8]。虽然辐射可以杀死肿瘤细胞，但是它对线粒体能量产生的影响也能引发癌症。与炎症过程相似，低氧可在微环境中产生高水平的 ROS，从而损害线粒体呼吸功能，促使癌症的发生和发展。虽然开始我们没有把老龄包括在癌症诱导因素的讨论之中[4]，但它是一个明确的癌症危险因素。随着年龄的增长，ROS 的累积可损害线粒体呼吸产能。按照我的主要理论，如果线粒体受损是癌症起源的基础，那么可以预见癌症的风险应该随着年龄的增长而增加。最后，某些罕见的种系突变（germline mutations）通过直接影响线粒体功能，也可以增加癌症的风险（第 9 章）。因此，众多非特异性因素都可增加癌症风险，正源于其对线粒体功能的长期损害作用，从而导致呼吸不足。

14.2　探讨致癌悖论

Szent-Gyorgyi 说过：

组织的恶性转化（malignant transformation）与一个悖论有关。以我的知识而言，它之前从来没有被指出过。这种恶性转化是一种非常特异的过程，肯定与一个非常特异的化学机制里所包含的非常特异的改变有关。就像一把锁只会被相应的钥匙打开一样，人们会期待这样的恶性转化是由于一个非常特异的过程所导致。可是，与此相反，无数普通的非特异因素，如石棉颗粒、高能辐射、刺激物、化学物质、病毒等都能导致恶性转化，实际上当今想要找到一种非致癌物质反倒越来越难了。因此，一个非常特异的过程由如此非特异的方式所导致，这是非常出乎意料的[9]。

根据本文中呈现的证据显示，那些呼吸功能长期受损的细胞能够上调其酵解作用，由此可在很大程度上解释 Szent-Gyorgyi 的悖论。

针对线粒体的结构和功能的慢性损伤，除损害线粒体呼吸外，还能够激活受损细胞的线粒体逆行反应（RTG）（第 10 章）。RTG 反应是一种表观遗传系统，它能够上调驱动酵解产能的基因表达。酵解是一个底物水平磷酸化过程（SLP），包括发生在细胞质内的糖酵解，以及发生在线粒体内的氨基酸酵解（第 8 章）。线粒体受损在未修复的情况下，通过涉及 SLP 的酵解获得持续的能量补偿，以维持 $\Delta G'_{ATP}$ 在约 $-56kJ/mol$ 的水平。这种 ATP 水解标准能量是细胞维持活力的基本条件。无论这种 ATP 是通过有氧呼吸还是无氧酵解合成的，这种 ATP 水解基本保持恒定（第 4 章）。

虽然，为了维持细胞活力，酵解能够暂时代偿由于呼吸受损造成的能量缺口，但是持续的酵解产能会影响细胞的分化。肿瘤细胞需要酵解产能正源于其线粒体呼吸有氧产能不足以维持能量稳态。假如其有氧呼吸产能充足，则无氧酵解不会持续。可引发混淆的是氨基酸酵解：由于其可模拟正常呼吸产能的特征。癌细胞具有有氧呼吸产能的表象，实际可进行葡萄糖酵解（有氧糖酵解）。肿瘤细胞与正常细胞的差异，在于前者可通过酵解产生显著的能量（参见第 8 章）。

肿瘤进展与细胞不可逆的呼吸受损有关，同时酵解成为了永久的代偿性能量来源。如图 14-1 所示，线粒体嵴从卷曲到光滑的变化，表明其从有氧呼吸到无氧酵解的转变过程。持续并累积的线粒体受损是癌症的发生发展的基础。为了进一步说明这个观点，我还在图中的进展（时间）线上插入了一条临界线（T）。这条临界线正好穿过有氧的氧化磷酸化及无氧的底物水平磷酸化的交叉点。这一概念基于瓦伯格的发现，即经过较长一段时间后，无氧酵解逐渐代替有氧呼吸[8]。根据我们的模型，仅当无氧酵解可代偿大部分的细胞产能时，肿瘤的进展才变得不可逆。然而，只要有一部分线粒体呼吸功能依然存在，肿瘤的进展仍然是可逆的。线粒体功能增强治疗可以帮助恢复受损的呼吸功能（参见第 17 章~第 19 章）。难以恢复呼吸产能，且更多依赖酵解产能，是癌症所有特征（包括瓦伯格效应）的基础。除了将葡萄糖酵解为乳糖，以进一步驱动糖酵解之外，许多癌细胞也可以在线粒体内酵解谷氨酰胺。可以明确的是葡萄糖酵解和谷氨酰胺酵解是驱动肿瘤发展进程的主要因素，同时也使肿瘤细胞对大多数常规治疗失去反应。

大多数与肿瘤进展有关的基因变化，源于呼吸不足及酵解增强的直接或间接后果。为了强化酵解相关代谢途径，必然发生癌基因激活伴抑癌基因失活。假如那些驱动细胞酵解的癌基因不表达，则这些细胞会由于能量衰竭而死亡。所以在呼吸受损后，细胞为维持活力必定会表达癌基因。这一观点回答了国立癌症研究所（NCI）的第 22 个挑战性问题（provocativequestions.nci.nih.gov）。通过线粒体谷氨酰胺酵解生成的琥珀酸可部分影响到低氧诱导因子（HIF-1α）的稳定性（参见第 8 章）。HIF-1α 是维持高水平的葡萄糖摄入及糖酵解所必需的。于是呼吸受损成为基因调节改变的驱动因素，而基因改变的目的正是通过酵解以增加代偿性能量生成。应该说，呼吸不足驱动了癌基因的表达，而不是相反。

由于 DNA 修复功能依赖于呼吸产能效率，呼吸的持续受损会逐渐削弱细胞核基因组完整性，导致突变体（mutator）表型和大量的体细胞突变，而两者均可见于肿瘤细胞。特别需要强调的是，细胞核基因组完整性完全依靠正常的细胞呼吸功能。当细胞呼吸受损时，核基因组不稳定性增加。癌基因激活、抑癌基因失活、染色体非整倍体的出现是长期线粒体功能障碍的自然结果（第9章）。这些基因的不正常将促进线粒体功能障碍的累积，同时也增强上调和维持酵解产能的途径。随着时间的推移，越是依赖酵解和 SLP 产能，肿瘤的恶性程度就越高。

由于有氧呼吸是维持细胞分化的必要方式，呼吸丧失就会导致细胞的去分化，并恢复到默认的增殖状态。Szent-Gyorgyi 认为，这种细胞状态曾存在于地球生命史上的 α 期。

为了使生命长久，那个时期的各个生命系统不得不在环境许可的情况下尽可能快地自我繁殖。驱动繁殖的能量不得不以无氧酵解的方式进行，以至于 α 期也被称为无节制繁殖的无氧酵解期[9]。

癌症的前 3 项特征是细胞回到 α 期生存模式的再现（第 2 章）。这个结果自然伴随着有氧糖酵解增加和抗细胞凋亡。大量的酵解细胞产生了过量乳酸和琥珀酸，从而产生酸性微环境。在这个肿瘤微环境中，血管新生是针对伤口愈合和代谢状态的必然反应。各项肿瘤特征都源于呼吸不足和肿瘤细胞酵解。

按照 Lazebnik 近期的评论，除了侵袭和转移，癌症其他所有的特征都可以在良性肿瘤或非转移性癌症中发现[10]。我在第 13 章中提到，癌症的 5 项特征中有 4 项可以在植物的冠瘿病中发现。与动物的癌症不同，植物冠瘿病并不发生侵袭或转移。所以，只有侵袭和转移这两项特征使得癌症成为致命的疾病。

虽然上皮 - 间充质转化（EMT）目前被视为是癌细胞侵袭和转移的可靠解释，但是这一假说并没有把肿瘤转移与线粒体缺陷联系在一起，而是将转移与发育调节程序的变化相联系[11]。为替代以 EMT 解释肿瘤转移，我在第 13 章中已表明，巨噬细胞与恶性上皮细胞融合杂交可在逻辑上解释肿瘤转移级联反应的所有特征。转移性肿瘤中观察到的许多基因表达谱，类似于免疫系统巨噬细胞或其他融合细胞的功能相关基因表达谱。从融合杂交体的呼吸受损可以解释癌细胞的侵袭和转移特征。

14.3　癌症是多种疾病还是单纯的能量代谢疾病

假如所有癌细胞都存在呼吸不足，那么这一点便成为癌症的中心特征。考虑到肿瘤的这一主要缺陷，目前将癌症视为多种疾病的"大杂烩"（hodgepodge）是根本不正确的。假如仅从组织学表现和基因组改变的角度看，癌症似乎是许多种疾病。但我认为癌细胞的组织学表现和基因表达谱可能会转移注意力。如果从能量代谢的角度看问题，癌症应该是一种单纯的呼吸不足疾病。

支持我的观点的最令人信服的证据是，当阻断肿瘤酵解葡萄糖和谷氨酰胺酵解的能力时，所有肿瘤的生长减弱（参见第 17 章~第 19 章）。还需要多长时间这个领域的从业者才能够认识到，所有癌细胞均具有不同程度的呼吸受损？我认为，只有在这个事实得到广泛认可和接受之后，癌症治疗才会有真正的进步。

参考文献

[1] Dobzhansky T. Nothing in biology makes sense except in the light of evolution. Am Biol Teach. 1973;35:125 – 9.

[2] Lands B. A critique of paradoxes in current advice on dietary lipids. Prog Lipid Res. 2008;47:77 – 106.

[3] Mayr E. The Growth of Biological Thought: Diversity, Evolution, and Inheritance. Cambridge, MA: Harvard University Press; 1982.

[4] Seyfried TN, Shelton LM. Cancer as a metabolic disease. Nutr Metab. 2010;7:7.

[5] Gold LS, Slone TH, Manley NB, Garfinkel GB, Hudes ES, Rohrbach L, et al. The carcinogenic potency database: analyses of 4000 chronic animal cancer experiments published in the general literature and by the U.S. National Cancer Institute/National Toxicology Program. Environ Health Perspect.

1991;96:11 – 5.

[6] Lawrence T, Gilroy DW. Chronic inflammation: a failure of resolution? Int J Exp Pathol. 2007;88:85 – 94.

[7] Smith AE, Kenyon DH. A unifying concept of carcinogenesis and its therapeutic implications. Oncology. 1973;27:459 – 79.

[8] Warburg O. On the origin of cancer cells. Science. 1956;123:309 – 14.

[9] Szent–Gyorgyi A. The living state and cancer. Proc Natl Acad Sci USA. 1977;74:2844 – 7.

[10] Lazebnik Y. What are the hallmarks of cancer? Nat Rev. 2010;10:232 – 3.

[11] Hanahan D, Weinberg RA. Hallmarks of cancer: the next generation. Cell. 2011;144:646 – 74.

第15章

只有用进化论才能解释癌症的生物学特征

本章的标题改写自狄奥多西·多布赞斯基（Theodosius Dobzhansky）的著名文章，该文章指出达尔文进化论的概念与宗教信仰其实并非不相容，但它与神创论者（creationist）的进化观是水火不容的 [1]。这篇文章的重点是生物体的多样性只有通过长期的自然选择过程才能产生，这就是达尔文在原始理论中描述的进化论观点 [2]。癌症领域的许多研究者试图用达尔文理论来强行解释肿瘤这一现象 [3-10]。如果癌症是一种遗传性疾病，那么癌症的进展可以遵循达尔文进化论的规则。但另一方面，如果癌症不是遗传性疾病，而是代谢性疾病，那么在将达尔文的概念与癌症发展联系起来时就会出现明显的不一致。除了达尔文理论之外，法国博物学家拉马克（Jean-Baptiste Pierre Antoine de Monet、Chevalier de la Marck，即 Lamarck 骑士）也曾在《动物哲学：有关动物博物学思考的阐述》（*Philosophie zoologique ou exposition des considérations relativesà l'histoire naturelle des animaux*，简称《动物哲学》）一书中阐述了进化的概念 [11, 12]。尽管拉马克理论作为对物种起源的解释在很大程度上被否定了，但他关于获得性特征的理论与癌症的起源进展却是相关联的 [12, 13]。这里我将首先揭示癌症生物学与达尔文理论不一致的地方，然后再用拉马克理论解释癌症问题。

如果癌症是按照达尔文理论发生，那么在扩张肿瘤中不同细胞会累积各种基因突变，其中某些突变可能会在特定细胞中具有生长优势。换句话说，由于具有独特的基因组损伤和重组类型（驱动因素），部分肿瘤细胞的生长速度会快于其他肿瘤细胞。随着肿瘤进展，这些突变细胞的子代会向肿瘤细胞群贡献更多快速生长的细胞，从而增强了肿瘤细胞的遗传异质性和适应性。某些研究人员也发现突变的肿瘤细胞比宿主的自然静止或分化正常的细胞更具有生长优势。所以从达尔文进化论来看，对癌症进展的解释是建立在它是遗传性疾病的前提上的。

15.1 重新审视肿瘤细胞的生长优势、突变和进化

关于癌症的进展模式，不少人赞同用达尔文进化观点来解释。John Cairns（凯恩斯）提出致癌物诱导基因突变，并进一步增强突变发生 [6]。这种突变能够产生比正常细胞更健康（更能存活）和有更强适应能力的细胞。按照 Cairns 的观点，在癌症发展过程中，自然选择倾向于通过选择危险的突变来增加细胞的生存优势 [6]。这个观点与达尔文建立的进化论概念是根本矛盾的。达尔文认为："……我们可以肯定，任何有害变异，无论多么细微，都将被严密地破坏。保留有利变异同时清除有害变异的原则，我称之为自然选择" [2]（原著第 81 页）。达尔文的观点认为自然选择会在保存有利变异的同时清除有害变异，而 Cairns 则认为自然选择将选择有害的突变来增强适应能力和生存能力。达尔文进化论认为自然选择会从自然界中清除不适应的生物体，而 Cairns 的假

说却会导致选择有更多基因受损的肿瘤细胞。Cairns 的进化观点显然与达尔文的核心理论不一致。

我很难认出，含有多种突变的各种细胞比不含有这些突变的细胞更能存活。肿瘤中富含基因损伤的细胞，但这并不意味着这些细胞比不含有基因损伤的细胞更健康。大多数自然发生的突变都是有害的。Mckusick 的人类先天性缺陷目录相当清楚地表明了这个事实 [14]。遗传有害突变者与未遗传该突变者相比，其健康状况及存活能力一般较差。我们都知道，生殖细胞系中发生并在全身细胞中表达的有害基因突变不利于生存，难道当这些有害基因突变通过体细胞遗传在癌细胞中发生时，我们就该解释成这是有利于生存的基因突变？根据达尔文理论，这是没有意义的。虽然微妙的基因组变化可能会增强细胞在一定压力条件下的存活，但大量的基因缺失、重复，以及染色体破裂和非整倍体，不能被认为是对细胞功能和活力有利的特征。

根据我的观点，癌细胞的增殖和存活不是因为其基因组不稳定性，而是因为其呼吸不足。细胞呼吸不足增强了酵解，使基因组不稳定，并导致对无节制增殖的默认状态 [15]。如果哺乳动物的胚胎表达了癌细胞中发现的突变类型，那么胚胎就会中止。然而突变的癌细胞则不同，它们虽然有这些突变却能够存活和生长。突变对癌细胞来说不是致死性的，反而可以耐受，因为癌细胞更多地依靠酵解而不是呼吸来供能。糖酵解衍生的丙酮酸也可增强 p- 糖蛋白的活性 [16]，而 p- 糖蛋白负责将毒性药物泵出细胞，并且在被激活时使肿瘤细胞对大多数化疗具有耐药性 [17]。这一现象通常被称为多药耐药（multidrug resistance，MDR）表型，而该表型则依赖于糖酵解 [18]。因此，癌细胞耐药性由糖酵解表型所引发。

突变累积是由细胞呼吸不足伴代偿性酵解增强的下游作用导致的。因为核基因组的修复机制依赖于线粒体呼吸的完整性，所以基因突变和基因组不稳定性是从呼吸到酵解的长期能量转换的预期后果。尽管有相反的报道 [3, 19]，但突变由线粒体损伤引起，而多与癌症起因无关是毋庸置疑的。不过，突变可以导致癌症进展及其不可逆性（第 14 章）。

如果突变导致癌症，那么如何解释通过含有不稳定基因组的肿瘤细胞核可产生正常的胚胎呢？（参见第 11 章，图 11-5）胚胎发育中止，而非肿瘤形成，是肿瘤细胞核的表观重编程所产生的结果。通过癌细胞的细胞核可获得正常组织的现象提供了令人信服的证据，反驳了体细胞突变是癌症起源或驱动癌症进展的观点。从达尔文学说中我们找不到任何依据，可以解释表达多种类型有害突变的生物体存活率会增加。如果上述说法正确，那么癌细胞又如何在表达严重的基因组不稳定性的情况下生存和增殖呢？

肿瘤细胞在低氧环境中的存活和增殖，其实不取决于其表达的突变数量或类型，而是由于酵解替代了呼吸所致。适应葡萄糖和谷氨酰胺酵解的细胞在低氧的环境中比需要呼吸作用的细胞能更好地存活。适应酵解是癌症发生和发展过程中持续呼吸损伤的结果。酵解产能是原始的产能方式，酵解与无节制的增殖有关 [15, 20]。体细胞突变不会驱动这个过程，而只作为该过程的结果出现。我认为，这好比癌症中发现的所有体细胞突变都是乘客，没有一位是司机。这可能不是 NCI 第 10 个挑战性问题（provocativequestions.nci.nih.gov）预期的答案类型。遗憾的是，可能还需要一段时间，癌症领域才能认同我对这个问题的看法。

此外，体细胞突变和非整倍体可降低而非增加肿瘤生长速率。已有的文献报道突变对肿瘤的生长有抑制作用，即有染色体 1p/19q 共同缺失、O6- 甲基鸟嘌呤甲基转移酶（MGMT）基因的启动子出现超甲基化，或异柠檬酸脱氢酶 1（IDH1）基因突变的患者，其脑膜瘤生长速率一般更缓慢 [21-24]。Ki-ras 癌基因表达突变的小鼠肺肿瘤生长慢于比不表达 Ki-ras 突变的肺肿瘤 [25]。如果假定突变能够赋予生长优势，那么为什么含有这些突变的肿瘤比不含有这些突变的肿瘤生长慢呢？我们应该将这些突变视为有利突变或是有害突变？ Amon 和 Compton 的团队的工作表明 [26-29]，非整倍体会阻碍细胞生长。这些发现也与突变增强肿瘤细胞适应性和生长优势的观点不一致。然而，如果癌症被视为线粒体代谢性疾病而不是遗传性疾病，这些矛盾就迎刃而解了。

与 Cairns 的概念类似，诺维尔（Nowell）也概括了一个进化的过程，即突变和染色体重排可以促进癌细胞比正常细胞具有生长优势[9, 30]。1976 年，Nowell 在《科学》（Science）杂志发表的论文中写道："从正常细胞属性到第一个肿瘤细胞属性的改变……是随机确定的。但在这个模型中的，'肿瘤形成'被认为是在一定程度上从正常的生长控制［无论这些控制源自细胞内、局部'抑素（chalones）'，还是激素］中逃脱出来的，因此所形成的肿瘤细胞比原来的正常细胞有生长优势。在某些情况下，该过程可以包括从潜伏期、随后细胞经触发从休眠状态（G_0）进入活化增殖（G_1）状态；在其他情况下，最初的事件可能涉及已经分裂的干细胞，但仅表现为处于有丝分裂周期中的子代的比例增加，而不涉及进行终末分化进程。这个初始步骤的基本性质及其对每种肿瘤具有特异性的程度，仍然是癌症研究中的基本问题。"上述概念如图 15-1 所示，类似于 Nowell 论文中的图 1[9]。

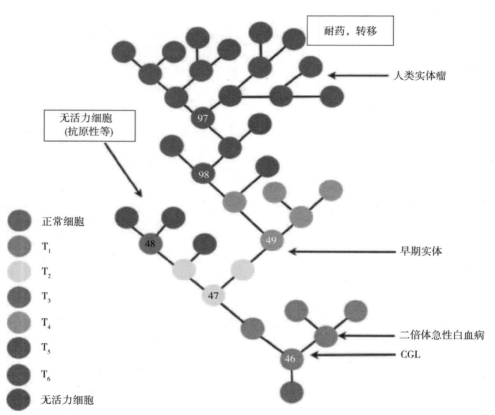

图 15-1　肿瘤的克隆进化模型（来自 Nowell[9]）。致癌物引起正常祖细胞（N）的变化，产生具有生长优势的二倍体肿瘤细胞（T_1，46 条染色体），并允许其开始克隆扩增。这种 T_1 细胞的遗传不稳定性导致变异体不断出现（以染色体 T_2 到 T_6 的数目改变表示）。不少变异体由于代谢或免疫缺陷而死亡的（暗圈）；偶尔有变异体具有额外的选择性优势（如 T_2，47 条染色体），于是其子代就成为主要的双倍体亚群，直到出现更有利的变异体（如 T_4）。各个肿瘤演变顺序不同（部分由选择时的环境压力决定），并导致不同的非整倍体核型，最后完全发展成恶性肿瘤（T_6）。具有肿瘤进展的各种生物学特征（如分化、侵袭和转移的形态学及代谢缺失，还有对治疗的耐药性）与遗传进化同步进行。染色体最低程度改变的人类肿瘤（二倍体急性白血病、慢性粒细胞白血病）被认为是早期的克隆进化；典型的高度非整倍体人类实体肿瘤则被认为是发展过程的晚期。来源：修改自文献 9，彩图见本书彩图 33

　　根据 Nowell 模型，具有额外染色体的肿瘤细胞比具有正常染色体的非肿瘤细胞具有选择性生长优势。最终表达恶性程度最高的细胞成为肿瘤细胞。Nowell 指出"关键不在于染色体重排是否具有或缺乏特异性，而是主要遗传错误确实发生于随时间推移具有足够频率通过顺序选择突变亚群的肿瘤细胞群"[9]。

　　按照 Nowell 的说法，肿瘤细胞的选择优势与其具有的基因组缺陷类型无关，只要基因组缺陷存在即可。既然如此，那么大量的癌症基因组项目试图确定肿瘤细胞基因组的改变细节又有什么意义呢？ Nowell 的观点认为癌症进展过程中不存在特定的"驱动者"基因，任何基因组异常都可驱动肿瘤进展。根据这一假说，癌症基因组项目至今所做的大量努力都是徒劳的，因为癌症细胞中基因组缺陷的特异性对癌症进展来说并不重要。而 Nowell 的研究结果和 Boveri 的早期研究曾被认为是对癌症基因组进行详细研究的依据[3]。Nowell 论文中还提到肿瘤细胞中的基因突变增加的机制仍不明确。下面根据我在论文中收集到的信息，就能对 Nowell 的问题做出合理地解释。

　　肿瘤细胞相对于正常细胞似乎具有生长优势，但这并不是真正的优势，而是一种异常的表型。正常细胞需要扩展细胞群体以应对伤口或生理应激，它们可以与任何肿瘤细胞生长得一样快甚至更快。Dean Burk 的研究结果支持了我的观点，他首先证实了正常肝细胞在再生过程中的生长速度与肿瘤进展期间肝癌细胞的生长速度相仿[31, 32]。因此，将癌细胞视为比没有编程生长的正常细胞更具有生长优势的观点是错误的。任何组织的正常细胞都遵循它们的基因程序来处理分化状态，快速增长通常不是其基因程序的一部分。然而，如果组织修复需要，那么正常细胞也可以实现快速生长。

　　肿瘤细胞生长失调源于其酵解增强的异常代谢状态。正如我上文和前面章节中提到的那样，酵解与无节制的增殖有关。当即将增殖的动物细胞从主动的负性控制中释放出来时，默认状态即为无节制的增殖生长[33-35]。

　　主动呼吸通过 RTG 信号系统保持分化状态和基因组的完整性（参见第 10 章），而癌症中的染色体异常和基因突变只是细胞呼吸损伤和线粒体应激反应的下游表现。核基因组的修复机制的保真度取决于线粒体呼吸的完整性。应该说是致癌物诱导线粒体损伤最终导致了基因组的不稳定性。事实上，Burk 和瓦伯格已经指出，肿瘤的恶性程度与肿瘤细胞内的酵解程度有关[32, 36-39]。尽管图 15-1 中 Nowell 描述的情况并不如他所断言的那样与达尔文遗传进化的各阶段准确对应，但他也承认癌症进展期间基因组不稳定性的增加与我在前面章节提及的癌症是线粒体代谢疾病的证据是可以并存的。酵解程度越强烈，基因组不稳定性、炎症和微环境破坏也就越严重[40]。

　　Nowell 和 Cairns 关于癌症演变中突变作用的观点也基本反映在 Loeb 及其同事的观点中[8, 41]。我将他们综述中的图 3 引用在此（图 15-2），该论文将癌症描述为体细胞的演变过程。Salk 等的癌症演变模型与 Fearon 和 Vogelstein 的观点如出一辙[42]，他们都认为癌症进展本质上是一个线性过程。尽管在他们的综述中没有明确提到，但该模型与癌症转移起源的上皮 - 间充质转化（EMT）模型基本相同[43]。我在第 13 章中回顾了用 EMT 解释癌症转移的谬误。Petrelli 及其同事之前的研究证实，任何结肠癌细胞中均可能平均发生 11 000 个基因组事件[19]。Loeb 团队还推断，任何肿瘤中的癌细胞都不可能含有相同的突变互补体（complement of mutations）[8, 41]。这些信息可以解释为什么大多数基于基因的靶向治疗对于阻止疾病发展效果都不明显，并且也不可能对癌症治疗产生什么重大影响[44]。这一点人们什么时候才能认识清楚呢？

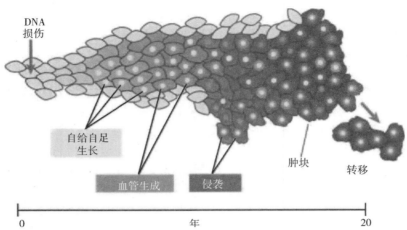

图 15-2　癌细胞在肿瘤发展中的演变模型。随着时间的推移，肿瘤中未修复的 DNA 损伤累积产生突变，这些突变大多是中性的或有害的；只有很少的一部分能给细胞带来生长和存活的益处。具有这些有益变异体的细胞优先增殖，并可能会发生额外的突变，并经历进一步的选择和扩增。肿瘤生长的优势表型包括独立于细胞外信号分裂的能力（亮影）、募集血供的能力（灰影）和侵入邻近和远处组织的能力（暗影）。来源：经 Salk 等许可转载自文献 8，彩图见本书彩图 34

　　Stratton 及其同事[3]在最近的综述中提到，自从在 HRAS 中发现第一个体细胞突变以来，在 1/4 世纪内就已经描述了约 100 000 个来自癌症基因组的体细胞突变。他们预测，癌症基因组的大规模完整测序将在未来几年内发现数亿个突变。此外，收集的数据预计将"对我们最常见遗传疾病演变过程提供一个细粒度（fine-grained）图像，以便为癌症起源和治疗的新方向提供新的见解"[3]。在我看来，没有比这更不靠谱的了。

　　现在已经认识到，Ras 癌基因会损害线粒体并诱导细胞衰老[45, 46]。从呼吸到酵解的转换，允许肿瘤细胞绕过 Ras 诱导的衰老检查点（checkpoint），也允许肿瘤细胞在高氧化应激的情况下存活。Ras 诱导的致癌性转化源于线粒体损伤。由于持续的呼吸功能障碍，核基因组完整性被破坏。在癌细胞中聚集的许多突变是呼吸损伤的后果，却不是呼吸损伤的原因。关注癌症基因突变不太可能影响到癌症治疗[47]。正如 Linda Chen 博士在 2011 年美国癌症研究协会（AACR）会议的学术报告中提到的那样，大型癌症基因组项目对开发有效抗癌药物的作用不大，但尽管如此，这些项目还是显著提高了我们 DNA 的测序能力。不过目前不清楚提高 DNA 测序效率是否是癌症基因组计划的预期目的。当然，大型癌症基因组计划已经为数学家和生物信息学领域提供了大量的新信息，只是尚未为那些罹患这种疾病的患者提供更多的好处。

　　根据我的假说，细胞需要通过呼吸来维持基因组稳定性和 DNA 修复，而呼吸损害将导致基因组不稳定性和对酵解产能的依赖。向酵解的转变是细胞独立分裂能力的基础，也是血管生成增强的主因。在肿瘤细胞和髓系细胞（巨噬细胞）的融合杂交体中出现呼吸损伤后，肿瘤细胞产生了转移能力。

　　与 Cairns、Nowell 和 Loeb 对癌症进展中有利突变作用的观点几乎完全一致的是 Hanahan 和 Weinberg 的意见。他们最近在对此问题的综述中指出："尽管不同肿瘤类型的基因组改变存在很大的细节差异，且已知人类肿瘤中存在大量的基因组维护和修复的缺陷，但广泛的证据显示其基因拷贝数量和核苷酸序列存在不稳定性，说明绝大多数人类癌细胞的基因组不稳定性是固有的。这反过来导致基因组维护和修复的缺陷是具有选择性优势的，对肿瘤进展有所帮助，这可能只是因为其加速了癌变前（premalignant）细胞累积有利基因型的演变速率。所以，基因组不稳定性作为一项有效特征，显然与具备各项癌症特征存在因果关系"[7]。

很显然，上述观点与之前将癌症看作是达尔文进化过程的观点几乎没有差别。因此，该观点反而与达尔文原始理论不一致。显而易见，上面这段话认为癌症基因组不稳定性的细节并不重要，基因组不稳定性的事实存在才重要，因为后者使得癌症的进展成为可能。这实质上是对Nowell理论的概括，如果不同肿瘤类型之间存在显著的基因组差异，但癌症进展仍然发生，基因组缺陷的细节怎么会重要呢？只要癌症被视为遗传性疾病，关于癌症进展的不确定性就会持续被讨论。

还有一个更全面的关于癌症演变过程的观点来自Maley和他的同事[5]。这几位研究人员很好地将进化理论的各个方面与癌症问题联系起来。虽然他们的论文也赞成癌症是一种遗传性疾病的观点，但他们提出了某些超越这个谬误的重要问题。尤其是他们的关于肿瘤微环境作用的讨论。他们指出："基因型的适应度（fitness），进而适应度景观（fitness landscape）的分布，取决于局部的微环境，包括其他细胞的生态"[5]。但从我的观点出发，这种肿瘤适应度的表现源于酵解对呼吸不足的代偿。这可以看作是一种体细胞的进化，将其解释为表观遗传（线粒体功能障碍）的驱动，比用基因突变解释要合理得多[48, 49]。

最近，Davies和Lineweaver就癌症的进化起源提供了更深刻的见解[10]。他们认为，癌症是多细胞生物的一种返祖状态（atavistic state），长期抑制的祖代细胞功能被重新激活或开启。根据他们的观点，癌症的遗传突变或表观遗传突变打开了一个古老的关于适应性的"工具箱"，使得癌细胞能够在低氧的环境中存活。Davies和Lineweaver关于癌症的进化观点，在某种程度上与我的假说及Sonnenschein、Soto和Szent-Gyorgyi的观点是一致的[33, 20]。无节制增殖是多细胞动物细胞的默认状态。在物种进化过程中氧气稀薄的α期就存在无节制增殖，这是一个主要由古老的酵解途径驱动细胞生理的高度还原状态。氧气的出现产生了氧化状态，促进了细胞呼吸的出现。细胞呼吸的出现促进了生物系统表现出更大的复杂性。

呼吸作用主要维持多细胞动物细胞的分化状态。不可逆的细胞呼吸受损会伴发酵解增强，这就是细胞在低氧环境中为了生存预先准备好的适应性工具。根据我的观点，长期的呼吸受损引起代偿性酵解或返祖状态，以保持细胞的活力。突变和基因组不稳定性不是这一过程的原因，而是这一过程的结果。没有必要用达尔文的进化模式牵强地解释这些现象。

15.2　用Rick Potts的进化论来看肿瘤细胞的生存适应度

史密森学会（Smithsonian Institution）的古人类学家Potts认为[50-52]，我们物种的进化成功主要是因为具有了适应多样性（adaptive versatility）的种系遗传。适应性（Adaptability）定义为：①生物体经历重大环境变化持续存在的能力；②扩散到新栖息地的能力；③以新颖方式对周围环境做出反应的能力[52]。经过数百万年的磨炼，这些特征使人类能够迅速适应物理环境的突然改变，如水分、温度、食物资源等方面的变化。对环境突然改变的适应性是基因组的一个属性，能够确保在极端环境条件下选定维持存活的基因组并保留下来。

这个假说是达尔文物种起源理论（参见《自然选择》第4章）的延伸，可适用于生物体的个体细胞，因为生物体可看作是细胞整合的社会。因此，成功应对环境应激和疾病取决于生物体内所有细胞的整合作用。而且，这种整合作用又取决于每个细胞基因组的灵活性，后者根据生物体的需要对来自内部和外部的信号做出反应。更具体地说，只有那些具有营养利用灵活性的细胞，才能够在营养缺乏时生存下来。因此，环境迫使生物体选择那些最能够适应变化的基因组，以维持代谢稳态[2, 51-53]。

目前普遍认为肿瘤细胞具有生长优势且比正常细胞适应性更强的观点，不仅与达尔文理论不一致，而且与Potts适应多样性的概念也不一致[52, 53]。很难想象，癌细胞中分布不均的基因组不稳定性能够增强其适应性。只要肿瘤细胞能够获得酵解所需的代谢燃料，它们就会表现出比正常细胞更具生长优势。根据达尔文和波茨的理论，具有选择优势的突变是那些能够在环境压力下提高生存率的突变。如果多种致病性突变、染色体重排和线粒体异常赋予肿瘤细胞高适应性或生存优势，那么在环境压力下肿瘤细胞的存活应该优于正常细胞，但实际情况并非如此。

例如，当癌症的小鼠或患者使用膳食能量减少饮食（dietary energy reduction，DER）时，许多肿瘤细胞死亡，而正常细胞仍能存活。事实上在 DER 状态下，正常细胞的健康和活力随着时间而改善，而肿瘤细胞却死于凋亡。我们许多用饮食能量限制治疗小鼠脑肿瘤的研究结果也支持这一观点 [54-60]（参见第 17 章）。显然，正常细胞对环境应激的适应性优于肿瘤细胞。这也解释了为什么暴露于辐射和癌症药物的毒性之后，肿瘤细胞的死亡数量通常比正常细胞更多。但与 DER 不同，使用辐射和毒性药物具有诱使肿瘤细胞对此产生高度耐受的风险。这种现象的发生大部分源于旁观者（bystander）癌前细胞的呼吸损伤，这些细胞往往最终严重依赖于酵解产能。我将在第 17 章有关肿瘤管理的内容中详细讨论这个问题。

基于达尔文和 Potts 的理论预测，正常细胞对能量应激的适应性比肿瘤细胞更强。适应多样性是一种复杂的表型，受多种调控系统（通过种系遗传获得）的调控。代谢灵活性使生物体能够以协调的方式对环境应激做出反应。能量应激时将迫使所有正常细胞为"社会"（整个生物体）的生存而共同努力。而肿瘤细胞的基因组不稳定性降低了其应对能量应激的代谢灵活性，其实任何类型的基因组不稳定性都会降低代谢灵活性。换句话说，基因组缺陷的具体细节当然不如基因组缺陷存在的事实来得重要。基因组缺陷会破坏能量应激下的代谢灵活性，从而抑制适应性。就这一点，我的观点与 Nowell 的观点相同，即基因组不稳定性是一种不利因素，而不是进化的优势。由于肿瘤细胞通过酵解产能而不是呼吸产能，所以它们必然依赖于可酵解燃料（葡萄糖和谷氨酰胺）。当处于能量应激时，正常细胞的代谢会自动从葡萄糖转移到酮体和脂肪，而这取决于基因组稳定性。

酮体和脂肪在哺乳动物细胞中是不可酵解的燃料。当葡萄糖减少时，肿瘤细胞难以利用酮体和脂肪作为燃料。由于肿瘤细胞缺乏基因组稳定性，它们不如正常细胞那样能够适应代谢环境的变化。这种细胞生存方式会对该生物体的生存产生逆反作用，于是为了这个生物体的利益则淘汰这种生存方式。从理想的角度来看，可以被视为是"共产主义"（communism）。我们在脑肿瘤小鼠中的研究通过概念验证（proof of principle）方式证明，当处于能量应激情况时，肿瘤细胞的适应性比正常细胞差。因此，肿瘤细胞在能量应激下的细胞凋亡数量比正常细胞更多。

癌细胞仅在生理环境中存活和增殖，这种环境提供通过底物水平磷酸化进行酵解所需要的燃料 [61]。一旦这些燃料受到限制，肿瘤细胞无论是否互补其基因组变化都难以存活和生长。多种遗传缺陷会降低基因组灵活性，从而增加环境应激下细胞死亡的可能性。所以无论基因组缺陷何时或如何参与肿瘤的发生或发展，都可以利用这些缺陷来破坏或治疗肿瘤。把癌症进展过程视为达尔文式进化并不与事实相符。

15.3 癌症发展与拉马克遗传

生物理论的进步取决于思想的发展。当生物学事实支持某种思想的时候，就会诞生一个新的理论。如果说支持癌症起源和进展的事实与达尔文进化论的概念不能相容，那么什么样的进化概念才可能与事实相符呢？

正如我在本书中所描述的那样，如果我们将癌症视为线粒体代谢性疾病，那么拉马克的基本概念可能比达尔文进化论更适合解释这一现象。我认为，拉马克涉及器官使用和失用及获得性特征遗传的进化理论，可能比达尔文的观点能更好地解释癌症的起源和进展 [13, 62]。拉马克认为，环境会导致生物结构的变化。通过适应和差异化使用，这些变化又导致结构的修饰，然后将这些修饰作为获得性特征传给后代。

按照拉马克的观点，任何动物器官如更持久和频繁地使用，则将按照其使用时间的长短来加强。另一方面，长久的器官失用会削弱器官功能直到消失[62, 第355页]。拉马克的进化论组合是基于相信固有的趋势是增强组织的复杂性或进步性[13]。使用或失用的程度随着获得性适应性的遗传而形成生物进化。拉马克的观点在表观遗传学和水平基因转移（horizontal gene transfer）方面发挥了主导作用，成为促进进展的因素[12, 13]。细胞融合和水平基因转移形式的表观遗传机制也有助于癌症进展和转移[63-65]。

那么，如何将拉马克的进化概念与癌症进展现象联系起来呢？我们如果用细胞器代替器官并且将细胞质遗传作为获得性状（acquired character）的体细胞遗传，则可以看到这种联系。考虑到线粒体在正常融合和分裂过程中的动态行为，线粒体结构和功能的异常可以在整个细胞线粒体网络中迅速传播，且通过细胞质遗传传递到子代体细胞[61, 66]。随着癌细胞对酵解的适应性增加，伴随每次细胞分裂，线粒体的呼吸功能强度会逐渐减弱。

因此，癌症的体细胞进化体现了获得性遗传的概念。高度恶性的癌细胞几乎没有呼吸作用而完全依赖酵解。这个过程可视为拉马克遗传。尽管拉马克认为获得性特征的遗传可增强生物学的复杂性和完美性，但将这一进化概念用于应用于癌症进展，却体现出现其相反的效果。更具体而言，用拉马克的观点可以解释生物学混乱的升级情况，以及癌症进展过程中的突变不均匀积累。由此看来，拉马克进化概念比达尔文进化概念更好地解释了肿瘤进展的现象。

15.4　目的论是否可以解释癌症

值得关注的是，在有关癌症的科学出版物偶然会提及目的论的考虑或解释[7, 67-72]。目的论（teleology）涉及具有某一目的的设计，是智能设计论（intelligent design）或神创论相关观点的基石。对复杂现象的目的论解释是假定所研究的系统都具有预期目的，且该系统是为实现这一目的而设计的[73, 74]。然而，进化的运行没有目的，它是由遗传机会和环境需求决定的[75]。

在用目的论观点阐述设计创造世界（creation by design）的时候，William Paley 牧师（1743~1805）比其他人要高明得多[73]。而控制论示意图有时用于描述癌症信号系统的复杂性，这也可以被视为一种目的论的解释[76]。虽然目的论解释可能在表面上看起来很有吸引力，但它混淆了所研究现象的机制阐述。在对一个机制进行解释时，不应预先设定意图和目的[73]。描述癌细胞被动员、选择做某事或具备某项安排，便是目的论应用的实例。在我看来，这种目的论的解释根本不可能提供对癌症起源或进展的深刻认识。

参考文献

[1] Dobzhansky T. Nothing in biology makes sense except in the light of evolution. Am Biol Teach. 1973;35: 125－9.

[2] Darwin C. On the Origin of Species by Means of Natural Selection，or on the Preservation of Favored Races in the Struggle for Life. London: John Murry; 1859.

[3] Stratton MR，Campbell PJ，Futreal PA. The cancer genome. Nature. 2009;458:719－24.

[4] Crespi B，Summers K. Evolutionary biology of cancer.

Trends Ecol Evol. 2005;20:545－52.

[5] Merlo LM，Pepper JW，Reid BJ，Maley CC. Cancer as an evolutionary and ecological process. Nat Rev. 2006;6:924－35.

[6] Cairns J. Mutation selection and the natural history of cancer. Nature. 1975;255:197－200.

[7] Hanahan D，Weinberg RA. The hallmarks of cancer. Cell. 2000;100:57－70.

[8] Salk JJ，Fox EJ，Loeb LA. Mutational heterogeneity in human cancers: origin and consequences. Annu Rev

Pathol. 2010;5:51 – 75.

[9] Nowell PC. The clonal evolution of tumor cell populations. Science. 1976;194:23 – 8.

[10] Davies PC, Lineweaver CH. Cancer tumors as Metazoa 1.0: tapping genes of ancient ancestors. Phys Biol. 2011;8:015001.

[11] Mayr E. The Growth of Biological Thought: Diversity, Evolution, and Inheritance. Cambridge: Belknap Harvard; 1982.

[12] Handel AE, Ramagopalan SV. Is Lamarckian evolution relevant to medicine? BMC Med Genet. 2010;11:73.

[13] Koonin EV, Wolf YI. Is evolution Darwinian or/and Lamarckian? Biol Direct. 2009;4:42.

[14] McKusick VA. Mendelian Inheritance in Man: A Catalog of Human Genes and Genetic Disorders. 12th ed. Baltimore, MD: The Johns Hopkins University Press; 1998.

[15] Moase CE, Trasler DG. Delayed neural crest cell emigration from Sp and Spd mouse neural tube explants. Teratology. 1990;42:171 – 82.

[16] Wartenberg M, Richter M, Datchev A, Gunther S, Milosevic N, Bekhite MM, et al. Glycolytic pyruvate regulates P–Glycoprotein expression in multicellular tumor spheroids via modulation of the intracellular redox state. J Cell Biochem. 2010;109:434 – 46.

[17] Aller SG, Yu J, Ward A, Weng Y, Chittaboina S, Zhuo R, et al. Structure of P–glycoprotein reveals a molecular basis for poly–specific drug binding. Science. 2009;323:1718 – 22.

[18] Xu RH, Pelicano H, Zhou Y, Carew JS, Feng L, Bhalla KN, et al. Inhibition of glycolysis in cancer cells: a novel strategy to overcome drug resistance associated with mitochondrial respiratory defect and hypoxia. Cancer Res. 2005;65:613 – 21.

[19] Stoler DL, Chen N, Basik M, Kahlenberg MS, Rodriguez–Bigas MA, Petrelli NJ, et al. The onset and extent of genomic instability in sporadic colorectal tumor progression. Proc Natl Acad Sci USA. 1999;96:15121 – 6.

[20] Szent–Gyorgyi A. The living state and cancer. Proc Natl Acad Sci USA. 1977;74:2844 – 7.

[21] Denny CA, Desplats PA, Thomas EA, Seyfried TN. Cerebellar lipid differences between R6/1 transgenic mice and humans with huntington's disease. J Neurochem. 2010;115:748 – 58.

[22] Krex D, Klink B, Hartmann C, von Deimling A, Pietsch T, Simon M, et al. Long–term survival with glioblastoma multiforme. Brain. 2007;130:2596 – 606.

[23] Stupp R, Mason WP, vanden Bent MJ, Weller M, Fisher B, Taphoorn MJ, et al.Radiotherapy plus concomitant and adjuvant temozolomide for glioblastoma. N Engl J Med. 2005;352:987 – 96.

[24] van den Bent MJ, Dubbink HJ, Marie Y, Brandes AA, Taphoorn MJ, Wesseling P, et al. IDH1 and IDH2 mutations are prognostic but not predictive for outcome in anaplastic oligodendroglial tumors: a report of the European organization for research and treatment of cancer brain tumor group. Clin Cancer Res. 2010;16:1597 – 604.

[25] Ramakrishna G, Bialkowska A, Perella C, Birely L, Fornwald LW, Diwan BA, et al. Ki–ras and the characteristics of mouse lung tumors. Mol Carcinog. 2000;28:156 – 67.

[26] Torres EM, Williams BR, Tang YC, Amon A. Thoughts on aneuploidy. Cold Spring Harb Symp Quant Biol. 2011;75:445 – 51.

[27] Torres EM, Williams BR, Amon A. Aneuploidy: cells losing their balance. Genetics. 2008;179: 737 – 46.

[28] Compton DA. Mechanisms of aneuploidy. Curr Opin Cell Biol. 2011;23:109 – 13.

[29] Thompson SL, Compton DA. Chromosomes and cancer cells. Chromosome Res. 2010;19: 433 – 44.

[30] Nowell PC. Tumor progression: a brief historical perspective. Semin Cancer Biol. 2002;12:261 – 6.

[31] Burk D, Behrens OK, Sugiura K. Metabolism of butter yellow rat liver cancers. Cancer Res. 1941;1: 733 – 4.

[32] Warburg O. On the origin of cancer cells. Science. 1956;123:309 – 14.

[33] Sonnenschein C, Soto AM. The Society of Cells: Cancer and the Control of Cell Proliferation. New York: Springer–Verlag; 1999.

[34] Sonnenschein C, Soto AM. Somatic mutation theory of carcinogenesis: why it should be dropped and replaced. Mol Carcinog. 2000;29:205 – 11.

[35] Soto AM, Sonnenschein C. The somatic mutation theory of cancer: growing problems with the paradigm?. Bioessays. 2004;26:1097 – 107.

[36] Warburg O. The Metabolism of Tumours. New York: Richard R. Smith; 1931.

[37] Warburg O. On the respiratory impairment in cancer cells. Science. 1956;124:269 – 70.

[38] Warburg O. Revidsed Lindau Lectures: The prime cause of cancer and prevention – Parts 1 & 2. In: Burk D, editor. Meeting of the Nobel–Laureates Lindau, Lake Constance, Germany: K.Triltsch; 1969. http:// www.hopeforcancer.com/OxyPlus.htm.

[39] Burk D, Schade AL. On respiratory impairment in cancer cells. Science. 1956;124:270 – 272.

[40] Bissell MJ, Hines WC. Why don't we get more cancer? A proposed role of the microenvironment in restraining cancer progression. Nat Med. 2011;

17:320 - 9.

[41] Loeb LA. A mutator phenotype in cancer. Cancer Res. 2001;61:3230 - 9.

[42] Fearon ER, Vogelstein B. A genetic model for colorectal tumorigenesis. Cell. 1990;61:759 - 67.

[43] Weinberg RA. The Biology of Cancer. New York: Garland Science; 2007.

[44] Gabor Miklos GL. The human cancer genome project - one more misstep in the war on cancer. Nat Biotechnol. 2005;23:535 - 7.

[45] Moiseeva O, Bourdeau V, Roux A, Deschenes-Simard X, Ferbeyre G. Mitochondrial dysfunction contributes to oncogene-induced senescence. Mol Cell Biol. 2009;29:4495 - 507.

[46] Hu Y, Lu W, Chen G, Wang P, Chen Z, Zhou Y, et al. K-ras (G12V) transformation leads to mitochondrial dysfunction and a metabolic switch from oxidative phosphorylation to glycolysis. Cell Res. 2012;22:399 - 412.

[47] Hambley TW, Hait WN. Is anticancer drug development heading in the right direction? Cancer Res. 2009;69:1259 - 62.

[48] Nanney DL. Epigenetic control systems. Proc Natl Acad Sci USA. 1958;44:712 - 7.

[49] Smiraglia DJ, Kulawiec M, Bistulfi GL, Gupta SG, Singh KK. A novel role for mitochondria in regulating epigenetic modification in the nucleus. Cancer Biol Ther. 2008;7:1182 - 90.

[50] Potts R. Environmental hypotheses of hominin evolution. Am J Phys Anthropol. 1998;27:93 - 136.

[51] Potts R. Humanity's Descent: The Consequences of Ecological Instability. New York: William Morrow & Co., Inc; 1996.

[52] Potts R. Complexity of Adaptibility in Human Evolution. In: Goodman M, Moffat AS, editors. Probing Human Origins. Cambridge (MA): American Academy of Arts & Sciences; 2002. p.33 - 57.

[53] Seyfried TN, Mukherjee P. Targeting energy metabolism in brain cancer: review and hypothesis. Nutr Metab. 2005;2:30.

[54] Zuccoli G, Marcello N, Pisanello A, Servadei F, Vaccaro S, Mukherjee P, et al. Metabolic management of glioblastoma multiforme using standard therapy together with a restricted ketogenic diet: Case Report. Nutr Metab. 2010;7:33.

[55] Marsh J, Mukherjee P, Seyfried TN. Akt-dependent proapoptotic effects of dietary restriction on late-stage management of a phosphatase and tensin homologue/ tuberous sclerosis complex 2-deficient mouse astrocytoma. Clin Cancer Res. 2008;14:7751 - 62.

[56] Mukherjee P, El-Abbadi MM, Kasperzyk JL, Ranes MK, Seyfried TN. Dietary restriction reduces angiogenesis and growth in an orthotopic mouse brain tumour model. Br J Cancer. 2002;86:1615 - 21.

[57] Mukherjee P, Abate LE, Seyfried TN. Antiangiogenic and proapoptotic effects of dietary restriction on experimental mouse and human brain tumors. Clin Cancer Res. 2004;10:5622 - 9.

[58] Seyfried TN, Sanderson TM, El-Abbadi MM, McGowan R, Mukherjee P. Role of glucose and ketone bodies in the metabolic control of experimental brain cancer. Br J Cancer. 2003;89: 1375 - 82.

[59] Seyfried TN, Mukherjee P. Anti-angiogenic and pro-apoptotic effects of dietary restriction in experimental brain cancer: role of glucose and ketone bodies. In: Meadows GG, editor. Integration/Interaction of Oncologic Growth. 2nd ed. New York: Kluwer Academic; 2005. p. 259 - 70.

[60] Zhou W, Mukherjee P, Kiebish MA, Markis WT, Mantis JG, Seyfried TN. The calorically restricted ketogenic diet, an effective alternative therapy for malignant brain cancer. Nutr Metab. 2007;4:5.

[61] Seyfried TN, Shelton LM. Cancer as a metabolic disease. Nutr Metab. 2010;7:7.

[62] Mayr E. The Growth of biological thought. 1982.

[63] Pawelek JM. Tumour cell hybridization and metastasis revisited. Melanoma Res. 2000;10:507 - 14.

[64] Huysentruyt LC, Seyfried TN. Perspectives on the mesenchymal origin of metastatic cancer. Cancer Metastasis Rev. 2010;29:695 - 707.

[65] Holmgren L, Szeles A, Rajnavolgyi E, Folkman J, Klein G, Ernberg I, et al. Horizontal transfer of DNA by the uptake of apoptotic bodies. Blood. 1999;93:3956 - 63.

[66] Detmer SA, Chan DC. Functions and dysfunctions of mitochondrial dynamics. Nat Rev Mol Cell Biol. 2007;8:870 - 9.

[67] Bode BP, Fuchs BC, Hurley BP, Conroy JL, Suetterlin JE, Tanabe KK, et al. Molecular and functional analysis of glutamine uptake in human hepatoma and liver-derived cells. Am J Phys. 2002;283:G1062 - 73.

[68] Gillies RJ, Robey I, Gatenby RA. Causes and consequences of increased glucose metabolism of cancers. J Nucl Med. 2008;49 Suppl 2:24S - 42S.

[69] Aledo JC, Jimenez-Riverez S, Cuesta-Munoz A, Romero JM. The role of metabolic memory in the ATP paradox and energy homeostasis. FEBS J. 2008;275:5332 - 42.

[70] Bonnet S, Archer SL, Allalunis-Turner J, Haromy A, Beaulieu C, Thompson R, et al. A mitochondria-K^+ channel axis is suppressed in cancer and its normalization promotes apoptosis and inhibits

cancer growth. Cancer Cell. 2007;11:37 - 51.

[71] Jahnke VE, Sabido O, Defour A, Castells J, Lefai E, Roussel D, et al. Evidence for mitochondrial respiratory deficiency in rat rhabdomyosarcoma cells. PloS One. 2010;5:e8637.

[72] Gillies RJ, Gatenby RA. Adaptive landscapes and emergent phenotypes: why do cancers have high glycolysis? J Bioenerg Biomembr. 2007;39:251 - 7.

[73] Schlesinger AB. Explaining Life. New York: McGraw-Hill, Inc; 1994.

[74] Rosenbleuth A, Wiener N, Bigelow J. Behavior, purpose and teleology. Phil Sci. 1943;10: 18 - 24.

[75] Monod J. Chance & Necessity: An essay on the natural philosophy of modern biology. New York: Random House; 1971.

[76] Wiener N. Cybernetics, Second Edition: or the Control and Communication in the Animal and the Machine. MIT Press: Cambridge, MA; 1965.

第 16 章

癌症的治疗策略

16.1　癌症治疗现状

目前大部分癌症的常规治疗手段是手术、化疗及放疗。这些手段对良性或非转移性肿瘤的长期控制固然有一定疗效，但对许多晚期转移性肿瘤的长期疗效却不够理想。正如表 1-1 数据所示，目前的癌症常规治疗手段对降低癌症的年死亡率影响不大。很难"粉饰"（sugar coat）这些数字。如果那些层出不穷的抗癌新药真的那么有效，为什么这么多年来癌症的年死亡率不见下降呢？不仅大部分恶性转移癌症的治愈率很低，而且这些常规治疗还经常使病情加重。我们不禁要问，真的有必要用破坏性极强的手术或那些化学毒物，或用放射线去"辐射"患者吗？目前公认化疗和放射治疗会使患者体质虚弱，从而增加其对感染和疾病的易感性。虽然手术可以在短期内（数个月至数年）解决疾病，但是它们同时也可以长期增加系统性生理功能紊乱（entropy，熵），而熵增加会加速老化进程，缩短寿命。不清楚目前到底有多少癌症患者是死于疾病本身，还是死于其疾病治疗方法的毒性作用。

美国食品和药品监督管理局（FDA）最近批准了用于治疗恶性黑素瘤的免疫治疗药物伊匹木单抗（Ipilimumab），又称"ipi"[1]。Ipilimumab 的副作用包括严重腹泻、结肠炎和内分泌紊乱，这些不良反应通常可以用类固醇治疗[2]。众所周知，类固醇药物地塞米松广泛用于抑制癌症患者毒性化疗后引起的恶心、呕吐，但类固醇同时可以显著提高血糖水平，从而促进肿瘤细胞的存活和耐药性（参见第 17 章）。所以接受 Ipilimumab 治疗的 540 名癌症患者中只有 3 名达到癌症消失，但有 14 名死于药物治疗[3]。这些研究结果显示，患者死于 Ipilimumab 治疗的概率是可能获得癌症治愈的 5 倍左右，用 Ipilimumab 治疗的患者预计平均寿命比用其他药物治疗的患者延长约 4 个月。Ipilimumab 在 3 个月内需要进行 4 次药物输注，估计每个患者的费用为 120 000 美元[1]。因此，如果 Ipilimumab 没有直接杀死患者，那么患者预计每月要支付约 30 000 美元以求得在地球上多生存约 4 个月的时间。难道大多数晚期癌症患者真的认可这种药物是治疗自己疾病的希望所在？

除了 Ipilimumab 外，BRAF 激酶抑制剂威罗菲尼（vemurafenib）也得到了 FDA 批准，用于治疗 V-RAF 鼠肉瘤病毒同系物 B1（BRAF）癌基因含 V600E 突变的黑素瘤患者。这种患者中约有 50% 对 Vemurafenib 反应良好，但也有约 50% 的患者反应不佳。尽管接受 Vemurafenib 的患者短期生存优于接受对照药物（达卡巴嗪，dacarbazine）的患者，但 12 个月后的总生存期两种药物差不多[4]。与 Vemurafenib 相关的常见不良反应为关节疼痛、皮疹、疲劳、脱发、鳞状细胞癌、光敏性、恶心和腹泻。我们要问，如果 Vemurafenib 的作用是特异性地针对突变癌基因来治疗黑素瘤，那么为什么有些患者有如此多的不良反应呢？似乎 Vemurafenib 的作用不仅仅是针对 BRAF V600E 突变。也许对于那些认为生命的长度比生命的质量更重要的患者来说，这些不良反应还是可以容忍的。

我很难对各种新的免疫治疗药物感到兴奋，特别是在揭示了许多癌症的转移与免疫系统（髓系细胞）本身有关的事实后更是如此（参见第 13 章）。据《华尔街日报》（*Wall Street Journal*）最近的一篇文章，目前约有 23 种癌症的免疫治疗正在研发中 [5]。一位制药公司高管 Ira Mellman 说："我们用不着说服人们这是个好主意"（指使用免疫治疗药物——译者注）[5]。我不确定哪些人会相信这是一个好主意。我仍然怀疑这一点。以我对癌症起源和进展的了解，可以预测，这些免疫治疗药物中很少会在癌症的长期疗效方面提供真正的进展，除非它们的治疗可以针对肿瘤的能量代谢。应该说，在某种情况下，免疫治疗是可以靶向能量代谢的。

例如，可引起寒战和发热的癌症免疫治疗可能会有效地消退肿瘤。发热会对全身产生应激，间接影响能量代谢。我在第 17 章会讨论能量应激如何特异性靶向癌细胞的问题。癌细胞比正常细胞更不适应高热（hyperthermia）的能量应激 [6]。William Coley 很早以前就报道过疫苗引起的发热可能导致癌症消退 [7]。因此，重要的是要确定昂贵的新型免疫治疗是基于基因介导起效或是仅仅因为简单的诱导发热引起。我预测那些发生寒战和发热患者的无进展生存期（progression-free survival）可能优于未出现寒战和发热的患者。

营销炒作肯定会使许多免疫药物获利，直到最终该药显示无效，再被其他更昂贵的毒性药物所取代。我可以预言，直到癌症被认为是代谢性疾病，癌症治疗才会有真正进展。当然我不排除在使用代谢疗法使肿瘤体积明显缩小后，某些低剂量免疫靶向治疗有可能针对残留肿瘤细胞有效。但无论怎样，当前昂贵、有毒、基本无效的药物治疗现状是不能被接受的。

最近的一项研究表明，用表皮生长因子受体（EGFR）酪氨酸激酶的小分子抑制剂吉非替尼（Gefitinib）治疗的脑癌患者，其生存率的轻度增加与皮疹和腹泻不良反应相关联 [8]。由于缺乏适当的对照组，因此尚难下定论。换句话说，生存期轻度增加到底是源于 Gefitinib 的治疗效果，还是由于皮疹和腹泻的影响并不清楚。许多癌症治疗对细胞和组织都是有毒的，毒性已成为治疗的常态，新型癌症治疗手段也不例外。遗憾的是，许多患者不得不忍受这些无效的毒性治疗，肿瘤学领域应该认识到癌症是一种代谢疾病，需要采用代谢治疗方案。

癌症领域正在继续使用新的辐射方式和（或）毒性药物治疗组合来进行昂贵的临床试验，希望找到具有改善疗效的治疗方法 [8-11]。如 BATTLE（整合生物标志物方法的肺癌靶向治疗）用于肺癌治疗的临床试验已经引起了广泛的炒作，但迄今为止还没有成功。根据 Edard Kim 博士在华盛顿特区举行的 2010 年美国癌症研究协会（AACR）会议上的介绍，在接受治疗 8 周时，约 46% 的患者疾病得到了一定的控制，平均寿命比未接受治疗的患者延长 2.7 个月。也就是说在 54% 的接受治疗患者未得到控制。这也是为什么越来越多的癌症患者拒绝肿瘤科医生的治疗建议 [12]。

BATTLE 治疗方案被认为是个性化的，因为它采用多种靶向各种肿瘤细胞生长因子受体（如 EGFR 和其他肿瘤细胞分子缺陷）的药物混合物。换句话说，BATTLE 治疗策略的理论基础仍然是癌症基因突变论。然而，我们从 Loeb、Stratton 等的研究中了解到，在肿瘤中发现的异常分子在大多数肿瘤的不同肿瘤细胞之间存在差异 [13-15]。根据癌症是代谢性疾病而不是基因突变疾病的理论，我预测 BATTLE 治疗最终不可能在治疗转移性肺癌或控制任何晚期转移性癌症中发挥重要作用。而遗憾的是，以上预测的依据未被肯定之前，仍将有更多癌症患者走向死亡。

值得注意的是，尽管某些疗法毒性很大，甚至可能致死，并且对改善长期临床结局无望，但仍有很多患者被招募参加试验。肿瘤科医生经常告诉患者特定的新药组合优于之前的组合，但支持这些说法的数据往往被夸大 [16]。为什么要给癌症患者提供不够准确的信息呢？

40 多年来的临床研究表明，晚期的常规治疗方法在延长生存期或提高患者生活质量方面没有效果。尽管有过去失败的证据，免疫治疗复活就是一个例子 [5]。我们呼吁，不应追求产生不良反应和降低生活质量的癌症治疗方法，尤其是替代性代谢疗法已出现，且被证明更有效且毒性较小。由于转移性黑素瘤和大多数转移性癌症是由能量代谢缺陷的巨噬细胞引起的（参见第 13 章），我认为在限制能量条件下采用靶向葡萄糖和谷氨酰胺的治疗，将比目前的药物能更有效地长期控制癌症（参见第 17 章和第 18 章）。

从 20 世纪 60 年代延续至今的癌症治疗时代，最好称之为不明智的野蛮时期。尽管有些人会认为我的评价很苛刻，但现行治疗中不可接受的毒性作用或表 1–1 中的死亡统计数字是不容忽视的。许多新治疗策略伴随着严重的身心痛苦，只要癌症被视为除了代谢疾病以外的其他疾病，这种状况就将持续下去。直到癌症被认为是一种代谢性疾病，才能期待出现更有效和更少毒性的治疗方法。

16.2 胶质母细胞瘤的"标准治疗"

目前，从多形性胶质母细胞瘤（GBM）的标准治疗中可以很好地理解癌症治疗的现状。下面我将以 GBM 为例来阐述，因为与其他恶性肿瘤相比，我更熟悉 GBM[17]。况且 GBM 的治疗失败率与其他侵袭性和转移性癌症（如肺癌、胰腺癌和肝癌）的失败率相似[18]。一旦 GBM 细胞离开中枢神经系统向全身扩散，它的转移行为与许多其他转移性癌症的转移行为一样糟糕[19]。但与其他转移性癌症不同的是，通常在疾病表现为全身转移之前 GBM 患者已经死亡。由于大多数转移性癌症（包括 GBM）来源于髓系细胞源性细胞的呼吸损伤（参见第 13 章），所以我认为，GBM治疗策略中遇到问题也基本适用于所有或大多数转移性癌症。

GBM 是最常见的成年原发性脑肿瘤，生存时间的中位数为确诊后 12~14 个月[17, 20-22]。继发性 GBM 也可见于治疗干预后的低分级的星形细胞瘤[23]。用于治疗低分级胶质瘤（手术、放射和化疗）的许多刺激性方法最终会促进 GBM 的发展。正如我前面提到的那样，人脑几乎很少暴露于高剂量辐射[24]，所以放疗可能促进 GBM 的发展。50 多年来，GBM 患者的生存期仅有少许改变。同许多恶性肿瘤一样，目前 GBM 的标准治疗包括手术根治切除、放射治疗和化疗[22, 25-28]。几乎 99% 的 GBM 患者围术期接受过全套治疗，有时甚至全程使用，皮质类固醇（地塞米松）也作为标准治疗的一部分[28, 29]。

众所周知，GBM 的细胞组成异质性很强，组成包括肿瘤干细胞、间充质细胞和宿主基质细胞[23, 30-32]。GBM 中具有巨噬细胞 / 单核细胞特征的细胞数量有时与肿瘤细胞数量相仿[33, 34]，这些细胞被称为肿瘤相关巨噬细胞（TAM），但它们到底是来自基质细胞还是肿瘤细胞仍然不明确。我们最近的研究显示，许多疑似 TAM 的细胞实际上是肿瘤细胞群的一部分[35]。TAM 通过释放促炎症因子和促血管新生因子来促进肿瘤进展[34, 36, 37]。实际上 GBM 中许多肿瘤细胞具有高度迁移性，可以侵袭肿瘤主体以外的脑部其他部位，所以临床上完全手术切除非常罕见[38, 39]。即使采用最佳的治疗方法，也只有 5% ~10% 的 GBM 患者能够长期幸存（36 个月）[17, 20-22, 25, 40]。

虽然 GBM 的生物学行为很复杂，但葡萄糖和谷氨酰胺是驱动快速生长所必需的主要能量代谢物[26, 41-46]。在第 17 章我们会看到，葡萄糖和谷氨酰胺是驱动大多数恶性肿瘤生长的主要燃料。正常生理条件下，几乎全部脑功能的实现都需要葡萄糖[47]。肿瘤细胞首先将谷氨酰胺代谢为谷氨酸，然后再代谢为 α－酮戊二酸以进一步在线粒体内代谢（参见第 4 章）。谷氨酰胺是颅外组织中最易获得的氨基酸，而脑内谷氨酰胺通过参与神经传递的谷氨酸－谷氨酰胺循环而受到严格的调控[47, 48]。

谷氨酸是主要的兴奋性神经递质，突触释放后必须迅速清除，以防止对神经元的兴奋性毒性损伤[49, 50]。胶质细胞含有清除细胞外谷氨酸的转运蛋白，可以将谷氨酸代谢为谷氨酰胺并递送回神经元。神经元将谷氨酰胺代谢为谷氨酸，然后再将其重新包装到突触小泡中以供将来释放（图 16–1）。这种谷氨酰胺－谷氨酸循环在正常神经组织中可以维持细胞外低水平的谷氨酸和谷氨酰胺。然而该循环一旦破坏则可使 GBM 细胞获得谷氨酰胺，而谷氨酰胺除了作为肿瘤细胞的代谢燃料外，也是髓系细胞源性细胞（即巨噬细胞、单核细胞和小胶质细胞）的重要燃料[37, 51]。只要 GBM 细胞可以获得葡萄糖和谷氨酰胺，肿瘤就会不断生长，使得疾病的长期控制变得困难或根本不可能。

与正常胶质细胞不同，某些胶质瘤细胞可分泌谷氨酸。胶质瘤谷氨酸分泌被认为可增加神经兴奋性毒性并利于肿瘤扩张[50]。机械创伤（手术）、放疗和化疗引起的神经毒性将升高细胞外谷氨酸水平，从而促进肿瘤进展[50]。那么，胶质母细胞瘤的能量代谢信息与疾病进展及其标准治疗又有什么关联呢？

充分的证据表明，辐射和化疗可以诱导坏死和炎症，两者都会增加组织的谷氨酸水平[26, 38, 52-54]。局部的星形胶质细胞可迅速清除细胞外谷氨酸，将其代谢为谷氨酰胺并释放到神经元。在神经元死亡或濒死的情况下，存活的肿瘤细胞和 TAM 将使用星形胶质细胞来源的谷氨酰胺产能并维持生长（图 16-1）。

肿瘤细胞线粒体的辐射损伤将增强其对葡萄糖和谷氨酰胺的依赖，以维持其生长及存活[42, 55, 56]。已知放疗可上调 PI3K/Akt 通路，导致胶质瘤糖酵解、血管形成和化疗药物耐药[42, 57-59]。此外，

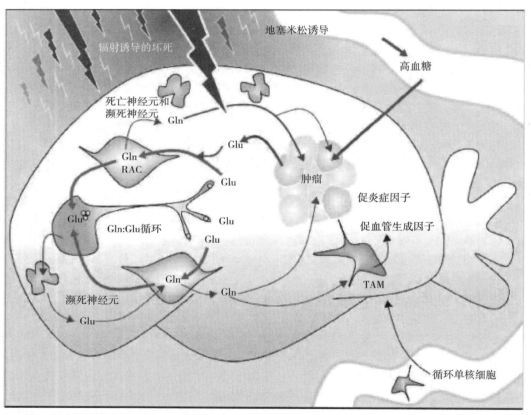

图 16-1　标准治疗如何引发 GBM 的侵袭性增长[17]。GBM 由多种肿瘤细胞类型及肿瘤相关巨噬细胞（TAM）组成，后者释放促炎症因子和促血管新生因子。所有这些细胞将使用葡萄糖和谷氨酰胺（Gln）作为其生长和存活的主要代谢燃料。尽管没有血管支持，但这些燃料可以在低氧环境中通过酵解来产能。辐射/药物诱导性坏死发生后，谷氨酸（Glu）水平升高。反应性星形胶质细胞（RAC）摄取并代谢谷氨酸为谷氨酰胺，而高血糖则见于皮质类固醇（地塞米松）治疗后。总之，这些标准疗法将为 GBM 提供促进其存活和生长环境。我们预测其他癌症现行治疗的情况与 GBM 相仿。详情请参阅正文。来源：经许可转载自《柳叶刀·肿瘤病学》（*Lancet Oncology*）。彩图见本书彩图 35

放疗将增加从肿瘤细胞到正常细胞的水平基因转移，从而增强融合杂交体的形成，而后者可侵袭整个脑部[60, 61]。除了 GBM 外，放疗也可以引起其他癌症（如乳腺癌、直肠癌和子宫内膜癌）的浸润和转移行为，仅举几例说明[62-64]。尽管放疗在短期内可能有治疗效果，但存在增加肿瘤复发性生长的长期风险。

已知辐射可导致癌症。牙医会把铅围裙放在接受牙齿 X 线的患者身上。许多人对核反应堆恐惧，因为暴露于泄漏到环境中的放射性物质具有癌症风险。为什么辐射暴露被认为对大多数人不健康，但对许多癌症患者却是可以接受的？成千上万的癌症患者经常接受高剂量辐射以治疗疾病。虽然放疗可以提高某些低分级非转移性癌症的 5 年生存率，但会增加疾病复发的风险，所以需要更好的放疗替代手段。

高剂量糖皮质激素（地塞米松）通常用于减轻放疗引起的脑肿胀和肿瘤水肿，但有充分证据表明地塞米松可明显提高血糖水平[65, 66]。这种血糖升高与 2 型糖尿病患者相似。葡萄糖是正常脑代谢的主要燃料，但也驱动糖酵解依赖性肿瘤细胞生长和谷氨酸合成[46, 47]。来自糖酵解的丙酮酸还可增强 p- 糖蛋白活性[67]，p- 糖蛋白负责将毒性药物从细胞内泵出，其被激活后将导致肿瘤细胞对大多数化疗药物产生耐药[68]。通过升高血糖和提供糖酵解燃料，类固醇可促进肿瘤细胞的耐药性。更具体而言，用于减少组织肿胀和水肿的类固醇药物，可保护肿瘤细胞不被化疗药物杀灭。当肿瘤医生向患者开具类固醇药物时，应该充分考虑这种情况。

明确证据显示，在脑肿瘤患者及实验动物中，血糖水平高者的肿瘤生长快于血糖水平低者，且前者预后通常更差[69-71]。根据这个证据，我很惊讶地看到 Linda M. Liau 在 McGirt 等 "葡萄糖在肿瘤进展中的作用" 论文结尾处的评论[70]。Liau 博士说：

高血糖与肿瘤复发或死亡率无直接关系，只反映患者的整体医疗状况。这里的相关性仅体现在高血糖和较短的总生存期之间，并没有关于肿瘤状态（即肿瘤进展期或无肿瘤进展生存期）的纵向数据。伴有严重、慢性、不受控高血糖的患者可能难以耐受全身化疗，需要延长类固醇使用，或者可能因非肿瘤复发直接因素而导致死亡。因此，高血糖对肿瘤控制的直接影响是未知的。

在我看来，Liau 博士的这段评论表明他根本不熟悉瓦伯格癌症理论。我怀疑许多在癌症领域工作的调查人员也缺乏对瓦伯格理论的认识。因此，在未阐明疾病机制之前，是不可能对 GBM 或其他高侵袭性/转移性癌症的治疗取得进展的。

更有意思的病例是将地塞米松用于接受 CTLA-4（ipilimumab）治疗的癌症患者。如前所述，这是一种治疗恶性黑素瘤和肾细胞癌常用的免疫疗法[2, 3]。与 GBM 患者情况一样，地塞米松给予黑素瘤患者和肾癌患者用于减少癌症治疗的毒性不良反应。虽然地塞米松可以快速减少组织水肿，出现治疗暂时有效的假象，但最终却可以保护肿瘤细胞免于死亡，从而增加肿瘤生长失控和晚期转移的风险。尚不清楚哪种治疗对癌症患者更具危险性，是有毒的化疗还是用来减毒的激素！如果肿瘤科医生明白这一点，那我很纳闷他们在向患者开具高剂量类固醇时是怎么想的。

TAM 将对局部的肿瘤环境做出反应，就像对待未愈合的伤口，从而释放促血管生成因子。随之而来的就是生物混乱的升级，其中 TAM 愈合伤口的固有特性增强了脑肿瘤细胞的增殖、侵袭和自我更新的能力[34, 72]。高葡萄糖水平与无限制的谷氨酰胺会提供驱动肿瘤进展所需的能量。因此，接受标准治疗的 GBM 患者中 90% 难以存活 36 个月，这并不足为怪。但值得注意的是，仍有 10% 的 GBM 患者能够耐受这种标准治疗，说明人体的生理适应性是很强大的。

现行 GBM 标准治疗引发了不良反应的 "完美风暴"（perfect storm），从而也 "确保" 了大多数患者的死亡。放疗可以提供丰富的谷氨酰胺，地塞米松则提供了丰富的葡萄糖，更糟糕的是，接受标准治疗的某些患者还被给予贝伐珠单抗（安维汀）治疗。贝伐珠单抗治疗后复发的 GBM 患者几乎 100% 死亡[73, 74]。虽然贝伐珠单抗靶向肿瘤血管，但其可加剧辐射诱导的坏死，并增强肿瘤细胞的侵袭性[75-78]。上述情况也见于接受西他拉尼（cediranib，一种泛 VEGFR 酪氨酸激酶抑制剂）治疗的患者，因为该抑制剂可增加具有巨噬细胞特征的细胞数量[79]。

我和 Leanne Huysentruyt 博士最近提出的证据表明，许多具有巨噬细胞性质的细胞就是肿瘤细胞群的一部分[35]。由于具有巨噬细胞特性的细胞已自然编程具有酵解葡萄糖和谷氨酰胺的能力，所以贝伐珠单抗、西他拉尼及其他抗血管生成药物可能会筛选出更具侵袭性并可在低氧微环境中存活的某些细胞，而且这些细胞更少依赖支持性血管系统以存活。肿瘤细胞具有的这种能力将使贝伐珠单抗和其他类似的抗血管生成药物对 GBM 的治疗无效。对 cediranib 研究的最新发现也支持我的预测[79]。

由于其众多不良反应，德国已经终止贝伐珠单抗用于治疗脑癌，美国 FDA 也撤销了贝伐珠单抗用于治疗乳腺癌。鉴于其不良反应且增强癌细胞侵袭性，目前还不清楚为什么该药仍然用于治疗 GBM 或其他癌症。在治疗儿童癌症中这种情况似乎更糟[80]。据《华尔街日报》最新报道，贝伐珠单抗（Avastin）制造商罗氏控股公司（Roche Holding）计划游说美国国会议员，以确保安维汀（Avastin）继续作为癌症药物使用[81]。

癌症是一门大生意。在《华尔街日报》（2011 年 6 月 29 日，星期三）的"回顾与展望"栏目有一篇题为"疗法竞赛"（Race Against the Cure）的文章，阅读中我清楚地意识到，贝伐珠单抗和其他毒性药物终止用于癌症治疗遭遇抵抗的因素并非完全出于健康的原因。我认为那些推荐贝伐珠单抗或使用贝伐珠单抗治疗癌症的人知识欠缺，或者道德欠缺，或两者兼有。我赞赏 FDA 专员 Margaret Hamburg 和癌症药物主管 Paul Pazdur 为保护癌症患者而采取的行动。癌症患者特别容易受到癌症制药企业虚假的、欺骗性的蛊惑。如果脑癌患者了解到我对癌症起源的认识，那么他们就会像避免瘟疫一样避免使用贝伐珠单抗。

虽然，目前 GBM 的标准治疗可以在短期（数月）内增加患者的生存期，但该治疗方案最终将加速 GBM 能量代谢和疾病进展。任何增强肿瘤细胞能量代谢的治疗都有降低患者长期生存率的风险。图 16-1 总结了放疗和地塞米松对 GBM 的影响。GBM 的长期预后不可能很快改变，因为那些使用标准治疗的医生恐怕并不知道驱动疾病进展的潜在代谢机制[22]。我们要问，这种促进而不是控制高分级胶质瘤的治疗还要持续应用多久呢？

如果 GBM 和其他晚期转移性癌症的现行标准治疗具有毒性，且长期可能加速肿瘤生长，那么何种替代性的治疗方法可以阻止恶性肿瘤的生长？我们认为靶向肿瘤细胞能量代谢的治疗方法，将比目前的标准治疗更有效地延缓肿瘤生长并延长患者的长期生存[46, 82-85]。下面我将在第 17 章中特别阐述使用无毒代谢疗法治疗癌症的证据。

参考文献

[1] Rockoff JD. Cancer therapy approved. Wall St J. 2011. http://online.wsj.com/article/ SB100014240527487045174045762227105 28145314.html.

[2] Beck KE, Blansfield JA, Tran KQ, Feldman AL, Hughes MS, Royal RE, et al. Enterocolitis in patients with cancer after antibody blockade of cytotoxic T-lymphocyte-associated antigen 4. J Clin Oncol. 2006;24:2283 - 9.

[3] Couzin-Frankel J. Immune therapy steps up the attack. Science. 2010; 330: 440 - 3. http://online.wsj.com/article/SB100014224052702304778304576377892911572686.html.

[4] Chapman PB, Hauschild A, Robert C, Haanen JB, Ascierto P, Larkin J, et al. Improved survival with vemurafenib in melanoma with BRAF V600E mutation. N Engl J Med. 2011;364: 2507 - 16.

[5] Gryta T. Enlisting the body to fight cancer. Wall St J. 2010;D1 - D2. 286 Chapter 16 Cancer Treatment Strategies

[6] Martino F. Alternative inductothermia in cancer. A confirmation with therapeutic applications of Warburg's theory. Cancro. 1962;15:358 - 85.

[7] Hoption Cann SA, van Netten JP, van Netten C. Dr William Coley and tumour regression: a place in history or in the future. Postgrad Med J. 2003;79:672 - 80.

[8] Uhm JH, Ballman KV, Wu W, Giannini C, Krauss JC, Buckner JC, et al. Phase II evaluation of gefitinib in patients with newly diagnosed grade 4 astrocytoma: Mayo/North central cancer treatment group study N0074. Int J Radiat Oncol Biol Phys. 2010;80:347 - 53.

[9] Ahluwalia MS, Patton C, Stevens G, Tekautz T, Angelov L, Vogelbaum MA, et al. Phase II trial of ritonavir/lopinavir in patients with progressive or recurrent high-grade gliomas. J Neuro Oncol. 2010;102:317 - 21.

[10] Seyfried NT, Kiebish M, Mukherjee P. Targeting Energy Metabolism in Brain Cancer with Restricted Diets. In: Ray S, editor. Glioblastoma: Molecular Mechanisms of Pathogenesis and Current Therapeutic Strategies. New York: Springer; 2010. p.341 - 63.

[11] Smith TJ, Hillner BE. Bending the cost curve in cancer care. N Engl J Med. 2011;364:2060 - 5.

[12] Konigsberg RD. The refuseniks: why some cancer patients reject their doctor's advise. TIME. 2011;177:72 - 7.

[13] Loeb LA. A mutator phenotype in cancer. Cancer Res. 2001;61:3230 - 9.

[14] Salk JJ, Fox EJ, Loeb LA. Mutational heterogeneity in human cancers: origin and consequences. Annu Rev Pathol. 2010;5:51 - 75.

[15] Stratton MR, Campbell PJ, Futreal PA. The cancer genome. Nature. 2009;458:719 - 24.

[16] Fishman J, Ten Have T, Casarett D. Cancer and the media: how does the news report on treatment and outcomes? Arch Intern Med. 2010;170:515 - 8.

[17] Seyfried TN, Shelton LM, Mukherjee P. Does the existing standard of care increase glioblastoma energy metabolism? Lancet Oncol. 2010;11:811 - 3.

[18] Marshall E. Cancer research and the $90 billion metaphor. Science. 2011;331:1540 - 1.

[19] Lun M, Lok E, Gautam S, Wu E, Wong ET. The natural history of extracranial metastasis from glioblastoma multiforme. J Neuro Oncol. 2011;105:261 - 73.

[20] Stupp R, Hegi ME, Mason WP, van den Bent MJ, Taphoorn MJ, Janzer RC, et al. Effects of radiotherapy with concomitant and adjuvant temozolomide versus radiotherapy alone on survival in glioblastoma in a randomised phase III study: 5-year analysis of the EORTC-NCIC trial. Lancet Oncol. 2009;10:459 - 66.

[21] Yovino S, Grossman SA. Treatment of glioblastoma in "Elderly" patients. Curr Treat Options Oncol. 2011;12:253 - 62.

[22] Preusser M, de Ribaupierre S, Wohrer A, Erridge SC, Hegi M, Weller M, et al. Current concepts and management of glioblastoma. Ann Neurol. 2011;70:9 - 21.

[23] Ohgaki H, Kleihues P. Genetic alterations and signaling pathways in the evolution of gliomas. Cancer Sci. 2009;100:2235 - 41.

[24] Seyfried TN, Kiebish MA, Marsh J, Shelton LM, Huysentruyt LC, Mukherjee P. Metabolic management of brain cancer. Biochim Biophys Acta. 2010;1807:577 - 94.

[25] Souhami L, Seiferheld W, Brachman D, Podgorsak EB, Werner-Wasik M, Lustig R, et al. Randomized comparison of stereotactic radiosurgery followed by conventional radiotherapy with carmustine to conventional radiotherapy with carmustine for patients with glioblastoma multiforme: report of radiation therapy oncology group 93-05 protocol. Int J Radiat Oncol Biol Phys. 2004;60:853 - 60.

[26] Yang I, Aghi MK. New advances that enable identification of glioblastoma recurrence. Nat Rev Clin Oncol. 2009;6:648 - 57.

[27] Mason WP, Maestro RD, Eisenstat D, Forsyth P, Fulton D, Laperriere N, et al. Canadian recommendations for the treatment of glioblastoma multiforme. Curr Oncol. 2007;14:110 - 17.

[28] Chang SM, Parney IF, Huang W, Anderson FA, Jr., Asher AL, Bernstein M, et al. Patterns of care for adults with newly diagnosed malignant glioma. JAMA. 2005;293:557 - 64.

[29] Koehler PJ. Use of corticosteroids in neuro-oncology. Anticancer Drugs. 1995;6:19 - 33.

[30] Chen R, Nishimura MC, Bumbaca SM, Kharbanda S, Forrest WF, Kasman IM, et al. A hierarchy of self-renewing tumor-initiating cell types in glioblastoma. Cancer Cell. 2010;17:362 - 75.

[31] Prestegarden L, Svendsen A, Wang J, Sleire L, Skaftnesmo KO, Bjerkvig R, et al. Glioma cell populations grouped by different cell type markers drive brain tumor growth. Cancer Res. 2010;70:4274 - 9.

[32] Tso CL, Shintaku P, Chen J, Liu Q, Liu J, Chen Z, et al. Primary glioblastomas express mesenchymal stem-like properties. Mol Cancer Res. 2006;4:607 - 19.

[33] Morantz RA, Wood GW, Foster M, Clark M, Gollahon K. Macrophages in experimental and human brain tumors. Part 2: studies of the macrophage content of human brain tumors. J Neurosurg. 1979;50:305 - 11.

[34] Seyfried TN. Perspectives on brain tumor formation involving macrophages, glia, and neural stem cells. Perspect Biol Med. 2001;44:263 - 82.

[35] Huysentruyt LC, Seyfried TN. Perspectives on the mesenchymal origin of metastatic cancer. Cancer Metastasis Rev. 2010;29:695 - 707.

[36] Qian BZ, Pollard JW. Macrophage diversity enhances

tumor progression and metastasis. Cell. 2010;141:39 - 51.

[37] Lewis C, Murdoch C. Macrophage responses to hypoxia: implications for tumor progression and anti-cancer therapies. Am J Pathol. 2005;167:627 - 35.

[38] Kallenberg K, Bock HC, Helms G, Jung K, Wrede A, Buhk JH, et al. Untreated glioblastoma multiforme: increased myo-inositol and glutamine levels in the contralateral cerebral hemisphere at proton MR spectroscopy. Radiology. 2009;253:805 - 12.

[39] Talacchi A, Turazzi S, Locatelli F, Sala F, Beltramello A, Alessandrini F, et al. Surgical treatment of high-grade gliomas in motor areas. The impact of different supportive technologies: a 171-patient series. J Neuro Oncol. 2010;100:417 - 26.

[40] Krex D, Klink B, Hartmann C, von Deimling A, Pietsch T, Simon M, et al. Long-term survival with glioblastoma multiforme. Brain. 2007;130:2596 - 606.

[41] DeBerardinis RJ, Cheng T. Q's next: the diverse functions of glutamine in metabolism, cell biology and cancer. Oncogene. 2010;29:313 - 24.

[42] Seyfried TN, Shelton LM. Cancer as a metabolic disease. Nutr Metab. 2010;7:7.

[43] Wise DR, DeBerardinis RJ, Mancuso A, Sayed N, Zhang XY, Pfeiffer HK, et al. Myc regulates a transcriptional program that stimulates mitochondrial glutaminolysis and leads to glutamine addiction. Proc Natl Acad Sci USA. 2008;105:18782 - 7.

[44] Spence AM, Muzi M, Graham MM, O'Sullivan F, Krohn KA, Link JM, et al. Glucose metabolism in human malignant gliomas measured quantitatively with PET, 1-[C-11]glucose and FDG: analysis of the FDG lumped constant. J Nucl Med. 1998;39:440 - 8.

[45] DeBerardinis RJ, Mancuso A, Daikhin E, Nissim I, Yudkoff M, Wehrli S, et al. Beyond aerobic glycolysis: transformed cells can engage in glutamine metabolism that exceeds the requirement for protein and nucleotide synthesis. Proc Natl Acad Sci USA. 2007;104:19345 - 50.

[46] Seyfried TN, Mukherjee P. Targeting energy metabolism in brain cancer: review and hypothesis. Nutr Metab. 2005;2:30.

[47] McKenna MC, Gruetter R, Sonnewald U, Waagepetersen HS, Schousboe A. Energy Metabolism of the Brain. In: Siegel GJ, Albers RW, Bradey ST, Price DP, editors. Basic Neurochemistry: Molecular, Cellular, and Medical Aspects. New York: Elsevier Academic Press; 2006. p.531 - 57.

[48] Hawkins RA. The blood-brain barrier and glutamate. Am J Clin Nutr. 2009;90:867S - 74S.

[49] Allen NJ, Karadottir R, Attwell D. A preferential role for glycolysis in preventing the anoxic depolarization of rat hippocampal area CA1 pyramidal cells. J Neurosci. 2005;25:848 - 59.

[50] Takano T, Lin JH, Arcuino G, Gao Q, Yang J, Nedergaard M. Glutamate release promotes growth of malignant gliomas. Nat Med. 2001;7:1010 - 5.

[51] Newsholme P. Why is L-glutamine metabolism important to cells of the immune system in health, postinjury, surgery or infection? J Nutr. 2001;131:2515S - 22S. discussion 23S - 4S.

[52] Monje ML, Vogel H, Masek M, Ligon KL, Fisher PG, Palmer TD. Impaired human hippocampal neurogenesis after treatment for central nervous system malignancies. Ann Neurol. 2007;62:515 - 20.

[53] Lee WH, Sonntag WE, Mitschelen M, Yan H, Lee YW. Irradiation induces regionally specific alterations in pro-inflammatory environments in rat brain. Int J Radiat Biol. 2010;86:132 - 44.

[54] Di Chiro G, Oldfield E, Wright DC, De Michele D, Katz DA, Patronas NJ, et al. Cerebral necrosis after radiotherapy and/or intraarterial chemotherapy for brain tumors: PET and neuropathologic studies. AJR Am J Roentgenol. 1988;150:189 - 97.

[55] Warburg O. On the origin of cancer cells. Science. 1956;123:309 - 14.

[56] Smith AE, Kenyon DH. A unifying concept of carcinogenesis and its therapeutic implications. Oncology. 1973;27:459 - 79.

[57] Elstrom RL, Bauer DE, Buzzai M, Karnauskas R, Harris MH, Plas DR, et al. Akt stimulates aerobic glycolysis in cancer cells. Cancer Res. 2004;64:3892 - 9.

[58] Marsh J, Mukherjee P, Seyfried TN. Akt-dependent proapoptotic effects of dietary restriction on late-stage management of a phosphatase and tensin homologue/tuberous sclerosis complex 2- deficient mouse astrocytoma. Clin Cancer Res. 2008;14:7751 - 62.

[59] Zhuang W, Qin Z, Liang Z. The role of autophagy in sensitizing malignant glioma cells to radiation therapy. Acta Biochim Biophys Sin (Shanghai). 2009;41:341 - 51.

[60] Espejel S, Romero R, Alvarez-Buylla A. Radiation damage increases Purkinje neuron heterokaryons in neonatal cerebellum. Ann Neurol. 2009;66:100 - 9.

[61] Holmgren L, Szeles A, Rajnavolgyi E, Folkman J, Klein G, Ernberg I, et al. Horizontal transfer of DNA by the uptake of apoptotic bodies. Blood. 1999;93:3956 - 63.

[62] Shabo I, Olsson H, Sun XF, Svanvik J. Expression of the macrophage antigen CD163 in rectal cancer cells is associated with early local recurrence and reduced survival time. Int J Cancer. 2009;125:1826 -

31.

[63] Shabo I, Stal O, Olsson H, Dore S, Svanvik J. Breast cancer expression of CD163, a macrophage scavenger receptor, is related to early distant recurrence and reduced patient survival. Int J Cancer. 2008;123:780 - 6.

[64] Tebeu PM, Verkooijen HM, Bouchardy C, Ludicke F, Usel M, Major AL. Impact of external radiotherapy on survival after stage I endometrial cancer: results from a population based study. J Cancer Sci Ther. 2011;3:041 - 6.

[65] Lukins MB, Manninen PH. Hyperglycemia in patients administered dexamethasone for craniotomy. Anesth Analg. 2005;100:1129 - 33.

[66] Hans P, Vanthuyne A, Dewandre PY, Brichant JF, Bonhomme V. Blood glucose concentration profile after 10mg dexamethasone in non-diabetic and type 2 diabetic patients undergoing abdominal surgery. Br J Anaesth. 2006;97:164 - 70.

[67] Wartenberg M, Richter M, Datchev A, Gunther S, Milosevic N, Bekhite MM, et al. Glycolytic pyruvate regulates P-Glycoprotein expression in multicellular tumor spheroids via modulation of the intracellular redox state. J Cell Biochem. 2010;109:434 - 46.

[68] Aller SG, Yu J, Ward A, Weng Y, Chittaboina S, Zhuo R, et al. Structure of P-glycoprotein reveals a molecular basis for poly-specific drug binding. Science. 2009;323:1718 - 22.

[69] Derr RL, Ye X, Islas MU, Desideri S, Saudek CD, Grossman SA. Association between hyperglycemia and survival in patients with newly diagnosed glioblastoma. J Clin Oncol. 2009;27:1082 - 6.

[70] McGirt MJ, Chaichana KL, Gathinji M, Attenello F, Than K, Ruiz AJ, et al. Persistent outpatient hyperglycemia is independently associated with decreased survival after primary resection of malignant brain astrocytomas. Neurosurgery. 2008;63:286 - 91. discussion 91.

[71] Seyfried TN, Sanderson TM, El-Abbadi MM, McGowan R, Mukherjee P. Role of glucose and ketone bodies in the metabolic control of experimental brain cancer. Br J Cancer. 2003;89: 1375 - 82.

[72] Staw BM, Ross J. Understanding behavior in escalation situations. Science. 1989;246:216 - 20.

[73] Zhang W, Lin Y, Chen B, Song SW, Jiang T. Recurrent glioblastoma of childhood treated with bevacizumab: case report and molecular features. Childs Nerv Syst. 2010;26:137 - 43.

[74] Iwamoto FM, Abrey LE, Beal K, Gutin PH, Rosenblum MK, Reuter VE, et al. Patterns of relapse and prognosis after bevacizumab failure in recurrent glioblastoma. Neurology. 2009;73:1200 - 6.

[75] Jeyaretna DS, Curry WT Jr, Batchelor TT, Stemmer-Rachamimov A, Plotkin SR. Exacerbation of cerebral radiation necrosis by bevacizumab. J Clin Oncol. 2011;29:e159 - 62.

[76] Verhoeff JJ, van Tellingen O, Claes A, Stalpers LJ, van Linde ME, Richel DJ, et al. Concerns about anti-angiogenic treatment in patients with glioblastoma multiforme. BMC Cancer. 2009;9:444.

[77] de Groot JF, Fuller G, Kumar AJ, Piao Y, Eterovic K, Ji Y, et al. Tumor invasion after treatment of glioblastoma with bevacizumab: radiographic and pathologic correlation in humans and mice. Neuro Oncol. 2010;12:233 - 42.

[78] Keunen O, Johansson M, Oudin A, Sanzey M, Rahim SA, Fack F, et al. Anti-VEGF treatment reduces blood supply and increases tumor cell invasion in glioblastoma. Proc Natl Acad Sci USA. 2011;108:3749 - 54.

[79] di Tomaso E, Snuderl M, Kamoun WS, Duda DG, Auluck PK, Fazlollahi L, et al. Glioblastoma recurrence after cediranib therapy in patients: lack of "rebound" revascularization as mode of escape. Cancer Res. 2011;71:19 - 28.

[80] Parekh C, Jubran R, Erdreich-Epstein A, Panigrahy A, Bluml S, Finlay J, et al. Treatment of children with recurrent high grade gliomas with a bevacizumab containing regimen. J Neuro Oncol. 2011;103:673 - 80.

[81] Mundy A. Showdown over cancer drug. Wall St J. 2011; 27. http://online.wsj.com/article/ SB100014240 5270230362710457640998 1 132510402.html.

[82] Nebeling LC, Miraldi F, Shurin SB, Lerner E. Effects of a ketogenic diet on tumor metabolism and nutritional status in pediatric oncology patients: two case reports. J Am Coll Nutr. 1995;14:202 - 8.

[83] Michelakis ED, Sutendra G, Dromparis P, Webster L, Haromy A, Niven E, et al. Metabolic modulation of glioblastoma with dichloroacetate. Sci Transl Med. 2010;2:31ra4.

[84] Zuccoli G, Marcello N, Pisanello A, Servadei F, Vaccaro S, Mukherjee P, et al. Metabolic management of glioblastoma multiforme using standard therapy together with a restricted ketogenic diet: Case Report. Nutr Metab. 2010;7:33.

[85] Seyfried TN, Mukherjee P, Kalamian M, Zuccoli G. The Restricted Ketogenic Diet: An Alternative Treatment Strategy for Glioblastoma Multiforme. In: Holcroft R, editor. Treatment Strategies Oncology. London: Cambridge Research Center; 2011. p. 24 - 35.

第 17 章

癌症的代谢治疗

如果癌症主要是一种能量代谢疾病，那么我们应该从那些针对肿瘤细胞能量代谢的特异性治疗方法中去发现癌症治疗的理性策略。这些策略应该适用于大多数癌症（无论其组织来源如何），因为几乎所有癌症均具有共同的潜在机体紊乱及侵袭，都伴代偿性酵解的细胞呼吸损伤。本章中我将把相关信息进行综述，展示葡萄糖和谷氨酰胺利用度的变化如何靶向肿瘤细胞和肿瘤微环境。众多研究表明，膳食能量减少（dietary energy reduction，DER）作为一种普遍的代谢治疗方法，能够显著减轻多种类型肿瘤的生长和进展，包括乳腺癌、脑癌、结肠癌、胰腺癌、肺癌和前列腺癌 [1-11]。DER 可自然降低循环中的葡萄糖水平，这是许多肿瘤赖之以生长和存活的土壤。David Kritchevsky及 Stephen Hursting 和 FrankKari 提供的历史概览和广泛证据告诉我们，膳食热量减少为什么能够减轻多种肿瘤类型的生长和进展 [1, 12-14]。肿瘤专家应该认识到，膳食能量减少是众多癌症的克星。在患者初诊为癌症，且大多健康状况良好的情况下，这一治疗方法将是最为有效的。

我在本章中采用膳食能量减少这一术语来表示热量限制（CR）或饮食限制。热量限制一词通常与饮食限制一词可互换使用，因为两者对肿瘤的治疗效果主要来自为机体提供能量的食物减少 [11, 15]。在食物能量分子缺乏的情况下，机体将从内部储存（主要涉及脂肪和蛋白质）中转化能量。这种转化通过糖异生作用（gluconeogenesis）完成，这些分子将合成糖类。在食物长期匮乏的历史中，人类已进化到能够有效地完成上述转化的程度 [16]。治疗性禁食能够强化整体的能量节约，从而让体内达到一个新的稳态。鉴于肿瘤细胞的细胞呼吸功能低下和基因组不稳定，它将被阻止进入这种新的能量状态。

与饥饿不同，DER 的产生源于饮食营养素的总量减少，它能降低总热量摄入却不引起厌食或营养不良 [4, 11, 17-20]。作为一种自然疗法，DER 可改善健康状况，预防肿瘤形成并减少炎症反应 [17, 19, 21-25]。作为一种理想的治疗方法，减少热量摄入能够减轻肿瘤生长，且不伴有常规癌症治疗相关的不良反应。更确切地说，禁食可以减少某些化学疗法的毒性作用 [26]。Gary Meadows 实验室的研究显示，肿瘤代谢和生长会因此受到某些氨基酸限制的影响 [27, 28]。我在后面的第 18 章中将讨论恶病质（cachexia）的问题，还有如何通过 DER 应对这种能量状态。

17.1 是饮食含量还是膳食组成导致肿瘤生长的减缓

Albert Tannenbaum 首先发现，DER 的抗癌作用主要涉及 CR 本身，而非限制任何特定的饮食成分 [11, 20]。基于他与 Herbert Silverstone 在 1953 年的研究数据，他认为："携带自发性乳腺癌的小鼠用不足的饲喂（underfeeding）或热量限制可延长其寿命，降低肿瘤生长速度，抑制额外乳腺肿瘤的形成，并减少肺转移的频率" [29]。上述观点及其他众多研究明确指出，DER 的简要过程可抑制肿瘤的生长和转移。研究还发现，当与靶向糖酵解的药物结合时，DER 对脑癌的治疗效果可能会显著增强 [30]。

在一系列的小鼠原位脑肿瘤模型中，通过减少生酮饮食（ketogenic diet，KD）摄入量，我们证实并扩展了 Tannenbaum 与同事的发现。我们将此称为生酮饮食摄入限制或减少（restricted or reduced intark KD，KD-R）。KD-R 可产生类似于 DER 的抗肿瘤效果[15, 31-34]。这些研究表明，通过减少高糖类或高脂肪饮食的摄入，低糖类的 KD 可以减轻侵袭性脑肿瘤生长的程度（图17-1）。表17-1 则展示了典型的 KD 与正常的高糖类、低脂肪饮食在能量组成上的不同。

值得重点强调的是，未受饮食限制的两组小鼠体重接近，而接受饮食限制的两组小鼠体重有近似相同水平的减轻（约减轻 20%）。这是一个非常重要的现象，因为某些小鼠品系在 KD 情况下体重增加，而另外某些小鼠品系在 KD 情况下则可能会体重减轻。如果饮食对体重的影响有差异的话，则无法准确比较不同饮食对肿瘤生长的影响。只有使测试对象均保持相似的体重，才能认为采用的是等量的热量饮食。如果被喂饲等量热量饮食的小鼠体重不同，那么这些饮食的代谢是不等价的。

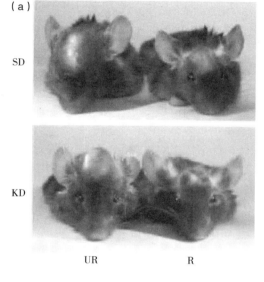

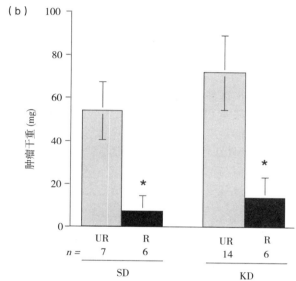

图17-1　饮食对 CT-2A 脑肿瘤脑内生长的影响。在无限制喂饲（UR）（具体与 AL 喂饲相同。）或限制喂饲（R）（具体方法参见文献 15）的情况下，接受标准高糖类饮食（SD）或生酮饮食（KD）的 C57BL/6J 小鼠肿瘤生长的外观所见（a）和定量评估（b）。（b）中数值表示具有 95% 置信区间的平均值，n= 每组检测的小鼠个数。R 喂饲小鼠肿瘤的干重显著低于 UR 喂饲小鼠，$P<0.01$。结果表明，无论小鼠喂食标准的高糖类饮食（SD）还是高脂肪、低糖类的 KD，通过 DER 均可显著减缓肿瘤生长。维持 30%~40%DER 的小鼠未见不良反应。两组 UR 小鼠的体重相似，两组 R 小鼠体重减轻相似[15]。但是通过运动和理毛行为评估发现，尽管总体重减轻，R 喂饲小鼠较 UR 喂饲小鼠更加健康、活跃。根据小鼠的标准值判定，在 DER 喂饲小鼠中未见维生素或矿物质缺乏的迹象。根据上述研究中的发现，公认轻、中度饮食限制对啮齿类动物和人类的健康有益处[32, 33]。来源：修改自文献 33 中提供的数据。彩图见本书彩图 36

表17-1　标准高糖类饮食和典型生酮饮食的组成（%）

成分	标准饮食（SD）	生酮饮食（KC）
糖类	62	3
脂肪	6	72
蛋白	27	15
能量（kcal/g）	4.4	7.2
F/（P+C）[a]	0.07	4

[a] F/（P+C）= 脂肪与（蛋白质 + 糖类）的比值

我们在研究中发现，较之 CR 程度，体重变化更适宜作为评估 DER 影响小鼠肿瘤生长的独立变量。例如，与减少 20% 的高糖类饮食相比，减少 20% 的 KD 降低体重的程度较弱。如果两种饮食成分的代谢不同，则难以比较两者对肿瘤生长的影响。若体重作为独立变量，会使所针对数据的评估变得更加准确 [15, 34]。我们的研究结论是：饮食的总热量较之其营养成分更能够影响脑肿瘤生长。

Gerald Krystal 及其同事还发现，低糖类、高蛋白饮食可以减缓肿瘤生长并预防癌症的发生 [35]。他们的研究结果表明，葡萄糖减少和体重降低与肿瘤生长减弱有关。虽然这项研究的推断很重要，但尚不清楚低糖类饮食的治疗效果是由低糖类和高蛋白质引起，或者只是一般的 CR 效应。从体重减轻和血糖降低的结果来看，我个人认为这一治疗的效果可能更多地源于 CR，而非糖类或蛋白质限制 [36]。

17.2 饮食能量减少和治疗性禁食在啮齿类动物和人类中的作用

DER 诱导的小鼠脑肿瘤生长抑制效应与葡萄糖水平降低及酮体水平升高直接相关 [15]。在消耗极低热量饮食或禁食（不禁水）情况下，葡萄糖水平降低，于是酮体 [β–羟丁酸（β–OHB）和乙酰乙酸酯] 成为组织能量代谢的替代能源 [37-39]（图 17-2）。丙酮是酮体合成的副产物，但丙酮不用于能量消耗，而是通过呼吸或尿液释放至体外。β–OHB 是血液循环中的主要酮体，当葡萄糖水平降低时它被优先用于能量代谢。尽管除了肝以外，大多数组织中 β–OHB 被代谢为乙酰乙酸酯，但与乙酰乙酸酯相比，β–OHB 可更迅速地从血液循环被吸收至组织 [40]。β–OHB 能够更快速地被摄取，可能的原因是它比乙酰乙酸酯有更多的表面受体 [17, 41]。

17.3 生酮饮食

KD 最初研发是用于治疗儿童癫痫发作的，但亦可有效控制脑癌，特别是可通过小剂量使用以降低葡萄糖水平而实现该作用 [15, 43-46]。消耗 KD 也可以降低某些人群的血糖水平。这通常是由于饮食不适口（unpalatability）所致的自我限制。另外，高脂成分的 KD 可通过促进缩胆囊素表达来降低总消耗。肠细胞释放缩胆囊素以应对高脂饮食。而缩胆囊素会激活迷走神经的感觉神经元以抑制进食行为 [47]。我们还发现，仅采用总食量减少的 DER 简单形式喂饲小鼠，即可降低血糖水平并提高血酮体水平 [15,36,37,48]。当饮食中脂肪与糖类/蛋白质组合比例为 4 : 1 [49]（表 17-1）时，KetoCal KD 对脑癌的治疗效果是最佳的。我认为，对于强烈依赖葡萄糖生存和生长的大多数肿瘤来讲，4 : 1 比例的 KD 将有效地靶向其能量代谢。降低葡萄糖利用度则靶向的是有氧糖酵解和

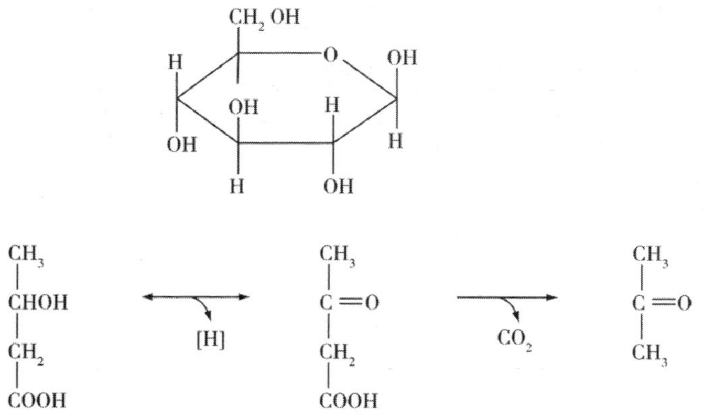

图 17-2　葡萄糖和酮体。葡萄糖是大多数组织和细胞的主要代谢能源，是正常生理情况下脑内的唯一能源。当 DER 降低葡萄糖水平时，肝脏中产生的酮体将代替葡萄糖作为主要的能量代谢物 [38, 42]。β–OHB（左侧结构式）除去一个 [H] 后，生成乙酸乙酯（中间结构式）。乙酰乙酸酯除去 1 个碳和 2 个氧分子，生成丙酮（右侧结构式）。丙酮是酮体合成的非酶代谢产物，它通过肺消除

磷酸戊糖途径，而这正是多种类型肿瘤存活和增殖所必需的关键代谢途径[50]。

我们发现，KD 确实可以减轻小鼠星形细胞瘤的生长和血管形成，但是 KD 的使用必须是能够降低体重的饮食[15, 34, 51]。当自由采食（AL）或无总量限制时，KD 对肿瘤的生长无效。图17-1 数据显示，无消耗限制的 KD 对小鼠星形细胞瘤的生长并无抑制作用。图 17-3 的数据显示，消耗 KD 的小鼠，血糖水平维持在较高水平。如果葡萄糖保持较高水平，则体重稳定或增加[36]。以无总量限制的 KD 喂饲小鼠时，其血糖保持较高水平，酮体大部分通过尿液排泄。但我们的研究明确提示，DER 情况下荷瘤小鼠的血液酮体水平高于 AL 喂饲小鼠[34]，酮体保留于体内才可以用于代谢，所以要控制酮体从尿液中排泄。在设计肿瘤代谢治疗方案时，这一信息至关重要。

值得重视的是，Adrienne Scheck 博士及同事的发现，他们以无总量限制 KD 喂饲小鼠，可抑制小鼠 GL261 胶质瘤细胞的生长。这个结果提示，即便是无 CR 或葡萄糖减少的 KD，可能仍然对某些肿瘤的生长有抑制作用[52]。Scheck 博士和 Mohammed Abdelwahab 博士都曾在美国癌症研究协会（AACR）2011 年会议上报告，KD 可以改善接受放射治疗的脑癌小鼠的生存率。尽管如此我依然认为，在消耗较低总量饮食而非较高总量的情况下，KD 的抗癌效应才是最佳的，因为消耗不受限制的 KD，可能由于饮食含高脂而产生不良事件[49, 53]。而当 KD 消耗受限制时，则不良事件减少。

从图 17-3 可以看出，减少 KetoCal KD（KC-R）摄入量可降低血糖水平。然而，若 KD 消耗量不受限制，则荷瘤小鼠的血糖水平并不降低。这表明是饮食消耗的数量，而非饮食成分决定

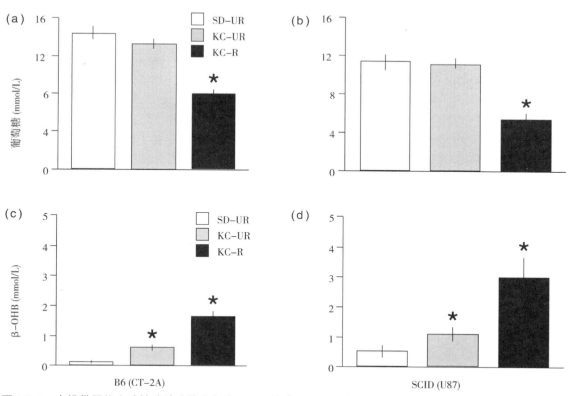

图 17-3　在携带原位实验性脑肿瘤的小鼠中，不同饮食对血浆葡萄糖和酮体（β-OHB）水平的影响。小鼠喂饲标准的高糖类饮食（SD）或 KetoCal 生酮饮食（KC）[34]。（a 和 c）显示饮食对携带 CT-2A 星形细胞瘤的 C57BL/6J（B6）小鼠的影响。（b 和 d）显示饮食对携带人 U87 胶质瘤的 SCID 小鼠的影响。数值以平均值 ±SEM（n=12 ~ 14 只小鼠 / 组）表示，星号表示在 P<0.01 水平，该值与 SD-UR 组比较有差异。
来源：经许可转载自文献 34

了葡萄糖水平。许多人对此不以为然，因为他们经常认为低糖类饮食会导致低血糖。但显然这种认识不能解释前述现象。我们曾报道，在针对癫痫小鼠葡萄糖和酮体的研究中发现了类似的结果[36, 48]。我们的数据显示，血糖水平在更大程度上受到热量消耗量的影响而不是饮食成分。这一信息营养肿瘤专家和癌症患者是必须知道的。

尽管消耗 KD 小鼠的酮体（β-OHB）水平高于使用标准饮食（SD）的小鼠，但在消耗总量限制的 KD（KC-R）小鼠中，其 β-OHB 水平甚至更高。为什么摄入较少 KD 的小鼠血酮水平要高于摄入较多 KD 的小鼠？答案很简单。当葡萄糖水平低下时，酮体被保留在体内。酮作为葡萄糖的能量替代品，正如前述提到 KC-UR 组如葡萄糖不降低，则大多数酮体会通过尿液排出。所以测定血液酮体水平比尿液酮体能够更好地反映体内是否存在酮症的原因也就在此。当葡萄糖水平降低和酮体水平升高时，癌细胞正处于代谢应激状态下（见图 18-1）。因此当血糖水平低下时，酮体的治疗作用发挥最佳。

DER 通过降低葡萄糖并升高酮体水平[36, 48]，改善正常细胞中的线粒体呼吸功能和谷胱甘肽氧化还原状态[54-56]。谷胱甘肽在保护细胞和组织免受氧自由基损伤方面发挥着重要作用。在许多癌细胞中升高的活性氧（ROS），能够损伤 DNA、脂质和蛋白质。酮体还可以通过各种神经保护机制（包括升高谷胱甘肽水平），保护正常细胞免受与侵袭性肿瘤生长引起的损伤[38, 57-65]。因此，伴随食物摄入量减少或 KD 的消耗，血液酮体的自然升高可以削弱各种疾病，特别是癌症的病理作用。如本章后面所述，酮体代谢减少了炎症反应就是其中之一。

17.4 胰高血糖素和胰岛素

作为一种激素，胰高血糖素控制血液酮体水平的升高。在限制食物期间，胰高血糖素水平升高。它除了刺激脂肪分解外，还可以刺激储存的蛋白质和脂肪合成葡萄糖，以维持血液中葡萄糖的基础水平[66]，三酰甘油的甘油部分就是被用来合成葡萄糖的。保持正常脑功能时需要基础葡萄糖水平稳定，不过逐渐地酮体会取代葡萄糖作为脑和其他组织的主要能源[67]，使脑在低血糖情况下能继续维持正常功能。除了酮体之外，储存的三酰甘油（体脂肪）释放的脂肪酸也可以成为除大脑外大部分组织的主要能源，不过脑部在低葡萄糖条件下主要是靠消耗酮体获得能量[68]。

更有意思的是，大多数器官在 DER 情况下葡萄糖代谢减少，以节约出少量葡萄糖维持脑代谢。有证据显示大鼠脑可以用代谢少量的脂肪酸作为能量供应[69]。然而，脂肪酸代谢会产生热量，由于颅骨的包裹，脑不会像其他器官那样散发热量，这可能会干扰正常的脑功能。正如图 4-4 所示，脂肪酸代谢会增加解偶联蛋白的表达[54, 69]，质子运动梯度的解偶联会产生热量，所以由脂肪酸代谢产生的热量多于酮类。由于酮体代谢较脂肪酸代谢释放较少的热量，酮体代谢的实际效果优于脂肪酸代谢。人体使用脂肪酸和酮体作为代谢能源只是在肝和肾不能合成足够葡萄糖的情况下才采用的手段（糖异生），以便在长时间的食物限制期间维持代谢稳态。

胰岛素的作用方式与胰高血糖素恰恰相反。食物摄取减少可降低血液中的胰岛素水平，而消耗食物生成的葡萄糖却能够提高胰岛素水平，从而增强细胞和组织中的葡萄糖摄取和糖酵解。当胰岛素刺激糖酵解时，它也可以刺激某些依赖于葡萄糖和糖酵解的肿瘤生长。在食物摄取缺乏的情况下血糖水平降低，血液中的胰岛素水平亦降低。因此，胰岛素和胰高血糖素分别在食物充足和食物缺乏时起到调节代谢稳态的作用。

17.5 基础代谢率

基础代谢率（BMR）是指在静息条件下维持体温、血液循环、细胞呼吸和腺体活动所需的能量[68]。值得重视的是，由于 BMR 的差异，啮齿类动物对 DER 的生理反应与人类并不相同。小鼠 BMR 比人类高约 7 倍[70]。因此，人类在食物限制下维持代谢稳态的能力远远强于啮齿类动物。在 40% 饮食限制（DR）情况下小鼠所见的健康益处，可以在极低热量摄入量（400~500kcal）或禁食（不禁水）的人类中实现[37]。这些健康益处也可以使用受限制的 KD，即限制酮体的循环同时维持低血糖水平来实现[34, 36]。在癌症治疗中，KD-R 可以取代严酷的治疗性禁食。此外，Kashiwaya，Veech 及同事最近的研究指出，补充酮酯饮食亦可有效降低血糖和谷氨酰胺同时提高酮体水平[69]。南佛罗里达大学的 Dominic D'Augostino 评估了酮酯饮食的新配方，肯定其作为一种癌症治疗方法，最终可能会在某些方面取代 KD-R（个人通告）。这些研究表明，酮体饮食补充剂可以增强 DER 的治疗作用，从而无须大幅度降低总热量摄入量。

17.6 酮体和葡萄糖

只有具有正常线粒体呼吸功能的细胞，才能有效地使用酮体供能，因为酮体不能在缺乏完整的电子传递链或缺乏代谢酮体所需的线粒体酶的情况下完成这种代谢能量[39, 54, 71]。我们发现，在葡萄糖或谷氨酰胺不存在的情况下，酮体不能维持肿瘤细胞的活力[72]。同样的结果在人类神经胶质瘤细胞中亦有发现[73]。此外，即使葡萄糖存在的情况下，酮体也可能对某些肿瘤（如神经母细胞瘤）的细胞产生毒性[74]。将 β-OHB 加工为乙酰辅酶 A 所需的关键酶，在许多人类和小鼠的肿瘤中存在表达缺陷[34, 75, 76]。更具体地说，许多肿瘤细胞不能有效地使用酮体来促进其生长或保持其生存。图 17-4 中进一步展示了这一机制在脑癌中的情形，且任何具有细胞呼吸缺陷的癌症类型均是如此。因此，降低葡萄糖和升高血液酮体的治疗方法将会"饿死"葡萄糖依赖性肿瘤细胞，同时保护和滋养正常细胞。据我所知，尚无常规的癌症治疗方法可以做到这一点。

17.7 采用生酮饮食进行脑癌的代谢治疗

1995 年，Nebeling 等首次尝试采用 KD 进行人类恶性脑癌的营养代谢治疗[46]。该研究的目的是将能量代谢的主要底物从葡萄糖转移至酮体以破坏肿瘤代谢，同时还能保持患者的营养状态[46]。这项研究实际上是对瓦伯格癌症理论（即肿瘤细胞存在细胞呼吸缺陷）的一项验证。如果肿瘤细胞呼吸确实存在缺陷，则 KD 应具有治疗作用；因为如果细胞呼吸存在缺陷或不足，酮体就不能有效地代谢能量。另一方面，如果细胞呼吸功能良好，则 KD 对肿瘤生长没有影响，因为具有正常呼吸的肿瘤细胞应该可以利用酮体作为能量。不过瓦伯格提到，没有哪一种肿瘤不存在细胞呼吸损伤[80]。

Nebeling 研究的患者中，包括 2 名罹患不可切除晚期脑肿瘤的女童。我认为这是一项具有里程碑意义的研究，因为这是第一次采用 KD 作为人类癌症代谢治疗的方法。第一例患者是一名 3 岁的女童，诊断为间变性星形细胞瘤Ⅳ期。该女童接受"一日 8 药方案"，包括细胞高毒性药物和甾体类激素长春新碱（VCR）、羟基脲、丙卡巴肼、CCNU（洛莫司汀）、顺铂、阿糖胞苷（Ara-C）、高剂量甲泼尼龙和环磷酰胺或达卡巴嗪[81]，之后又进行了头部和脊柱超分割放射治疗。该女童出现了痫性发作及广泛的血液和肾毒性反应。由于肿瘤持续进展，最终终止了这种常规治疗。第二例患者是一名 8 岁半的女孩，诊断为Ⅲ型小脑星形细胞瘤，6 岁时诊断为初发低度肿瘤进展至此。该患者因顺铂毒性而致听力损伤。2 名受试者经全面的放疗和化疗后体内仍可测得肿瘤，2 名患者预计不会在常规治疗后存活多长时间[46]。

Nebeling 博士采用由中链三酰甘油组成的 KD 治疗这些患者[46, 82]。尽管由于放疗和化疗发生

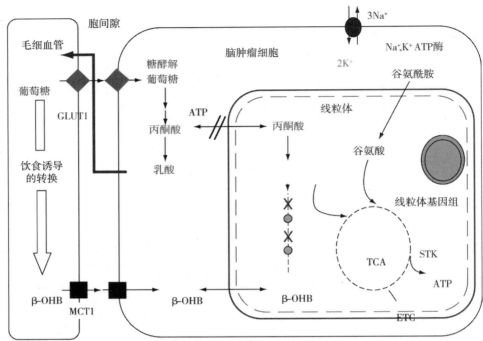

图 17-4 从代谢治疗的角度看通过饮食降低葡萄糖和升高酮体治疗脑癌。葡萄糖转运蛋白在癌细胞中升高[77]。饮食减少所致血糖降低将增强正常神经元和神经胶质细胞对酮体的利用，于是导致从糖酵解到细胞呼吸的能量转换。然而，由于线粒体结构或功能的改变（虚线），癌细胞不能将葡萄糖转变为酮体。"X"表示将酮代谢成乙酰辅酶A所需酶的活性缺陷。目前尚不清楚是否所有情况下均存在导致癌细胞酮体代谢减少的酶缺陷或线粒体缺陷[34, 73-76, 78]。根据瓦伯格理论，双斜线表示糖酵解与细胞呼吸之间的联系阻断。谷氨酰胺可以与葡萄糖发挥协同作用来驱动肿瘤细胞的酵解[79]（参见第8章）。细胞膜泵（如 Na+、K+ 和 ATP 酶）消耗了细胞中合成的大多数 ATP。缩写：GLUT-1：葡萄糖转运蛋白；MCT-1：单羧酸转运蛋白；SCOT：琥珀酰辅酶 A 乙酰乙酰辅酶 A 转移酶；β-OHB：β-羟丁酸；β-HBDH：β-羟丁酸脱氢酶；ETC：电子传输链；SKT：琥珀酸硫激酶。来源：选自参考文献 8 并做原图修改。彩图见本书彩图 37

　　了严重的威胁生命的不良反应，但 2 名儿童对 KD 的反应非常好，经历了长期的肿瘤营养治疗后，竟无须进行进一步的化疗或放疗。氟去氧葡萄糖 – 正电子发射断层扫描（FDG-PET）亦显示，通过 KD 治疗 2 位受试者肿瘤部位的葡萄糖摄取减少 21.8%[46]。在第 20 章中我们将对 Nebeling 博士这项研究进行深入探讨。

　　这些研究表明，降低葡萄糖和升高酮体的轻度限制 KD 治疗，可以降低上述脑肿瘤的糖酵解能量代谢。最近我们发表的一份病例报告，报道 KD 和治疗性禁食也可辅助控制老年女性患者胶质母细胞瘤的生长[45]，还可提高某些癌症患者的生活质量[83]。我认为，如果总量限制的 KD 与以葡萄糖和谷氨酰胺为靶标的药物联合使用治疗效果会更佳，这一点我在第 18 章会做进一步讨论。总体来看，上述研究已表明，KD 的耐受性良好，可作为儿童和成人恶性肿瘤有效且无毒的治疗方法。这种治疗策略对于严重依赖葡萄糖生存的任何癌症应该都有效。

17.8　葡萄糖加速肿瘤生长

　　葡萄糖能促进肿瘤细胞糖酵解，并为磷酸戊糖途径及谷氨酸合成提供前体[8, 15, 50, 84-86]。我们采用线性回归分析显示，实验性星形细胞瘤的生长与血糖水平直接相关（图 17-5）。从图中

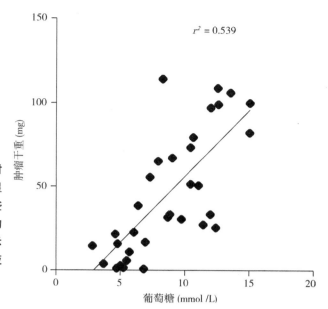

图 17-5 采用标准饮食及合用 KD 饮食，对 C57BL/6 小鼠血浆葡萄糖水平和原位 CT-2A 星形细胞瘤生长的线性回归分析（$n=34$）。这些分析数据包括食物限制组和非限制组各个小鼠的血浆葡萄糖水平和肿瘤生长程度。线性回归显示组间有非常显著的差异（$P<0.001$），提示血液葡萄糖水平可高度预测星形细胞瘤生长。来源：经许可转载自文献 15

可以看出，葡萄糖水平越高，肿瘤生长越快。而随着葡萄糖水平降低，肿瘤体积（重量）和生长速度则放缓。正如前面讲到的，高血糖与恶性脑癌患者的不良预后直接相关，并与大多数恶性肿瘤的快速生长相关 [50, 87-90]。人类脑癌患者的这些发现也印证了我们在脑肿瘤小鼠中的研究。鉴于这些发现，很难理解为何某些肿瘤专家会鼓励癌症患者在治疗期间消耗高热量的食物和饮料。葡萄糖加速肿瘤生长啊！

17.9 葡萄糖调节血液胰岛素和胰岛素样生长因子 1 的水平

已知葡萄糖可调节血液胰岛素水平。胰岛素水平随着血糖升高而升高。事实上，简单地嗅到或看到食物即可以提高某些受试者的血液胰岛素水平 [91]。胰岛素还驱动糖酵解和细胞能量代谢 [71]。除了发现葡萄糖控制肿瘤生长外，我们的研究还显示葡萄糖控制血液中胰岛素样生长因子 1（IGF-1）的水平（图 17-6a）[15, 77]。IGF-1 是与肿瘤快速生长相关的细胞表面受体 [13, 77]。升高的血浆 IGF-1 水平与快速肿瘤生长速度有关联，主要在于高水平的血糖（图 17-6b）。正如 DER 降低胰岛素水平一样，DER 亦可降低 IGF-1 水平 [15]。而这正说明 DER 降低了血糖水平。葡萄糖驱动肿瘤细胞能量代谢，而 IGF-1 通过 IGF-1/PI3K/Akt/ 低氧诱导因子 -1α（HIF1α）信号通路驱动肿瘤细胞生长 [77]。该通路可驱动癌症出现多项特性，包括细胞增殖、凋亡逃避和血管生成 [4, 5, 9, 13, 15, 31, 32, 77, 92-97]。针对这一信号通路的靶向治疗方法可望抑制肿瘤快速生长，同时可使肿瘤细胞更易受靶向能量代谢药物的攻击。DER 可减低 IGF-1 水平并提高凋亡水平 [5, 98, 99]。而我们的研究显示，DER 在脑肿瘤中正是靶向这一通路的 [77]。

从葡萄糖到酮体的转变，需要基因表达和代谢调节的多重变化。这些调节作用易发生于机体的正常细胞中，因为从葡萄糖向酮体的转变是针对食物限制的保守性进化适应。葡萄糖代谢和糖酵解的基因下调，而细胞呼吸则基因上调 [100-102]。正如我在第 15 章所述，细胞呼吸低下和基因组的不稳定性将抑制肿瘤细胞的广泛适应性，从而促进其消除。

由于大多数肿瘤细胞需要增加糖酵解以实现生长和存活，从葡萄糖供能转变为酮体供能会对肿瘤细胞产生相当大的代谢应激 [84]。与正常细胞相比，肿瘤细胞对酮体代谢存在缺陷，因其不能有效地利用酮体供能（图 17-4），所以降低葡萄糖同时升高酮体的治疗方法，会使肿瘤细胞

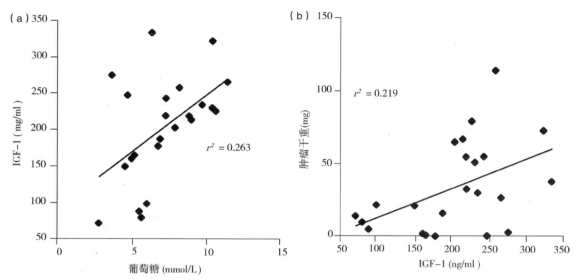

图 17-6　血浆葡萄糖与 IGF-1 水平（a），血浆 IGF-1 水平与 CT-2A 星形细胞瘤生长的线性回归分析（b）。所研究的小鼠均采用标准饮食或 KD 喂饲（$n=23$）。分析数据包括 UR 喂饲组和 R 喂饲组各小鼠的血浆葡萄糖水平和肿瘤生长数值。线性回归显示组间有非常显著的差异（$P<0.01$），提示血浆 IGF-1 水平和肿瘤生长在很大程度上取决于血糖水平 [15]。来源：经许可转载自文献 15

比正常细胞产生更强的应激。由此判断，从葡萄糖到酮体的能量转换成为肿瘤治疗中理想的治疗策略，它可以增强正常细胞的代谢效率，同时靶向存在代谢缺陷的肿瘤细胞。

17.10　饮食能量减少具有抗血管生成效应

有一篇重要的文献显示，血管分布是实体瘤形成的限速因素 [103-108]。肿瘤的恶性和侵袭性程度也与其血管程度相关，一般血管分布较少的肿瘤预后较好，而血管分布较多的肿瘤则预后较差 [105, 109, 110]。因此，抑制血管分布也是控制肿瘤生长的重要治疗策略 [103, 111-115]（图 1-3）。然而面临的挑战是，如何在靶向肿瘤血管生成的同时，不对患者造成伤害或降低其生活质量。

Payton Rous 首先提出 [116]，限制食物摄入抑制肿瘤生长的机制在于其能否延缓宿主的肿瘤血管分布（血管生成）。血管生成涉及新生血管的形成，或通过已有血管再形成新的毛细血管。血管生成与组织炎症、伤口愈合和肿瘤发生等因素均相关 [104, 117, 118]。Rous 在他的原始论文中虽然没有使用血管生成（angiogenesis）这一术语，但他确实使用了血管形成（vascularization）这个词。他认为肿瘤血管形成是主导快速肿瘤生长的潜在机制，而热量或食物限制可能通过间接靶向血管形成来抑制肿瘤生长。Rous 的食物限制实验结果如图 17-7 所示（可见其原始论文图 3）。针对"食物限制靶向血管形成"假说的验证则如图 17-8 所示。在讨论自己的发现时，Rous 说："通过这些事实，可以发现节食延缓肿瘤生长的方法。伴随宿主组织增殖活性的降低，大多数肿瘤赖以生长的血管形成和支持性基质的生成严重受阻，至少是间接延迟。"我们通过对胶质瘤小鼠进行广泛研究也发现，降低葡萄糖利用度确实能够减轻肿瘤细胞增殖、血管生成和炎症反应。

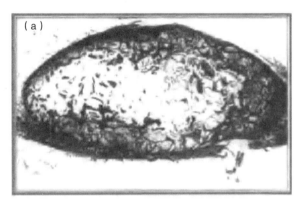
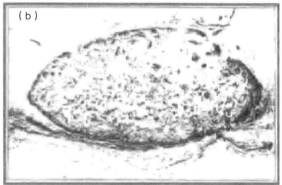

图 17-7 小鼠摄食受限对肿瘤细胞的影响。本研究中 Rous 评估了喂饲不足对小鼠植入性腺癌生长速度的影响。在肿瘤达到可见大小后开始限制性喂饲。对照组小鼠饲以不受限制的混合饮食。作为早期研究之一的本研究显示减少热量摄入可以减缓肿瘤生长。来源：经许可转载自文献 116

图 17-8 食摄入受限对大鼠皮下琼脂植入物后血管形成的影响。Rous 发现，与给予无限量食物（a）的对照组大鼠相比，在给予有限食物（b）的大鼠的琼脂植入物中血管形成（黑暗阴影）明显较少。来源：经许可转载自文献 116

与 Rous 的早期发现一致，我们发现在中度 DER 情况下，小鼠星形细胞瘤的生长比无限制或 AL 喂饲小鼠减轻约 80%（图 17-1）。在 22 天的实验中，肿瘤减轻幅度大大超过了体重减轻 12% 的幅度 [32]。虽然我在本章前面提及该研究时说，中度 DER（限制 25%~40% 食量）可以减轻组织多样化的非神经性肿瘤的生长，但其实我们首先是在脑肿瘤模型中发现了这种现象的 [32]。基于这些发现，我们认为脑肿瘤特别容易受到 DER 生长抑制作用的影响。

通过小鼠和人类实验性脑肿瘤的研究，我们进一步证实了 DER 具有抗血管生成效应的假说（图 17-9、图 17-10）。与在无限制或 AL 喂饲条件下相比，DER 条件下血管生成的生物标志物，包括 IGF-1 和血管内皮生长因子（VEGF）水平均显著降低（表 17-2）[31]。DER 还可减少前列腺癌和乳腺癌的血管生成 [4, 9, 119]。KD 在 DER 条件下也具有抗血管生成效应，这提示抗血管生成效应与饮食总量而非其成分相关。

AL   DR

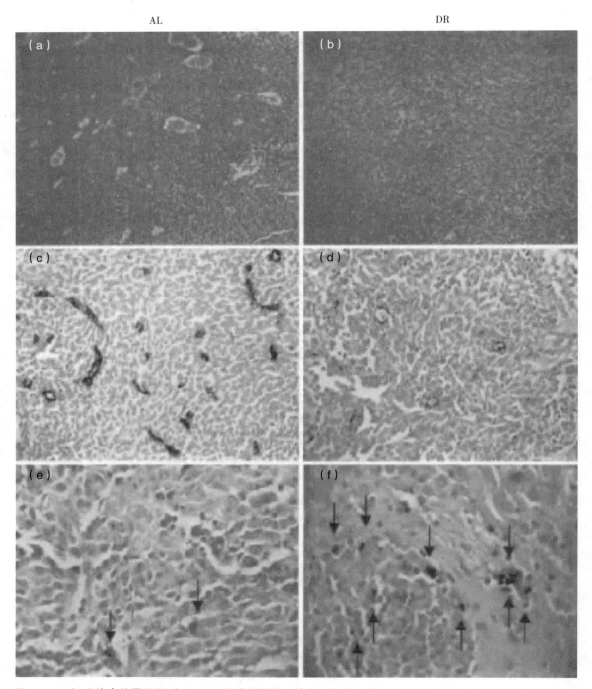

图 17-9　（a）饮食能量限制对 CT-2A 脑肿瘤的微血管密度和凋亡的影响。DR 在脑内肿瘤植入前 7 天开始，持续 11 天。自由喂饲（AL）小鼠和 DR 喂饲小鼠（b）的肿瘤苏木精 - 伊红染色（HE 染色）切片（100×）。AL 小鼠（c）和 DR 小鼠（d）肿瘤的因子 VIII 免疫染色（200×）。AL 小鼠（e）和 DR 小鼠（f）肿瘤的检测阳性凋亡细胞（箭头）（400×）。各染色切片代表整个肿瘤。所有图像均通过数码摄影制作。结果表明，DER（左图）可靶向肿瘤血管，同时增强细胞凋亡。来源：经许可转载自参考文献 32。彩图见本书彩图 38

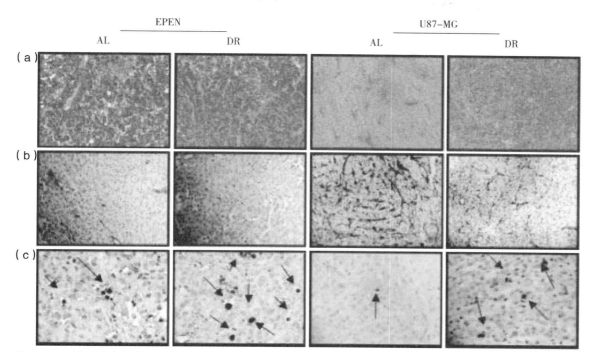

图 17-10 针对脑内携带小鼠 EPEN 和人类 U87-MG 脑肿瘤的小鼠，自由喂饲和 DR 喂饲小鼠肿瘤的形态、血管分布和凋亡情况。在肿瘤植入后 24 小时开始饮食限制，持续 11 天。（a）肿瘤苏木精 – 伊红（HE）染色切片（100×）。（b）微血管因子 VIII 免疫染色（200×）。（c）TUNEL 阳性凋亡细胞（箭头，400×）。所有图像均通过数码摄影制作。如图 17-9 中 CT-2A 小鼠星形细胞瘤所见，DER 可靶向肿瘤血管同时增强细胞凋亡。来源：经许可转载自文献 31。彩图见本书彩图 39

表 17-2　DER 对 CT-2A 和 EPEN 小鼠脑肿瘤和 U87-MG 人脑肿瘤血管和凋亡生物标志物的影响

肿瘤	饮食	MVD	凋亡指数 %	增殖指数 %	IGF-I（ng/ml）	VEGF（pg/ml）
CT-2A	AL	24.3 ± 1.4（5）	3.7 ± 0.4（5）	71 ± 3（5）	273 ± 63（12）	118 ± 17（5）
	DR	10.3 ± 3.1[†]（5）	8.1 ± 1.2[†]（5）	68 ± 2（5）	170 ± 29[†]（17）	80 ± 17[*]（5）
EPEN	AL	7.7 ± 2.4（6）	3.4 ± 0.9（6）	48 ± 3（3）	149 ± 19（4）	86 ± 19（4）
	DR	3.6 ± 1.2[*]（5）	8.1 ± 2.9[†]（5）	43 ± 2（3）	77 ± 44[†]（4）	94 ± 43（4）
U87-MG	AL	51.0 ± 9.4（7）	0.9 ± 0.1（3）	85 ± 5（3）	370 ± 134（5）	136 ± 22（5）
	DR	28.3 ± 3.3[†]（3）	3.7 ± 1.8*（3）	65 ± 5[†]（3）	158 ± 25[†]（6）	100 ± 8[*]（7）

注：动物为自由饲喂（AL）或 DER（DR）。所有数值均表示为平均值 ±95% 可信区间。参考文献 31 中描述了各指标的检测方法和统计细节。为确定微血管密度（MVD），我们在各个肿瘤切片的高倍视野下均选取三个热点区域测定因子 VIII 阳性的微血管数量的平均值。TUNEL 用于测定凋亡指数。增殖细胞核抗原（PCNA）用于测定增殖指数。括号中的数字代表用于分析的独立肿瘤组织样本的数量。经方差分析发现，DR 组与 AL 组之间的差异具有统计学意义，*P<0.05 或 †P<0.01。该表改编自 Mukherjee 等表 1[31]

　　由于 DER 可自然靶向脑肿瘤的血管生成，并同时增强正常脑细胞的健康和活力，我们认为，在同时给予多种抗血管生成药物的情况下，DER 或热量限制性 KD 的抗血管生成效果应优于大多数已知的抗血管生成药物目前的疗法，包括某些节律性的应用方案（metronomic applications）[120]。要知道 DER 靶向的可是整个的肿瘤微环境。

　　鉴于上述发现，我们不得不对癌症领域当前仍持续应用具有毒性的抗血管生成药物感到惊讶，如用贝伐珠单抗（Bevacizumab，Avastin）和西地尼布（Cediranib）治疗癌症患者，他们不仅只显示出边缘效应，且似乎还增强了肿瘤细胞的侵袭性[121-123]。与靶向血管生成的贝伐珠单抗产生不良反应并增强肿瘤细胞侵袭相比[112, 122, 124-126]，DER 同样靶向血管生成，但改善了患者的整体健康水平并抑制肿瘤细胞的侵袭性[34, 45]。那我要问肿瘤专家了，采用何种方法可以更好地靶向肿瘤血管生成呢？是使用具有边缘效应的毒性药物还是使用无毒的代谢策略（如具有强效效应的DER）？你们应该认真考虑这个问题，应当给罹患晚期癌症的患者提供治疗选择的机会。

17.11　饮食能量减少可靶向肿瘤的异常血管

值得重点提及的是，肿瘤微环境中的血管结构和功能不同于正常的微环境。Puchowicz 等的研究显示[127]，饮食诱导的酮症可增加正常大鼠脑中的毛细血管密度。与正常组织血管相比，肿瘤血管表现为高渗透性且不成熟性（缺乏周细胞平滑肌鞘）[128, 129]。DER 则可减少肿瘤的异常血管（图 17-9）[31, 32]。我以前的本科生 Ivan Urits 最近发现，DER 可增强肿瘤血管 α-平滑肌肌动蛋白（α-SMA）的表达[130]。我在撰写本书之时，尚未能得到 Ivan 在研究中所拍摄的优美图像，因此建议读者查阅原始出版物中的图像和数据[130]。α-SMA 是血管成熟和完整性的标志物[131]。恢复血管完整性则可能减轻血管渗漏引起的局部炎症。因此，DER 可对肿瘤血管的结构和功能产生显著影响，从而减轻肿瘤生长。

增强肿瘤血管成熟度，可促进治疗药物和可能的微小 RNA 向肿瘤递送[132]。我们的发现支持这种预测，因为 KD-R 增强 N-丁基脱氧野尻霉素（NB-DNJ）向脑内的递送，而 NB-DNJ 是抑制神经节苷脂生物合成的亚胺糖小分子[133]。因此，DER 或限制性 KDs 可靶向肿瘤的异常血管，同时增强正常血管的形成。我以为，该发现将成为一项有趣的、有极重要应用潜力的治疗方法。

17.12　饮食能量减少具有促凋亡效应

除了减少肿瘤血管生成，我们还发现 DER 可通过凋亡机制杀死肿瘤细胞[4, 31, 32]。DER 诱导使脑肿瘤减轻亦与 TUNEL 阳性细胞（凋亡）的显著升高有关（表 17-2、图 17-7、图 17-8）。TUNEL 是"末端脱氧核苷酸转移酶介导的脱氧尿苷三磷酸生物素缺口末端标记"的缩写。DNA 在细胞中的程序性死亡或凋亡是以特异性方式分解的。

细胞凋亡不同于细胞坏死，其通常与炎症有关[134]。不过，肿瘤细胞的凋亡对于肿瘤微环境的刺激比坏死细胞死亡要弱，因为它在凋亡期间产生炎症的反应比坏死期间少，这一点非常重要。因为目前许多癌症的标准治疗中常涉及放疗和有毒性的化疗，这些均可导致炎症和肿瘤细胞坏死，就如图 16-1 所示的那样。与大多数常规的癌症治疗方法（导致组织坏死和炎症反应）相比，降低热量摄入的代谢疗法主要通过促进细胞凋亡来杀死肿瘤细胞。依照目前在肿瘤学领域的通行做法，即使用有毒药物杀死肿瘤细胞，这是不是个好方法呢？还是使用无毒的代谢治疗（如DER）杀死肿瘤细胞更好呢？我是支持后者的。

BAD（促细胞死亡的 BCL2 激动剂）和胱天蛋白酶原 -9（procaspase-9）的磷酸化和失活，可部分介导 Akt（蛋白激酶 B）激活的抗细胞凋亡效应[135, 136]。BAD 可传递在葡萄糖剥夺期间产生的促凋亡信号。我同事 Jeremy Marsh 和 Purna Mukherjee 发现，与对侧正常脑相比，BAD 在小鼠星形细胞瘤中被结构性磷酸化，而 DER 可抑制 BAD 磷酸化并增加对 procaspase-9/-3 的切割[77]。BAD 通过失活抗凋亡蛋白 Bcl-2 和 Bcl-xL 并使之形成异源二聚体来刺激细胞凋亡[135, 136]。已证明 DER 减少了 Bcl-2 和 Bcl-xL 的表达，并增强实验性肿瘤中 Bax、Apaf-1、Caspase-9 和 Caspase-3 的表达[96]。

　　我们的研究提示，DER 通过诱导由 BAD 去磷酸化介导的线粒体依赖性凋亡来抑制肿瘤生长。这些结果与 DER 在恶性星形细胞瘤中促凋亡的相关证据一致，并证实 BAD 确实可协调葡萄糖 / IGF-1 稳态和诱导凋亡[31, 37, 135, 137]。我们的研究结果还提示，DER 在 CT-2A 小鼠星形细胞瘤 PTEN（磷酸酶和张力蛋白同源物）/TSC2（结节性硬化症复合物 2）表达缺陷中的作用机制，主要在于其可降低葡萄糖利用度和 IGF-1 表达，从而在抑制 Akt 和介导促凋亡作用中发挥关键作用（图 17-11）。在对小鼠及凋亡信号通路进行广泛研究的基础上，我认为系统性能量限制可望促进大多数恶性肿瘤细胞的凋亡。

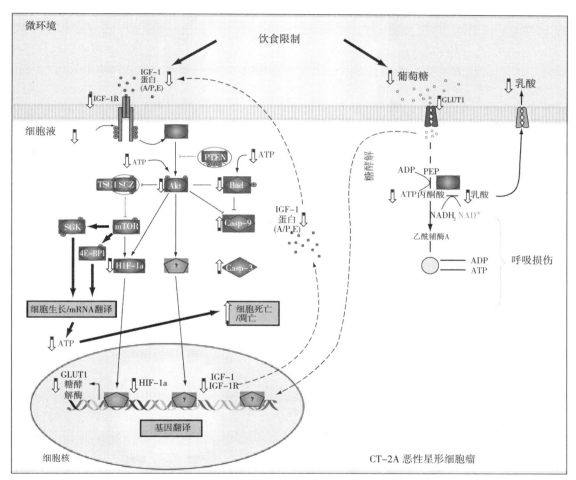

图 17-11　晚期采用 DER 降低葡萄糖和 IGF-I 代谢的可能机制。IGF-I 产生的减少是通过 IGF-1R/Akt 通路抑制信号转导实现的，并导致由 BAD 去磷酸化（S-136 位点）和胱天蛋白酶原 -9/-3 切割所诱导的凋亡途径激活。因为 HIF-1α 和 GLUT1 的表达部分受 Akt 磷酸化水平的调节，因此，两者表达的增加可产生具有抗凋亡作用的保护效应。DR 诱导的 Akt 磷酸化抑制使得 HIF-1α 的转录与转译减少，并使 GLUT1 的表达降低。此外，我们还认为 DER 调节星形胶质细胞瘤使其存在代谢弹性缺乏现象的机制，是因为 PTEN/TSC2 表达缺失破坏了葡萄糖代谢，从而在介导该拮抗效应中发挥重要作用。具体地说，正是由于恶性星形细胞瘤中 PTEN 和 TSC2 表达的丧失，造成了对 DER 诱发的能量应激适应性的损害。另有部分原因在于 PTEN 和 TSC2 肿瘤抑制因子的损失，导致 CT-2A 难以在 DER 期间停止蛋白质合成，从而可能通过加速 ATP 耗尽而导致 DER 诱导的细胞死亡。具有绿色背景的图形表示细胞质中的信号转导分子；具有红色背景的五边形表示转录因子。向上的箭头表示表达增加，向下的箭头表示表达降低。问号表示未知的转录因子，如自分泌（A）/ 旁分泌（P）和内分泌（E）。来源：摘自参考文献 77 并经许可转载。彩图请参阅本书彩图 40

DER 的促凋亡效应大部分源于多数肿瘤赖以生长的糖酵解能量减少[77, 138, 139]。而其杀死肿瘤细胞的机制则在于消耗了可利用能量，且通过葡萄糖剥夺产生肿瘤特异性氧化应激[8, 140]。与肿瘤细胞的应激相反，DER 通过升高酮体以减少正常细胞的氧化应激[57-60]。那么肿瘤专家是否应该仅考虑使用有毒药物治疗患者，要不要考虑使用无毒方法（如 DER）来治疗呢？我认为关注自身疾病的癌症患者应该愿意参与到这一问题的讨论中来。

现普遍认为肿瘤细胞对凋亡具有耐受性，这与我们的研究结果（即 DER 可增强肿瘤细胞凋亡）并不一致。肿瘤细胞对凋亡的耐受性主要来自其中的葡萄糖和谷氨酰胺酵解增强。涉及 c-Myc、HIF-1α 等分子的代谢通路上调，可能还会抑制细胞凋亡[77, 141-143]。如果来自糖酵解的能量减少，则许多肿瘤细胞将由于灾难性的能量衰竭而发生死亡或生长停滞。一旦肿瘤细胞对葡萄糖和谷氨酰胺的利用受限，其将难以生长。Yuneva 甚至认为[144]，肿瘤细胞对葡萄糖和谷氨酰胺的依赖性是癌症的"要害"。我同意 Yuneva 博士的这个大体判断，并将在第 18 章里更详细地阐述这一问题。

DER 是一种简单的自然过程，通过它可以靶向肿瘤的糖酵解，而不会对正常细胞造成毒性。有限制的 KD 还可以降低肿瘤对谷氨酰胺的利用度，因为酮体和 KD 增强了谷氨酰胺从脑内的输出[145]。最近的研究显示，提高血液酮体水平的酮酯饮食确可减少脑内谷氨酸和谷氨酰胺，同时降低食物摄入量和血糖水平[69]。南佛罗里达大学的 Dominic D'Augostino 也在评估新型酮酯制剂对肿瘤细胞活力的作用。我认为，添加酮酯的 DER 可能是一种简单的无毒疗法，它可靶向更多种肿瘤细胞的能量代谢。

17.13 饮食能量减少具有抗炎作用

炎症不仅启动肿瘤发生而且驱动肿瘤进展[146-150]。炎症对氧化磷酸化的损伤是多种癌症的源头（见第 10 章）。核因子 κB（NF-κB）作为一个转录因子，主要负责增强组织的炎症反应。它的磷酸化和激活可导致多种基因的反式激活，包括编码环氧合酶 -2（COX-2）和同种异体移植炎症因子 -1（AIF-1）基因的转录激活，两者都主要由处于肿瘤微环境的炎症细胞和恶性肿瘤细胞所表达。激活的 NF-κB 转位至细胞核与 DNA 结合，然后再激活多种炎症分子，包括 COX-2、肿瘤坏死因子 α（TNF-α）、白介素（IL）-6、IL-8 及基质金属肽酶 9（MMP-9）[150, 151]。其中 COX-2 可增强肿瘤细胞的存活[152, 153]。

我的同事 Purna Mukherjee 和之前的本科生 Tiernan Mulrooney 发现，与对侧正常脑组织相比，NF-κB 的 p65 亚基在小鼠星形细胞瘤中有结构性表达[21]。NF-κB 还可激活线粒体谷氨酰胺酶，该酶可将谷氨酰胺水解成谷氨酸[154]。谷氨酸被认为是肿瘤生长的能量代谢物，其分泌可促进肿瘤进展[155, 156]。抑制 NF-κB 激活可部分通过抑制谷氨酰胺代谢来促进肿瘤的快速生长和进展。由于 NF-κB 介导的炎症反应常见于大多数恶性肿瘤，所以能减少 NF-κB 表达的任何治疗方法都应该可以有效治疗癌症[157]。而这正符合 NCI 提出的一系列挑战性问题的第 5 个问题，它提出有待讨论的内容可链接 http://provocativequestions.nci.nih.gov。

Purna 和 Tiernan 的研究发现，DER 降低 CT2A 肿瘤中 NF-κB 依赖性基因 COX-2 和 AIF-1 的磷酸化和转录激活程度。AIF-1（又名 Iba1）涉及细胞激活和细胞周期进程的 17-kDa 蛋白和钙结合分子[21]。在人类细胞和组织中（如巨噬细胞、小胶质细胞、胸腺、肝、肺，以及浸润性恶性胶质瘤亚型）均可见 AIF-1 表达，现知其为 NF-κB 激活后的一种促炎症基因的产物[21, 158, 159]。他们的研究还提示，DER 降低 NF-κB 通路下游的促炎症因子，如巨噬细胞炎症蛋白 -2（MIP-2）的表达[21]。有关支持上述结论的证据，请参见图 17-12 和图 17-13 中的结果。总而言之，他们的研究显示小鼠星形细胞瘤中 NF-κB 炎症通路被结构性激活，而热量限制可靶向该通路和炎症反应。有意思的是，Guido Franzoso 及其同事也发现了低葡萄糖能够抑制 NF-κB 表达，从而在细胞能量稳态中发挥重要作用 [157]。由于热量限制对 CT-2A 生长的抑制作用与限制性 KD 的作用相似，我预测任何降低葡萄糖和升高酮体的代谢治疗方法，都会通过类似途径靶向肿瘤。

　　就我所知，目前尚无可以同时靶向炎症和血管生成并通过凋亡机制杀死肿瘤细胞的抗肿瘤药物。Mantovani 及其同事最近综述了炎症在癌症发生和发展过程中的作用 [160]。在这篇综述中第442 页提出的第 10 个问题是："对癌症患者而言，靶向癌症相关性炎症的最佳方法是什么？这依然是最难回答的问题。"我们用小鼠做的实验结果为这个问题提供了一个准确而简单的答案。能够靶向多种炎症生物标志物的 DER，是靶向癌症相关性炎症最简单和最有效方法。Weindruch小组的发现也证实能量限制是在微环境中靶向炎症的简单方法 [161]。

　　肿瘤专家和癌症患者都应知晓，不禁水的治疗性禁食是减轻肿瘤微环境中炎症反应的一种方法。这种治疗策略优于其他禁食手段（如限制热量的 KD 或模拟 CR 效应的药物）（参见第 18 章）。当 KD-R 与靶向能量代谢的药物合用时（下文讨论），这种方法的治疗效果将更为显著。

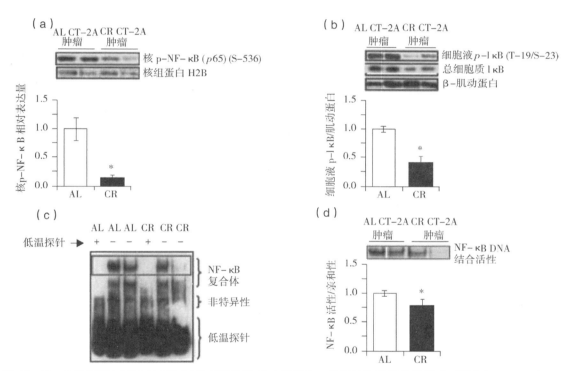

图 17-12　热量限制（CR）对 CT-2A/3 星形细胞瘤小鼠 NF-κB 表达和激活的影响。磷酸化 NF-κB（p65）的细胞核表达（a）；通过蛋白质印迹分析（Western blot）评估磷酸化 IkB 和总 IkB 的细胞质表达（b），通过电泳迁移率变动分析（EMSA）评估 CT-2A 星形细胞瘤中激活 NF-κB 的 DNA 启动子结合活性（c 和 d）。直方图表示经与对照组表达量进行标准化后，所示组织细胞核或细胞质提取物中磷酸化蛋白与总蛋白的平均相对表达量（a 和 b）。数值表示为各组 4~5 个独立组织样本经标准化后的平均值 ±SEM。星号表示 CR 组显著低于 AL 组，$P<0.05$（Student t 检验）。每种组织类型为两个代表性样品。（c）在 AL 和 CR 条件下，对 CT-2A 星形细胞瘤细胞核提取物中激活的 NF-κB 对促炎症因子基因 DNA 启动子结合活性进行评估。（d）在 AL 和 CR 喂饲条件下，CT-2A 星形细胞瘤中 NF-κB 细胞核提取物中激活的 NF-κB 的 DNA 启动子结合活性。每种组织类型为两个代表性样品。这些结果提示，与正常脑实质相比，CT-2A 星形细胞瘤表现为 NF-κB 的结构性表达，且 CR 可减轻 NF-κB 激活程度及继发的与 DNA 靶启动子的结合。总之，降低热量摄入可靶向 NF-κB 介导的炎症反应。来源：经许可转载自文献 21

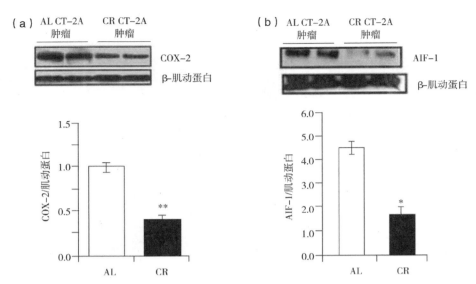

图 17-13　CR 减轻 CT-2A 小鼠星形细胞瘤的炎症反应。CT-2A 星形细胞瘤细胞质提取物中环氧合酶-2（COX-2）（a）和同种异体移植物炎症因子 1（AIF-1）（b）的表达。结果显示，COX-2 和 AIF-1 是激活的 NF-κB 的下游促炎症基因产物的效应物。直方图表示在 CT-2A 肿瘤中所示蛋白与 β-肌动蛋白经过标准化后平均相对表达量（a 和 b）。数值表示为每组 4~5 个独立组织样本经标准化后的均值 ±SEM。星号表示 CR 组肿瘤数据与 AL 相比有显著性差异，P<0.05 或 P<0.001（Student t 检验）。所示为每种组织类型中的两个代表性样本。总之，减少热量摄取靶向 NF-κB 介导的炎症反应，部分通过对 COX-2 和 AIF-1 作用而实现。来源：经许可转载自参考文献 21

17.14　在晚期癌症中靶向能量代谢

　　虽然许多研究表明，DER 可以在肿瘤植入后即刻开始时延缓肿瘤进展；然而在肿瘤已至晚期且出现强烈的炎症反应和血管形成的情况下，仅有少量研究评估了 DER 影响。Payton Rous 的研究发现，进食不足可能会减缓小鼠晚期皮下腺癌植入物的进展（图 17-7）。我们也发现，晚期 DER（即肿瘤植入后 10 天开始的 DER，而不是仅 2~3 天）可以减轻大体积肿瘤的生长（图 17-14）。晚期应用 DER 仍然可延缓肿瘤的恶性进展，显著延长小鼠的存活率。这些效应与代谢生物标志物的变化有关，包括血糖和乳酸水平（图 17-15），该表达的变化与 IGF-1/Akt/HIF-1α 信号通路的下调有联系[77]。强调了激活 IGF-1/Akt/HIF-1α 信号通路在增强星形细胞瘤的抗细胞凋亡表型中的重要作用，并且 tiDER 靶向该信号通路。癌症制药企业的一个研究方向即是通过靶向 IGF-1/Akt/HIF-1α 通路实现肿瘤的有效控制。我们的研究显示，DER 针对的正是这条通路而不必使用昂贵且有毒的抗癌药物，癌症患者和肿瘤专家都应该了解这一点。

　　DER 降低了丙酮酸激酶同工型 M2 的水平，后者可通过糖酵解调节 ATP 产生。既往认为 PKM2 能够控制瓦伯格效应[162]，但 Ralser 及同事的最近研究表明情况可能并非如此[163]。Ralser 发现，将肿瘤细胞的能量代谢与来自相同组织的正常细胞进行比较才具有重要意义。基于前几章中我提及的丰富信息，可以明确瓦伯格效应正是由于线粒体呼吸不足所导致的，这一点也是瓦伯格原著所预测的。相信这一点最终将会被大多数明智的研究人员认可，即肿瘤细胞中大部分的遗传和代谢缺陷直接或间接地与代偿酵解的呼吸不足有关。

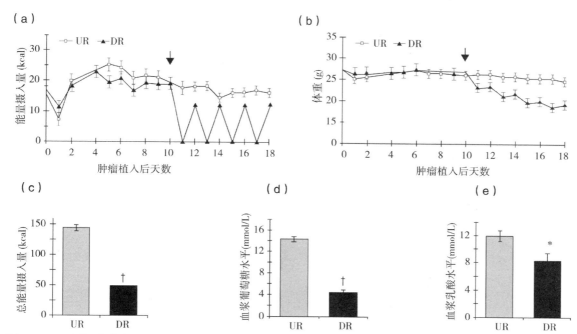

图 17-14 晚期脑肿瘤生长过程中 DR 对能量生物标志物的影响。携带 CT-2A 星形细胞瘤小鼠的能量摄入量（a 和 c）、体重（b）、血浆葡萄糖（d）和血浆乳酸水平（e）。在第 0 天将肿瘤植入脑内。所有小鼠自由喂食 10 天，然后分成无限量（UR）组和 DR 组（每组 n=9 只小鼠）。DR 于第 10 天开始（箭头，a 和 b），所有小鼠在肿瘤植入后第 18 天处死。（c）从第 10 天到第 18 天，每只小鼠的平均总能量摄入量。样本量为每组 8~9 只小鼠；SEM。在（c）至（e）中，DR 组数值较 UR 组明显降低：$^{*}P<0.05$；$^{†}P<0.005$，（Student t 检验）。来源：经许可转载自参考文献 77

　　DER 诱导的糖酵解减少与血液葡萄糖和乳酸水平、HIF-1α 和 1 型葡萄糖转运蛋白（GLUT1）的表达有关[77]。这些减少也与经 IGF-1/Akt 通路的信号转导减少有关。减少糖酵解的能量可增加肿瘤细胞 ROS 相关的细胞死亡，并降低正常细胞 ROS 水平[140]。正常细胞在低葡萄糖情况下依靠转变的酮体供能。酮体代谢可减少正常细胞 ROS 产生，且具有神经保护作用[39, 42, 57, 164, 165]。DER 降低肿瘤代谢所需的主要能源（葡萄糖）的利用度，同时提高在能量应激期间维持正常细胞能量稳态所需的主要能源（酮体）的利用度。

17.15　正常细胞和肿瘤细胞对能量应激的差异反应

　　在正常 AL 喂饲条件下，GLUT1 在星形胶质细胞瘤细胞上的表达要明显高于正常脑细胞。提供无限制的饮食使血糖维持在高水平，从而促进肿瘤生长（图 17-16）。与 DER 干预相比较，AL 喂饲干预使 GLUT1 在星形胶质细胞瘤中的表达更高[77]。也就是说，DER 能下调肿瘤组织中的 GLUT1 表达，上调正常组织中的 GLUT1 表达。这些研究结果显示，GLUT1 在正常细胞与肿瘤细胞中的不同表达，使它们采用了不同的葡萄糖供应方式。在 DER 条件下，葡萄糖变得供不应求，假设肿瘤细胞比正常细胞更适合或适应这种供不应求的话，那么 GLUT1 表达将在肿瘤细胞中高于正常细胞，然而事实是在肿瘤细胞中 GLUT1 的表达恰恰相反。

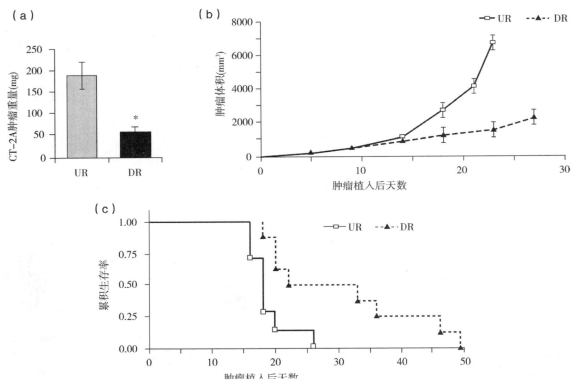

图 17-15　DR 对晚期脑肿瘤生长和存活的影响。DR 对于携带 CT-2A 的小鼠肿瘤生长和存活的影响。在携带 CT-2A 星形细胞瘤的小鼠中，脑内肿瘤重量(a)、皮下肿瘤体积(b)和 Kaplan-Meier 生存分析(c)。(a)情况如图 17-14 所示。对于（b）和（c），CT-2A 肿瘤组织在第 0 天皮下注射，在第 14 天开始 DR，当天肿瘤体积约为 1000mm^3。皮下 CT-2A 肿瘤体积在第 18 天至第 22 天显著缩小（$P<0.01$，Student t 检验），DR 组较对照组小鼠存活显著延长（$P=0.01$，Kaplan-Meier 生存分析，随后为对数秩检验）。DR 组平均 CT-2A 肿瘤重量显著低于 UR 组：$^*P<0.005$（Student t 检验）。来源：经许可转载自参考文献 77

　　上述结果表明，正常细胞和肿瘤细胞面对能量应激的反应具有差异性。通过 DER，正常细胞上调 GLUT1 表达，从而能够比肿瘤细胞更好地去获得可用的葡萄糖。结合代谢酮的能力，将会使正常细胞比肿瘤细胞更适应能量应激。而在能量应激条件下，正常细胞更易生存和维持能量稳态。呼吸功能障碍和基因组不稳定使得肿瘤细胞比正常细胞更不容易适应能量应激，这使肿瘤细胞更加依赖酵解能量的存活和生长。当在代谢燃料有限的环境下进行糖酵解时，肿瘤细胞比正常细胞更不适应这种环境。一直以来认为肿瘤细胞比正常细胞更坚硬、坚韧、有优势，而我们的结果显然并不支持这一论点。

　　减少 IGF-1 的表达对依赖糖酵解的肿瘤细胞具有致死性，但对正常细胞并不受影响 [15, 31, 77, 166]。近来的研究证实，限制饮食能量能增加磷酸腺苷激酶（AMPK）的磷酸化，而 AMPK 磷酸化能诱导依赖糖酵解的星形胶质细胞瘤凋亡并保护正常脑细胞免于死亡 [137]。还有更多证据表明，能量应激状态相较正常细胞对肿瘤细胞更为不利。总之，这些结果进一步阐明，从葡萄糖转移到酮体的能量代谢能够保护正常细胞的呼吸，而遗传缺陷和呼吸受到损害的肿瘤细胞更容易被靶向攻击，因为其比正常细胞更依赖于糖酵解 [51, 77, 142]。肿瘤学者和癌症患者你们是否知道这一点呢？

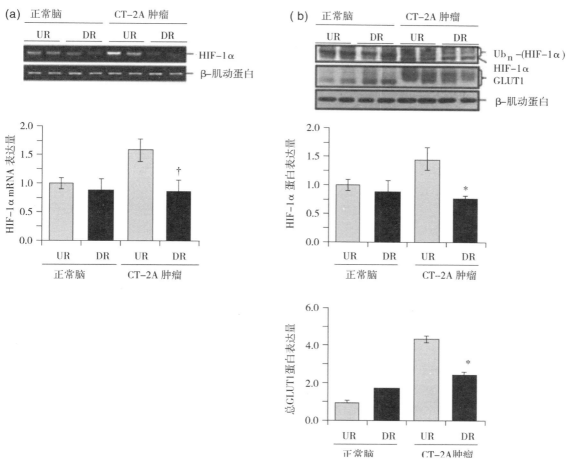

图 17-16　DR 在 CT-2A 星形胶质细胞瘤和对侧正常脑区对 HIF-1α mRNA（a）和 GLUT1 蛋白表达（b）的影响。通过免疫印迹分析和半定量 RT-PCR 法分别测定 CT-2A 中、对侧正常脑组织中的 mRNA 和蛋白水平，结果 DR 肿瘤中的表达要远远低于 UR 肿瘤中的表达，实验采用 student t 检验：*P<0.05；c，P<0.01。这些结果表明，DR 能下调肿瘤组织中 HIF-1α 的表达，但不影响其在正常脑组织的表达。HIF-1α 能驱使肿瘤细胞中糖酵解的发生，包括 GLUT1 的表达。结果还显示 DR 能增加 GLUT1 在正常脑组织中的表达，降低在 CT-2A 肿瘤组织中的表达。如果肿瘤细胞比正常细胞更坚固、坚韧、灵活，那么在 DR 条件下，HIF-1α 和 GLUT1 在肿瘤中的表达应高于正常组织。但事实上是，肿瘤组织比正常组织更易受到能量应激的影响。来源：经许可转载自文献 77

17.16　饮食能量减少在实验性胶质母细胞瘤中有抗侵袭功能

因为恶性肿瘤的高侵袭性和转移性，使得大多数常规疗法治疗起来非常困难。当 VM-M3 小鼠脑肿瘤在大脑中生长时是具有高侵袭性的。VM-M3 细胞，如人胶质母细胞瘤细胞，一旦获得更多额外的神经信号则具有高度转移性[167,168]。由于 VM-M3 与人类多形性胶质细胞瘤侵袭性相似，常被用作该疾病的一种自然模型来使用[169]。虽然限制 KD 可以有效地降低脑癌在儿童和成人中的侵袭性[45,46]，但几乎很少有研究证实热量或饮食限制可减少小鼠脑癌的侵袭性。

许多脑恶性肿瘤遵循"Scherer 二级结构"的侵袭特性，包括弥散性的实质浸润、血管周围生长、软膜下表面生长和沿白质纤维束生长[170,171]。Scherer 是一位德国病理学家，也是首先详细描述原位脑恶性肿瘤细胞生长模式的人之一。我们的研究显示，所建立的侵袭性胶质母细胞瘤模型是唯一的同源性小鼠脑肿瘤模型，它能够完整表达 Scherer 二级结构[169]（图 17-17）。正如图 17-17 所示的结果，DER 能够减少 VM-M3 原发性肿瘤的侵袭。

我们的结果显示，以 CR 形式的 DER 可以减少 VM-M3 肿瘤在大脑的侵袭（图 17-18）。我们观察到与无限制正常对照小鼠脑中弥散性及边界不清的胶质母细胞瘤相比，DER 小鼠中生长的肿瘤较为密集且边界更为清楚。DER 还能抑制肿瘤细胞从移植的同侧大脑半球入侵到对侧半球的行为（图 17-19）。对照 AL 喂饲小鼠中发现对侧（相反）半球的所有区域中鉴定出侵袭的肿瘤细胞（对侧），但在食物限制组的对侧半球中仅发现软膜下有侵袭（图 17-20）。

与 AL 喂饲小鼠相比，DER 干预的小鼠中，原位肿瘤增殖的肿瘤细胞（Ki-67 阳性细胞）总百分比和血管总数均显著降低，表明热量限制在这种肿瘤中具有抗增殖和抗血管生成的作用[172]（图 17-21 和图 17-22）。这些结果提示，DER 可以抑制大部分大脑肿瘤细胞的增殖和转移。既然转移是导致患者死亡的主要原因，我认为 DER 治疗可以使脑肿瘤患者存活率提高。后面第 18

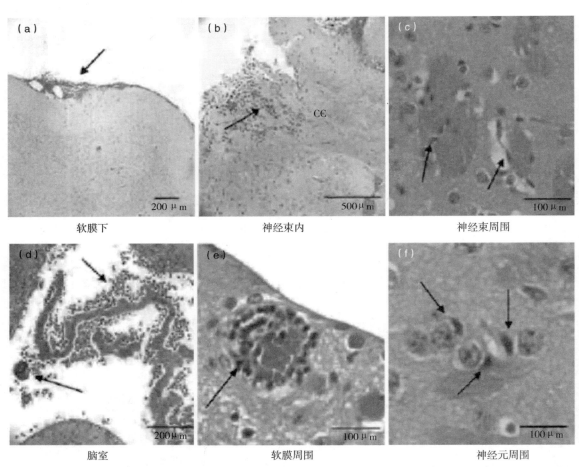

图 17-17 苏木精 - 伊红（HE）染色检测肿瘤细胞，Scherer 结构显示 VM-M3 胶质母细胞瘤在大脑中的迁移情况[169]。VM-M3 肿瘤细胞沿着软膜表面（箭头，a）、胼胝体内侧（箭头，b）、髓鞘轴突穿过纹状体（箭头，c）、沿着脑室系统（箭头，d）、围绕血管（箭头，e）和神经元周围（箭头，f）进行侵袭。正如我们所描述的当 VM-M3 肿瘤组织或细胞移植入大脑皮质后，这些侵袭途径与 Scherer 二级结构定义的脑恶性肿瘤侵袭途径一致[169]。图像分别以 100×（a）、50×（b）、400×（c）、200×（d）、400×（e 和 f）的倍数显示。箭头所指为肿瘤细胞的区域。来源：经许可转载自文献 169，彩图见本书彩图 41

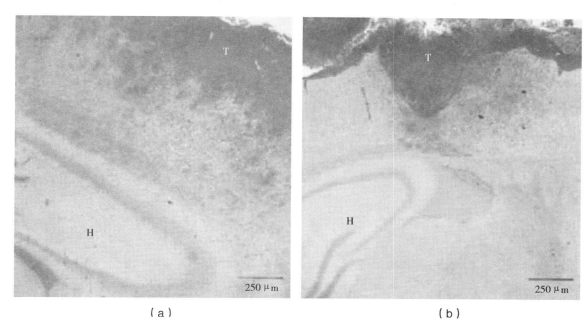

图17-18　热量限制减少VM-M3 GBM细胞的弥漫性脑侵袭。将含有已建立微环境的高侵袭性VM-M3肿瘤的小片段植入大脑皮质并固定，然后如参考文献172所述的用苏木精－伊红（HE）染色。图像显示为50×倍放大（T，肿瘤；H，海马）。与随意（AL）喂饲的小鼠（a）相比，CR喂饲小鼠（b）在神经组织中侵袭的肿瘤细胞（深蓝色细胞）更少；肿瘤组织和正常脑组织之间的边界更为清晰。这些结果表明，CR降低肿瘤细胞侵袭。来源：经许可转载自ASN Neuro文献172。彩图见本书彩图42

图17-19　CR减少VM-M3GBM细胞从一侧脑半球入侵到另一侧脑半球。VM-M3/Fluc（表达荧光素酶基因用于生物发光检测）肿瘤片段如参考文献172所示植入。每个脑半球进行离体成像生物发光。将每个半球的生物发光加在一起以获得每个脑的总生物发光值（光子/s），然后将对侧半球的数据用表示为总脑光子/s的百分数来表示。数值用平均值±SEM来表示（每组9~10只小鼠）。代表性的生物发光图像结果如上。星号表示使用双尾Student t 检验，CR组与AL对照组有统计学差异，即 $P<0.05$。结果表明，CR形式的饮食能量限制能减少大脑半球之间的侵袭。来源：经许可转载自文献172。彩图见本书彩图43

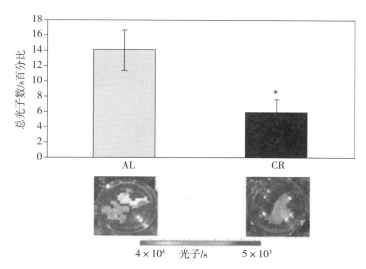

章中我会更多地讨论这部分内容。

　　在转移胶质细胞瘤模型中，我们使用DER治疗与贝伐珠单抗治疗的患者进行比较，结果发现贝伐珠单抗似乎可以增加胶质瘤的侵袭，且不会减少Ki-67阳性的肿瘤细胞[125, 173, 174]。我们的小鼠实验结果表明，对于人类脑肿瘤DER比贝伐珠单抗有更有效的抗血管生成。此外DER的治疗并不伴有腹泻或者其他不良反应，而这些不良反应常见于表皮生长因子受体（EGFR）抑制剂和吉非替尼的使用[175]。此外DER可增强体质也已被证实。尽管DER降低侵袭的分子机制尚

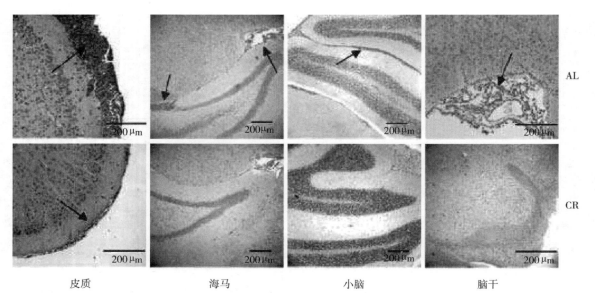

图 17-20　**热量限制对 VM-M3/Fluc 肿瘤细胞侵袭到对侧半球的影响。**如文献 172 所述将 VM-M3/Fluc 肿瘤片段植入。分别在 AL（上图）和 CR（下图）条件下，组织学染色（HE）观察肿瘤细胞的存在，图像显示为大脑皮质（200×）、海马（100×）、小脑（100×）、脑干（200×）的倍数。结果表明，CR 降低大脑中的 VM-M3 细胞侵袭。箭头表示存在的肿瘤细胞。每组至少检查 3 个样品。来源：经许可转载自文献 172。彩图见本书彩图 44

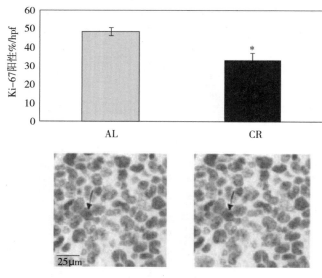

图 17-21　CR 降低 VM-M3 胶质母细胞瘤增殖。Ki-67 染色用来标记细胞增殖。方法正如参考文献 172 所述，对组织切片中 Ki-67 阳性肿瘤细胞进行了定性和定量分析。在高倍放大下，对 3 个不同的区域分别进行 Ki-67 阳性肿瘤细胞计数并取每个样品的平均值，该值用平均值 ±SEM 来表示（每组 3 个独立样本）。星号表示使用双尾 Student t 检验 CR 组与 AL 对照组有着统计学差异，即 $P<0.05$。图中为具有代表性免疫组织切片。图片以 400× 倍显示。箭头所指为 Ki-67 棕色阳性细胞。来源：经许可转载自文献 172

未完全阐明，但这些结果已经说明，DER 的抗侵袭特性在很大程度上可能是由于肿瘤细胞增殖、糖酵解、炎症和血管生成因子在肿瘤细胞及其微环境中减少的缘故。

17.17　生长位点和宿主对肿瘤进展的影响

肿瘤生长部位和宿主能够影响 DER 对癌症的治疗作用。例如，我们发现 DER 能显著降低 PTEN 缺陷型恶性小鼠星形胶质细胞瘤和人 U87-MG 神经胶质瘤的生长，这些实验中 PI3K 都能被激活（图 17-21），而且 DER 还能降低小鼠室管膜细胞脑肿瘤（EPEN）的生长。至今为止，我们还没发现移植入的原位脑肿瘤能对抗 DER 的生长抑制效应。

然而，我们自己对这些肿瘤的研究结果与 Kalaany 和 Sabatini 的有所不同，他们的结果显示，当肿瘤在糖尿病小鼠（即非肥胖型糖尿病/SCID 小鼠）中生长时，DR 不能有效减少 U87-MG 及其他人类肿瘤的生长[176, 177]（图 17-23）。与 Kalaany 和 Sabatini 的研究相比，我们针对的是原位肿瘤（脑）在没有糖尿病特征的小鼠中的生长[31, 34, 77]。正如在第 3 章所述，不清楚为什么研究者会选择人类肿瘤在具有糖尿病特征小鼠中的生长进行研究。因为当人类细胞在小鼠宿主中生长时可以表达小鼠特异性脂质，这个结果提示，肿瘤植入位点和宿主类型可能影响 DER 对肿瘤生长的效应。调查者需要将我们的结果和 Kalaany 和 Sabatini 的研究做一比较，以便更好地判断 DER 对实验性肿瘤生长的影响[31, 32, 34, 77, 177]。

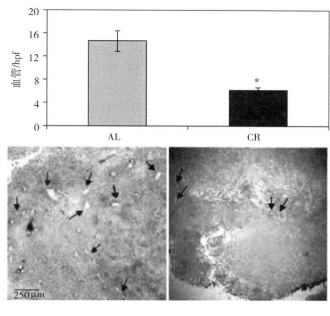

图 17-22 CR 降低原位 VM-M3 胶质母细胞瘤在同源性 VM 宿主中生长的血管分布。血管如我们参考文献 172 所述用 VIII 因子抗体染色。经显微镜高倍放大，在 3 个独立区域对标记的血管进行计数并每个样品取平均值。该值用平均值 ±SEM 来表示（每组 3 个独立样本）。星号表示使用双尾 Student t 检验，CR 组与 AL 对照组有着统计学差异，即 P<0.05。图中为具有代表性免疫组织切片。图片以 100× 倍显示。箭头所指为血管。结果表明 CR 降低 VM-M3 胶质母细胞瘤的血管生成。来源：经许可转载自文献 172。彩图见本书彩图 45

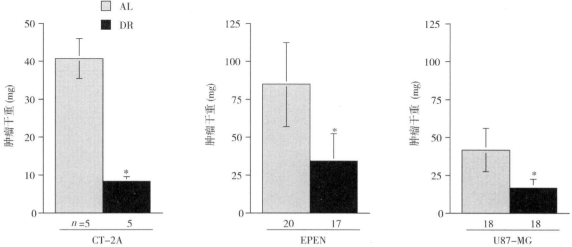

图 17-23 饮食能量限制（DR）降低实验小鼠和人脑肿瘤的脑内生长。在肿瘤植入后 24 小时开始，持续 15 天使用 DR。值用 95% 可信区间表示，n= 每组检测的荷瘤小鼠的数量。星号表示 DR 组肿瘤重量明显低于对照组，P<0.01。来源：经许可转载自文献 31

关于肿瘤生物学的准确信息是从同源宿主中原位瘤模型中获得的，其中肿瘤和宿主的遗传背景相同。虽然肿瘤在表达糖尿病特征的小鼠中确实生长良好，但如果用来研究与能量代谢相关特性，我认为最好使用不表达这些特征的小鼠作为宿主。

17.18　饮食能量减少对抗癌疗法的影响

我们发现关于小鼠脑肿瘤的研究与有些在体研究尚不够严谨，主要涉及食物摄入和体重减少与抗血管生成或抗癌疗法的结合使用。例如，如果新的抗血管生成药物在实验测试中能降低受试者体重和肿瘤生长，则研究者有必要证明抗血管生成作用仅仅来自药物的使用而不是因为 DER。Tannenbaum 和 Mukherjee 以前的研究认为肿瘤治疗带来的食物限制摄入或吸收可能会影响到肿瘤生长的变化，而且这是最主要的影响因素 [4, 11, 20]。

应适当控制癌症新药物评价，尤其是不能夸大其重要性。4 月 2 日至 6 日在佛罗里达州奥兰多举行的 2011 年 AACR（美国癌症研究协会）会议上，Ervin Epstein 博士的演讲就忽略了这一点。Epstein 博士提到，用 GDC-449（hedgehog 抑制剂）治疗非黑色素瘤皮肤癌的患者，常引起味觉丧失或味觉改变（味觉障碍）、肌肉痉挛和体重减轻的不良反应，20% 的治疗患者因此而停止使用 GDC-0449。治疗也常伴随着体重增加和肿瘤复发而终止。由于在实验设计中没将味觉障碍、肌肉痉挛和体重减轻包括在内，因而所观察到的治疗效果是 GDC-449 的治疗作用还是夹杂药物不良反应的影响尚不清楚。如果所有实验设计均纳入适用于不良反应的对照组，那 FDA 还会批准多少种癌症药物呢？

Kerbel 和同事们在提到许多抗肿瘤药物可能具有"意外"的抗血管生成作用时，也强调了类似的问题 [178]。我们认为任何可以减少肿瘤生长的癌症治疗，同时也常伴随食物摄入减少和体重降低，也许其部分治疗作用就来自 DER 的抗血管生成效应 [33]。对于某些有毒性的癌症药物治疗，实验的最后结果主要来自药物的作用还是和 DER 体重减轻的次要作用有关仍有待确定。

在对新实验药物进行分析时，将配对饲养的对照组和活体体重对照组设计在内，可以帮助将药物的特异性作用和 DER 的非特异性效应区分清楚。我们发现，为了使对照组活体体重与相对应注射替莫唑胺（100mg/kg）的小鼠体重一致（见 Mukherjee 和 Seyfried 尚未发表的观察），对照组小鼠有必要进行 2 天的完全饥饿。由于某些药物可能减少食物吸收，因此活体体重有必要与配对饲养的对照组动物一起评估。麻烦的是，许多关于新癌症药物或治疗方法的科学报道中都未包括必要的对照组，从而很难区分出这些药物或治疗方法的特异性与非特异性。

17.19　靶向葡萄糖

饮食能量限制能够特异性地针对 IGF-1/PI3K/Akt/HIF-1α 信号通路，而该通路是多个癌症特征的基础，包括细胞增殖、逃避凋亡和血管生成 [4, 5, 9, 31, 32, 37, 92-97]（图 17-11、表 17-2）。DER 可使多个基因和调节糖酵解的代谢途径同时下调 [100-102, 179]。这点很重要，因为许多肿瘤细胞的快速生长和存活均需要增强糖酵解 [180-182]。此外部分肿瘤的三羧酸循环基因具有遗传或获得性突变的表型 [147, 183]。猜测这种突变将限制三羧酸循环的功能，从而使这些肿瘤更加依赖糖酵解，而 DER 更容易干预具有这些突变类型的肿瘤。DER 可以抑制恶性肿瘤进展所需的多种信号传导途径而不管其组织来源如何，因此可以认为其是一种作用广泛、无毒性的代谢疗法。我很费解为什么许多肿瘤学者很难接受这个概念。

除了 DER 之外，几种靶向有氧糖酵解或肿瘤细胞能量代谢的小分子物质也被考虑作为新型肿瘤治疗剂 [84, 87, 179, 184, 187]。这些分子中包括以下几种：

1. 2- 脱氧葡萄糖（2-DG）[137, 187-201]，
2. 氯尼达明（lonidamine）[202-204]，
3. 3- 溴丙酮酸（3-BP）[182, 205-207]，
4. 伊马替尼（imatinib）[208, 209]，
5. 羟基氧硫胺素[210-213]，
6. 6- 氨基烟酰胺[186, 187]，
7. 二氯乙酸酯（dichloroacetate）[214-219]
8. 白藜芦醇[50]。

Sonveaux 及其同事在一篇综述中概述了可用于靶向肿瘤糖酵解的许多药物[179]。然而，毒性是一个需要关注的问题，因为这些化合物除了靶向除糖酵解或核苷酸合成之外的途径外，有时需要高剂量才能实现在体的治疗效果[220]。例如，新配方"红酒"药物白藜芦醇已被停用治疗多发性骨髓瘤，因为有些患者服用后会出现肾衰竭[221]。这是令人遗憾的，因为白藜芦醇本身可以延长寿命、减少炎症反应、降低血糖从而有益于健康[222]。

尽管 CR 模拟物可以有效降低血糖水平，但仍需要进一步的研究来确定它们对血液酮体的影响，而血液酮体将在低葡萄糖条件下用于保护正常的细胞代谢。这对大脑来说尤其重要，因为脑主要依赖葡萄糖来维持正常功能[8, 15, 84]。如果脑内靶向针对葡萄糖而没有酮作为补充，反而可能会加剧脑损伤。我们的 2-DG 使用显示，将 CR 模拟物和限制性 KD 结合起来使用可能会有效靶向杀死肿瘤细胞[30]。当血糖过低时，酮会保护大脑，Ciraolo 等在犬身上使用类似的代谢方法来饿死不能利用脂肪产能的癌细胞[223]，这些问题我将在第 18 章中更多地来讨论。

17.20　二甲双胍

二甲双胍（Glucophage）是一种广泛用于降低 2 型糖尿病患者血糖水平的药物。实际的作用机制尚不清楚，但是 Maria Mihaylova 和 Ruben Shaw 最近的研究发现，二甲双胍能靶向肝脏 IIa 组蛋白去乙酰化酶而降低血糖水平[224]。由于其降血糖水平的能力，二甲双胍也能从葡萄糖的可用性角度干预肿瘤细胞[185, 225-227]。二甲双胍除抑制糖异生外，也可以像胰岛素那样促使葡萄糖进入细胞。葡萄糖转运体在肿瘤细胞中是上调的。二甲双胍的不良反应是乳酸性酸中毒。乳酸由糖酵解产生，而糖酵解促使肿瘤生长。因此，二甲双胍可能增加部分患者肿瘤细胞的糖酵解。

Claffey 及其同事认为，二甲双胍对原发性乳腺癌（来自 Balb/c 小鼠的三阴性 66cl4 肿瘤细胞）的生长有一点效应，但对肺脂肪垫肿瘤细胞的扩散转移几乎无影响[227]。为了降低血糖水平，我们将二甲双胍给予荷瘤小鼠同时也给予 CR 干预（40%）（结果尚未发表），结果发现当二甲双胍与 CR 合用时，小鼠看上去昏昏欲睡且很病态，这些症状与乳酸性酸中毒一致，但这一现象尚需进一步的实验结果来研究。

我们并不认为完全停止糖异生是有益的，因为葡萄糖对中枢神经系统（CNS）功能至关重要。由于不可接受的药物毒性，我们在 DER 干预下的荷瘤小鼠中停止使用二甲双胍。然而，当 AL 喂养的小鼠中单独使用二甲双胍时并不影响脑肿瘤的生长。换句话说，与 Phoenix 及其同事最近关于乳腺癌的报道结果相似[227]，我们用二甲双胍治疗脑荷瘤小鼠，发现虽然二甲双胍可以有效地降低糖尿病和肥胖患者的高血糖水平，但我并不确定二甲双胍是否能有效抑制患者的脑肿瘤生长。我个人认为，除非具有对转移灶和高侵袭性癌症小鼠更广泛临床前研究的证据，否则我会避免使用二甲双胍作为癌症治疗药物。

与二甲双胍相反的是，生长抑素也可以降低癌症患者的血糖水平且不会产生毒性[223]。生长抑素靶向胰高血糖素从而降低血糖水平[228]，特别是与 KD-R 联用时更是如此。但生长抑素的治

疗效果需要进一步的研究来证实。

17.21 限制性生酮饮食和 2- 脱氧葡萄糖的协同作用

虽然 DER 治疗能有效减少肿瘤的生长和侵袭，但仅使用这种治疗方法不可能彻底根除所有类型的恶性肿瘤[51, 229]。我相信当代谢饮食疗法一旦与靶向葡萄糖能量代谢的药物联合使用时将得到更好的效果，我的这一猜想也得到了进一步的研究支持。我们的实验结果显示，非代谢性糖酵解抑制剂 2- 脱氧葡萄糖（2-DG）与限制性生酮饮食（KD-R）的协同使用，可以减少 CT-2A 星形细胞瘤生长[30]。2-DG 进入细胞后，容易被己糖激酶磷酸化而不能进一步代谢，于是积累在细胞中（图 17-24，摘自 Aft 等的原图）[188]。这将会导致 ATP 消耗并诱导细胞死亡。在这点上，2-DG 被认为是一种 CR 模拟物，即能模仿 CR 某些方面的药物作用[194, 200]。然而在动物模型和癌症患者干预肿瘤生长方面，大部分相对高剂量的 2-DG（>200mg/kg）是无效的[189, 190, 230]。2-DG 的不良反应包括血糖升高、渐进性消瘦伴有嗜睡、低血糖相关行为症状和心肌空泡化[187, 189, 190, 22, 230, 231]。这些结果告诉我们，单独使用 2-DG 对大多数癌症并不是一个有效的治疗方法。

几乎很少有研究来评价抗糖酵解或抗癌药物与 DER 联合使用的治疗效果[51]。来自 Safdie 和 Longo 课题组的研究表明，CR 和禁食可以改善化疗期间患者的健康状态[26, 232, 233]。我们首次证明，给予添加 2-DG 25mg/dl 的 KD-R 比单独给 2-DG 或 KD-R 能更有效地减少脑内肿瘤的生长。这些结果提示 2-DG 与饮食之间有着强大的协同作用（图 17-25）。

必须指出，在联用使用药物 - 饮食治疗的小鼠中仍然观察到了部分毒性，因为几只小鼠在给予组合治疗时死亡了。这对我们来说有点出乎意料，因为小鼠在接受其中任何一种单一治疗时并未发现毒性。目前这种药物 - 饮食组合在人身上的使用是否会发生类似的现象尚不明确。然而，2-DG 在人的 LD_{50} 量接近 350mg/kg 之多[191, 234, 235]，故体现出的小鼠毒性可能与其高 BMR 有关，小鼠 BMR 值约是人的 7 倍多[30, 37, 70]。Yao 等最近也有研究[236]，当单独使用 2-DG 治疗阿尔茨

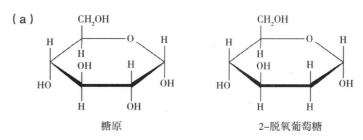

（a）

糖原　　　　　　　　2-脱氧葡萄糖

图 17-24　葡萄糖和 2- 脱氧 -D- 葡萄糖（2-DG）结构的比较。2-DG 和葡萄糖在第二个碳（a）上是不同的；2-DG 动态示意图（b）。2-DG 通过葡萄糖转运体进入细胞并被己糖激酶磷酸化。由于细胞内低水平的磷酸酶，2-DG-PO₄ 被限制在细胞内不能进一步代谢。细胞内高水平的 2-DG-6-PO₄ 使得己糖激酶出现变构和竞争性抑制，进一步导致葡萄糖代谢的抑制。来源：经许可转载自文献 188

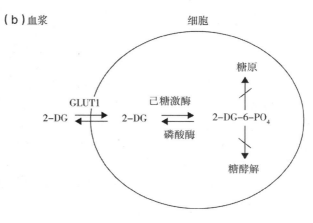

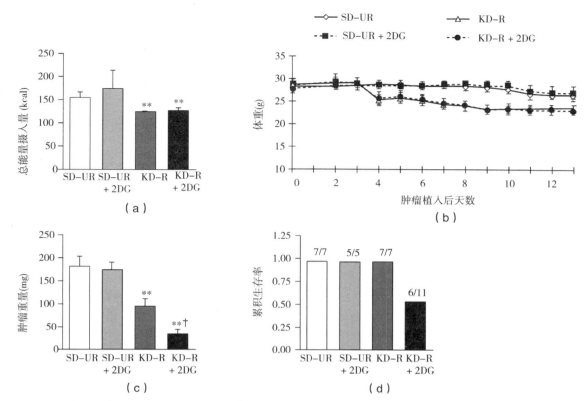

图 17-25　含或不含 2-DG 的限制性生酮饮食对原位植入 CT-2A 恶性星形细胞瘤的小鼠的总能量摄入量(a)、体重(b)、肿瘤生长(c)和生存率(d)的影响。所有小鼠在肿瘤植入后前 3 天不限制(UR)喂饲高糖类饮食，然后将其分成 4 个饮食组(每组 n=5~11 只小鼠)，分别给予无限制高糖类饲料(SD-UR)喂饲、SD-UR 含 2-DG(25mg/kg)的喂饲、SD-UR 含 2-DG(25mg/kg)的 KD-R 喂饲、不含 2-DG 的 KD-R 喂饲，持续 10 天。4 组体重接近。在肿瘤植入后 6 天开始给予 2-DG，持续 7 天(b 和 c)。如(b)所示，KD-R 和 KD-R+2-DG 指定喂养模式组的体重要比饮食开始前记录的值减少约 20%(肿瘤植入后 3 天)。(a)中的平均总能量摄入量指在饮食治疗期(第 3 天至第 13 天)指定组消耗的千卡数。所有值用平均值 ±SEM 表示。在(a 和 c)中，指定组的平均值要显著低于 SD-UR 组，$^{**}P<0.01$；而 KD-R+2-DG 组的平均值显著低于 KD-R 组，$^{\dagger}P<0.01$；而 SD-UR 组和 SD-UR+2-DG 组相比无明显差异。(d)示研究结束前，每组中活着的荷瘤小鼠数以每个垂直条上的比例显示(例如，"6/11"表示在研究结束前，相关组中 11 只小鼠中有 6 只存活)。来源：经许可转载自文献 30

海默病小鼠时，它们是无毒的。另外 Bomar Herrin 博士有联合使用 2-DG(40mg/dl)与 KD 来治疗多发性骨髓瘤的报道，在后面的第 20 章我们会详细讨论 Herrin 博士使用这种治疗策略的经验。图 17-26 所示为 KD-R 与 2-DG 协同作用来减少肿瘤的过程。

　　我认为目前使用的 CR 模拟药物对大多数晚期转移性癌症患者几乎没有什么疗效，尤其是在没有使用 DER 的情况下。DER 可以提高 CR 模拟药物的治疗效果。如果能同时给予靶向谷氨酰胺(这是转移性肿瘤所需要的主要物质)的药物，则 CR 模拟药物会对转移性肿瘤更有效[229]。

　　我记得 Peter Pedersen 实验室的 Ko 博士曾提出 3-BP 具有明显的抗肿瘤作用[205]。有多少肿瘤学者已经看到了这些作用？对于 3-BP 为什么不在大的医疗中心进行临床试验尚不清楚。有学者提出不能使用这种药物，因为它没有获得专利，二氯乙酸的使用也出现过类似的争论。我认为，如果 3-BP 和二氯乙酸酯与 KD-R 结合使用，可以更有效的治疗癌症。已知某些新药疗法可以有效、

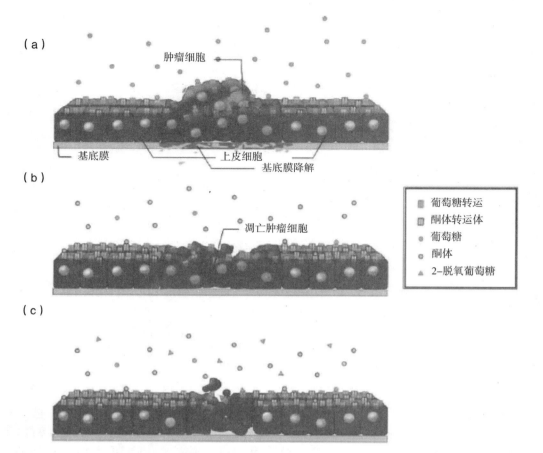

图 17-26　KD-R 和 2-DG 联合使用治疗肿瘤的可能机制。当葡萄糖高而酮低时，肿瘤在正常生理条件下生长很快。在这样的条件下，葡萄糖转运蛋白在肿瘤细胞中的表达要大于正常细胞，在肿瘤不断扩大下可以观察到基底膜的退化。当葡萄糖水平变低且酮水平升高时，KD-R 治疗的肿瘤生长缓慢，且葡萄糖转运蛋白在肿瘤细胞中的表达减少，但在正常细胞中是升高的（图 17-16）。KD-R 下常细胞的葡萄糖需求增加，这将导致正常细胞和肿瘤细胞之间出现可用葡萄糖的竞争，使得可用葡萄糖供不应求。正常细胞除了增加对葡萄糖的需求之外，也增加了代谢酮体的能力。于是酮逐渐替代了葡萄糖在正常细胞中的能量代谢。由于肿瘤细胞酮体代谢的多重缺陷，肿瘤细胞不能转换酮用于能量代谢，这使得肿瘤细胞比正常细胞面对更大的代谢应激。低剂量 2-DG 就会使肿瘤细胞面对这样更大的代谢应激，因为 2-DG 会进一步阻断肿瘤细胞中的葡萄糖利用。酮代谢将保护正常细胞免受低血糖和 2-DG 的不良影响。（a）标准饮食，（b）限制性生酮饮食，（c）限制性生酮饮食 +2-DG。来源：经许可转载自 Thomas N Seyfried 和 Jeffery Ling。彩图见本书彩图 46

无毒、便宜，是时候将这些药物从培养皿中用于癌症患者使他们受益了！

　　根据我们和 Longo 组的研究结果来看，已经明确治疗性禁食和 DER 可以增强化疗的抗肿瘤作用，并帮助患者耐受化疗的不良反应[26, 232, 233]。抗糖尿病药物与能量限制饮食的联合使用可以作为强大的双重“代谢冲击”来快速杀死依赖糖酵解的肿瘤细胞。CR 模拟物与限制性 KD 的组合可以在癌症药物的开发中另辟蹊径，因为当很多 CR 模拟物单独使用时，仅有很小的治疗效果并有着高毒性，但与能量限制饮食联合使用时，其治疗效果更好且毒性降低。患者权益团体应提出要求，将这些药物 - 饮食组合进行临床试验用来治疗晚期癌症。

17.22 限制性生酮饮食和高压氧治疗是否有协同作用

我们知道 KD-R 对于多数癌症来说是一个有效的治疗策略。我们同样知道在脑癌的治疗中，KD-R 和 2-DG 是可以协同进行的。这里还有一个迫切的问题需要回答，这就是如果 KD-R 与高压氧（HBO）协同进行结果和机制如何？ HBO 是指用 1~2 个大气压 100% 氧气进行治疗。这是我和南佛罗里达大学的 Dominic D'Augostino 博士交谈遇到的问题。Dominic 博士是 HBO 方面的专家及积极推动者。HBO 可以提高组织中的含氧量，促进伤口愈合，同样对于多种癌症，包括肺癌、乳腺癌、神经胶质瘤等都具有治疗作用[237-240]。似乎很多类型的肿瘤细胞都容易受到 HBO 产生的高压氧的影响。Dominic 博士对我提到，HBO 会在培养的肿瘤细胞的线粒体中"爆炸"。这样就可以杀死任何一个依赖电子呼吸链活化的，或者依赖谷氨酰胺进行线粒体内酵解的肿瘤细胞。

我非常惊奇地发现，HBO 影响肿瘤生长和血管分布与 DER 对它的影响十分相似。就像 DER 一样，当肿瘤细胞凋亡的时候，高氧靶向肿瘤的血管生成[238]。Stuhr 和他的同事们展示 HBO 减少神经胶质瘤中微血管的密度，这同我们所展示的 DER 的干预效果类似（图 17-27）。该图片可以与图 17-9 和图 17-10 相比较观看。HBO 抗肿瘤血管生成的效果也可以在其他肿瘤中看到。除了减少肿瘤血管生成和促进凋亡以外，HBO 似乎同样靶向炎症调节[241]。总之，这些发现都提示 HBO 和 DER 靶向调控肿瘤能量代谢的机制很相近。

HBO 和 KD-R 作为联合用药抗肿瘤治疗时，它们是如何产生协同作用的呢？ HBO 和 KD-R 都是靶向肿瘤葡萄糖的。当 HBO 靶向己糖激酶 II 时候，KD-R 可以减少肿瘤获得葡萄糖[237]。己糖激酶 II 被线粒体所携带并且在糖酵解途径中扮演一个确切的角色。Pedersen 已经考虑着手在瓦伯格效应中对己糖激酶 II 的角色进行研究[206, 242]。葡萄糖缺乏同样会下调葡萄糖依赖的戊糖磷酸化途径。戊糖磷酸化途径包含转羟基乙醛酶 1，该酶涉及恶性肿瘤糖酵解通路和瓦伯格效应的驱动[212, 243-245]。

除了支持糖酵解之外，戊糖磷酸途径还提供用于 DNA 合成的代谢物和用于脂质合成的 NADPH。而 NADPH 对维持过氧化氢酶活性至关重要[246]。过氧化氢酶需要将 H_2O_2 代谢成水

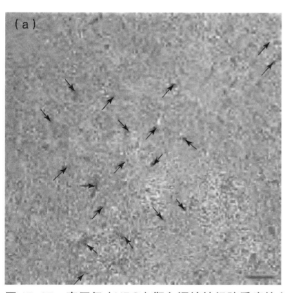
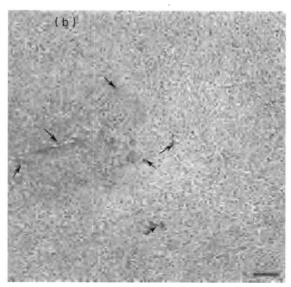

图 17-27 高压氧（HBO）靶向调控神经胶质瘤的血管生成，神经胶质瘤组织染色鉴定 HBO 处理前（a）和处理后（b）假性血友病因子的表达（2bar，100% 氧气）。箭头所指的是新生血管。在 HBO 处理后胶质瘤组织中血管非常少。图片放大倍数为 10x（标尺 =100μm）。来源：经许可转载自文献 239

和 O_2。由于呼吸功能障碍，肿瘤细胞有过度的 ROS。因此，通过与过氧化氢酶的还原反应，NADPH 消耗并增加肿瘤细胞对 ROS 的易感性。KD-R 可通过戊糖磷酸途径降低 NADPH 水平，从而降低过氧化氢酶的活性，而 HBO 可提高 ROS，从而增加 ROS 诱导的死亡风险。酮体在正常呼吸的细胞中保护其免受 ROS 损伤，因为线粒体中的酮代谢与氧化辅酶 Q 偶联，从而减少 Q 半醌，这是细胞中自由基生成的主要来源[54]（图 4-4）。在此数据基础上，我们预测用 KD-R 和 HBO 组合治疗癌症患者可能会成为破坏肿瘤细胞而不伤害正常细胞的新型有效治疗策略。使用 HBO 管理 KD-R 是一种实用且简单的策略，对所有糖酵解型肿瘤具有潜在的强大治疗作用。

17.23　靶向谷氨酰胺

　　饮食能量限制和抗糖代谢癌症药物对依赖糖代谢和葡萄糖生长的癌细胞具有很好的治疗效果，因为这些手段能降低肿瘤细胞对谷氨酰胺的强烈依赖作用[84, 144, 247-250]。谷氨酰胺对于许多肿瘤特别是血癌和骨髓癌细胞来说是主要的能量代谢来源[144, 250-254]。这点很重要，因为髓系细胞被认为是许多转移性癌症的起源（参见第 13 章）。而且它对于涉及肿瘤坏死的细胞因子来说，包括 TNF-α、IL-1 和 IL-6 是必需的条件[249, 253, 255, 256]。这个特征进一步指出了在癌症转移细胞，如巨噬细胞和骨髓细胞之间的代谢存在联系，因此在考虑对转移性癌症实行代谢治疗时靶向谷氨酰胺将成为重点研究的课题。

　　尽管目前普遍认为谷氨酰胺是所培养癌症细胞的主要代谢能量原料[141, 144, 248, 257]，有些报道推测谷氨酰胺添加剂对某些肿瘤患者有好处[252, 258, 259]。基于这些报道，在我们实验刚开始时，我们并不知道靶向谷氨酰胺是能增强还是降低癌症转移。然而试图在小鼠转移性癌症模型上进行靶向谷氨酰胺的食物干预研究，没人比我们做得更早了[229]。

　　丁酸苯酯是一个相对无毒的药物，能够降低人体系统内的谷氨酰胺水平，但是小鼠体内的缺陷无法将丁酸苯酯代谢为丁酸乙酯[260]。为了使人体血液内的谷氨酰胺的浓度降低，丁酸苯酯必须首先被代谢为丁酸乙酯。它结合到谷氨酰胺上并成为丁酸乙酰谷氨酰胺被排泄到尿液中[261, 262]。当丁酸苯酯有效地降低患者外周循环中的谷氨酰胺浓度时，我们就无法再在转移 VM 小鼠模型中检测到该物质了。所以，我们决定使用谷氨酰胺类似药物 6-重氮基-5-氧-L-正亮氨酸（DON）去验证谷氨酰胺假说。

　　因为 DON 已经在前期被用于小鼠，我们决定评价一下在我们小鼠模型中，DON 作为潜在的系统转移肿瘤药物的可能作用[229]。DON 是一个谷氨酰胺拮抗剂，可以抑制谷氨酰胺代谢[229, 263]。当患者使用谷氨酰胺依赖性酶 PEG-PGA 时，DON 有效地降低肠癌和肺癌肿瘤细胞的生长[263]。因此，我们考虑 DON 作为一个药物能够潜在的靶向谷氨酰胺有效减少系统内癌细胞转移。

17.24　靶向谷氨酰胺有抑制全身转移的功能

　　我们使用 VM-M3 肿瘤模型评价了 DON 和 DER（在此处研究 CR）在系统性转移上的影响。这个转移 VM 模型已经在第 3 章和第 13 章中被讨论过。Leanne Huysentruyt 将萤火虫荧光素酶基因转移到 TM 肿瘤细胞中，通过生物荧光素成像系统测定非侵袭性肿瘤细胞的生长和转移情况[159, 264]。图 17-28 和表 17-3 显示了典型的系统转移和组织所含的 VM-M3 肿瘤细胞。我们对 DON 和 DER 研究的实验设计显示在图 17-29a 中。在小鼠胁侧植入肿瘤后连续 5 天以初始计量 1mg/（kg·d）的浓度给予 DON 干预。DON 处理的小鼠体重在药物干预期间与对照组相比非常相似（图 17-29b），两组的血液葡萄糖水平也比较相似，尽管 DER 组的小鼠血糖水平与对照组或 DON 干预组相比有显著降低（图 17-29c）。

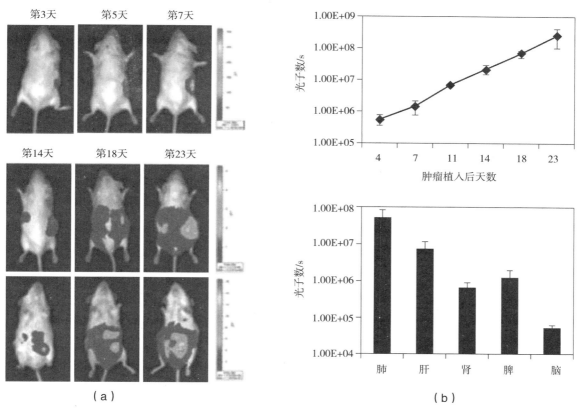

（a）　　　　　　　　　　　　　　　（b）

图 17-28　VM-M3/Fluc 肿瘤细胞生长和转移的生物荧光素成像。按照我们参考文献 159 中描述的方法肿瘤
被到小鼠皮下（s.c.）及皮内（i.c.）。用体内荧光素鉴定了多个肿瘤转移（a）。背部（上图）图像来自鼠
种植后 23 天。腹部（下图）图像是一旦发现转移立刻鉴定的。生物荧光素来自整个被定量小鼠（腹部和背
部图像叠加成整幅图）且在对数尺度上被表征出来（b）。在研究最后离体后组织被图像化并且按照我们的
描述量化转移数量（c）（方法参见参考文献 159）。所有的数值都取了 6 个独立样本的平均值 +95% 可信
区间。图片来源：经许可转载自文献 159。彩图见本书彩图 47

表 17-3　发生器官转移动物所占百分比 [a]

组别（n）	肝	肺	肾	脾
对照组[19]	100	100	47	68
DON[12]	0[*]	0[*]	0[*]	50
DON + CR[11]	0[*]	0[*]	0[*]	27[*]

[a] 用生物发光成像检测转移灶的存在

[*] 星号表示 DON 或 DON+CR 组比对照组显著降低，通过卡方分析计算，$P<0.01$

　　虽然 DON 和 DER 在同源 VM 小鼠的生长中可以有效减少原发性肿瘤的大小（图 17-30a），
但 DON 的抗肿瘤作用大于 DER。主要是因为 DER 本身不能防止转移扩散到远处器官（图 17-
30b）。我们针对 VM-M3 细胞的发现与 Tannenbaum 和 Claffey 及其同事们以前的研究结果不同，
他们发现 CR 或饮食能量限制可有效减少乳腺肿瘤细胞向肺的转移扩散 [29, 227]。而我们的研究结
果与之相反，我们发现 DER 本身并不能减少乳腺癌向肺或其他器官的转移性扩散。

(a)

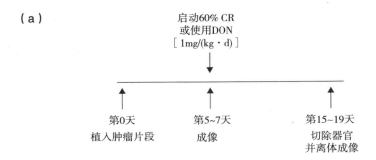

(b)

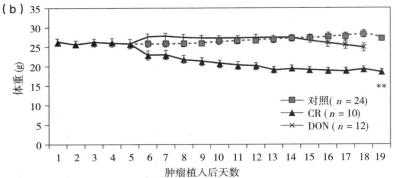

(c)

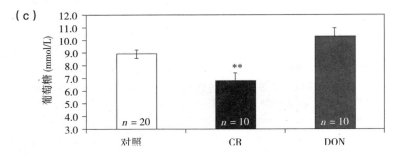

图 17-29 热量限制或 DON 在体重和血糖中作用的实验设计。（a）注射和药物干预的步骤按照我们在参考文献 229 中所描述的进行。（b）每日监控体重。在药物干预前所有小鼠的体重都被均一化。（c）小鼠在注射肿瘤细胞后的 15~19 天分别被处死并收集外周血分析血糖水平。数值均以平均值 ± 标准误计算，每一组为 10~20 只小鼠。*表示与 AL 组相比 CR 值具有显著的统计学差异，$P<0.01$。来源：经许可转载自文献 229

正是这个实验所观察到的结果将我们的注意力吸引到了谷氨酰胺在驱动系统性肿瘤转移里的可能作用上。尽管 DER 降低血液中的葡萄糖水平，但其并不减少血液中谷氨酰胺的水平。小鼠血液中谷氨酰胺水平明确可能在 DER 作用下增加，因为适量的体力活动可以增加血液中的谷氨酰胺含量[72]。正是在 DER 作用下小鼠增加了生理活性食物的饲养。我们已知 VM-M3 肿瘤细胞与巨噬细胞具有很大的共有特征，并且谷氨酰胺是对包括巨噬细胞在内的免疫细胞的重要原料。我们同样也知道巨噬细胞的转运和他们的融合杂交是转移性癌症细胞的主要来源（参见第 13 章和参考文献 167 ）。因此，确定谷氨酰胺抵抗是否有可能减少系统性癌细胞转移具有重要意义。

我们的实验发现 DON 会保护肝、肺和肾不受转移性癌细胞的侵犯（图 17-30b）。此外，我们还检测了肝脏的病理标本，因为肝是 VM-M3 细胞渗透最严重的器官，在对照组小鼠中确实也 100% 发现了肝转移。肝同样是其他人类肿瘤最容易转移的场所。组织病理学分析确认了 DON 干预的小鼠与对照组 AL 未干预小鼠、普通对照组小鼠、CR 干预组小鼠相比，肝中的肿瘤细胞显著减少（图 17-31 ）。

非常有意思的是，DON 处理的小鼠显示了肿瘤的脾脏转移。脾是一个单核细胞的蓄水池并且表现出骨髓系转移细胞避难所的特征[265]。较前期的研究发现了荷瘤鼠的脾中谷氨酰胺酶活性有升高[266]。谷氨酰胺酶是第一个涉及谷氨酰胺代谢的酶。我们推测脾脏能够支持 VM-M3 细胞

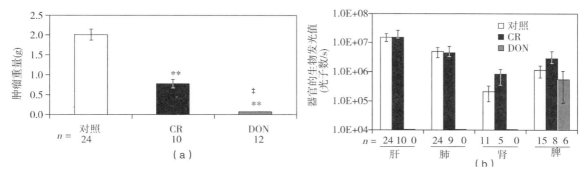

图 17-30 热量限制（CR）或 DON 对 VM-M3 肿瘤生长和转移的影响。（a）如我们在参考文献 229 中所述的方法，将小鼠与 VM-M3/Fluc 肿瘤进行皮下植入（sc）。植入后 15~19 天小鼠被处死，切除肿瘤并称重。* 星号表示 CR 或 DON 值与 AL 对照组存在显著差异，$P<0.01$。符号"‡"表示 DON 值与 CR 存在显著差异，$P<0.01$。（b）在处死小鼠同时切除器官并进行体外成像，将生物发光值以对数标度绘图。所有值代表每组 6~24 只小鼠的 6 个平均 SEM。在 DON 处理的小鼠的肺、肝或肾中没有发现可检测到的生物发光物质。来源：经许可转载自文献 229

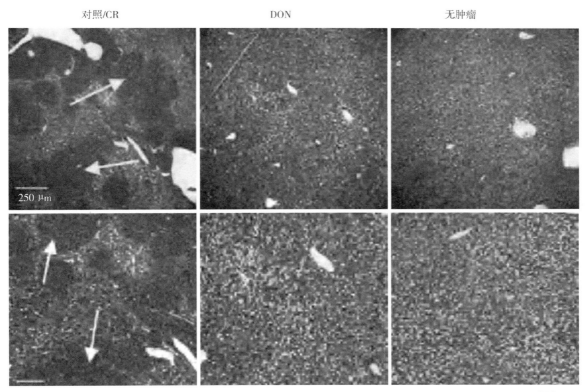

图 17-31 DON 保护肝不受 VM-ME3 肿瘤细胞的侵犯。摘除肝并行苏木精 – 伊红染色（HE 染色）[229]。箭头所指的位置为对照组和 CR 组中的二次肿瘤损伤。上排图片放大 100x 显示，下排图片放大 200x 显示。没有证据表明在 DON 处理小鼠组的肝中发现癌症转移细胞。来源：经许可转载自参考文献 229。彩图见本书彩图 48

的转移是因为谷氨酰胺的流入，通常这种情况有免疫功能的支持 [229, 252]。需要更深入的研究以确定肿瘤细胞在脾脏的驻留是只对 VM-M3 反应的特征，还是对其他肿瘤细胞的共有特征。

使用 DON 和谷氨酰胺酶抑制剂 PEG-PAG 治疗的患者通常耐受性都很好 [263]。相反，我们发现 DON 对 VM 小鼠却有毒性 [229]。尽管 DON 对减少肿瘤细胞在肝、肺和肾的转移是有效的，但是 DON 处理的小鼠其生存率却低于 CR 处理的小鼠（图 17-32）。因为葡萄糖和谷氨酰胺能够协同驱动 VM-M3 细胞在体外的生长，Laura Shelton 和我一起研发了一个饮食 / 药物结合物试图探讨 CR 和 DON 治疗能否协同减少系统性肿瘤体内转移 [72]。结果我们发现 DON 的治疗要么单独要么就是与 CR 协同可以显著低减弱肿瘤的生长和转移，而且 DON 单独用于小鼠比 DON+CR 共同干预小鼠获得的效果略逊一筹。我们最后为了减少潜在的毒副作用或额外的能量限制减少了 DON 的用量。

DON+CR 干预组小鼠始终都维持着健康的体重。有意思的是，DON 单独处理的小鼠比联合 DON+CR 处理的小鼠显示有更多的药物不良反应。DON 处理的小鼠在研究的最后 3 天体重下降明显且表现出无精打采的状态 [72]。DON 单独干预导致小鼠的诸多不良反应在研究过程中显示明显的证据。当 DON 与 CR 联合使用的时候，该不良反应就会减少且生存期延长，DON 可以作为低剂量的药物产生有效的治疗作用，况且肿瘤转移到脾的发生率在 DON+CR 联合应用的小鼠中要显著低于 DON 单独使用的小鼠（表 7-3）。这些都说明葡萄糖和谷氨酰胺是 VM-M3 肿瘤细胞代谢所需的主要能源，此发现应该能够引起相关人员在开发 DON 和其他谷氨酰胺靶向药物方面的兴趣，特别是将有限的能量输入和以靶向葡萄糖代谢的其他药物结合使用可以更好地治疗人类转移性癌细胞的前景十分诱人。

我们还推测，DON 靶向转移肿瘤细胞的作用有可能在人类比在小鼠中效果要更好，特别是如果 DON 与饮食热量限制性药物，比如 KD-R 相结合的时候。限制谷氨酰胺能够增加葡萄糖的代谢 [28]。这是毫无疑问的，因为 KD-R 靶向葡萄糖代谢。综上所述，所有这些研究都证明靶向谷氨酰胺能够有效地治疗系统性转移癌症的概念。

17.25 靶向吞噬作用

在第 13 章中我们提到，吞噬作用是许多转移性癌症的特征之一。许多科学家都推测肿瘤细胞的吞噬作用可以作为许多转移性癌症潜在的治疗靶点 [167]。例如，Ghoneum 和 Gollapudi 报道过乳腺癌细胞系 MCF-7 在体内或体外实验中吞噬酵母菌后进入了凋亡 [267, 268]。吞噬酵母菌细胞同

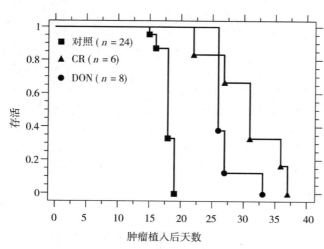

图 17-32　DON 或 CR 对小鼠生存的影响。按照文献 229 描述的那样将 VM-M3/Fluc 肿瘤移植到 VM 小鼠皮下（S.C）。所有的对照组小鼠都在移植后的 15~19 天出现疾病特征。DON 和 CR 处理的小鼠的生存周期都比对照组要显著增加。而 CR 处理的小鼠的寿命和 DON 处理的小鼠相比没有显著的差异。来源：经许可转载自文献 229

样可以有效诱导人类肿瘤发生凋亡，如消化道肿瘤，包括舌癌、细胞鳞癌和肠腺癌等[269]。这些报告认为转移性癌症的吞噬作用能够被靶向开发出新的抗肿瘤转移治疗。

此外，当黑色素瘤细胞在低葡萄糖环境下生长时，转移性黑色素瘤的吞噬活性显著增强。这提示当营养供给不足的时候，转移癌细胞使用吞噬功能作为其"播散"的途径[270,271]（参见第13章）。这些结果都支持靶向吞噬功能可能可以有效地用于减少某些肿瘤的转移。

尽管有学者认为DER减少外周循环葡萄糖的水平，但是在我们的VM转移模型中细胞转移却并未减少，且有DER增强了巨噬细胞吞噬功能的证据[272]。这可能就是DER在小鼠细胞转移模型中增加吞噬功能、减少DER能量压力的结局。葡萄糖和谷氨酰胺能够吞噬器官驱使其进入溶酶体而被降解。Shelton报道了转移性VM肿瘤细胞当生长在不含葡萄糖的有限营养鼠尾胶培养系统中时能够产生乳糖分解酶[72]，而且肿瘤细胞生长在这种鼠尾胶培养系统中如果不产生乳糖分解酶反倒会死亡，这说明该培养系统提供了转移癌细胞糖酵解所需要的能量代谢。

抗疟药氯喹有可能对解决这个问题有帮助，因为氯喹可以降低溶酶体的pH[273,274]。氯喹同样已经被证实在抗人类脑癌和实验性胰腺癌中有治疗作用[275,276]。因为许多高侵袭性和转移性癌症能够来源自自身的骨髓吞噬细胞（参见第13章），而氯喹可以有效地降低溶酶体的活性，比如表现为自噬和吞噬作用减弱。所以我的观点是，在肿瘤患者首次使用DER时，使用氯喹和其他潜在的抗吞噬作用药物治疗将使效果出现叠加。

17.26　靶向微环境

某些肿瘤的行为像划痕一样无法愈合[277]。目前Bissell和Hines围绕原发和继发性肿瘤在微环境中的角色作用挑起了一个引人入胜且令人兴奋的讨论[146]。他们使微环境维持了组织构造，因此抑制细胞生长和肿瘤细胞的恶性化。通过成纤维细胞和巨噬细胞释放的生长因子和细胞因子，让细胞编程去愈合伤口，活化刺激、防止慢性炎症及肿瘤继发[146,278,279]。一部分伤口愈合过程同样涉及细胞外基质的降解和增强血管生成，这些都是肿瘤继发的协助因素[278,280]。Bissell和Hines声明，"现已明朗，靶向细胞和微环境的组分为患者临床受益提供了意义重大的发展方向"[146]。我们也发现，DER的使用对他们的观点提供了直接的支持。

我已经在这个章节讨论过，DER在肿瘤微环境中靶向炎症、驱使肿瘤血管生成并作用炎症的信号通路[21,77]。Kari和同事们在前面已经展示，CR能够显著降低肺小泡巨噬细胞应答链球菌感染时所表现出的炎症特征[272]。从葡萄糖到酮体的能量代谢转化对肿瘤微环境有强大的抗炎影响作用，这就是当炎症成为许多神经及退行性神经疾病的病理特征时，为什么会考虑使用KD治疗上述疾病的原因之一[164,281,282]。

因为DER是一个同时既靶向肿瘤又靶向肿瘤微环境的系统性治疗手段，所以这个手段可以有效地减缓许多癌症的进程。我确信，没有一个药物能够像DER那样在肿瘤微环境中靶向那么多的炎症机制。我认为在肿瘤治疗的过程中必须让肿瘤群体认识到这一点，才能使治疗获得真正的成功。

17.27　饮食能量减少可作为线粒体增强治疗

我已经使用了饮食能量减少这一术语去描述减少饮食能量摄入这个癌症的治疗方法，这个术语比热量限制或饮食限制更加确切。当讨论动物癌症的治疗方法时，这些术语有可能被接受。但是，这些术语很少在人类癌症患者治疗的讨论中使用。人类，特别是癌症患者在癌症中忍受了那么多痛苦，这些人希望被限制。"限制"一词隐含了一个负面治疗的意思，甚至饮食能量减少也蕴含了负面治疗的意思。那么，哪一个术语更好？更能够传递一个肿瘤治疗的积极方法而胜过食物减少或限制呢？我想线粒体增强治疗（MET）更能代表人类癌症治疗的正确策略。

的确，当增强线粒体代谢能力，从葡萄糖转运而来的酮体代谢将减少组织的炎症和活性氧自由基，因此对于人类肿瘤治疗来说 MET 是一个非常有吸引力的术语，它排除了其他术语所涉及的饮食限制的意思，同时诠释了治疗手段的确切机制，使得这个术语更显得恰当。我认为，MET 终究会成为人类治疗或预防晚期肿瘤的最有效的策略。

17.28   本章概要

这一章主要罗列大量的信息显示靶向能量代谢能够调控肿瘤细胞的生长和癌变。因为所有的肿瘤细胞都有共有的能量加工能力缺陷，当某种治疗方法靶向这个加工过程的时候，这种方法就成为很有价值的治疗手段。氧化磷酸化不足会导致肿瘤细胞更加依赖于糖酵解而存活，那么靶向糖酵解途径的治疗手段就将会在该疾病的治疗上走的更远。除了使用药物直接靶向抑制肿瘤细胞的糖酵解外，正常的机体细胞同样能够被利用间接靶向肿瘤细胞的代谢途径，因为肿瘤细胞往往比正常细胞缺乏代谢的灵活性。因此，无毒性的代谢治疗将开拓正常细胞的能量代谢灵活度从而靶向整个微环境，驱使肿瘤细胞走向灭亡。

参考文献

[1] Hursting SD, Kari FW. The anti-carcinogenic effects of dietary restriction: mechanisms and future directions. Mutat Res. 1999;443:235 - 49. 342.

[2] Jose DG, Good RA. Quantitative effects of nutritional protein and calorie deficiency upon immune responses to tumors in mice. Cancer Res. 1973;33:807 - 12.

[3] Wheatley KE, Williams EA, Smith NC, Dillard A, Park EY, Nunez NP, et al. Lowcarbohydrate diet versus caloric restriction: effects on weight loss, hormones, and colon tumor growth in obese mice. Nutr Cancer. 2008;60:61 - 8.

[4] Mukherjee P, Sotnikov AV, Mangian HJ, Zhou JR, Visek WJ, Clinton SK. Energy intake and prostate tumor growth, angiogenesis, and vascular endothelial growth factor expression. J Natl Cancer Inst. 1999;91:512 - 23.

[5] Kari FW, Dunn SE, French JE, Barrett JC. Roles for insulin-like growth factor-1 in mediating the anti-carcinogenic effects of caloric restriction. J Nutr Health Aging. 1999;3:92 - 101.

[6] Mavropoulos JC, Buschemeyer WC 3rd, Tewari AK, Rokhfeld D, Pollak M, Zhao Y, et al. The effects of varying dietary carbohydrate and fat content on survival in a murine LNCaP prostate cancer xenograft model. Cancer Prev Res（Phila）. 2009;2:557 - 65.

[7] Bonorden MJ, Rogozina OP, Kluczny CM, Grossmann ME, Grambsch PL, Grande JP, et al. Intermittent calorie restriction delays prostate tumor detection and increases survival time in TRAMP mice. Nutr Cancer. 2009;61:265 - 75.

[8] Seyfried TN, Mukherjee P. Targeting energy metabolism in brain cancer: review and hypothesis. Nutr Metab. 2005;2:30.

[9] Thompson HJ, McGinley JN, Spoelstra NS, Jiang W, Zhu Z, Wolfe P. Effect of dietary energy restriction on vascular density during mammary carcinogenesis. Cancer Res. 2004;64:5643 - 50.

[10] Kritchevsky D. Caloric restriction and experimental carcinogenesis. Toxicol Sci. 1999;52:13 - 6.

[11] Tannenbaum A. Nutrition and Cancer. In: Homburger F, editor. Physiopathology of Cancer. New York: Paul B. Hober; 1959. p. 517 - 62.

[12] Hursting SD, Lavigne JA, Berrigan D, Perkins SN, Barrett JC. Calorie restriction, aging, and cancer prevention: mechanisms of action and applicability to humans. Annu Rev Med. 2003;54:131 - 52.

[13] Hursting SD, Smith SM, Lashinger LM, Harvey AE, Perkins SN. Calories and carcinogenesis: lessons learned from 30 years of calorie restriction research. Carcinogenesis. 2010;31:83 - 9.

[14] Kritchevsky D. Caloric restriction and cancer. J Nutr Sci Vitaminol. 2001;47:13 - 9.

[15] Seyfried TN, Sanderson TM, El-Abbadi MM, McGowan R, Mukherjee P. Role of glucose and

ketone bodies in the metabolic control of experimental brain cancer. Br J Cancer. 2003; 89:1375 – 82.

[16] Shelton HM. Fasting for Renewal of Life. Tampa (FL): American National Hygiene Society, Inc; 1974.

[17] Greene AE, Todorova MT, Seyfried TN. Perspectives on the metabolic management of epilepsy through dietary reduction of glucose and elevation of ketone bodies. J Neurochem. 2003;86: 529 – 37.

[18] Kritchevsky D. Fundamentals of Nutrition: Applications to Cancer Research. In: Heber D, Blackburn GL, Go VLW, editors. Nutritional Oncology. Boston: Academic Press; 1999. p. 5 – 10.

[19] Weindruch R, Walford RL. The retardation of aging and disease by dietary restriction. Spring- field (IL): Thomas; 1988.

[20] Tannenbaum A. The genesis and growth of tumors: II. Effects of caloric restriction per se. Cancer Res. 1942;2:460 – 7.

[21] Mulrooney TJ, Marsh J, Urits I, Seyfried TN, Mukherjee P. Influence of caloric restriction on constitutive expression of NF-kappaB in an experimental mouse astrocytoma. PloS One. 2011;6:e18085.

[22] Duan W, Lee J, Guo Z, Mattson MP. Dietary restriction stimulates BDNF production in the brain and thereby protects neurons against excitotoxic injury. J Mol Neurosci. 2001;16:1 – 12.

[23] Spindler SR. Rapid and reversible induction of the longevity, anticancer and genomic effects of caloric restriction. Mech Ageing Dev. 2005;126:960 – 6.

[24] Chung HY, Kim HJ, Kim KW, Choi JS, Yu BP. Molecular inflammation hypothesis of aging based on the anti-aging mechanism of calorie restriction. Microsc Res Tech. 2002;59:264 – 72. References 343

[25] Birt DF, Yaktine A, Duysen E. Glucocorticoid mediation of dietary energy restriction inhibition of mouse skin carcinogenesis. J Nutr. 1999;129:571S – 4S.

[26] Raffaghello L, Safdie F, Bianchi G, Dorff T, Fontana L, Longo VD. Fasting and differential chemotherapy protection in patients. Cell Cycle. 2010;9:4474 – 6.

[27] Meadows GG, Fu Y-M. Dietary Restriction of Specific Amino Acids Modulates Tumor and Host Interactions. In: Meadows GG, editor. Integration/ Interaction of Oncologic Growth. 2nd ed. New York: Kluwer Academic; 2005; p. 271 – 83.

[28] Liu X, Fu YM, Meadows GG. Differential effects of specific amino acid restriction on glucose metabolism, reduction/oxidation status and mitochondrial damage in DU145 and PC3 prostate cancer cells. Oncol Lett. 2011;2:349 – 55.

[29] Tannenbaum A, Silverstone H. Effect of limited food intake on survival of mice bearing spontaneous mammary carcinoma and on the incidence of lung metastases. Cancer Res. 1953;13:532 – 36.

[30] Marsh J, Mukherjee P, Seyfried TN. Drug/diet synergy for managing malignant astrocytoma in mice: 2-deoxy-D-glucose and the restricted ketogenic diet. Nutr Metab. 2008;5:33.

[31] Mukherjee P, Abate LE, Seyfried TN. Antiangiogenic and proapoptotic effects of dietary restriction on experimental mouse and human brain tumors. Clin Cancer Res. 2004;10:5622 – 9.

[32] Mukherjee P, El-Abbadi MM, Kasperzyk JL, Ranes MK, Seyfried TN. Dietary restriction reduces angiogenesis and growth in an orthotopic mouse brain tumour model. Br J Cancer. 2002;86:1615 – 21.

[33] Seyfried TN, Mukherjee P. Anti-Angiogenic and Pro-Apoptotic Effects of Dietary Restriction in Experimental Brain Cancer: Role of Glucose and Ketone Bodies. In: Meadows GG, editor. Integration/ Interaction of Oncologic Growth. 2nd ed. New York: Kluwer Academic; 2005. p. 259 – 70.

[34] Zhou W, Mukherjee P, Kiebish MA, Markis WT, Mantis JG, Seyfried TN. The calorically restricted ketogenic diet, an effective alternative therapy for malignant brain cancer. Nutr Metab. 2007;4:5.

[35] Ho VW, Leung K, Hsu A, Luk B, Lai J, Shen SY, et al. A low carbohydrate, high protein diet slows tumor growth and prevents cancer initiation. Cancer Res. 2011;71:4484 – 93.

[36] Mantis JG, Centeno NA, Todorova MT, McGowan R, Seyfried TN. Management of multifactorial idiopathic epilepsy in EL mice with caloric restriction and the ketogenic diet: role of glucose and ketone bodies. Nutr Metab. 2004;1:11.

[37] Mahoney LB, Denny CA, Seyfried TN. Caloric restriction in C57BL/6J mice mimics therapeutic fasting in humans. Lipids Health Dis. 2006;5:13.

[38] Cahill GF Jr, Veech RL. Ketoacids? Good medicine? Trans Am Clin Climatol Assoc. 2003;114: 149 – 61. discussion 62 – 3.

[39] Veech RL, Chance B, Kashiwaya Y, Lardy HA, Cahill GF Jr. Ketone bodies, potential therapeutic uses. IUBMB Life. 2001;51:241 – 7.

[40] Williamson DH, Mellanby J, Krebs HA. Enzymic determination of D (–) -beta-hydroxybutyric acid and acetoacetic acid in blood. Biochem J. 1962;82:90 – 6.

[41] Krebs HA, Williamson DH, Bates MW, Page MA, Hawkins RA. The role of ketone bodies in caloric homeostasis. Adv Enzyme Reg. 1971;9:387 – 409.

[42] Cahill GF Jr. Fuel metabolism in starvation. Annu Rev Nutr. 2006;26:1 - 22.

[43] Stafstrom CE, Rho JM. Epilepsy and the Ketogenic Diet. Totowa（NJ）: Humana Press; 2004.

[44] Hartman AL, Vining EP. Clinical aspects of the ketogenic diet. Epilepsia. 2007;48:31 - 42.

[45] Zuccoli G, Marcello N, Pisanello A, Servadei F, Vaccaro S, Mukherjee P, et al. Metabolic management of glioblastoma multiforme using standard therapy together with a restricted ketogenic diet: case report. Nutr Metab. 2010;7:33.

[46] Nebeling LC, Miraldi F, Shurin SB, Lerner E. Effects of a ketogenic diet on tumor metabolism and nutritional status in pediatric oncology patients: two case reports. J Am Coll Nutr. 1995;14:202 - 8.

[47] Bear MF, Connors BW, Paradiso MA. Neuroscience: Exploring the Brain. 2nd ed. Baltimore, MD: Lippincot Williams & Wilkins; 2001.

[48] Greene AE, Todorova MT, McGowan R, Seyfried TN. Caloric restriction inhibits seizure susceptibility in epileptic EL mice by reducing blood glucose. Epilepsia. 2001;42:1371 - 8.

[49] Kossoff EH. International consensus statement on clinical implementation of the ketogenic diet: agreement, flexibility, and controversy. Epilepsia. 2008;49（Suppl 8）:11 - 3.

[50] Wittig R, Coy JF. The role of glucose metabolism and glucose-associated signaling in cancer. Persp Med Chem. 2007;1:64 - 82.

[51] Seyfried TN, Kiebish MA, Marsh J, Shelton LM, Huysentruyt LC, Mukherjee P. Metabolic management of brain cancer. Biochim Biophys Acta. 2010;1807:577 - 94.

[52] Stafford P, Abdelwahab MG, Kim do Y, Preul MC, Rho JM, Scheck AC. The ketogenic diet reverses gene expression patterns and reduces reactive oxygen species levels when used as an adjuvant therapy for glioma. Nutr Metab. 2010;7:74.

[53] Wheless JW. The ketogenic diet: an effective medical therapy with side effects. J Child Neurol. 2001;16:633 - 5.

[54] Veech RL. The therapeutic implications of ketone bodies: the effects of ketone bodies in pathological conditions: ketosis, ketogenic diet, redox states, insulin resistance, and mitochondrial metabolism. Prostaglandins Leukot Essent Fatty Acids. 2004;70:309 - 19.

[55] Rebrin I, Kamzalov S, Sohal RS. Effects of age and caloric restriction on glutathione redox state in mice. Free Radical Biol Med. 2003;35:626 - 35.

[56] Weindruch R, Walford RL, Fligiel S, Guthrie D. The retardation of aging in mice by dietary restriction: longevity, cancer, immunity and lifetime energy intake. J Nutr. 1986;116:641 - 54.

[57] Jarrett SG, Milder JB, Liang LP, Patel M. The ketogenic diet increases mitochondrial glutathione levels. J Neurochem. 2008;106:1044 - 51.

[58] Kim DY, Vallejo J, Rho JM. Ketones prevent synaptic dysfunction induced by mitochondrial respiratory complex inhibitors. J Neurochem. 2010;114:130 - 41.

[59] Haces ML, Hernandez-Fonseca K, Medina-Campos ON, Montiel T, Pedraza-Chaverri J, Massieu L. Antioxidant capacity contributes to protection of ketone bodies against oxidative damage induced during hypoglycemic conditions. Exp Neurol. 2008;211:85 - 96.

[60] Kim DY, Davis LM, Sullivan PG, Maalouf M, Simeone TA, Brederode JV, et al. Ketone bodies are protective against oxidative stress in neocortical neurons. J Neurochem. 2007;101:1316 - 26.

[61] Yamada KA, Rensing N, Thio LL. Ketogenic diet reduces hypoglycemia-induced neuronal death in young rats. Neurosci Lett. 2005;385:210 - 4.

[62] Masuda R, Monahan JW, Kashiwaya Y. D-beta-Hydroxybutyrate is neuroprotective against hypoxia in serum-free hippocampal primary cultures. J Neurosci Res. 2005;80:501 - 9.

[63] Imamura K, Takeshima T, Kashiwaya Y, Nakaso K, Nakashima K. D-beta-Hydroxybutyrate protects dopaminergic SH-SY5Y cells in a rotenone model of Parkinson's disease. J Neurosci Res. 2006;84:1376 - 84.

[64] Kashiwaya Y, Takeshima T, Mori N, Nakashima K, Clarke K, Veech RL. D-betaHydroxybutyrate protects neurons in models of Alzheimer's and Parkinson's disease. Proc Natl Acad Sci USA. 2000;97:5440 - 4.

[65] Guzman M, Blazquez C. Ketone body synthesis in the brain: possible neuroprotective effects. Prostaglandins Leukot Essent Fatty Acids. 2004;70:287 - 92.

[66] Wallace DC. A mitochondrial paradigm of metabolic and degenerative diseases, aging, and cancer: a dawn for evolutionary medicine. Annu Rev Genet. 2005;39:359 - 407.

[67] Owen OE, Morgan AP, Kemp HG, Sullivan JM, Herrera MG, Cahill GF Jr. Brain metabolism during fasting. J Clin Invest. 1967;46:1589 - 95.

[68] Bhagavan NV. Medical Biochemistry. 4th ed. New York: Harcourt; 2002.

[69] Kashiwaya Y, Pawlosky R, Markis W, King MT, Bergman C, Srivastava S, et al. A ketone ester diet increased brain malonyl CoA and uncoupling protein 4 and 5 while decreasing food intake in the normal

Wistar rat. J Biol Chem. 2010;285:25950–6.

[70] Terpstra AH. Differences between humans and mice in efficacy of the body fat lowering effect of conjugated linoleic acid: role of metabolic rate. J Nutr. 2001;131:2067–8.

[71] Sato K, Kashiwaya Y, Keon CA, Tsuchiya N, King MT, Radda GK, et al. Insulin, ketone bodies, and mitochondrial energy transduction. FASEB J. 1995;9:651–8.

[72] Shelton LM. Targeting Energy Metabolism in Brain Cancer. Chestnut Hill (MA): Boston College; 2010. References 345.

[73] Maurer GD, Brucker DP, Baehr O, Harter PN, Hattingen E, Walenta S, et al. Differential utilization of ketone bodies by neurons and glioma cell lines: a rationale for ketogenic diet as experimental glioma therapy. BMC Cancer. 2011;11:315.

[74] Skinner R, Trujillo A, Ma X, Beierle EA. Ketone bodies inhibit the viability of human neuroblastoma cells. J Pediatr Surg. 2009;44:212–6. discussion 6.

[75] Tisdale MJ, Brennan RA. Loss of acetoacetate coenzyme A transferase activity in tumours of peripheral tissues. Br J Cancer. 1983;47:293–7.

[76] Fredericks M, Ramsey RB. 3-Oxo acid coenzyme a transferase activity in brain and tumors of the nervous system. J Neurochem. 1978;31:1529–31.

[77] Marsh J, Mukherjee P, Seyfried TN. Akt-dependent proapoptotic effects of dietary restriction on late-stage management of a phosphatase and tensin homologue/tuberous sclerosis complex 2-deficient mouse astrocytoma. Clin Cancer Res. 2008;14:7751–62.

[78] Tisdale MJ. Role of acetoacetyl-CoA synthetase in acetoacetate utilization by tumor cells. Cancer Biochem Biophys. 1984;7:101–7.

[79] Seyfried TN. Mitochondrial glutamine fermentation enhances ATP synthesisin murine glioblastoma cells. Proceedings of the 102nd Annual Meeting of the American Association of Cancer Research, Orlando (FL); 2011.

[80] Warburg O. Revidsed Lindau Lectures: The prime cause of cancer and prevention – Parts 1 & 2. In: Burk D, editor. Meeting of the Nobel-Laureates Lindau, Lake Constance, Germany: K.Triltsch; 1969. p. http://www.hopeforcancer.com/OxyPlus.htm.

[81] Pendergrass TW, Milstein JM, Geyer JR, Mulne AF, Kosnik EJ, Morris JD, et al. Eight drugs in one day chemotherapy for brain tumors: experience in 107 children and rationale for preradiation chemotherapy. J Clin Oncol (Official J Am Soc Clin Oncol). 1987;5:1221–31.

[82] Nebeling LC, Lerner E. Implementing a ketogenic diet based on medium-chain triglyceride oil in pediatric patients with cancer. J Am Diet Assoc. 1995;95:693–7.

[83] Schmidt M, Pfetzer N, Schwab M, Strauss I, Kammerer U. Effects of a ketogenic diet on the quality of life in 16 patients with advanced cancer: a pilot trial. Nutr Metab. 2011;8:54.

[84] Mathews EH, Liebenberg L, Pelzer R. High-glycolytic cancers and their interplay with the body's glucose demand and supply cycle. Med Hypotheses. 2011;76:157–65.

[85] Warburg O. On the origin of cancer cells. Science. 1956;123:309–14.

[86] McKenna MC, Gruetter R, Sonnewald U, Waagepetersen HS, Schousboe A. Energy Metabolism of the Brain. In: Siegel GJ, Albers RW, Bradey ST, Price DP, editors. Basic Neurochemistry: Molecular, Cellular, and Medical Aspects. New York: Elsevier Academic Press; 2006. p. 531–57.

[87] Lopez-Lazaro M. A new view of carcinogenesis and an alternative approach to cancer therapy. Mol Med. 2010;16:144–53.

[88] Shaw RJ. Glucose metabolism and cancer. Curr Opin Cell Biol. 2006;18:598–608.

[89] Derr RL, Ye X, Islas MU, Desideri S, Saudek CD, Grossman SA. Association between hyperglycemia and survival in patients with newly diagnosed glioblastoma. J Clin Oncol. 2009;27:1082–6.

[90] McGirt MJ, Chaichana KL, Gathinji M, Attenello F, Than K, Ruiz AJ, et al. Persistent outpatient hyperglycemia is independently associated with decreased survival after primary resection of malignant brain astrocytomas. Neurosurgery. 2008;63:286–91. discussion 91.

[91] Woods SC, Stricker EM. Food Intake and Metabolism. In: Zigmond MJ, editor. Fundemental Neuroscience. New York: Academic Press; 1999. p. 1091–109.

[92] Pelicano H, Xu RH, Du M, Feng L, Sasaki R, Carew JS, et al. Mitochondrial respiration defects in cancer cells cause activation of Akt survival pathway through a redox-mediated mechanism. J Cell Biol. 2006;175:913–23.

[93] Young CD, Anderson SM. Sugar and fat—that's where it's at: metabolic changes in tumors. Breast Cancer Res. 2008;10:202.

[94] Thompson HJ, Jiang W, Zhu Z. Mechanisms by which energy restriction inhibits carcinogenesis. Adv Exp Med Biol. 1999;470:77–84.

[95] Thompson HJ, Zhu Z, Jiang W. Dietary energy restriction in breast cancer prevention. J Mammary Gland Biol Neoplasia. 2003;8:133–42.

[96] Thompson HJ, Zhu Z, Jiang W. Identification of

the apoptosis activation cascade induced in mammary carcinomas by energy restriction. Cancer Res. 2004;64:1541 - 5.

[97] Zhu Z, Jiang W, McGinley J, Wolfe P, Thompson HJ. Effects of dietary energy repletion and IGF-1 infusion on the inhibition of mammary carcinogenesis by dietary energy restriction. Mol Carcinog. 2005;42:170 - 6.

[98] Dunn SE, Kari FW, French J, Leininger JR, Travlos G, Wilson R, et al. Dietary restriction reduces insulin-like growth factor I levels, which modulates apoptosis, cell proliferation, and tumor progression in p53-deficient mice. Cancer Res. 1997;57:4667 - 72.

[99] James SJ, Muskhelishvili L, Gaylor DW, Turturro A, Hart R. Upregulation of apoptosis with dietary restriction: implications for carcinogenesis and aging. Environ Health Perspect. 1998;106:307 - 12.

[100] Hagopian K, Ramsey JJ, Weindruch R. Influence of age and caloric restriction on liver glycolytic enzyme activities and metabolite concentrations in mice. Exp Gerontol. 2003;38:253 - 66.

[101] Lee CK, Klopp RG, Weindruch R, Prolla TA. Gene expression profile of aging and its retardation by caloric restriction. Science. 1999;285:1390 - 3.

[102] Lee CK, Weindruch R, Prolla TA. Gene-expression profile of the ageing brain in mice. Nat Genet. 2000;25:294 - 7.

[103] Lakka SS, Rao JS. Antiangiogenic therapy in brain tumors. Expert Rev Neurother. 2008;8: 1457 - 73.

[104] Folkman J. The role of angiogenesis in tumor growth. Semin Cancer Biol. 1992;3:65 - 71.

[105] Leon SP, Folkerth RD, Black PM. Microvessel density is a prognostic indicator for patients with astroglial brain tumors. Cancer. 1996;77:362 - 72.

[106] Wesseling P, Ruiter DJ, Burger PC. Angiogenesis in brain tumors; pathobiological and clinical aspects. J Neurooncol. 1997;32:253 - 65.

[107] Assimakopoulou M, Sotiropoulou Bonikou G, Maraziotis T, Papadakis N, Varakis I. Microvessel density in brain tumors. Anticancer Res. 1997;17:4747 - 53.

[108] Nishie A, Ono M, Shono T, Fukushi J, Otsubo M, Onoue H, et al. Macrophage infiltration and heme oxygenase-1 expression correlate with angiogenesis in human gliomas. Clin Cancer Res. 1999;5:1107 - 13.

[109] Izycka-Swieszewska E, Rzepko R, Borowska-Lehman J, Stempniewicz M, Sidorowicz M. Angiogenesis in glioblastoma—analysis of intensity and relations to chosen clinical data. Folia Neuropathol. 2003;41:15 - 21.

[110] Takano S, Yoshii Y, Kondo S, Suzuki H, Maruno T, Shirai S, et al. Concentration of vascular endothelial growth factor in the serum and tumor tissue of brain tumor patients. Cancer Res. 1996;56:2185 - 90.

[111] Seyfried TN, Mukherjee P. Ganglioside GM3 is antiangiogenic in malignant brain cancer. J Oncol. 2010;2010:961243.

[112] Vredenburgh JJ, Desjardins A, Herndon JE 2nd, Dowell JM, Reardon DA, Quinn JA, et al. Phase II trial of bevacizumab and irinotecan in recurrent malignant glioma. Clin Cancer Res. 2007;13:1253 - 9.

[113] Hsu SC, Volpert OV, Steck PA, Mikkelsen T, Polverini PJ, Rao S, et al. Inhibition of angiogenesis in human glioblastomas by chromosome 10 induction of thrombospondin-1. Cancer Res. 1996;56:5684 - 91.

[114] Cheng SY, Huang HJ, Nagane M, Ji XD, Wang D, Shih CC, et al. Suppression of glioblastoma angiogenicity and tumorigenicity by inhibition of endogenous expression of vascular endothelial growth factor. Proc Natl Acad Sci USA. 1996;93:8502 - 7.

[115] Kirsch M, Schackert G, Black PM. Anti-angiogenic treatment strategies for malignant brain tumors. J Neuro Oncol. 2000;50:149 - 63.

[116] Rous P. The influence of diet on transplanted and spontaneous mouse tumors. J Exp Med. 1914;20:433 - 51.

[117] Jendraschak E, Sage EH. Regulation of angiogenesis by SPARC and angiostatin: implications for tumor cell biology. Semin Cancer Biol. 1996;7:139 - 46.

[118] Sunderkotter C, Steinbrink K, Goebeler M, Bhardwaj R, Sorg C. Macrophages and angiogenesis. J Leukoc Biol. 1994;55:410 - 22. References 347

[119] Powolny AA, Wang S, Carlton PS, Hoot DR, Clinton SK. Interrelationships between dietary restriction, the IGF-I axis, and expression of vascular endothelial growth factor by prostate adenocarcinoma in rats. Mol Carcinog. 2008;47:458 - 65.

[120] Samuel DP, Wen PY, Kieran MW. Antiangiogenic (metronomic) chemotherapy for brain tumors: current and future perspectives. Expert Opin Investig Drugs. 2009;18:973 - 83.

[121] di Tomaso E, Snuderl M, Kamoun WS, Duda DG, Auluck PK, Fazlollahi L, et al. Glioblastoma recurrence after cediranib therapy in patients: lack of "rebound" revascularization as mode of escape. Cancer Res. 2011;71:19 - 28.

[122] Iwamoto FM, Abrey LE, Beal K, Gutin PH, Rosenblum MK, Reuter VE, et al. Patterns of relapse and prognosis after bevacizumab failure in

recurrent glioblastoma. Neurology. 2009;73:1200 - 6.

[123] Reardon DA, Turner S, Peters KB, Desjardins A, Gururangan S, Sampson JH, et al. A review of VEGF/VEGFR-targeted therapeutics for recurrent glioblastoma. J Natl Compr Canc Netw. 2011;9:414 - 27.

[124] Parekh C, Jubran R, Erdreich-Epstein A, Panigrahy A, Bluml S, Finlay J, et al. Treatment of children with recurrent high grade gliomas with a bevacizumab containing regimen. J Neuro Oncol. 2011;103:673 - 80.

[125] Zhang W, Lin Y, Chen B, Song SW, Jiang T. Recurrent glioblastoma of childhood treated with bevacizumab: case report and molecular features. Childs Nerv Syst. 2010;26:137 - 43.

[126] Verhoeff JJ, Lavini C, van Linde ME, Stalpers LJ, Majoie CB, Reijneveld JC, et al. Bevacizumab and dose-intense temozolomide in recurrent high-grade glioma. Ann Oncol. 2010;21:1723 - 7.

[127] Puchowicz MA, Xu K, Sun X, Ivy A, Emancipator D, LaManna JC. Diet-induced ketosis increases capillary density without altered blood flow in rat brain. Am J Physiol Endocrinol Metab. 2007;292:E1607 - 15.

[128] De Bock K, Cauwenberghs S, Carmeliet P. Vessel abnormalization: another hallmark of cancer? Molecular mechanisms and therapeutic implications. Curr Opin Genet Dev. 2010;21: 73 - 9.

[129] Jain RK. Normalization of tumor vasculature: an emerging concept in antiangiogenic therapy. Science. 2005;307:58 - 62.

[130] Urits I, Mukherjee P, Meidenbauer J, Seyfried TN. Dietary restriction promotes vessel maturation in a mouse astrocytoma. J Oncol. 2012;201210. Article ID 264039.

[131] Verbeek MM, Otte-Holler I, Wesseling P, Ruiter DJ, de Waal RM. Induction of alphasmooth muscle actin expression in cultured human brain pericytes by transforming growth factorbeta 1. Am J Pathol. 1994;144:372 - 82.

[132] Purow B. The elephant in the room: do microRNA-based therapies have a realistic chance of succeeding for brain tumors such as glioblastoma? J Neuro Oncol. 2011;103:429 - 36.

[133] Denny CA, Heinecke KA, Kim YP, Baek RC, Loh KS, Butters TD, et al. Restricted ketogenic diet enhances the therapeutic action of N-butyldeoxynojirimycin towards brain GM2 accumulation in adult Sandhoff disease mice. J Neurochem. 2010;113:1525 - 35.

[134] Lawrence T, Gilroy DW. Chronic inflammation: a failure of resolution? Int J Exp Pathol. 2007;88:85 - 94.

[135] She QB, Solit DB, Ye Q, O'Reilly KE, Lobo J, Rosen N. The BAD protein integrates survival signaling by EGFR/MAPK and PI3K/Akt kinase pathways in PTEN-deficient tumor cells. Cancer Cell. 2005;8:287 - 97.

[136] Hammerman PS, Fox CJ, Thompson CB. Beginnings of a signal-transduction pathway for bioenergetic control of cell survival. Trends Biochem Sci. 2004;29:586 - 92.

[137] Mukherjee P, Mulrooney TJ, Marsh J, Blair D, Chiles TC, Seyfried TN. Differential effects of energy stress on AMPK phosphorylation and apoptosis in experimental brain tumor and normal brain. Mol Cancer. 2008;7:37.

[138] Ruggeri BA, Klurfeld DM, Kritchevsky D. Biochemical alterations in 7, 12-dimethylbenz[a]-anthracene-induced mammary tumors from rats subjected to caloric restriction. Biochim Biophys Acta. 1987;929:239 - 46.

[139] Mies G, Paschen W, Ebhardt G, Hossmann KA. Relationship between of blood flow, glucose metabolism, protein synthesis, glucose and ATP content in experimentally-induced glioma (RG1 2.2) of rat brain. J Neuro Oncol. 1990;9:17 - 28.

[140] Spitz DR, Sim JE, Ridnour LA, Galoforo SS, Lee YJ. Glucose deprivation-induced oxidative stress in human tumor cells. A fundamental defect in metabolism? Ann N Y Acad Sci. 2000;899:349 - 62.

[141] Dang CV. Glutaminolysis: supplying carbon or nitrogen or both for cancer cells? Cell Cycle. 2010;9:3884 - 86.

[142] Seyfried TN, Shelton LM. Cancer as a metabolic disease. Nutr Metab. 2010;7:7.

[143] Semenza GL, Artemov D, Bedi A, Bhujwalla Z, Chiles K, Feldser D, et al. 'The metabolism of tumours:' 70 years later. Novartis Found Symp. 2001;240:251 - 60. discussion 60 - 4.

[144] Yuneva M. Finding an "Achilles' heel" of cancer: the role of glucose and glutamine metabolism in the survival of transformed cells. Cell Cycle. 2008;7:2083 - 9.

[145] Yudkoff M, Daikhin Y, Melo TM, Nissim I, Sonnewald U, Nissim I. The ketogenic diet and brain metabolism of amino acids: relationship to the anticonvulsant effect. Annu Rev Nutr. 2007;27:415 - 30.

[146] Bissell MJ, Hines WC. Why don't we get more cancer? A proposed role of the microenvironment in restraining cancer progression. Nat Med. 2011;17:320 - 9.

[147] Fosslien E. Cancer morphogenesis: role of

mitochondrial failure. Ann Clin Lab Sci. 2008; 38:307 - 29.

[148] Mantovani A, Sica A. Macrophages, innate immunity and cancer: balance, tolerance, and diversity. Curr Opin Immunol. 2010;22:231 - 7.

[149] Hanahan D, Weinberg RA. Hallmarks of cancer: the next generation. Cell. 2011;144:646 - 74.

[150] Karin M. Nuclear factor-kappaB in cancer development and progression. Nature. 2006; 441:431 - 6.

[151] Atkinson GP, Nozell SE, Harrison DK, Stonecypher MS, Chen D, Benveniste EN. The prolyl isomerase Pin1 regulates the NF-kappaB signaling pathway and interleukin-8 expression in glioblastoma. Oncogene. 2009;28:3735 - 45.

[152] Portnow J, Suleman S, Grossman SA, Eller S, Carson K. A cyclooxygenase-2 (COX-2) inhibitor compared with dexamethasone in a survival study of rats with intracerebral 9L gliosarcomas. Neuro Oncol. 2002; 4:22 - 5.

[153] Badie B, Schartner JM, Hagar AR, Prabakaran S, Peebles TR, Bartley B, et al. Microglia cyclooxygenase-2 activity in experimental gliomas: possible role in cerebral edema formation. Clin Cancer Res. 2003;9:872 - 7.

[154] Wang JB, Erickson JW, Fuji R, Ramachandran S, Gao P, Dinavahi R, et al. Targeting mitochondrial glutaminase activity inhibits oncogenic transformation. Cancer cell. 2010;18:207 - 19.

[155] Takano T, Lin JH, Arcuino G, Gao Q, Yang J, Nedergaard M. Glutamate release promotes growth of malignant gliomas. Nat Med. 2001;7:1010 - 5.

[156] Seyfried TN, Shelton LM, Mukherjee P. Does the existing standard of care increase glioblastoma energy metabolism? Lancet Oncol. 2010;11:811 - 3.

[157] Mauro C, Leow SC, Anso E, Rocha S, Thotakura AK, Tornatore L, et al. NF-kappaB controls energy homeostasis and metabolic adaptation by upregulating mitochondrial respiration. Nat Cell Biol. 2011;13:1272 - 9.

[158] Drage MG, Holmes GL, Seyfried TN. Hippocampal neurons and glia in epileptic EL mice. J Neurocytol. 2002;31:681 - 92.

[159] Huysentruyt LC, Mukherjee P, Banerjee D, Shelton LM, Seyfried TN. Metastatic cancer cells with macrophage properties: evidence from a new murine tumor model. Int J Cancer. 2008;123:73 - 84.

[160] Mantovani A, Allavena P, Sica A, Balkwill F. Cancer-related inflammation. Nature. 2008;454:436 - 44.

[161] Higami Y, Barger JL, Page GP, Allison DB, Smith SR, Prolla TA, et al. Energy restriction lowers the expression of genes linked to inflammation, the cytoskeleton, the extracellular matrix, and angiogenesis in mouse adipose tissue. J Nutr. 2006;136:343 - 52.

[162] Christofk HR, Vander Heiden MG, Harris MH, Ramanathan A, Gerszten RE, Wei R, et al. The M2 splice isoform of pyruvate kinase is important for cancer metabolism and tumour growth. Nature. 2008;452:230 - 3.

[163] Bluemlein K, Gruning NM, Feichtinger RG, Lehrach H, Kofler B, Ralser M. No evidence for a shift in pyruvate kinase PKM1 to PKM2 expression during tumorigenesis. Oncotarget. 2011;2:393 - 400.

[164] Maalouf M, Sullivan PG, Davis L, Kim DY, Rho JM. Ketones inhibit mitochondrial production of reactive oxygen species production following glutamate excitotoxicity by increasing NADH oxidation. Neuroscience. 2007;145:256 - 64.

[165] Puchowicz MA, Zechel JL, Valerio J, Emancipator DS, Xu K, Pundik S, et al. Neuroprotection in diet-induced ketotic rat brain after focal ischemia. J Cereb Blood Flow Metab. 2008;28:1907 - 16.

[166] Lee C, Safdie FM, Raffaghello L, Wei M, Madia F, Parrella E, et al. Reduced levels of IGF-I mediate differential protection of normal and cancer cells in response to fasting and improve chemotherapeutic index. Cancer Res. 2010;70:1564 - 72.

[167] Huysentruyt LC, Seyfried TN. Perspectives on the mesenchymal origin of metastatic cancer. Cancer Metastasis Rev. 2010;29:695 - 707.

[168] Huysentruyt LC, Akgoc Z, Seyfried TN. Hypothesis: are neoplastic macrophages/microglia present in glioblastoma multiforme? ASN Neuro. 2011;3.

[169] Shelton LM, Mukherjee P, Huysentruyt LC, Urits I, Rosenberg JA, Seyfried TN. A novel pre-clinical in vivo mouse model for malignant brain tumor growth and invasion. J Neuro Oncol. 2010;99:165 - 76.

[170] Scherer HJ. A critical review: the pathology of cerebral gliomas. J Neurol Neuropsychiat. 1940;3:147 - 77.

[171] Zagzag D, Esencay M, Mendez O, Yee H, Smirnova I, Huang Y, et al. Hypoxia- and vascular endothelial growth factor-induced stromal cell-derived factor-1alpha/CXCR4 expression in glioblastomas: one plausible explanation of Scherer's structures. Am J Pathol. 2008;173: 545 - 60.

[172] Shelton LM, Huysentruyt LC, Mukherjee P, Seyfried TN. Calorie restriction as an antiinvasive therapy for malignant brain cancer in the VM mouse. ASN Neuro. 2010;2:e00038.

[173] de Groot JF, Fuller G, Kumar AJ, Piao Y, Eterovic K, Ji Y, et al. Tumor invasion after treatment of glioblastoma with bevacizumab: radiographic and pathologic correlation in humans and mice. Neuro Oncol. 2010;12:233 - 42.

[174] Verhoeff JJ, van Tellingen O, Claes A, Stalpers LJ, van Linde ME, Richel DJ, et al. Concerns about anti-angiogenic treatment in patients with glioblastoma multiforme. BMC Cancer. 2009;9:444.

[175] Uhm JH, Ballman KV, Wu W, Giannini C, Krauss JC, Buckner JC, et al. Phase II evaluation of gefitinib in patients with newly diagnosed grade 4 astrocytoma: Mayo/North Central Cancer Treatment Group study N0074. Int J Radiat Oncol Biol Phys. 2010;80:347 - 53.

[176] Chaparro RJ, Konigshofer Y, Beilhack GF, Shizuru JA, McDevitt HO, Chien YH. Nonobese diabetic mice express aspects of both type 1 and type 2 diabetes. Proc Natl Acad Sci USA. 2006;103:12475 - 80.

[177] Kalaany NY, Sabatini DM. Tumours with PI3K activation are resistant to dietary restriction. Nature. 2009;458:725 - 31.

[178] Kerbel RS, Viloria-Petit A, Klement G, Rak J. 'Accidental' anti-angiogenic drugs. Antioncogene directed signal transduction inhibitors and conventional chemotherapeutic agents as examples. Eur J Cancer. 2000;36:1248 - 57.

[179] Porporato PE, Dhup S, Dadhich RK, Copetti T, Sonveaux P. Anticancer targets in the glycolytic metabolism of tumors: a comprehensive review. Front Pharmacol. 2011;2:49.

[180] Ortega AD, Sanchez-Arago M, Giner-Sanchez D, Sanchez-Cenizo L, Willers I, Cuezva JM. Glucose avidity of carcinomas. Cancer Lett. 2009;276:125 - 35.

[181] Altenberg B, Greulich KO. Genes of glycolysis are ubiquitously overexpressed in 24 cancer classes. Genomics. 2004;84:1014 - 20.

[182] Xu RH, Pelicano H, Zhou Y, Carew JS, Feng L, Bhalla KN, et al. Inhibition of glycolysis in cancer cells: a novel strategy to overcome drug resistance associated with mitochondrial respiratory defect and hypoxia. Cancer Res. 2005;65:613 - 21.

[183] Dang L, White DW, Gross S, Bennett BD, Bittinger MA, Driggers EM, et al. Cancerassociated IDH1 mutations produce 2-hydroxyglutarate. Nature. 2009;462:739 - 44.

[184] Lane MA, Roth GS, Ingram DK. Caloric restriction mimetics: a novel approach for biogerontology. Methods Mol Biol. 2007;371:143 - 9.

[185] Ingram DK, Zhu M, Mamczarz J, Zou S, Lane MA, Roth GS, et al. Calorie restriction mimetics: an emerging research field. Aging Cell. 2006;5:97 - 108.

[186] Yeluri S, Madhok B, Prasad KR, Quirke P, Jayne DG. Cancer's craving for sugar: an opportunity for clinical exploitation. J Cancer Res Clin Oncol. 2009;135:867 - 77.

[187] Pelicano H, Martin DS, Xu RH, Huang P. Glycolysis inhibition for anticancer treatment. Oncogene. 2006;25:4633 - 46.

[188] Aft RL, Zhang FW, Gius D. Evaluation of 2-deoxy-D-glucose as a chemotherapeutic agent: mechanism of cell death. Br J Cancer. 2002;87:805 - 12.

[189] Cay O, Radnell M, Jeppsson B, Ahren B, Bengmark S. Inhibitory effect of 2-deoxy-D-glucose on liver tumor growth in rats. Cancer Res. 1992;52:5794 - 6.

[190] Dills WL Jr, Kwong E, Covey TR, Nesheim MC. Effects of diets deficient in glucose and glucose precursors on the growth of the Walker carcinosarcoma 256 in rats. J Nutr. 1984;114:2097 - 106.

[191] Dwarakanath BS. Cytotoxicity, radiosensitization, and chemosensitization of tumor cells by 2-deoxy-D-glucose in vitro. J Cancer Res Ther. 2009;5(Suppl 1): S27 - 31.

[192] Dwarkanath BS, Zolzer F, Chandana S, Bauch T, Adhikari JS, Muller WU, et al. Heterogeneity in 2-deoxy-D-glucose-induced modifications in energetics and radiation responses of human tumor cell lines. Int J Radiat Oncol Biol Phys. 2001;50:1051 - 61.

[193] Jelluma N, Yang X, Stokoe D, Evan GI, Dansen TB, Haas-Kogan DA. Glucose withdrawal induces oxidative stress followed by apoptosis in glioblastoma cells but not in normal human astrocytes. Mol Cancer Res. 2006;4:319 - 30.

[194] Kang HT, Hwang ES. 2-Deoxyglucose: an anticancer and antiviral therapeutic, but not any more a low glucose mimetic. Life Sci. 2006;78:1392 - 9.

[195] Lopez-Rios F, Sanchez-Arago M, Garcia-Garcia E, Ortega AD, Berrendero JR, PozoRodriguez F, et al. Loss of the mitochondrial bioenergetic capacity underlies the glucose avidity of carcinomas. Cancer Res. 2007;67:9013 - 7.

[196] Lyamzaev KG, Izyumov DS, Avetisyan AV, Yang F, Pletjushkina OY, Chernyak BV. Inhibition of mitochondrial bioenergetics: the effects on structure of mitochondria in the cell and on apoptosis. Acta Biochim Pol. 2004;51:553 - 62.

[197] Mohanti BK, Rath GK, Anantha N, Kannan V,

Das BS, Chandramouli BA, et al. Improving cancer radiotherapy with 2-deoxy-D-glucose: phase I/II clinical trials on human cerebral gliomas. Int J Radiat Oncol Biol Phys. 1996;35:103 - 11.

[198] Rhodes CG, Wise RJ, Gibbs JM, Frackowiak RS, Hatazawa J, Palmer AJ, et al. In vivo disturbance of the oxidative metabolism of glucose in human cerebral gliomas. Ann Neurol. 1983;14:614 - 26.

[199] Sandulache VC, Ow TJ, Pickering CR, Frederick MJ, Zhou G, Fokt I, et al. Glucose, not glutamine, is the dominant energy source required for proliferation and survival of head and neck squamous carcinoma cells. Cancer. 2011;117:2926 - 38.

[200] Zhu Z, Jiang W, McGinley JN, Thompson HJ. 2-Deoxyglucose as an energy restriction mimetic agent: effects on mammary carcinogenesis and on mammary tumor cell growth in vitro. Cancer Res. 2005;65:7023 - 30.

[201] Loar P, Wahl H, Kshirsagar M, Gossner G, Griffith K, Liu JR. Inhibition of glycolysis enhances cisplatin-induced apoptosis in ovarian cancer cells. Am J Obstet Gynecol. 2010;202: 371e1 - 8.

[202] Paggi MG, Carapella CM, Fanciulli M, Del Carlo C, Giorno S, Zupi G, et al. Effect of lonidamine on human malignant gliomas: biochemical studies. J Neuro Oncol. 1988;6:203 - 9.

[203] Floridi A, Paggi MG, Fanciulli M. Modulation of glycolysis in neuroepithelial tumors. J Neurosurg Sci. 1989;33:55 - 64.

[204] Oudard S, Poirson F, Miccoli L, Bourgeois Y, Vassault A, Poisson M, et al. Mitochondriabound hexokinase as target for therapy of malignant gliomas. Int J Cancer. 1995;62:216 - 22.

[205] Ko YH, Smith BL, Wang Y, Pomper MG, Rini DA, Torbenson MS, et al. Advanced cancers: eradication in all cases using 3-bromopyruvate therapy to deplete ATP. Biochem Biophys Res Commun. 2004;324:269 - 75.

[206] Pedersen PL. Warburg, me and hexokinase 2: Multiple discoveries of key molecular events underlying one of cancers' most common phenotypes, the "Warburg Effect", i.e., elevated glycolysis in the presence of oxygen. J Bioenerg Biomembr. 2007;39:211 - 22.

[207] Pedersen PL. The cancer cell's "power plants" as promising therapeutic targets: an overview. J Bioenerg Biomembr. 2007;39:1 - 12.

[208] Hambley TW, Hait WN. Is anticancer drug development heading in the right direction? Cancer Res. 2009;69:1259 - 62.

[209] Kominsky DJ, Klawitter J, Brown JL, Boros LG, Melo JV, Eckhardt SG, et al. Abnormalities in glucose uptake and metabolism in imatinib-resistant human BCR-ABL-positive cells. Clin Cancer Res. 2009;15:3442 - 50.

[210] Frohlich E, Fink I, Wahl R. Is transketolase like 1 a target for the treatment of differentiated thyroid carcinoma? A study on thyroid cancer cell lines. Invest New Drugs. 2009;27: 297 - 303.

[211] Kroemer G. Mitochondria in cancer. Oncogene. 2006;25:4630 - 2.

[212] Langbein S, Zerilli M, Zur Hausen A, Staiger W, Rensch-Boschert K, Lukan N, et al. Expression of transketolase TKTL1 predicts colon and urothelial cancer patient survival: Warburg effect reinterpreted. Br J Cancer. 2006;94:578 - 85.

[213] Lopez-Lazaro M. The warburg effect: why and how do cancer cells activate glycolysis in the presence of oxygen? Anticancer Agents Med Chem. 2008;8:305 - 12.

[214] Bonnet S, Archer SL, Allalunis-Turner J, Haromy A, Beaulieu C, Thompson R, et al. A mitochondria-K$^+$ channel axis is suppressed in cancer and its normalization promotes apoptosis and inhibits cancer growth. Cancer Cell. 2007;11:37 - 51.

[215] Chen Y, Cairns R, Papandreou I, Koong A, Denko NC. Oxygen consumption can regulate the growth of tumors, a new perspective on the warburg effect. PloS One. 2009;4:e7033.

[216] Michelakis ED, Sutendra G, Dromparis P, Webster L, Haromy A, Niven E, et al. Metabolic modulation of glioblastoma with dichloroacetate. Sci Trans Med. 2010;2:31ra4.

[217] Pan JG, Mak TW. Metabolic targeting as an anticancer strategy: dawn of a new era? Sci STKE. 2007;2007:pe14.

[218] Papandreou I, Goliasova T, Denko NC. Anti-cancer drugs that target metabolism, is dichloroacetate the new paradigm? Int J Cancer. 2010;128:1001 - 8.

[219] Stockwin LH, Yu SX, Borgel S, Hancock C, Wolfe TL, Phillips LR, et al. Sodium dichloroacetate selectively targets cells with defects in the mitochondrial ETC. Int J Cancer. 2010; 127: 2510 - 9.

[220] Minor RK, Smith DL Jr, Sossong AM, Kaushik S, Poosala S, Spangler EL, et al. Chronic ingestion of 2-deoxy-D-glucose induces cardiac vacuolization and increases mortality in rats. Toxicol Appl Pharmacol. 2010;243:332 - 9.

[221] Whalen J, Loftus P. 'Red wine' drug trial halted by Glaxo. Wall Street Journal. 2010 May 5;Sect.

B1 – B2.

[222] Maroon J. The Longevity Factor: How Resveratrol and Red Wine Activate Genes for a Longer and Healthier Life. New York: ATRIA; 2009.

[223] Ciraolo ST, Previs SF, Fernandez CA, Agarwal KC, David F, Koshy J, et al. Model of extreme hypoglycemia in dogs made ketotic with (R, S) -1, 3-butanediol acetoacetate esters. Am J Physiol. 1995;269:E67 – 75.

[224] Mihaylova MM, Vasquez DS, Ravnskjaer K, Denechaud PD, Yu RT, Alvarez JG, et al. Class IIa histone deacetylases are hormone-activated regulators of FOXO and mammalian glucose homeostasis. Cell. 2011;145:607 – 21.

[225] Beckner ME, Gobbel GT, Abounader R, Burovic F, Agostino NR, Laterra J, et al. Glycolytic glioma cells with active glycogen synthase are sensitive to PTEN and inhibitors of PI3K and gluconeogenesis. Lab Invest. 2005;85:1457 – 70.

[226] Oleksyszyn J. The complete control of glucose level utilizing the composition of ketogenic diet with the gluconeogenesis inhibitor, the anti-diabetic drug metformin, as a potential anti-cancer therapy. Med Hypotheses. 2011;77:171 – 3.

[227] Phoenix KN, Vumbaca F, Fox MM, Evans R, Claffey KP. Dietary energy availability affects primary and metastatic breast cancer and metformin efficacy. Breast Cancer Res Treat. 2010;123:333 – 44.

[228] Del Guercio MJ, di Natale B, Gargantini L, Garlaschi C, Chiumello G. Effect of somatostatin on blood sugar, plasma growth hormone, and glucagon levels in diabetic children. Diabetes. 1976;25:550 – 3.

[229] Shelton LM, Huysentruyt LC, Seyfried TN. Glutamine targeting inhibits systemic metastasis in the VM-M3 murine tumor model. Int J Cancer. 2010;127:2478 – 85.

[230] Landau BR, Laszlo J, Stengle J, Burk D. Certain metabolic and pharmacologic effects in cancer patients given infusions of 2-deoxy-D-glucose. J Natl Cancer Inst. 1958;21:485 – 94.

[231] Singh D, Banerji AK, Dwarakanath BS, Tripathi RP, Gupta JP, Mathew TL, et al. Optimizing cancer radiotherapy with 2-deoxy-d-glucose dose escalation studies in patients with glioblastoma multiforme. Strahlenther Onkol. 2005;181:507 – 14.

[232] Safdie FM, Dorff T, Quinn D, Fontana L, Wei M, Lee C, et al. Fasting and cancer treatment in humans: a case series report. Aging (Albany, NY). 2009;1:988 – 1007.

[233] Raffaghello L, Lee C, Safdie FM, Wei M, Madia F, Bianchi G, et al. Starvation-dependent differential stress resistance protects normal but not cancer cells against high-dose chemotherapy. Proc Natl Acad Sci USA. 2008;105:8215 – 20.

[234] Dwarakanath BS, Singh D, Banerji AK, Sarin R, Venkataramana NK, Jalali R, et al. Clinical studies for improving radiotherapy with 2-deoxy-D-glucose: present status and future prospects. J Cancer Res Ther. 2009;5 (Suppl 1): S21 – 6.

[235] Singh D. Dose esclation studies in patients of glioblastoma. Applications of 2-deoxy-D-glucose in management of cancer. Delhi, India Inst. Nuc. Med & Allied Sci. 2006; 37.

[236] Yao J, Chen S, Mao Z, Cadenas E, Brinton RD. 2-Deoxy-d-glucose treatment induces ketogenesis, sustains mitochondrial function, and reduces pathology in female mouse model of Alzheimer's disease. PloS One. 2011;6:e21788.

[237] Moen I, Oyan AM, Kalland KH, Tronstad KJ, Akslen LA, Chekenya M, et al. Hyperoxic treatment induces mesenchymal-to-epithelial transition in a rat adenocarcinoma model. PloS One. 2009;4:e6381.

[238] Raa A, Stansberg C, Steen VM, Bjerkvig R, Reed RK, Stuhr LE. Hyperoxia retards growth and induces apoptosis and loss of glands and blood vessels in DMBA-induced rat mammary tumors. BMC Cancer. 2007;7:23.

[239] Stuhr LE, Raa A, Oyan AM, Kalland KH, Sakariassen PO, Petersen K, et al. Hyperoxia retards growth and induces apoptosis, changes in vascular density and gene expression in transplanted gliomas in nude rats. J Neuro Oncol. 2007;85:191 – 202.

[240] Margaretten NC, Witschi H. Effects of hyperoxia on growth characteristics of metastatic murine tumors in the lung. Cancer Res. 1988;48:2779 – 83.

[241] Wilson HD, Wilson JR, Fuchs PN. Hyperbaric oxygen treatment decreases inflammation and mechanical hypersensitivity in an animal model of inflammatory pain. Brain Res. 2006;1098:126 – 8.

[242] Arora KK, Pedersen PL. Functional significance of mitochondrial bound hexokinase in tumor cell metabolism. Evidence for preferential phosphorylation of glucose by intramitochondrially generated ATP. J Biol Chem. 1988;263:17422 – 8.

[243] Langbein S, Frederiks WM, zur Hausen A, Popa J, Lehmann J, Weiss C, et al. Metastasis is promoted by a bioenergetic switch: new targets for progressive renal cell cancer. Int J Cancer. 2008;122:2422 – 8.

[244] Otto C, Kaemmerer U, Illert B, Muehling B, Pfetzer N, Wittig R, et al. Growth of human gastric cancer cells in nude mice is delayed by a

ketogenic diet supplemented with omega-3 fatty acids and medium-chain triglycerides. BMC Cancer. 2008;8:122.

[245] Sun W, Liu Y, Glazer CA, Shao C, Bhan S, Demokan S, et al. TKTL1 is activated by promoter hypomethylation and contributes to head and neck squamous cell carcinoma carcinogenesis through References 353 increased aerobic glycolysis and HIF1alpha stabilization. Clin Cancer Res (Official J Am Assoc Cancer Res). 2010;16:857 - 66.

[246] Scott MD, Zuo L, Lubin BH, Chiu DT. NADPH, not glutathione, status modulates oxidant sensitivity in normal and glucose-6-phosphate dehydrogenase-deficient erythrocytes. Blood. 1991;77:2059 - 64.

[247] Kaadige MR, Elgort MG, Ayer DE. Coordination of glucose and glutamine utilization by an expanded Myc network. Transcription. 2010;1:36 - 40.

[248] DeBerardinis RJ, Cheng T. Q's next: the diverse functions of glutamine in metabolism, cell biology and cancer. Oncogene. 2010;29:313 - 24.

[249] Yang C, Sudderth J, Dang T, Bachoo RG, McDonald JG, Deberardinis RJ. Glioblastoma cells require glutamate dehydrogenase to survive impairments of glucose metabolism or Akt signaling. Cancer Res. 2009;69:7986 - 93.

[250] Reitzer LJ, Wice BM, Kennell D. Evidence that glutamine, not sugar, is the major energy source for cultured HeLa cells. J Biol Chem. 1979;254:2669 - 76.

[251] Yuneva M, Zamboni N, Oefner P, Sachidanandam R, Lazebnik Y. Deficiency in glutamine but not glucose induces MYC-dependent apoptosis in human cells. J Cell Biol. 2007;178:93 - 105.

[252] Medina MA. Glutamine and cancer. J Nutr. 2001;131:2539S - 42S. Discussion 50S - 1S.

[253] Newsholme P. Why is L-glutamine metabolism important to cells of the immune system in health, postinjury, surgery or infection? J Nutr. 2001;131:2515S - 22S. Discussion 23S - 4S.

[254] DeBerardinis RJ. Is cancer a disease of abnormal cellular metabolism? New angles on an old idea. Genet Med. 2008;10:767 - 77.

[255] Argiles JM, Moore-Carrasco R, Fuster G, Busquets S, Lopez-Soriano FJ. Cancer cachexia: the molecular mechanisms. Int J Biochem Cell Biol. 2003;35:405 - 9.

[256] Tijerina AJ. The biochemical basis of metabolism in cancer cachexia. Dimens Crit Care Nurs. 2004;23:237 - 43.

[257] Shanware NP, Mullen AR, DeBerardinis RJ, Abraham RT. Glutamine: pleiotropic roles in tumor growth and stress resistance. J Mol Med.

2011;89:229 - 36.

[258] Souba WW. Glutamine and cancer. Ann Surg. 1993;218:715 - 28.

[259] Kuhn KS, Muscaritoli M, Wischmeyer P, Stehle P. Glutamine as indispensable nutrient in oncology: experimental and clinical evidence. Eur J Nutr. 2010;49:197 - 210.

[260] James MO, Smith RL, Williams RT, Reidenberg M. The conjugation of phenylacetic acid in man, sub-human primates and some non-primate species. Proc R Soc Lond B Biol Sci. 1972;182:25 - 35.

[261] Darmaun D, Welch S, Rini A, Sager BK, Altomare A, Haymond MW. Phenylbutyrateinduced glutamine depletion in humans: effect on leucine metabolism. Am J Physiol. 1998;274: E801 - 7.

[262] Phuphanich S, Baker SD, Grossman SA, Carson KA, Gilbert MR, Fisher JD, et al. Oral sodium phenylbutyrate in patients with recurrent malignant gliomas: a dose escalation and pharmacologic study. Neuro Oncol. 2005;7:177 - 82.

[263] Mueller C, Al-Batran S, Jaeger E, Schmidt B, Bausch M, Unger C, et al. A phase IIa study of PEGylated glutaminase (PEG-PGA) plus 6-diazo-5-oxo-L-norleucine (DON) in patients with advanced refractory solid tumors. ASCO: J Clin Oncol. 2008;26.

[264] Huysentruyt LC, Shelton LM, Seyfried TN. Influence of methotrexate and cisplatin on tumor progression and survival in the VM mouse model of systemic metastatic cancer. Int J Cancer. 2010;126:65 - 72.

[265] Swirski FK, Nahrendorf M, Etzrodt M, Wildgruber M, Cortez-Retamozo V, Panizzi P, et al. Identification of splenic reservoir monocytes and their deployment to inflammatory sites. Science. 2009;325:612 - 6.

[266] Aledo JC, Segura JA, Barbero LG, Marquez J. Early differential expression of two glutaminase mRNAs in mouse spleen after tumor implantation. Cancer Lett. 1998;133:95 - 9.

[267] Ghoneum M, Gollapudi S. Phagocytosis of Candida albicans by metastatic and non metastatic human breast cancer cell lines in vitro. Cancer Detect Prev. 2004;28:17 - 26.

[268] Ghoneum M, Wang L, Agrawal S, Gollapudi S. Yeast therapy for the treatment of breast cancer: a nude mice model study. In Vivo. 2007;21:251 - 8.

[269] Ghoneum M, Hamilton J, Brown J, Gollapudi S. Human squamous cell carcinoma of the tongue and colon undergoes apoptosis upon phagocytosis of Saccharomyces cerevisiae, the baker's yeast, in vitro. Anticancer Res. 2005;25:981 - 9.

[270] Lugini L, Matarrese P, Tinari A, Lozupone F,

Federici C, Iessi E, et al. Cannibalism of live lymphocytes by human metastatic but not primary melanoma cells. Cancer Res. 2006;66:3629 - 38.

[271] Fais S. A role for ezrin in a neglected metastatic tumor function. Trends Mol Med. 2004;10:249 - 50.

[272] Dong W, Selgrade MK, Gilmour IM, Lange RW, Park P, Luster MI, et al. Altered alveolar macrophage function in calorie-restricted rats. Am J Respir Cell Mol Biol. 1998;19:462 - 9.

[273] Amaravadi RK, Yu D, Lum JJ, Bui T, Christophorou MA, Evan GI, et al. Autophagy inhibition enhances therapy-induced apoptosis in a Myc-induced model of lymphoma. J Clin Invest. 2007;117:326 - 36.

[274] Giulian D, Chen J, Ingeman JE, George JK, Noponen M. The role of mononuclear phagocytes in wound healing after traumatic injury to adult mammalian brain. J Neurosci. 1989;9:4416 - 29.

[275] Yang S, Wang X, Contino G, Liesa M, Sahin E, Ying H, et al. Pancreatic cancers require autophagy for tumor growth. Genes Dev. 2011;25:717 - 29.

[276] Briceno E, Reyes S, Sotelo J. Therapy of glioblastoma multiforme improved by the antimutagenic chloroquine. Neurosurg Focus. 2003; 14:e3.

[277] Dvorak HF. Tumors: wounds that do not heal. Similarities between tumor stroma generation and wound healing. N Engl J Med. 1986;315:1650 - 9.

[278] Joyce JA, Pollard JW. Microenvironmental regulation of metastasis. Nat Rev. 2009;9:239 - 52.

[279] Seyfried TN. Perspectives on brain tumor formation involving macrophages, glia, and neural stem cells. Perspect Biol Med. 2001;44:263 - 82.

[280] Greenberg JI, Cheresh DA. VEGF as an inhibitor of tumor vessel maturation: implications for cancer therapy. Expert Opin Biol Ther. 2009;9:1347 - 56.

[281] Maalouf M, Rho JM, Mattson MP. The neuroprotective properties of calorie restriction, the ketogenic diet, and ketone bodies. Brain Res Rev. 2009;59:293 - 315.

[282] Ruskin DN, Kawamura M, Masino SA. Reduced pain and inflammation in juvenile and adult rats fed a ketogenic diet. PloS One. 2009;4:e8349.

第 18 章

癌症代谢治疗的临床应用

18.1 简介

转移性癌症的最佳治疗策略是在不伤害正常细胞的情况下杀灭肿瘤细胞。尽管这已经是癌症领域的既定目标，但目前已知的疗法很少能够有效地消除所有的转移癌细胞而不对正常细胞和癌症患者造成一定的毒性。正如我在这本书中所描述的，大多数癌症，不管其组织来源如何，都依赖于酵解能量以生长和存活，而葡萄糖和谷氨酰胺是大多数癌细胞主要的可酵解燃料。那么限制这些燃料就成为管理大部分（如果不是全部）癌症的可行性治疗策略。

膳食能量减少（dietary energy reduction，DER）创造了靶向肿瘤细胞能量代谢的环境。在 DER 创造的生理环境中，所有细胞针对营养物质的竞争都在增强[1]。当然，模拟 DER 全身治疗效果的药物是最佳选择，但目前还没有产生这些效果的药物可用。大多数热量限制模拟药物不能升高酮体，而酮体可保护正常细胞免受低血糖损害。我和同事最近制订了采用限制性生酮饮食（KD-R）治疗多形性胶质母细胞瘤的系列指南[2]。由于所有的患者都存在共同的生化障碍，即细胞呼吸不足伴代偿性酵解增强。所以这些指南适用于大多数晚期或转移性癌症的治疗。但是，这些指南只适用于积极参与癌症管理的个体。如果目前的标准治疗能够有效治愈恶性肿瘤，那么每年就不会有 56 万人死于这种疾病。鉴于该死亡数字及目前治疗方法的不足，晚期癌症患者可能需要重新考虑自身在治疗中所扮演的角色。其实最终命运掌握在每个人自己手中。

18.2 将限制性生酮饮食作为癌症治疗策略的操作指南

我们认为，实施热量限制性生酮饮食（restircted ketogenic diet，RKD-R）是针对大多数恶性肿瘤和转移性癌症能量代谢的有效初始治疗策略[3, 4]。当与可能限制葡萄糖和谷氨酰胺利用的药物联合使用时，该饮食疗法会更有效。根据患者的年龄和健康状况，使用 KD-R 的方案要因人而异。因此，以下内容中提供的治疗策略信息可以针对个人情况进行调整。

18.2.1 第 1 阶段：启动

治疗策略的第 1 阶段要求癌症患者逐步降低其血液葡萄糖水平，同时提高其血液酮体（β-羟基丁酸，β-OHB）水平。用于测量癌症患者血糖和血酮水平的方式，与糖尿病患者使用的方式基本相同。我们建议使用 Medisense Precision Xtra 血糖血酮监测仪（雅培公司）来测量血酮和血糖，当然任何可以测量血糖和血酮的仪器都是适用的。患者可每天 3 次测量血糖，最好分别在早餐前、午餐和晚餐约 2 小时。癌症患者必须保证记录的准确性，以便确定可能会干扰血糖水平的食物。

虽然血酮含量测量优于尿酮[5-7]，但是在实施的早期阶段，频繁测量尿酮可能有助于提高依从性，也有助于患者熟悉血酮仪的操作。此后，尿液检查只是除血液检查外针对饮食依从性的额外检查。由于在成人中指尖取血比儿童更容易耐受，所以针对儿童应调整测量方案（减少测量频率或修改测量方法）。有可能的话，可采用无创血糖监测仪，无须抽血进行分析。

　　针对大多数患者，血液葡萄糖维持在 3.0~3.5mmol/L（mM）（55~65mg/dl）和 β–OHB 维持在 4~7mmol/L，对减轻肿瘤生长应该是有效的。上述数值均在人类的葡萄糖和酮体的正常生理范围内，根据我们在小鼠中的发现，可发挥抗血管生成、抗炎和促凋亡作用（参见第 17 章）。这种治疗将诱导肿瘤细胞的代谢分离和显著的生长停滞。我们将以上葡萄糖和酮体水平称为代谢管理区域（图 18–1）。

　　当限量使用生酮饮食（KD）时，患者血酮水平高于无限量饮食的血酮水平[9, 10]，不能用于能量代谢的酮体则会由尿液排出。这一般发生于 KD 消耗无限量或数量增加的情况。当少量使用KD 时，产生的酮体即保留于体内，因为随着葡萄糖利用率降低，需要酮体为正常细胞提供能量（图 17–3）。将酮酯（ketone esters）加入 KD 也可能会有益处[11]，然而它作为实验动物或患者的化疗方法尚未被评估。虽然酮酯可能有一定的治疗效果，但除非葡萄糖水平也同时降低，否则不可能发挥其主要效果。这一点来自我们的发现，实验显示当使用无限量 KD 时，血糖会持续保持在高水平。不过禁食期间可以将酮酯以丸剂形式服用，这可以提高血酮水平并保持低血糖水平。

　　对于患者和医生来说，重要的是要认识到在大多数非糖尿病状态下血酮水平很少超过7~9mmol/L。虽然酮体升高往往与糖尿病状态有关，但生理正常人群酮体升高被认为是一剂"良药"，对广泛的心脏、神经和神经退行性疾病均具有一定的治疗作用[12-16]。在大多数无糖尿病的癌症患者中，补充 KD–R 或酮酯不太可能使血酮升高至病理水平（> 15~20mmol/L）[15]。通过升高血酮治疗癌症的担忧来自对酮症酸中毒（ketoacidosis）的恐惧，后者可危及糖尿病患者[15]。但对大多数生理正常人群来说，多余的酮类物质通过尿液排泄，并不会在体内累积。有证据表明，酮体抑制人类肿瘤细胞（神经母细胞瘤）的活力，而非正常细胞[17]。这些发现表明，在正常生理个体中酮体升高可能只对肿瘤细胞有毒性，对正常细胞却是有治疗作用的。我不知道是否有任何抗癌药物具有相似性质。

　　全身状况尚好的癌症患者应该从仅饮水禁食（water-only fast）开始。这种治疗性禁食会降低血糖，并在 48~72 小时将血酮升高到治疗范围。虽然这种节食的程度让某些人听起来很苛刻，但对那些身体健康状况良好且已经认识到禁食对健康有益的人来说，禁食 2~3 天并不困难。禁食常被用来作为启动 KD 治疗难治性癫痫发作的一种疗法[18]。Mathews 等最近描述了如何正确降低血糖水平，以便对依赖糖酵解的肿瘤细胞产生代谢压力而不损害正常身体组织[1]。

图 18–1　血液葡萄糖和酮体（β–羟基丁酸酯，β–OHB）水平与脑肿瘤管理的关系。血液葡萄糖和酮体数值在正常生理范围内会产生抗血管生成、抗炎和促凋亡效应。我们将这个范围称为代谢管理区间。当脑癌患者处于该代谢状态时，肿瘤细胞的代谢压力将高于正常细胞。以 mg /dl 为单位的血糖值可用mmol/L 单位血糖值 ×18 来估算。在脑肿瘤患者治疗中，葡萄糖和酮体的范围分别为 3.1~3.8mmol/L（55~65mg/dl）和 2.5~7.0 mmol/L。来源：经许可转载自文献 8 的前一版。彩图见本书彩图 49

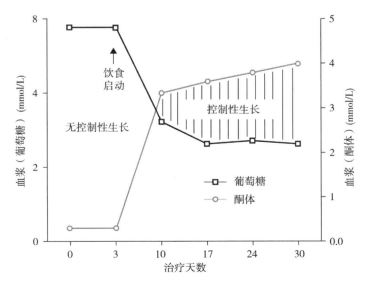

饮食治疗的启动可在医生的指导下于医院、癌症诊所或家庭环境中完成。我建议所有癌症患者阅读 Shelton 的《禁食更新生命》（*Fasting for Renewal of Life*）一书[19]。这本书中的信息将减轻患者对禁食不利影响的担忧，并强调了减少食物摄入量的多种健康益处。John Freeman 及其同事的著作《生酮饮食：儿童及其他癫痫的治疗方法》（*The Ketogenic Diet: A Treatment for Children and Others with Epilepsy*）也提供了关于如何实施 KD 的有益信息，书中还讨论了禁食在饮食疗法中对启动必要代谢调整的作用。

对于那些虚弱或健康状况不佳的患者，可能需要逐渐引入 KD 而不是禁食。对于那些无法进行仅饮水禁食治疗的患者，应限制糖类 <12g/d，限制蛋白质每天 0.8~1.2g/kg，这是促使血液葡萄糖和酮体达到治疗范围的一种方式。所有癌症患者都需要根据 Freeman 专著中的指导，仔细测量每天消耗的食物量。

脂肪和油脂消耗可以用来弥补能量需求的平衡。然而，这种方法需要更长时间（可能数周）才能达到治疗范围。主治医师应该确定哪个操作方案最适合于患者并利于 KD 的启动，即全面治疗性禁食或逐步引入 RKD（限制性生酮饮食）。然而，为了限制肿瘤进展，将血糖水平尽可能快地降低到治疗范围是非常必要的。

一旦患者血糖水平达到 55~65mg/dl 范围、血酮达到 3~5mmol/L 范围时，就可以通过各种生酮饮食和热量调整来维持这种代谢状态。由于 KD 有利尿作用，所以最好避免使用 Lasix（呋塞米，即速尿）等利尿药物（应咨询处方医生）。事实上，最好对所有药物的作用进行监测，并在 RKD 时将药物剂量尽量保持在最低水平。长期使用生酮饮食者应监测电解质水平，如果需要则进行补充。

查理基金会的网站（http://www.charliefoundation.org）提供了许多生酮饮食的食谱。该基金会成立的目的就是提供 KD 治疗儿童难治性癫痫的信息。Beth Zupec-Kania 是查理基金会的首席营养师和营养学家，对脑癌患者有丰富的实践经验。Beth 在第 20 章提供了使用 KD 治疗脑癌患者的观点。

我们认为，限制性生酮饮食可有效维持低血糖和高血酮。只要血糖和血酮维持在治疗范围内，饮食中的脂肪组成可以灵活调整。像 KD 一样，低血糖饮食也被用于治疗儿童癫痫[20]。低血糖饮食也可有效地帮助维持某些癌症患者的低血糖水平，因为葡萄糖可从低升糖指数（glycemic index 食物中缓慢释放。然而这种饮食是否与 KD-R 一样对杀灭肿瘤细胞有效仍有待确定。

大多数没有阅读 Shelton 或 Freeman 书籍的癌症患者需要一定程度的专业营养指导，特别是在饮食治疗实施的前几周。关键是维持一个营养丰富，但摄入限量的 KD。所谓"生酮饮食"允许在食物选择方面有相当大的余地，只要能降低血糖并产生酮体的饮食都可以使用。如酥油（ghee），一种澄清的黄油，可与蛋黄合用作为生酮饮食的选项。我知道一位医生采用蛋黄 – 黄油混合物维持着 66 岁恶性脑肿瘤（多形性胶质母细胞瘤）患者的生存能力，患者确诊后存活了 37 个月。这名患者的每日热量总摄入量为 1200~1300 kcal/d。由于未测量血糖水平，因此在整整 36 个月内并不清楚该患者血糖是否一直保持在指定区域。根据生存率统计，36 个月是这种癌症较长的生存期[21]。治疗的关键是要保持 KD 富有营养但限制消耗量（限制摄入量）。

椰子油、红花油和葵花籽油也可作为 KD 的一部分。中链三酰甘油（MCT）是另一种选择，因为 MCT 可以直接从小肠转运到肝，在肝被代谢为酮体[22]。然而，MCT 极迅速引入饮食中或长时间使用可能会引起某些胃肠道问题。如果发生这种情况，患者可以选择其他 KD 食物。患者还可以使用商用的天然生酮制剂，如 Solace Nutrition 公司生产的 Keto Volve 生酮食品来作为补充。

无限量的 KD 无法使血糖达到治疗肿瘤所需的低水平，并且可能对某些患者具有不利影响。所有癌症患者及其医生应该知道，当用 KD 来控制癌症生长时，"越少越好"的概念怎么强调也不为过，尤其是当患者饥饿或渴望某种特定食物的时候。有些患者可能会认为如果 KD 有效杀灭肿瘤细胞，多吃就应该更好。这显然是不对的，应该避免。过度或不受限制的 KD 消耗可引起胰岛素抵抗和高血糖 [9]，这将加速肿瘤进展和患者死亡。

饮食治疗实施期间，癌症患者应养成准确记录食物的习惯。这些信息应该与具有实施极低糖类治疗经验的保健专业人员分享。为了保持治疗的依从性，患者可以使用"血酮计算器"（Keto Calculator）（可参见查理基金会网站了解 Keto Calculator 的相关信息，http://www.ketocalculator.com），以便于制订饮食计划和帮助发现不符合治疗性 KD 食物。

在最初的适应期之后，病情较重的个体可以安全减重达 2lb（约 900g）/ 周，直到处于正常范围下限。全身状况欠佳的患者应注意密切随访监测，以避免减重过于迅速。由于生酮饮食缺乏某些维生素和矿物质 [23]，长期 KD-R 的患者应补充维生素和矿物质。在使用 KD 时，无糖复合维生素和钙剂是标准的补充剂 [23]。这些补充剂包括善存（centrum）（每天 1 粒）；钙和维生素 D（即钙尔奇（caltrate）+ 维生素 D）；每天 2 次，每次 1 片；欧米伽 -3（ω-3）脂肪酸，即北欧天然 Omega-3，每天 2 次，每次 1 粒胶囊；还有维生素 D 2000U/d（绝大部分中老年人体内钙、铜、铁太多，补充金属元素可能不仅无益反而有害。参见《隐形杀手——补钙剂》——译者注）。根据我的研究生 Roberto Flores 的说法，补充 B 族维生素可以增强能够呼吸的细胞的代谢，同时可能会加重肿瘤细胞的代谢。虽然 KD-R 可以使用补充剂，但重要的是要确保补充剂不会无意中提高血糖水平。患者可以使用血糖监测仪来确定各种补充剂是否会升高葡萄糖水平。

18.2.2 热量调整和体重减轻的变异性

由于个体之间代谢的热量不同（代谢异质性），各个患者达到葡萄糖 / 酮体代谢状态所需的热量调整也有所不同。在小鼠中，我们使用体重作为脑肿瘤管理调整热量限制的自变量 [9, 10]。要做到这一点，我们可以设定一个具体的体重减轻目标，例如以减重 20% 作为目标。由于人类和小鼠之间基础代谢率的差异（小鼠较人体低 7 倍），这一做法可能对人体无效。某些患者可能达到治疗的葡萄糖 / 酮体范围而没有明显的减重，而其他患者可能需要明显减重以达到所需的代谢状态。

重要的是，与 KD-R 有关的体重减轻是热量限制的代谢适当反应的一部分。相反，癌症患者在放疗或化疗后常见的体重减轻是由于毒性和治疗对食欲的影响。我觉得值得指出的是，某些肿瘤学家批评 KD-R 导致体重减轻，却把常规癌症治疗时的体重减轻纳入正常范畴，甚至某些癌症患者被给予高热量饮料以防止毒性癌症疗法导致的体重减轻。更糟糕的是，某些癌症患者给予类固醇以减少毒性化疗引起的恶心和呕吐。而我认为，高热量饮料和类固醇都将降低化疗药物杀灭癌细胞的效果。对于我来说，许多患者使用毒性疗法的同时服用高热量饮料后转移性癌症复发并不奇怪。如果患者在治疗期间禁食，可能会使化疗更有效。事实上，Fernando Safdie 和 Longo 团队的研究工作已表明，禁食对接受化疗的患者有治疗作用 [24]。

我从 Nebeling 博士对 2 名儿童及其他成年恶性脑癌的研究结果中获知，如果血糖降低伴血酮升高可延缓肿瘤进展 [5, 25]。我们用小鼠所做的大量研究也证实，即使血酮浓度升高，但如果血糖仍维持高水平且体重不降低，则脑肿瘤的生长速度也不会减慢 [9, 26]。换句话说，如果血糖能够维持在较低范围（55~65mg/dl），代谢性 KD 疗法的疗效将会增强。因为研究是基于小鼠模型的，在人类中可能存在年龄、体型、体重和代谢状态的较大差异，所以我预计需要将热量限制的程度进一步个体化，以便在人体实现降低血糖、升高血酮、延缓癌症进展的目的。如前所述，频繁血糖测量会有助于完善这一过程。考虑到"个体化疗法"是癌症治疗的新口号 [27]，我估计食物含量和成分的个体化调整将有助于实现 KD-R 治疗效果的最大化。

18.2.3 葡萄糖戒断症状

某些患者在 KD-R 的前几天可能会出现头晕、恶心、头痛等症状，特别是如果多日禁食治疗启动后。但这些症状通常是短暂的，一般与葡萄糖戒断有关系，而不是饮食治疗的不良反应。有证据表明，人脑可能因终身食用低营养价值的高热量食物而对葡萄糖上瘾[28]。因此，食物摄入的突然停止可能产生类似于停止任何成瘾物质所经历的短暂戒断反应。这是执行 KD 方案需要相当的个人自我约束和动力的原因。

无禁食经历者葡萄糖戒断症状可能重于有禁食经历者。由于现代工业社会中的大多数人没有将禁食作为一种生活方式，所以大多数接受 KD-R 作为癌症治疗的患者可能都会出现葡萄糖戒断症状。老年人的这些症状可能比年轻人更明显。事实上，某些过着富裕食物生活的老年人禁食也许根本不可能。

然而，与传统化疗和放疗对人体的伤害相比，KD-R 治疗出现的相关症状相对较轻，大多数人 2~3 天后会消失。尽管如此，不管潜在的治疗效果如何，葡萄糖戒断症状和饥饿感对某些人来说也可能难以忍受。因此医生应该认识到某些癌症患者由于各种原因可能不能够或不愿意实施 KD-R，还有些人根本不能禁食。因此，常规放 / 化疗就成为这些患者唯一的治疗选择。

强迫 KD-R 对任何不愿意接受这种治疗方式的患者是不可取的。KD-R 只能用于那些有动力、有纪律和足够健康的患者，以便对其饮食和生活方式进行必要的改变。遗憾的是，许多癌症患者不能或不愿意达到这些要求，况且媒体的灌输让某些人认为食用脂肪是不健康的。还有某些人由于种种原因根本无法坚持 KD-R。因此，患者教育、过程参与和家庭支持是这种癌症疗法成功的关键。

KD-R 可以减少饥饿感，同时保持葡萄糖降低和酮体升高。最近在大鼠中进行的一项研究表明，补充酮酯但无显著食量限制的饮食可能会产生类似于 KD-R 的生理效应[11]。但是，服用酮酯尚未在癌症患者中进行测试。有必要进一步评估治疗禁食期间使用酮酯对血糖和酮的影响。

在 KD-R 同时任何服用药物的剂量都需要仔细监测。我们已经证实，与 KD-R 合用时，2-脱氧葡萄糖（2-DG）的治疗作用优于使用无限制 KD（参见 17 章）。然而，目前还不清楚在用该药物 - 饮食组合治疗的某些小鼠中观察到的毒性作用，是否也会出现于使用该疗法的人类[29]。我知道某患者在使用 KD-R 和 2-DG（40mg/kg）治疗多发性骨髓瘤时没有发现任何不良反应。所以我预计 2-DG 给予 KD-R 将有效地减少很多依赖糖酵解的肿瘤生长和存活。

在使用地塞米松或其他类固醇药物的情况下，KD-R 将会失效。将类固醇与 KD-R 合用的患者无法将葡萄糖降低至治疗范围。类固醇药物可阻止葡萄糖水平降低至治疗区间，所以它只会对抗 KD-R 的治疗效果。尽管类固醇短期内可迅速缓解肿瘤某些方面的相关症状（瘫痪、水肿、食欲缺乏等），但慢性类固醇使用将最终加速存活肿瘤细胞的生长，并由此加速癌症患者的死亡。对癌症患者进行类固醇激素治疗就像火上加油一样。具有神经保护和神经治疗作用的 KD-R 疗法不会对患者造成类似高剂量地塞米松的伤害。

18.2.4 运动的作用

只要不太剧烈，在禁食期间进行锻炼没有问题。剧烈运动会使血糖升高，因为肌肉会释放乳酸和氨基酸（包括谷氨酰胺）。而且过度运动会激活血液单核细胞，促使其离开血管而进入肿瘤中。单核细胞激活可能是晚期癌症问题的一部分，但不属于治疗晚期癌症的解决方案。我会建议患者散步，但不要跑步。适度锻炼并不会过分增加人体免疫系统的压力，相反应该有益于治疗。

我不理解为什么某些癌症患者觉得有必要进行过度运动。他们罹患威胁生命的疾病，应保持放松状态。所以还要强调患者教育是这种代谢策略成功的关键。

18.2.5 第2阶段：手术

治疗策略的第2阶段将涉及肿瘤组织的手术切除。我们建议在首次实施KD-R治疗后可将手术切除作为癌症患者的选择之一[30]。只是在预定手术之前应该有一个"观察等待"（watchful waiting）的时机，这样的选择才是有益的。而对于处于危急情况的患者这种选择则不可取。正如我们在脑癌小鼠中所发现的那样[31, 32]（图17-18），饮食能量减少和KD-R将减轻肿瘤的血管化和炎症，并且可更清楚地界定肿瘤组织周围的正常组织。尽管KD-R是否会在所有的人类癌症中产生相同的效果还有待确定，但我相信它会产生好的效果。这一点可以通过对肿瘤细胞进行组织学检查、定期磁共振（MR）或PET-成像分析来评估[5]（图2-4）。

外科团队肯定知道，侵袭性低、血管数量少、边界清楚的小肿瘤比体积较大、边界不清、血管丰富、侵袭周围组织严重的肿瘤更易切除。接受KD-R治疗数周的肿瘤应该可以实现炎症和血管生成的减少，而这将确保肿瘤切除得更干净，从而增加长期存活甚至治愈的可能性。

确诊后尽快切除恶性肿瘤的愿望可能并不符合所有患者的最佳利益，并且实际上可能会因在微环境中诱导炎症而加剧疾病进展[19, 33]。KD-R可以为某些癌症患者提供获得手术成功的额外优势，因为手术切除本身可以改变微环境从而增强肿瘤细胞的侵袭行为。

在肿瘤确诊后尽快进行手术切除可能会对一部分患者不利，特别是那些肿瘤分级较低的患者会适得其反。代谢性饮食治疗会减缓肿瘤的进展，这将给手术切除提供更多的准备时间。因此，如果在手术前进行积极的代谢疗法，那么某些晚期或转移的癌症患者可以延长无进展生存期，也可能有助于通过手术治愈癌症，特别是如果可以切除整个肿瘤的话。

18.2.6 第3阶段：维持

最后，治疗策略的第3阶段旨在维持对存活肿瘤细胞的代谢压力。我们治疗的胶质母细胞瘤患者在减瘤手术后数天内开始禁食方案和KD-R[5]。代谢压力也可能来自严格执行的饮食循环策略[5, 34, 36]。癌症患者的饮食循环包括每周从KD-R到营养丰富、低热量和低血糖饮食的转变。患者应尽可能长时间继续监测血糖和血酮水平，直至疾病消退。患者对其肿瘤的代谢压力维持时间越长，其远期预后就越好。当然，所有这一切都必须在促进健康的营养环境中完成，也就是说，不应该出现营养缺陷。定期MR或PET成像分析，包括MR波谱（每3~6个月1次）有助于评估某些肿瘤的治疗进展[5, 37]。

虽然KD-R靶向癌症患者的能量代谢，能够改善无进展生存期，但我们并不认为将KD-R作为单一疗法能够完全治愈大多数患者。维持策略的目标是提高晚期转移性癌症患者存活至少36个月的可能性。最近的研究表明，应该向许多晚期癌症患者告知他们的病情细节[35]。晚期癌症患者应该知道，如果他们能够在确诊后存活至少36个月，即可以被认为是长期存活者。晚期癌症患者如果认识到存活36个月即可将他们认定为长期幸存者，则可能更愿意依从和遵守KD-R的要求和协议。

为了显著延长患者的生存期，我们建议将KD-R疗法与同时靶向葡萄糖和谷氨酰胺的药物联合使用。KD-R可与2-DG（30~40mg/kg）和苯丁酸盐（phenylbuterate，15g/d）一起作为饮食药物联合用药，用于在癌症患者中靶向葡萄糖和谷氨酰胺。正如我在第17章中提到的，2-DG将靶向葡萄糖代谢和糖酵解，而苯丁酸将有助于降低血液谷氨酰胺水平。因为谷氨酰胺与葡萄糖协同作用以驱动快速肿瘤生长（参见第8章和第17章）。

苯丁酸被代谢成苯乙酸，与谷氨酰胺结合在尿液中清除[38]。根据Henri Brunengraber的说法，苯丁酸甘油比苯丁酸钠（buphenyl）更有效地降低全身性谷氨酰胺，因为苯丁酸甘油的无毒给药量高于苯丁酸钠（个人通信）。AN-113药物可能比苯丁酸更好地进入大脑，因此可能比苯丁酸更有效地降低脑内谷氨酰胺水平[39]。由于尚未测试AN-113在我们的癌症转移模型中的治疗效果，因此使用这种药物作为转移性癌症的治疗方法，此时仍然是推测性的。

我预计新药的开发将比现有的药物更有效地靶向谷氨酰胺。有趣的是，谷氨酰胺类似物 6-重氮 -5- 氧代 -1- 正亮氨酸（DON）对人类的毒性似乎低于小鼠。与用谷氨酰胺酶抑制剂 DON 治疗转移性癌症小鼠时的毒性相反[38]，我们发现 DON 在晚期结肠癌和肺癌患者中耐受性良好[40]。能够同时靶向葡萄糖和谷氨酰胺的药物应该能够有效地控制晚期转移性癌症。

鉴于 KD-R 的无毒的治疗功效，正如我们在临床前研究（参见第 17 章）中所证实的那样，这种代谢疗法可以与广泛的靶向癌症能量代谢的药物一起使用。这些药物已在第 17 章中讨论过。Johannes Coy 及其同事也研究显示，ω-3 脂肪酸和 KD 具有治疗小鼠胃癌的效果[41]。虽然某些热量限制模拟药物在单独使用时可能几乎没有治疗效果或表现出不可接受的毒性，但在与 KD-R 合用时，其治疗益处可能显著增强且毒性降低，特别是由于 KD-R 的存在允许使用较低剂量水平的药物。例如，"红葡萄酒"药物白藜芦醇新制剂 SRV501 临床试验，由于其毒性不可接受而被迫停止[42]。这种药物及其他某些单独使用时毒性太大，但如果与 KD-R 合用则可以重新得到应用。

尽管放疗和许多现有的化疗具有不良反应，肿瘤学领域不太可能在短期内放弃这些有利可图的疗法。肿瘤科医生更可能选择将这些疗法与 KD-R 合用。事实上，Longo 及其同事的研究结果显示，禁食可以改善对低剂量化疗的效果[24, 43]。而且，对于那些不能或不愿意使用 KD-R 作为治疗策略的患者，放疗和毒性药物治疗将仍然是主要手段。脑肿瘤手术后可延迟 4~6 周进行放疗而不影响肿瘤生长[44]。这可以让患者有机会考虑到底是放疗还是 KD-R 最适合他们的情况。鉴于大量数据显示癌症主要是一种代谢性疾病，而当前的晚期癌症治疗策略必定导致不良结局，所以我们认为，标准治疗实践被修订只是一个时间问题。

18.3　实施癌症限制性生酮饮食治疗时的复杂问题

有几个问题可能使我们实施限制性生酮饮食（KD-R）治疗晚期或转移性癌症复杂化，其中一个问题是代谢治疗的非常规和非药物性质。目前现代医学对代谢性饮食疗法治疗复杂疾病的疗效并不持乐观态度，特别是当已经建立起公认的临床医学实践规范以后，无论这些治疗方法在治疗疾病中的毒性或效果如何[30]。在强化癌症管理的情况下，这些已经批准的做法通常包括最大范围的手术切除，几周后再单独放疗或放疗化疗合用。许多癌症患者还接受可显著提高血糖水平的皮质类固醇。所选择的治疗类型通常取决于肿瘤的大小、位置、患者的年龄和健康状况。

某些癌症患者在开始治疗之前就被认为是无望病例，例如数量日益增加的、没有接受治疗或不接受治疗的老年胶质母细胞瘤患者[45]。罹患恶性脑癌尚存活的儿童可能出现重大的神经损伤，且长期发病和死亡的风险大大增加[25, 46-49]。更糟糕的是，某些常规的治疗方案，如放疗与化疗或抗血管生成药物合用实际上可能加剧疾病进展[50-53]。这些情况都令人难以接受，凸显了传统抗癌治疗方法治疗成人或儿童侵袭性转移癌的不足之处。

如果能有药物可模拟 KD-R 全身治疗效果，那可以肯定是实施代谢疗法最简单有效的方法。正如我上面提到的，目前没有任何药物可以既降低血糖水平，同时又在没有某种食物摄入限制情况下升高血酮。KD-R 作为一种标准的恶性肿瘤治疗手段，其实施困难、缺乏经验丰富的临床医师等仍然是一个复杂的问题。令人担忧的是，许多肿瘤科医生对奥托·瓦伯格（Otto Warburg）及其对癌症起源的看法并不熟悉。我认为，如果所有的肿瘤科医生在开始实践之前阅读一下瓦伯格关于癌症起源的论文，那么他所选用的癌症治疗方法将会比现行实践更成功。

18.4　放疗和化疗目前仍是许多恶性肿瘤的标准治疗方法

尽管放疗现在用于治疗癌症，但我相信辐射损伤将使某些患者的癌症更具侵袭性。辐射可损伤正常细胞中的线粒体，同时产生炎症微环境。而炎症增强葡萄糖和谷氨酰胺的能量代谢，反过来进一步损害线粒体。正如第 9 章和第 14 章中所描述的那样，呼吸不全伴代偿性酵解是大多数癌症的起源，没有任何道理使用对正常细胞有毒性的治疗来攻击脆弱的组织，刺激尚存肿瘤细胞的生长并增加新发癌症风险。尽管某些化疗可以提高晚期癌症患者的生存率，但其益处有限（参见第 16 章）。与放疗类似，化疗同样也可以引起组织坏死和炎症。鉴于晚期癌症经常规治后略可健康长期存活者简直是特例，KD-R 与靶向能量药物合用可以作为传统治疗方法的新型替代治疗策略。

18.5　患者的依从性

严格遵守 KD-R 的要求是实施该项治疗面临的最大挑战。癌症患者不依从 KD-R 的后果看上去并不比癫痫患者不配合的后果明显。因为癫痫患者也使用 KD 控制癫痫发作，他们对生酮饮食不依从的后果是突发性癫痫发作，这对患者和家属来说是直接的和令人不安的。更具体地说，癫痫患者不依从治疗要求的后果是立竿见影且明确的。而对于癌症患者来说，不依从的后果是肿瘤进展的细微增加，对于患者或家庭来说并不是立即显现。但与癫痫患者突发性癫痫发作相反，总体生存期的缩短是癌症患者不依从治疗的预期后果。

我也认识到，在家庭环境中维持生酮饮食的依从性可能比在受控的医疗环境更困难。当在家庭环境中尝试使用 KD 时，某些患者可能感到孤单和孤立。家庭环境中的分心因素也会干扰保持依从性所必须严格遵循的指南。癌症是整个身体的疾病，最好在轻松和无压力的环境中进行治疗，所以就代谢疗法而言，在临床环境中实施患者教育比在家庭环境中更好，用于癌症治疗的代谢疗法最好在实施这种疗法的专业诊所中进行。当然，这并不意味着 KD-R 不能在家庭环境中使用，但某些患者只有在专业诊所的环境中才能获得比在家庭环境中更好的实施效果和更成功的结局。当然，向注册营养师、营养科医生和熟悉这些概念的医生咨询才能取得所有患者的最佳利益，这一点将在第 20 章中讨论。

18.6　癌症作为基因突变性疾病的谬误

KD-R 作为癌症疗法相关的另一个复杂问题是普遍误认为癌症是一种基因病（参见第 9 章）。为什么将癌症视为基因病的肿瘤学领域应该转向代谢疗法？癌症作为基因病的观点是投资分子靶向疗法的推手，也是靶向肿瘤内信号通路缺陷以实现癌症个体化治疗的垫脚石。更糟糕的是，靶向基因疗法解决癌症问题的持续失败为继续进行放疗和毒性药物化疗提供了依据。

我在本书中提供的所有证据均表明，癌症主要是一种代谢性疾病，在肿瘤细胞中发现的大量基因突变是作为线粒体损伤的下游附带现象而出现的。Stratton 最近的研究表明[54, 55]，在大多数肿瘤的细胞中可以发现超过一百万个突变。如此之多的基因突变，难道能靶向这么多突变而治愈癌症？"某些突变是司机而其他突变是乘客"的提议更是无稽之谈。第 11 章描述的核移植实验清楚地表明核表达的基因并不驱动癌症。认为癌症是基因病并通过基因策略进行鉴定和管理的想法是一个巨大的错误[56]。一旦癌症被认为是代谢病而不是基因病，就会催生出更有效、更低毒的治疗策略。只有这样，我们才能日益远离辐射和目前用于晚期癌症治疗的有毒药物。

18.7　作用机制探讨

实施 KD-R 癌症管理的另一个关注点涉及 KD-R 作用机制。为什么靶向葡萄糖和谷氨酰胺利用的过程可提高酮体水平，同时对大多数恶性和转移性癌症的治疗有效？其作用机制根植于已确立的科学原理中，即肿瘤细胞在很大程度上利用酵解产能来维持其生长和生存，正如前面章节所述。葡萄糖和谷氨酰胺通过底物水平磷酸化驱动癌细胞酵解产能，由于使用替代性能量底物（酮体）时肿瘤细胞比正常细胞欠缺灵活性，因此当肿瘤细胞获取可酵解燃料受到限制时，其将经受更多的能量压力。尽管生酮治疗有公认作用效性和机制，但是由于其使用简单且成本低廉，这种用于癌症治疗的无毒治疗策略（因为缺乏利益而无人推广）至今尚未被普遍利用。

18.8　恶病质

治疗中另一个值得关注的问题是如何将降低食物摄入量和减轻体重的代谢疗法推荐给那些已有癌症恶病质（cachexia）的患者[57]。癌症恶病质通常包括厌食、贫血、体重减轻和肌肉萎缩[33, 58, 59]。尽管某些癌症患者肥胖，但因恶病质发生蛋白质和脂肪的消耗而造成的快速减重仍令人担忧[58]。不过恶性胶质瘤患者中恶病质并不常见，但胶质母细胞瘤患者若表达高水平 IL-6（恶病质生物标志物），其预后更差[60]。其他促恶病质分子，如蛋白水解诱导因子（proteolysis-inducing factor）会从肿瘤细胞释放到循环系统中，导致恶病质表型[61-63]。KD-R 的应用将减少 IL-6 的炎症和表达[9, 64-66]，因 IL-6 会增加铁调素（hepcidin）的表达，导致许多癌症患者贫血[67]。KD-R 通过杀灭产生促恶病质分子酵解肿瘤细胞，可能会潜在减少肿瘤恶病质[26, 57, 63, 68]。一旦肿瘤生长停滞，患者可以增加热量摄入，迅速增加体重，改善健康状况。尼拜林（Nebeling）和蒂斯代尔（Tisdale）就是通过 KD 来改善癌症患者的营养状况[25, 69]。因此，限制性消耗生酮饮食原则上可以有效控制那些表达恶病质生物标记的癌症患者的肿瘤生长[25, 61, 62]。

不同于大多数常规癌症疗法针对正常细胞和肿瘤细胞均给予毒性攻击，饮食限制，特别是 KD-R 是已知唯一能够靶向肿瘤细胞同时增强正常细胞的健康和活力的疗法[5, 9, 25, 34]。在这方面，KD-R 治疗癌症优于许多现有的常规癌症疗法。

18.8.1　患者告知

如何引入有效的无毒代谢疗法作为肿瘤标准临床实践的一部分？我们认为，每个肿瘤科医生都有责任告知患者，除了现有的常规癌症治疗手段，还有治疗高度侵袭性和转移性癌症的有效替代手段。癌症患者应该知道所有治疗癌症的潜在选择，而不仅只有传统的治疗策略[69]。患者还应该知道 KD-R 会延缓肿瘤生长且不产生毒性和不良反应。该疗法如果与靶向葡萄糖和谷氨酰胺的药物联合使用，治疗效果可能更强大。

应由患者及其家属决定是否将 KD-R 作为一种可行的治疗方案。应该让侵袭性和转移性肿瘤患者有机会对比近期的药物研究的结果，了解使用饮食限制性代谢治疗所得到的结果[5, 25, 70, 71]。为什么不向大多数癌症患者提供这些信息？虽然在该领域还没有制定出标准实践并缺乏关于饮食代谢疗法的宣教，从而使某些肿瘤科医生难以建议将 KD-R 作为癌症治疗的首要选择，但我仍然期待所有的肿瘤科医生最终会认识到 KD-R 作为恶性肿瘤有效治疗策略的潜在价值。

18.9　本章概要

在本章中，我提供了一个新型替代性治疗策略——针对高度恶性肿瘤的能量代谢。我们最近在《肿瘤治疗策略论》（*Treatment Strategies Oncology*）一书中发表了胶质母细胞瘤的治疗方案[4]，这一新型治疗策略的目标是改变肿瘤和宿主的代谢环境。在肿瘤微环境中，葡萄糖和谷氨酰胺能够为肿瘤细胞提供其生存和生长所必需的可酵解燃料；而低糖类、高脂肪的生酮饮食 KD 会减少血液葡萄糖水平，提高血液酮体水平，特别是在限量使用时。从葡萄糖到酮体的代谢转变会限制恶性肿瘤细胞使用葡萄糖，而酮体升高保护和增强正常细胞的健康和活力。当与靶向或减少葡萄糖和谷氨酰胺利用的药物联合使用时，KD-R 对恶性肿瘤的治疗效果可以增强。所以我们提出了一个可以帮助肿瘤科医生和癌症患者将 KD-R 作为治疗策略的应用方案。尽管与传统治疗标准相比，KD-R 毒性较低且可能对晚期癌症更有效，但实施此疗法需要大量的患者宣教、端正动机和纪律约束。考虑到大多数转移性癌症患者预后差，代谢治疗策略可能成为一个有吸引力的替代或补充选择。我认为没有必要对癌症患者收取过高的费用来控制肿瘤，并让他们承受身体和精神上的痛苦。

参考文献

[1] Mathews EH, Liebenberg L, Pelzer R. High-glycolytic cancers and their interplay with the body's glucose demand and supply cycle. Med Hypotheses. 2011;76:157 - 65.

[2] Huysentruyt LC, Akgoc Z, Seyfried TN. Hypothesis: are neoplastic macrophages/microglia present in glioblastoma multiforme? ASN Neuro. 2011;3. In press.

[3] Seyfried TN, Marsh J, Shelton LM, Huysentruyt LC, Mukherjee P. Is the restricted keto- genic diet a viable alternative to the standard of care for managing malignant brain cancer? Epilepsy Res. 2011.

[4] Seyfried TN, Mukherjee P, Kalamian M, Zuccoli G. The Restricted Ketogenic Diet: An Alternative Treatment Strategy for Glioblastoma Multiforme. In: Holcroft R, editor. Treat- ment Stratagies Oncology. London: Cambridge Research Center; 2011. p.24 - 35. Available at http://viewer.zmags.com/publication/e119d6eb.

[5] Zuccoli G, Marcello N, Pisanello A, Servadei F, Vaccaro S, Mukherjee P, et al. Metabolic management of glioblastoma multiforme using standard therapy together with a restricted ketogenic diet: case report. Nutr Metab. 2010;7:33.

[6] Taboulet P, Deconinck N, Thurel A, Haas L, Manamani J, Porcher R, et al. Correla- tion between urine ketones (acetoacetate) and capillary blood ketones (3-beta-hydroxybutyrate) in hyperglycaemic patients. Diabetes Metab. 2007;33:135 - 9.

[7] Turan S, Omar A, Bereket A. Comparison of capillary blood ketone measurement by electro-chemical method and urinary ketone in treatment of diabetic ketosis and ketoacidosis in children. Acta Diabetol. 2008;45:83 - 5.

[8] Seyfried TN, Kiebish M, Mukherjee P, Marsh J. Targeting energy metabolism in brain cancer with calorically restricted ketogenic diets. Epilepsia. 2008;49 (Suppl 8):114 - 6.

[9] Zhou W, Mukherjee P, Kiebish MA, Markis WT, Mantis JG, Seyfried TN. The calorically restricted ketogenic diet, an effective alternative therapy for malignant brain cancer. Nutr Metab. 2007;4:5.

[10] Mantis JG, Centeno NA, Todorova MT, McGowan R, Seyfried TN. Management of mul- tifactorial idiopathic epilepsy in EL mice with caloric restriction and the ketogenic diet: role of glucose and ketone bodies. Nutr Metab. 2004;1:11.

[11] Kashiwaya Y, Pawlosky R, Markis W, King MT, Bergman C, Srivastava S, et al. A ketone ester diet increased brain malonyl CoA and uncoupling protein 4 and 5 while decreasing food intake in the normal Wistar rat. J Biol Chem. 2010;285:25950 - 6.

[12] Balietti M, Giorgetti B, Di Stefano G, Casoli T, Platano D, Solazzi M, et al. A keto- genic diet increases succinic dehydrogenase (SDH) activity and recovers age-related decrease in numeric density of SDH-positive mitochondria in cerebellar Purkinje cells of late-adult rats. Micron. 2010;41:143 - 8.

[13] Mahoney LB, Denny CA, Seyfried TN. Caloric restriction in C57BL/6J mice mimics therapeutic fasting in humans. Lipids Health Dis. 2006;5:13.

[14] VanItallie TB, Nufert TH. Ketones: metabolism's ugly duckling. Nutr Rev. 2003;61:327 - 41.

[15] Veech RL, Chance B, Kashiwaya Y, Lardy HA, Cahill GF Jr. Ketone bodies, potential therapeutic uses. IUBMB Life. 2001;51:241 - 7.

[16] Cahill GF Jr, Veech RL. Ketoacids? Good medicine?

Trans Am Clin Climatol Assoc. 2003;114:149 - 61. Discussion 62 - 3.

[17] Skinner R, Trujillo A, Ma X, Beierle EA. Ketone bodies inhibit the viability of human neuroblastoma cells. J Pediatr Surg. 2009;44:212 - 6. Discussion 6.

[18] Freeman JM, Freeman JB, Kelly MT. The Ketogenic Diet: A Treatment for Epilepsy. 3rd ed. New York: Demos; 2000.

[19] Shelton HM. Fasting for Renewal of Life. Tampa (FL): American National Hygiene Society, Inc; 1974.

[20] Kossoff EH, Zupec-Kania BA, Rho JM. Ketogenic diets: an update for child neurologists. J Child Neurol. 2009;24:979 - 88.

[21] Krex D, Klink B, Hartmann C, von Deimling A, Pietsch T, Simon M, et al. Long-term survival with glioblastoma multiforme. Brain. 2007;130:2596 - 606.

[22] Nebeling LC, Lerner E. Implementing a ketogenic diet based on medium-chain triglyceride oil in pediatric patients with cancer. J Am Diet Assoc. 1995;95:693 - 7.

[23] Freeman JM, Kossoff EH, Freeman JB, Kelly MT. The Ketogenic Diet: A Treatment for Children and Others with Epilepsy. 4th ed. New York: Demos; 2007.

[24] Safdie FM, Dorff T, Quinn D, Fontana L, Wei M, Lee C, et al. Fasting and cancer treatment in humans: a case series report. Aging (Albany NY). 2009;1:988 - 1007.

[25] Nebeling LC, Miraldi F, Shurin SB, Lerner E. Effects of a ketogenic diet on tumor metabolism and nutritional status in pediatric oncology patients: two case reports. J Am Coll Nutr. 1995;14:202 - 8.

[26] Seyfried TN, Sanderson TM, El-Abbadi MM, McGowan R, Mukherjee P. Role of glucose and ketone bodies in the metabolic control of experimental brain cancer. Br J Cancer. 2003;89:1375 - 82.

[27] Hayden EC. Personalized cancer therapy gets closer. Nature. 2009;458:131 - 2.

[28] Morgan D, Sizemore GM. Animal models of addiction: fat and sugar. Curr Pharm Des. 2011;17:1168 - 72.

[29] Marsh J, Mukherjee P, Seyfried TN. Drug/diet synergy for managing malignant astrocytoma in mice: 2-deoxy-D-glucose and the restricted ketogenic diet. Nutr Metab. 2008;5:33.

[30] Seyfried TN, Kiebish MA, Marsh J, Shelton LM, Huysentruyt LC, Mukherjee P. Metabolic management of brain cancer. Biochim Biophys Acta. 2010;1807:577 - 94.

[31] Mulrooney TJ, Marsh J, Urits I, Seyfried TN, Mukherjee P. Influence of caloric restric- tion on constitutive expression of NF-kappaB in an experimental mouse astrocytoma. PloS One. 2011;6:e18085.

[32] Shelton LM, Huysentruyt LC, Mukherjee P, Seyfried TN. Calorie restriction as an anti-invasive therapy for malignant brain cancer in the VM mouse. ASN Neuro. 2010;2:e00038.

[33] Kern KA, Norton JA. Cancer cachexia. JPEN. 1988;12:286 - 98.

[34] Seyfried TN, Mukherjee P. Targeting energy metabolism in brain cancer: review and hypothesis. Nutr Metab. 2005;2:30.

[35] Russell BJ, Ward AM. Deciding what information is necessary: do patients with advanced cancer want to know all the details? Cancer Management Res. 2011;3:191 - 9.

[36] Cleary MP, Jacobson MK, Phillips FC, Getzin SC, Grande JP, Maihle NJ. Weight-cycling decreases incidence and increases latency of mammary tumors to a greater extent than does chronic caloric restriction in mouse mammary tumor virus-transforming growth factor-alpha female mice. Cancer Epidemiol Biomarkers Prev. 2002;11:836 - 43.

[37] Yang I, Aghi MK. New advances that enable identification of glioblastoma recurrence. Nat Rev Clin Oncol. 2009;6:648 - 57.

[38] Shelton LM, Huysentruyt LC, Seyfried TN. Glutamine targeting inhibits systemic metastasis in the VM-M3 murine tumor model. Int J Cancer. 2010;127:2478 - 85.

[39] Entin-Meer M, Rephaeli A, Yang X, Nudelman A, Nudelman A, Haas-Kogan DA. AN- 113, a novel prodrug of 4-phenylbutyrate with increased anti-neoplastic activity in glioma cell lines. Cancer Lett. 2007;253:205 - 14.

[40] Mueller C, Al-Batran S, Jaeger E, Schmidt B, Bausch M, Unger C, et al. A phase IIa study of PEGylated glutaminase (PEG-PGA) plus 6-diazo-5-oxo-L-norleucine (DON) in patients with advanced refractory solid tumors. ASCO: J Clin Oncol. 2008;26.

[41] Otto C, Kaemmerer U, Illert B, Muehling B, Pfetzer N, Wittig R, et al. Growth of human gastric cancer cells in nude mice is delayed by a ketogenic diet supplemented with omega-3 fatty acids and medium-chain triglycerides. BMC Cancer. 2008;8:122.

[42] Whalen J, Loftus P. 'Red wine' drug trial halted by Glaxo. Wall Street J. 2010:B1 - B2.

[43] Raffaghello L, Lee C, Safdie FM, Wei M, Madia F, Bianchi G, et al. Starvation-dependent differential stress resistance protects normal but not cancer cells against high-dose chemotherapy. Proc Natl Acad Sci USA. 2008;105:8215 - 20.

[44] Lawrence YR, Blumenthal DT, Matceyevsky D, Kanner AA, Bokstein F, Corn BW. Delayed

initiation of radiotherapy for glioblastoma: how important is it to push to the front （or the back） of the line? J Neuro Oncol. 2011;105:1 - 7.

[45] Lowry JK, Snyder JJ, Lowry PW. Brain tumors in the elderly: recent trends in a Minnesota cohort study. Arch Neurol. 1998;55:922 - 8.

[46] Morris EB, Gajjar A, Okuma JO, Yasui Y, Wallace D, Kun LE, et al. Survival and late mortality in long-term survivors of pediatric CNS tumors. J Clin Oncol. 2007;25:1532 - 8.

[47] Bowers DC, Liu Y, Leisenring W, McNeil E, Stovall M, Gurney JG, et al. Late-occurring stroke among long-term survivors of childhood leukemia and brain tumors: a report from the childhood cancer survivor study. J Clin Oncol. 2006;24:5277 - 82.

[48] Clarson CL, Del Maestro RF. Growth failure after treatment of pediatric brain tumors. Pediatrics. 1999;103:E37.

[49] Birkholz D, Korpal-Szczyrska M, Kaminska H, Bien E, Polczynska K, Stachowicz-Stencel T, et al. Influence of surgery and radiotherapy on growth and pubertal development in children treated for brain tumour. Med Wieku Rozwoj. 2005;9:463 - 9.

[50] De Groot JF, Fuller G, Kumar AJ, Piao Y, Eterovic K, Ji Y, et al. Tumor invasion after treatment of glioblastoma with bevacizumab: radiographic and pathologic correlation in humans and mice. Neuro Oncol. 2010;12:233 - 42.

[51] Verhoeff JJ, van Tellingen O, Claes A, Stalpers LJ, van Linde ME, Richel DJ, et al. Concerns about anti-angiogenic treatment in patients with glioblastoma multiforme. BMC Cancer. 2009;9:444.

[52] Claes A, Wesseling P, Jeuken J, Maass C, Heerschap A, Leenders WP. Antiangiogenic compounds interfere with chemotherapy of brain tumors due to vessel normalization. Mol Cancer Ther. 2008;7:71 - 8.

[53] Cahill DP, Levine KK, Betensky RA, Codd PJ, Romany CA, Reavie LB, et al. Loss of the mismatch repair protein MSH6 in human glioblastomas is associated with tumor progression during temozolomide treatment. Clin Cancer Res. 2007;13:2038 - 45.

[54] Stratton MR. Exploring the genomes of cancer cells: progress and promise. Science. 2011;331: 1553 - 8.

[55] Stratton MR, Campbell PJ, Futreal PA. The cancer genome. Nature. 2009;458:719 - 24.

[56] Kolata G. How bright promise in cancer testing fell apart. New York Times. 2011 July 7.

[57] Seyfried TN, Shelton LM. Cancer as a metabolic disease. Nutr Metab. 2010;7:7.

[58] Tisdale MJ. Cancer anorexia and cachexia. Nutrition. 2001;17:438 - 42.

[59] Argiles JM, Moore-Carrasco R, Fuster G, Busquets S, Lopez-Soriano FJ. Cancer cachexia: the molecular mechanisms. Int J Biochem Cell Biol. 2003;35:405 - 9.

[60] Chaffer CL, Weinberg RA. A perspective on cancer cell metastasis. Science. 2011;331:1559 - 64.

[61] Pouliquen DL. Hepatic mitochondrial function and brain tumours. Curr Opin Clin Nutr Metab Care. 2007;10:475 - 9.

[62] Todorov PT, Wyke SM, Tisdale MJ. Identification and characterization of a membrane receptor for proteolysis-inducing factor on skeletal muscle. Cancer Res. 2007;67:11419 - 27.

[63] Tisdale MJ. Biology of cachexia. J Natl Cancer Inst. 1997;89:1763 - 73.

[64] Mavropoulos JC, Buschemeyer WC 3rd, Tewari AK, Rokhfeld D, Pollak M, Zhao Y, et al. The effects of varying dietary carbohydrate and fat content on survival in a murine LNCaP prostate cancer xenograft model. Cancer Prev Res （Phila）. 2009;2:557 - 65.

[65] Ruskin DN, Kawamura M, Masino SA. Reduced pain and inflammation in juvenile and adult rats fed a ketogenic diet. PloS One. 2009;4:e8349.

[66] Spaulding CC, Walford RL, Effros RB. Calorie restriction inhibits the age-related dysregulation of the cytokines TNF-alpha and IL-6 in C3B10RF1 mice. Mech Ageing Dev. 1997;93:87 - 94.

[67] Ward DG, Roberts K, Brookes MJ, Joy H, Martin A, Ismail T, et al. Increased hepcidin expression in colorectal carcinogenesis. World J Gastroenterol. 2008;14:1339 - 45.

[68] Stehle G, Sinn H, Wunder A, Schrenk HH, Stewart JC, Hartung G, et al. Plasma protein（albumin） catabolism by the tumor itself—implications for tumor metabolism and the genesis of cachexia. Crit Rev Oncol Hematol. 1997;26:77 - 100.

[69] Fearon KC, Borland W, Preston T, Tisdale MJ, Shenkin A, Calman KC. Cancer cachexia: influence of systemic ketosis on substrate levels and nitrogen metabolism. Am J Clin Nutr. 1988;47:42 - 8.

[70] Vredenburgh JJ, Desjardins A, Herndon JE 2nd, Dowell JM, Reardon DA, Quinn JA, et al. Phase II trial of bevacizumab and irinotecan in recurrent malignant glioma. Clin Cancer Res. 2007;13:1253 - 9.

[71] Uhm JH, Ballman KV, Wu W, Giannini C, Krauss JC, Buckner JC, et al. Phase II evaluation of gefitinib in patients with newly diagnosed grade 4 astrocytoma: Mayo/North central cancer treatment group study N0074. Int J Radiat Oncol Biol Phys. 2010;80:347 - 53.

第 19 章

癌症的预防

　　我提出的实质性证据已经表明，呼吸损伤是癌症起源的基础。癌症是一种能量代谢病。如果呼吸损伤是癌症的主要原因，那么保护线粒体和呼吸免受损害便是预防癌症的最主要手段[1]。据资料记载，通过避免暴露于引发组织炎症的药物或病症，例如吸烟、过度饮酒、致癌化学物质、电离辐射和肥胖症，可以明显降低癌症的发病率[2-5]。

　　炎症生物标志物（如 IL-6、IL-8、C 反应蛋白等）升高可以作为癌症风险增加的预测指标[6]。慢性炎症，无论其来源如何，都会损害组织形态发生场（morphogenetic field）和该区域的上皮和间充质细胞[7-15]。最重要的是，炎症会损害细胞的线粒体，从而降低氧化磷酸化的效率。而氧化磷酸化效率降低会引发细胞内的线粒体应激反应（RTG 信号）（参见第 10 章）。此时需要 RTG信号来上调细胞质中的糖酵解或线粒体中的氨基酸酵解，只有那些可以增强其酵解以响应呼吸损伤的细胞才能存活，而不能增强酵解的细胞将因能量衰竭而死亡。由于线粒体要发挥功能以维持分化状态，因此上调酵解以保持存活的细胞处于低分化水平并最终发生致癌性转化。对于酵解的长期依赖破坏了核基因组稳定性，从而引发了细胞癌变和无限制的细胞增生。总之，炎症损害了细胞呼吸，呼吸受损是癌症的起源。

　　对炎症及组织微环境损害的预防将大大降低多数癌症的发病率。由于病毒会损害感染组织中的线粒体，所以针对致癌病毒的疫苗也可以降低某些癌症的发病率（参见第 9 章）。已知避免产生慢性炎症和线粒体损伤等癌症危险因素将降低所有癌症至少 80% 的发病率[3, 4]。原则上讲，几乎没有比癌症更容易预防的慢性疾病了[1]。

　　如果癌症原则上那么容易预防，为什么新发癌症病例的数量每年都在增加呢（表 1-1）？导致工业社会癌症发病率上升有几方面原因。第一，对癌症的预防一直不如像对癌症的治疗那么强调和重视。政府卫生机构和媒体往往更注重潜在的治疗、补救措施和寻找新的致癌原因，而不是着眼于预防癌症的具体方法。虽然各种癌症的筛查方案有助于预防某些癌症，但这些措施对癌症年死亡率的影响不大。第二，较多的研究经费用于治疗，而不是探索预防措施，而恰恰预防癌症的策略更加需要强调。美国癌症研究所（AICR）是致力于资助癌症预防研究的少数基金会之一。第三，就是几种可使生活愉悦却又可能致癌的危险因素，如吸烟、酗酒、饮食和性行为等。我知道，因为生活对许多人来说已经很艰难了，大多数人在进行这些活动时是不会想到癌症的。一时的乐趣往往超过对未来癌症患病风险的心理担忧。虽然戒烟和安全性行为运动成功地降低了相关的癌症风险，但是在减少与暴饮暴食和过度饮酒行为相关的癌症风险方面取得的成就却不多。

　　炎症会损害细胞呼吸。许多癌症源于持续的呼吸损伤。Harold Varmus 博士曾宣称，"我们真的不明白肥胖因素会对癌症有何影响"（Science，333：397，2011），我对此感到十分惊讶。这个问题也是 NCI 列出的第 1 个挑战性问题：肥胖如何促进癌症风险？（provocativequestions.nci.nih.gov）。其实现在已有充分的证据表明，肥胖会增加机体炎症反应[4, 16]，而慢性炎症可以通过本书所述的机制引起癌症。我认为，癌症的发病率将逐年增加，直到人们认识到癌症危险因素对细胞呼吸的影响。但了解这个信息是否有助于人们避免风险却是另一个问题[17]。不过如果人们减肥，肥胖就不会成为一个问题了。如果解决方案只是让人们少吃多动的话，就没有必要投入巨额的联邦税金来解决癌症 – 肥胖问题。不管我们人类是否愿意和有足够的动力来改变生活方式，或者为了预防癌症而做出必要的牺牲，这个问题都有待回答。这个解释也回答了 NCI 列出的第 4 个挑战性问题的问题。

19.1　手机与癌症

将手机使用与脑癌联系起来的讨论在研究人员和焦虑的手机用户中引起了相当大的争议。据《纽约时报》Jane Brody 报道，1993 年 David Raynard 起诉手机企业时，人们普遍担心手机的过度使用可能引起脑癌。原因是 David Raynard 以过多使用手机导致其妻子死于脑癌为由提出上诉[18]。世界卫生组织（WHO）最近的研究确实也表示了对手机使用引发癌症风险的新担忧[19]。手机现在被认为是与氯仿、甲醛和铅类似的致癌物。从手机使用导致脑癌的风险取决于基因和环境之间的相互作用，这类似于任何类型的癌症与其危险因素间的关系。

《华尔街日报》的编辑将世界卫生组织关于手机与癌症风险的报告描述为"不必要的癌症恐慌"（2011 年 6 月 4 ~ 5 日，星期六）。他们批评手机信号导致癌症细胞突变缺乏可信的解释。这一批评是合理的，因为大多数人认为是突变导致癌症。然而，我的论文已经明确指出，大多数癌症不是突变引起的，而是细胞呼吸受损造成的。所以更进一步要提问的问题应该是：长期手机使用是如何损害细胞呼吸的？

基于我对癌症起源的了解，很清楚手机过多使用会导致某些人罹患癌症。手机会产生所谓的极低频电磁场（ELF-EMF），这些频率是在微波炉和电视发射机（television transmitter）的频率范围内的[20]。人体组织持续暴露于 ELF-EMF 电磁场会使受影响区域产热，尽管温度升高是轻微的，但频繁和持续的温度变化可以影响中枢神经系统（CNS）的能量代谢[21]。组织产热作用（thermogenesis）激活巨噬细胞，后者然后释放炎症细胞因子[22, 23]。这些细胞因子会诱导组织在微环境中的炎症反应，从而干扰组织形态发生场的完整性。

炎症可以损害形态发生场内细胞的呼吸（参见第 10 章）。致癌作用的发生途径往往始于呼吸受损或不全。基因突变是持续酵解的附带现象，其最终由细胞呼吸不足所导致。所以手机罹患癌症的风险应该以细胞暴露于呼吸不足和能量代谢紊乱为视角，而非 DNA 损伤和突变。因此，手机使用确实可能与癌症风险有关，该风险通过炎症和细胞呼吸损伤而实现，易发生于因温度升高而导致局灶性 CNS 炎症的个体。

19.2　阿尔茨海默病与癌症风险

阿尔茨海默病（AD）患者的癌症风险似乎明显低于没有这种疾病的人群[24]。我们该如何解释这样的现象呢？ NCI 第 6 个挑战性问题提出，如果我们从分子角度来理解 AD 患者癌症发展的风险较低的原因，我们也有可能会找到癌症预防或治疗的新线索。如果把癌症看作是遗传性疾病，那么这个问题确实具有挑战性，但假如视癌症为代谢性疾病，则这个问题就不那么尖锐了。众所周知，AD 是一种代谢低下障碍（hypometabolic disorder）[25]。许多 AD 患者出现食欲缺乏伴体重减轻和血糖水平降低[25]。虽然葡萄糖驱动肿瘤细胞生长（第 17 章），但代谢低下和葡萄糖降低会产生一种热量受限的环境，这样的环境会自然抑制肿瘤的发生和生长。不过与热量限制相反，AD 代谢低下与酮体升高无关。Mary Newport 博士在她的著作《阿尔茨海默病: 只有酮体有可能治愈》（*Alzheimer's Disease: What If There Was a Cure? The Story of Ketones*）中介绍了升高酮体在 AD

治疗中的重要性。她指出，AD 患者癌症风险降低可能是由于其食欲缺乏而造成的体重和血糖水平的下降，而低血糖会降低炎症和癌症的风险。与 NCI 第 6 个挑战性问题相比更具挑战性的问题是，代谢低下是如何成为 AD 患者的常见表型？我想如果将癌症视为代谢性疾病而不是遗传性疾病，便更容易解决 NCI 挑战性问题。

19.3 酮代谢降低癌症风险

除了要避免已经确认了的致癌危险因素外，酮体代谢可以保护线粒体免受炎症和活性氧（ROS）的损害。ROS 是随着年龄的增长自然产生的，它会损害细胞中的蛋白质、脂质和核酸。ROS 累积会降低线粒体生能效率，因此需要代偿性酵解。癌症的患病风险随着年龄增长和 ROS 累积而增加。酮体代谢增强线粒体功能从而防止酵解。酮体代谢，特别是当葡萄糖水平降低时，会进一步防止基因组不稳定并降低癌症患病风险 [26]。

线粒体内的 ROS 主要来自于氧分子（O_2）与辅酶 Q 半醌基的自发反应，即 $\cdot QH$（见图 4-4）。这种相互作用将产生超氧自由基 $O_2 \cdot^-$ [27-29]。辅酶 Q 是一种位于线粒体内膜的疏水性分子，也是电子转移的必需物质。酮体代谢可升高氧化型辅酶 Q 与完全还原型辅酶 Q（$CoQ/CoQH_2$）的比例 [28]。成对辅酶 Q 的氧化降低半醌自由基的数量，从而降低了产生超氧化物的可能性 [27]。酮体代谢降低 ROS 并增强线粒体产能效率，从而降低癌症风险。

除了降低 ROS 之外，酮体代谢还可以增加还原型谷胱甘肽，因为细胞质内游离的 $NADP^+$/NADPH 浓度与成对的谷胱甘肽之间是近乎均衡的 [27, 30, 31]。具体地说，酮体代谢促进对过氧化氢的破坏。通过酮体代谢来减少自由基有助于维持线粒体内膜的完整性，从而提高了线粒体的产能效率。由于 ROS 也会诱导组织发生炎症反应，减少 ROS 便会减少组织的炎症反应。酮体不仅是一种比葡萄糖更有效的代谢燃料且具有抗炎的潜力（参见第 17 章和第 18 章）。酮体能量代谢将维持线粒体的健康和效能，从而降低癌症的发病率。这很简单吧？

19.4 线粒体强化治疗

启动酮体代谢最简单的方法是通过饮食减少能量并保证营养充足。特别强调一下营养充足，因为与营养不良相关的热量摄入减少会增加癌症发病率 [32-34]。膳食能量减少（Dietary energy reduction，DER）不应造成营养不良！因此，给予膳食能量限制的同时，给予含有呼吸酶活性基团（铁盐、核黄素、烟酰胺和泛酸）的食物将有效地维持健康 [3]。维生素 D 也可以增强线粒体的效率。事实上，任何可以增强线粒体呼吸产能效率的食品都能有效地降低癌症的患病风险。

通过 DER 来降低血糖水平，有助于酮体吸收和代谢并以其作为替代性呼吸燃料 [27, 35, 36]。重要的是要记住，由于肿瘤细胞自身呼吸的损伤，它们不能有效地使用酮体作为能源。酮体代谢会增加琥珀酸脱氢酶的活性，也会通过呼吸提高产能的整体效率 [37, 38]。用酮酯补充 DER 是更有效的增强呼吸疗法 [39]。1,3-丁二醇（1,3-butanediol）这种药物也有助于升高酮体以减少炎症和癌症。

更准确地讲，DER 和酮体代谢可延迟熵（entropy）[40]。熵是癌症的生物能量学特征 [1]。熵可用来判断生物系统的紊乱程度，是热力学第二定律的基础 [41]。Szent-Gyorgyi 将癌症描述为熵增加状态，其中随机性和紊乱占主导地位 [42]。由于癌症是一种熵加速的疾病，因此 DER 针对的是疾病的本质 [1]。

19.5 治疗性禁食与癌症预防

有证据表明，DER 可降低实验动物中遗传性和获得性癌症的发生率 [33, 43-48]。还有证据表明 DER 可降低几种人类癌症的发病率 [49, 50]。然而，啮齿类动物中 40% 的 DER 与人类仅饮水治疗性禁食或极低热量饮食（500~600kcal/d）的效果相当 [40]。这是由于两者基础代谢率的差异，人类的基础代谢率比小鼠的低 7 倍（参见第 17 章）。因此，人类对 DER 的耐受性优于小鼠，可更有效地预防癌症。靶向多种致癌因子而实施的周期性 DER，其实就是一种简单的、高性价比的生活方式改变，从而可以降低癌症发病率。

人类通过进化可在没有食物的情况下长时间地工作。Herbert Shelton 描述了身体状况良好的成年人大多数在长达 30~40 天禁食（仅允许饮水）后仍可保持正常功能存 [51]。尽管这么长时间的禁食对许多人来说似乎是不可能的，但长期禁食存在可能性的证据却相当引人注目。George Cahill 和 Oliver Owen 曾报道，许多超重的人可以长时间（数月）禁食但并无不良影响 [52]。他们也是第一个阐述"酮体在饥饿期间是脑内主要燃料"这一观点的科学家 [53]。"断食（danjiki）"是治疗性禁食的日本术语，已知可以产生许多健康益处，包括预防癌症。人类能够进行长时间禁食而不受伤害。

重要的是要明确治疗性禁食与饥饿的差别。尽管禁食和饥饿两个术语通常可互换使用，但它们代表着不同的生理状态。饥饿是一种病态，机体受到能量不平衡的影响，被剥夺维持代谢稳态所必需的关键矿物质和维生素。相反，禁食是治疗性的并可维持代谢稳态。维生素 A、维生素 D、维生素 E 和维生素 K 储存在肝和机体脂肪中，并在禁食期间缓慢释放。矿物质储存在骨骼中，也在禁食期间缓慢释放。只有水溶性维生素 C 和复合维生素 B 需要在禁食 10~14 天后补充。定期治疗性禁食对身体健康非常有益，虽然治疗性禁食会导致体重减轻，但这种体重减轻是自然的和无毒的。禁食引起的体重减轻与化疗造成的体重减轻显著不同，后者是非自然性的，且常与毒性药物中毒有关。

19.5.1 禁食期间血糖和血酮水平

我曾记录了几名自愿禁食达 6 天的学生的血糖和血酮水平。他们都是 21~28 岁的健康年轻人（男性和女性都有）。学生在禁食期间只喝水或脱咖啡因的绿茶。所有男性和女性的学生血糖和血酮水平都能够在 3 天内达到治疗范围（参见第 18 章）。大多数癌症患者只要不服用任何干扰性药物，也应该有类似的结果。

这些学生大多数在最初几天出现葡萄糖戒断症状，但症状很短暂，并在 2 天后逐渐消退。有趣的是，许多人在禁其他成瘾物质（如酒精、烟草和药物）后也有类似葡萄糖戒断的症状（如焦虑、头痛、恶心等）。某些学生在禁食 5 天后感到精力充沛。因为他们都知道禁食是治疗性的，没有害处。

我的一位研究生 Julian Arthur 在禁食的第 3 天血糖降到 39mg/dl。我问 Julian 在血糖水平这么低的情况下走动的感觉如何。他说，"我感觉不错，没有问题。"Julian 的血酮是 1.1mmol/L，这可以代偿低血糖并防止低血糖的不良反应。低血糖反应常在那些葡萄糖水平降低而血液酮体水平不升高的个体中出现。人体从葡萄糖降低逐渐向酮体代谢过渡可以保护自身组织免受低血糖的影响。George Cahill 及其同事记录了上述观察结果 [52, 54, 55]。

另外一名学生 Ivan Urits 尽管禁食 6 天且血酮水平升高（2~3mmol/L），但他的葡萄糖水平却无法降低至代谢范围。他的血糖水平在禁食期间仅降到 68mg/dl。后来发现，原来 Ivan 禁食期间饮用的是含咖啡因的黑咖啡，而不是仅饮用水。咖啡因可阻止葡萄糖水平降至靶向肿瘤细胞能量代谢所必需的治疗区域。因此 Herbert Shelton 反对禁食期间饮用咖啡 [51]，认为使用无热量的饮料比含咖啡因的饮料效果好。所以我建议，如果计划使用限制性生酮饮食（KD-R）作为预防癌症的方法，就应避免使用含咖啡因的饮料。正如第 18 章所述，每个人都应知道他们可以做什么或不能做什么，以维持他们的血糖在治疗范围内。

Jimmy Moore 先生也在他的播客视频中介绍了自己仅饮水禁食 7 天的经历（http://livinlavidalowcarb. com/blog/jimmy-mooresat-least-one-week-fasting-experiment-begins/10484）。Moore 先生是关注低糖类饮食健康益处的知名博客。他用通俗的语言记录了自己禁食过程中所经历的生理变化。虽然他遵循了 Herbert Shelton 提出的标准实践方案的大部分内容[51]，但还是在禁食期间加入了某些含有热量和盐的鸡精或牛肉精的汤块，这可能会阻止葡萄糖从代谢水平下降至可以最大程度抑制肿瘤细胞的最低水平。不过，Moore 先生在他禁食期间的血糖水平确实降到了肿瘤管理所需的治疗范围之内，这提示需要进一步的研究来确定禁食期间肉汤块和其他低热量和低糖类食物对血糖和血酮水平的影响。然而，对于癌症患者来说，通过 Moore 先生的播客可以认识到禁食并非是有害的。

19.6   自噬和自溶性互食：预防癌症的热力学方法

自噬（autophage）是细胞分解无效细胞器并从中回收富含能量分子的过程[56, 57]，也是有缺陷的细胞器与胞内体（endosome）或溶酶体融合被消化降解的过程。自溶性互食（autolytic cannibalism）是指对正常健康细胞和组织而言，机体消化那些代谢无效的细胞和组织的过程。这两个过程都可以在 DER 下进行。DER 会对机体的所有细胞和器官系统产生全面的代谢压力。然后，代谢缺陷的细胞和组织中所含的营养物质通过循环重新分布到正常细胞中，以便身体在能量压力下能够维持自身的活力。衰弱的细胞只有在细胞的整体环境处于代谢能量压力下时才会被揭示出来。

我预测，机体的正常细胞将使用发育异常的组织（包括癌前期组织）作为能量来源，以便在能量压力下保持自身体温和代谢稳态。治疗性禁食或 DER 期间的体温低于无限制喂食期间的体温[40, 58, 59]。为了保持温度，机体会代谢存储的能量（脂肪）或发育不良的组织。

与在 DER 下能够将能量转换为酮体的正常细胞不同，发育异常细胞（dysplastic cells）的呼吸是无效的，并且处于依赖酵解的早期阶段。主要能源从葡萄糖到酮体的过渡是人类在食物剥夺进化过程中的保守性适应，从而使自身在营养环境的极端变化期间能维持正常细胞的存活。酮体代谢可以替代蛋白质并保护大脑。只有那些通过数百万年环境和变异性选择压力而保存下来的具有灵活基因组的细胞，才能轻易地从一种能量状态转变到另一种能量状态（参见第 15 章）。

我在这里提出一种 DER 预防癌症的热力学机制，即以遗传缺陷和代谢异常的发育不良细胞为代价，来开发利用正常细胞的代谢灵活性。比正常细胞相比，在能量压力下肿瘤细胞更难以存活，因此正常细胞可以利用发育不良组织的能量代谢物来维持体温和器官稳态。换句话说，机体将通过自溶过程将发育不良组织消化降解，以便为正常细胞提供能量。这是强者吞噬弱者后的整体益处。然而，这种过程只会在能量不足的条件下发生。在能量过剩的情况下，癌细胞会持续存在于体内并可能过度成长。我提出的 DER 诱导下癌症预防的热力学机制，在概念上与 CR 诱导的"毒物兴奋效应（hormesis）"及"寿命基因（vitagene）"延长寿命的作用相类似[60]。

19.7   限制性生酮饮食用于癌症预防

我知道有使用限制性生酮饮食（KD-R）代谢治疗宫颈非典型增生（cervical dysplasia）的案例。宫颈非典型增生是指子宫颈表面细胞发生异常变化，病情范围可以从轻度到重度不等。严重非典型增生可以被看作是癌前期病变。阴道涂片、阴道镜检查和活组织检查显示，该患者有宫颈鳞状上皮细胞重度不典型增生（癌前期）。患者随后在预约随访活检前4周进行了1次KD-R治疗。由于KD-R在家庭环境中很难有效地自我管理，所以患者和她的男友一起进行了代谢治疗。

有趣的是，KD-R治疗后进行的随访活检时仅发现了几个非典型增生区域，其中没有一个是重度的。主治医师对诊断的戏剧性变化感到震惊。虽然这只是个案报道，还没有证据证明KD-R对此产生了影响，但这一发现提示KD-R可能是与此结果是相关的，因为在两次活检之间患者并没有接受除KD-R以外的治疗。

需要进一步研究更多的患者以确定是否KD-R对治疗宫颈非典型增生病变有效并可能预防癌症。每个患者都可以作为他/她自己的对照组，这种治疗可以与各种其他癌症筛查（如乳腺或肺活检和结肠镜检查）结合起来进行。如果禁食或KD-R等无毒代谢治疗能有效去除肿瘤或结节，为什么要使用手术或毒性药物来治疗非典型增生呢？对癌症预防感兴趣的人应该了解这一点。

19.7.1 预防癌症需要人们禁食或保持限制性生酮饮食的时间有多长

治疗性禁食或使用KD-R来预防癌症的时间长短可能因人而异。一般来说，每年只要1次为期7天的仅饮水禁食，便足以使身体消耗掉发育异常组织或癌前组织。通常需要2~3天，血糖达到55~65mg/dl的治疗水平，血酮达到3~5mmol/L的治疗水平即可。一旦机体达到这种代谢状态，自噬和自溶性互食就会开始清除体内的肿瘤细胞。

对于不能进行长时间禁食的人，每年进行2~3次的短时间（2~3天）禁食也可有效预防癌症。只要血糖和血酮水平维持在治疗范围内，进行1周的生酮饮食也应该是一种有效的癌症预防策略。很明显，癌症预防的代谢方法有许多变通的情况。我认为，这些方案看上去简单，但在实践中却很难遵守，原因是大多数人缺乏接受这些做法的愿望或动机。因此，需要专门进行能量代谢和代谢治疗的健康诊所来帮助人们一起预防癌症或控制疾病发展。

针对我提出的使用替代性手段预防和治疗癌症的想法，若能获得实验的支持将会具有深远的意义。这种方法概括起来就是利用正常细胞的代谢灵活性，以消除遗传缺陷且代谢受损的肿瘤细胞为代价，从而维持能量稳态。今天大多数肿瘤治疗都依赖于外部药物（如辐射、化学物质和干细胞），而我们的方法依赖于在产能受损的状况下肿瘤和宿主组织内发生的能量转化。这些能量转化将使肿瘤组织产生比正常组织更明显的自溶。其结果是肿瘤组织生长减少和能量稳态改善。用这种新型癌症治疗方法可以让毒性变得更小，而且比目前的方法更有效，这种癌症治疗方法必将赋予想要掌控自身命运的人以更多的自主权。本章节的信息涉及NCI第1、第4和第6个挑战性问题（provocativequestions.nci.nih.gov）。

参考文献

[1] Seyfried TN, Shelton LM. Cancer as a metabolic disease. Nutr Metab. 2010; 7: 7.

[2] Armstrong GT, Liu Q, Yasui Y, Neglia JP, Leisenring W, Robison LL, et al. Late mortality among 5-year survivors of childhood cancer: a summary from the Childhood Cancer Survivor Study. J Clin Oncol. 2009; 27: 2328 - 38.

[3] Warburg O. Revidsed Lindau Lectures: The prime cause of cancer and prevention – Parts 1 & 2. In: Burk D, editor. Meeting of the Nobel-Laureates Lindau, Lake Constance, Germany: K.Triltsch; 1969. http://www.hopeforcancer.com/OxyPlus.htm.

[4] Anand P, Kunnumakkara AB, Sundaram C, Harikumar KB, Tharakan ST, Lai OS, et al. Cancer is a preventable disease that requires major lifestyle changes. Pharm Res. 2008; 25: 2097 – 116.

[5] Doll R, Peto R. The causes of cancer: quantitative estimates of avoidable risks of cancer in the United States today. J Natl Cancer Inst. 1981; 66: 1191 - 308.

[6] Pine SR, Mechanic LE, Enewold L, Chaturvedi AK, Katki HA, Zheng YL, et al. Increased levels of circulating interleukin 6, Interleukin 8, C-Reactive protein, and risk of lung cancer. J Natl Cancer Inst. 2011; 103: 1112 - 22.

[7] Bissell MJ, Hines WC. Why don't we get more cancer? A proposed role of the microenvironment in

restraining cancer progression. Nat Med. 2011; 17: 320 – 9.

[8] Bissell MJ, Radisky DC, Rizki A, Weaver VM, Petersen OW. The organizing principle: microenvironmental influences in the normal and malignant breast. Differentiation. 2002; 70: 537 – 46.

[9] Dolberg DS, Hollingsworth R, Hertle M, Bissell MJ. Wounding and its role in RSV-mediated tumor formation. Science. 1985; 230: 676 – 8.

[10] Sieweke MH, Bissell MJ. The tumor-promoting effect of wounding: a possible role for TGF-beta-induced stromal alterations. Crit Rev Oncog. 1994; 5: 297 – 311.

[11] Sternlicht MD, Bissell MJ, Werb Z. The matrix metalloproteinase stromelysin-1 acts as a natural mammary tumor promoter. Oncogene. 2000; 19: 1102 – 13.

[12] Sternlicht MD, Lochter A, Sympson CJ, Huey B, Rougier JP, Gray JW, et al. The stromal proteinase MMP3/stromelysin-1 promotes mammary carcinogenesis. Cell. 1999; 98: 137 – 46.

[13] Coussens LM, Werb Z. Inflammation and cancer. Nature. 2002; 420: 860 – 7.

[14] Colotta F, Allavena P, Sica A, Garlanda C, Mantovani A. Cancer-related inflammation, the seventh hallmark of cancer: links to genetic instability. Carcinogenesis. 2009; 30: 1073 – 81.

[15] Sonnenschein C, Soto AM. The Society of Cells: Cancer and the Control of Cell Proliferation. New York: Springer; 1999.

[16] Clement K, Viguerie N, Poitou C, Carette C, Pelloux V, Curat CA, et al. Weight loss regulates inflammation-related genes in white adipose tissue of obese subjects. FASEB J. 2004; 18: 1657 – 69.

[17] Mathews EH, Liebenberg L, Pelzer R. High-glycolytic cancers and their interplay with the body's glucose demand and supply cycle. Med Hypotheses. 2011; 76: 157 – 65.

[18] Brody JE. Cellphone: A convenience, a hazard, or both? New York Times. 2002.

[19] Dellorto D. WHO: Cell Phone Use Can Increase Possible Cancer Risk. CNN; 2011. http://www.cnn.com/2011/HEALTH/05/31/who.cell.phones.index.html.

[20] Moulder JE, Foster KR, Erdreich LS, McNamee JP. Mobile phones, mobile phone base stations and cancer: a review. Int J Radiat Biol. 2005; 81: 189 – 203.

[21] Kwon MS, Vorobyev V, Kannala S, Laine M, Rinne JO, Toivonen T, et al. GSM mobile phone radiation suppresses brain glucose metabolism. J Cereb Blood Flow Metab: Official J Int Soc Cereb Blood Flow Metab. 2011; 31: 2293 – 301.

[22] Klostergaard J, Barta M, Tomasovic SP. Hyperthermic modulation of respiratory inhibition factor- and iron releasing factor-dependent macrophage murine tumor cytotoxicity. Cancer Res. 1989; 49: 6252 – 7.

[23] Lyons BE, Obana WG, Borcich JK, Kleinman R, Singh D, Britt RH. Chronic histological effects of ultrasonic hyperthermia on normal feline brain tissue. Radiat Res. 1986; 106: 234 – 51.

[24] Behrens MI, Lendon C, Roe CM. A common biological mechanism in cancer and Alzheimer's disease? Curr Alzheimer Res. 2009; 6: 196 – 204.

[25] Landin K, Blennow K, Wallin A, Gottfries CG. Low blood pressure and blood glucose levels in Alzheimer's disease. Evidence for a hypometabolic disorder? J Intern Med. 1993; 233: 357 – 63.

[26] Raffoul JJ, Guo Z, Soofi A, Heydari AR. Caloric restriction and genomic stability. J Nutr Health Aging. 1999; 3: 102 – 10.

[27] Veech RL. The therapeutic implications of ketone bodies: the effects of ketone bodies in patho- logical conditions: ketosis, ketogenic diet, redox states, insulin resistance, and mitochondrial metabolism. Prostaglandins Leukot Essent Fatty Acids. 2004; 70: 309 – 19.

[28] Veech RL, Chance B, Kashiwaya Y, Lardy HA, Cahill GF Jr. Ketone bodies, potential therapeutic uses. IUBMB Life. 2001; 51: 241 – 7.

[29] Chance B, Sies H, Boveris A. Hydroperoxide metabolism in mammalian organs. Physiol Rev. 1979; 59: 527 – 605.

[30] Ziegler DR, Ribeiro LC, Hagenn M, Siqueira IR, Araujo E, Torres IL, et al. Ketogenic diet increases glutathione peroxidase activity in rat hippocampus. Neurochem Res. 2003; 28: 1793 – 7.

[31] Seyfried TN, Mukherjee P. Targeting energy metabolism in brain cancer: review and hypothesis. Nutr Metab. 2005; 2: 30.

[32] Elias SG, Peeters PH, Grobbee DE, van Noord PA. Breast cancer risk after caloric restriction during the 1944 – 1945 Dutch famine. J Natl Cancer Inst. 2004; 96: 539 – 46.

[33] Hursting SD, Forman MR. Cancer risk from extreme stressors: lessons from European Jewish survivors of World War II. J Natl Cancer Inst. 2009; 101: 1436 – 7.

[34] Qiao YL, Dawsey SM, Kamangar F, Fan JH, Abnet CC, Sun XD, et al. Total and cancer mortality after supplementation with vitamins and minerals: follow-up of the Linxian general population nutrition intervention trial. J Natl Cancer Inst. 2009; 101: 507 – 18.

[35] Seyfried TN, Sanderson TM, El-Abbadi MM, McGowan R, Mukherjee P. Role of glucose and ketone bodies in the metabolic control of experimental brain cancer. Br J Cancer. 2003; 89: 1375 – 82.

[36] Luo Y, Zhou H, Krueger J, Kaplan C, Lee SH, Dolman C, et al. Targeting tumor-associated macrophages as a novel strategy against breast cancer. J Clin Invest. 2006; 116: 2132 – 41.

[37] Balietti M, Fattoretti P, Giorgetti B, Casoli T, Di Stefano G, Solazzi M, et al. A ketogenic diet increases succinic dehydrogenase activity in aging cardiomyocytes. Ann N Y Acad Sci. 2009; 1171: 377 – 84.

[38] Sato K, Kashiwaya Y, Keon CA, Tsuchiya N, King MT, Radda GK, et al. Insulin, ketone bodies, and mitochondrial energy transduction. FASEB J. 1995; 9: 651 – 8.

[39] Kashiwaya Y, Pawlosky R, Markis W, King MT, Bergman C, Srivastava S, et al. A ketone ester diet increased brain malonyl CoA and uncoupling protein 4 and 5 while decreasing food intake in the normal Wistar rat. J Biol Chem. 2010; 285: 25950 – 6.

[40] Mahoney LB, Denny CA, Seyfried TN. Caloric restriction in C57BL/6J mice mimics therapeutic fasting in humans. Lipids Health Dis. 2006; 5: 13.

[41] Schneider ED, Sagan D. Into the Cool: Energy Flow, Thermodynamics, and Life. Chicago: University of Chicago Press; 2005.

[42] Szent-Gyorgyi A. The living state and cancer. Proc Natl Acad Sci USA. 1977; 74: 2844 – 7.

[43] Cleary MP, Jacobson MK, Phillips FC, Getzin SC, Grande JP, Maihle NJ. Weight-cycling decreases incidence and increases latency of mammary tumors to a greater extent than does chronic caloric restriction in mouse mammary tumor virus-transforming growth factor-alpha female mice. Cancer Epidemiol Biomarkers Prev. 2002; 11: 836 – 43.

[44] Kritchevsky D. Fundamentals of nutrition: applications to cancer research. In: Heber D, Blackburn GL, Go VLW, editors. Nutritional Oncology. Boston: Academic Press; 1999. p. 5 – 10.

[45] Kritchevsky D. Caloric restriction and experimental mammary carcinogenesis. Breast Cancer Res Treat. 1997; 46: 161 – 7.

[46] Hopper BD, Przybyszewski J, Chen HW, Hammer KD, Birt DF. Effect of ultraviolet B radiation on activator protein 1 constituent proteins and modulation by dietary energy restriction in SKH-1 mouse skin. Mol Carcinog. 2009; 48: 843 – 52.

[47] Tannenbaum A. Nutrition and cancer. In: Homburger F, editor. Physiopathology of Cancer. New York: Paul B. Hober; 1959. p 517 – 62.

[48] Cleary MP, Grossmann ME. The manner in which calories are restricted impacts mammary tumor cancer prevention. J Carcinog. 2011;10:21.

[49] Steinbach G, Heymsfield S, Olansen NE, Tighe A, Holt PR. Effect of caloric restriction on colonic proliferation in obese persons: implications for colon cancer prevention. Cancer Res. 1994;54:1194 – 7.

[50] Albanes D. Caloric intake, body weight, and cancer: a review. Nutr Cancer. 1987;9:199 – 217.

[51] Shelton HM. Fasting for Renewal of Life. Tampa (FL): American Natural Hygene Society, Inc.; 1974.

[52] Cahill GF Jr. Starvation in man. N Engl J Med. 1970;282:668 – 75.

[53] Owen OE, Morgan AP, Kemp HG, Sullivan JM, Herrera MG, Cahill GF Jr. Brain metabolism during fasting. J Clin Invest. 1967;46:1589 – 95.

[54] Cahill GF Jr. Fuel metabolism in starvation. Annu Rev Nutr. 2006;26:1 – 22.

[55] Cahill GF, Veech RL Jr. Ketoacids? Good medicine?. Trans Am Clin Climatol Assoc. 2003;114:149 – 61. discussion 62–3.

[56] Klionsky DJ. Cell biology: regulated self-cannibalism. Nature. 2004;431:31 – 2.

[57] Singh R, Cuervo AM. Autophagy in the cellular energetic balance. Cell Metab. 2011;13:495 – 504.

[58] Duffy PH, Leakey JEA, Pipkin JL, Turturro A, Hart RW. The physiologic, neurologic, and behavioral effects of caloric restriction related to aging, disease, and environmental factors. Environ Res. 1997;73:242 – 8.

[59] Ingram DK, Zhu M, Mamczarz J, Zou S, Lane MA, Roth GS, et al. Calorie restriction mimetics: an emerging research field. Aging Cell. 2006;5:97 – 108.

[60] Calabrese V, Cornelius C, Cuzzocrea S, Iavicoli I, Rizzarelli E, Calabrese EJ. Hormesis, cellular stress response and vitagenes as critical determinants in aging and longevity. Mol Aspects Med. 2011;32:279 – 304.

第 20 章

病例研究和使用生酮饮食治疗癌症的个人经验

本章的目的是提供本书概述的人类癌症治疗原则的转化应用证据。如果癌症确实是一种涉及细胞呼吸受损的代谢性疾病，那么针对这种损害的治疗方法应该可以有效地控制癌症。治疗的关键将集中在靶向肿瘤细胞的葡萄糖和谷氨酰胺利用上。当呼吸产能不足以维持细胞能量稳态时，葡萄糖和谷氨酰胺作为燃料驱动癌细胞酵解。关于采用这种代谢方法进行癌症治疗的个人经验，本章收集了相关的信息。

20.1 生酮饮食对小儿肿瘤患者肿瘤代谢和营养状况的影响：Linda Nebeling 博士的评论

20.1.1 背景

我们的研究是首次关于饮食组成对小儿肿瘤患者肿瘤糖代谢影响的初步研究。生酮饮食（KD）方案根据 KD 与癫痫发作控制的大量文献而确定。该试点项目旨在测试 KD 对某些类型脑肿瘤患儿肿瘤糖代谢的可行性和作用，了解高脂 KD 的使用是否会影响肿瘤部位的葡萄糖利用。研究发现，采用 FDG–18 标记葡萄糖进行 PET 扫描仪监测时，肿瘤部位的葡萄糖利用率持续降低。理论上，肿瘤部位葡萄糖利用率的改变可能影响肿瘤生长的速度。也就是说，该方案设计的目的并不在于逆转肿瘤生长或治疗特定类型的癌症。

20.1.2 引入该饮食治疗时的经验教训

该方案要求受试儿童病情稳定且能够耐受口服饮食，并且有稳定的家庭环境，父母或照顾者愿意支持饮食程序治疗。KD 的实施需要有经验营养师的照顾和关注，并负责监测每个儿童酮症（ketosis）的状态[1]。在 4~6 天的时间逐渐引入生酮饮食，这样可以最大限度地减少一过性胃肠道紊乱（如恶心、呕吐、腹泻或便秘等），避免在快速引入生酮饮食时可能会发生的现象。如果在家中执行生酮饮食，整个期间都需要主要看护人投入相当的热情、悉心照管和接受培训。

20.1.3 患者的选择和对生酮饮食的反应

KD 已经成功实施了几十年，用以控制出现药物耐药的癫痫患者。参与该饮食项目所选择的儿童主要是因为他们的肿瘤对化疗耐药、手术选择有限并且经历过癫痫发作。没有一名受试者在接受生酮饮食时主动接受放射治疗[2]。该饮食方案是为短期使用而设计的。每周监测血脂、葡萄糖、酮体、胰岛素和蛋白质水平。正如我们所料，血酮水平是酮症和饮食依从性极其敏感的指标。尽管提供了大量的支持和指导，并进行了例行的随访，但是 KD 方案依从性并不好。一个错误的零食或一罐苏打水就会影响血酮水平，所以要求患者和看护人员从饮食开始的第 2 天就要关注饮食的依从性。饮食并不是患者的主要限制内容，但是如果我们能够开发出一款符合生酮饮食的奥利奥（Oreo）饼干，这将是一个很大的卖点。参与该初步研究的受试者的总体血脂水平没有受到不利影响，没有毒性反应记录。

在开始 KD 初步研究之前，某位患者曾经历过反复的癫痫发作。但在试验期间她没有发生进一步的癫痫发作。根据该患者的医疗团队和她的主要看护人评估，在此期间她的生活质量得到了全面的改善。

20.1.4 我们学到了什么

这个初步研究的数据表明，KD 能够满足癌症患者的整体能量和营养需求。对饮食的耐受性在 4~5 天可以建立，没有太大的困难。能在晚期转移性癌症患儿中经饮食诱导酮症的事实本身就是一项重大的成功。为了维持酮症状态，在患儿感冒或鼻窦感染时需要对饮食组成进行修改。使用含低糖类的维生素和矿物质补充剂对维持充足营养至关重要 [1]。在试验期间，患儿热量摄入量和体重保持相当稳定。血糖值下降到正常水平以下，而血酮水平升高 20~30 倍 [2]。

使用 PET 技术有助于评估在初步研究期间肿瘤部位葡萄糖利用率的变化。PET 扫描数据显示，2 例患儿的 FDG 吸收均降低约 22%，反映出肿瘤部位葡萄糖代谢降低 [2]。

这个初步研究仍有很多限制因素，如样本量过小无法获得统计学上差异。而患者人群的具体类型，即晚期癌症患儿，则可能是另一个限制因素。由于患者需要有可测量的疾病证据，以及家庭中稳定的环境来支持饮食方案的依从性，因此患者招募时间超过了 2 年。PET 技术的使用是这个项目的一个重要保障，使研究者能够更好地评估饮食在肿瘤部位的影响。

自从这项初步研究发表以来，新的科学进展已经扩展了我们对癌症代谢的认识 [3, 4]。人们对这个方案的兴趣依然存在，因为我陆续收到来自世界各地感兴趣的患者和癌症专家的联系信息。KD 方案本身不是一种治疗方法，但可作为肿瘤治疗团队一种可能的补充疗法。目前的临床试验将扩大我们对 KD 与癌症代谢之间关系的理解（http://www.clinicaltrials.gov）。

Linda Nebeling 博士，美国国家癌症研究所癌症控制与人口科学部行为研究项目卫生行为研究分项目主管，MPH（公共卫生硕士），RD（注册营养师），FADA（美国饮食营养学会会员）。

20.2 Raffi 的故事：Miriam Kalamian 的评论

2004 年 12 月，我们 4 岁的儿子 Raffi 被诊断为脑瘤。尽管活组织检查结果为低分级恶性胶质瘤，但其巨大的体积、脆弱的位置和非典型性侵袭行为表明其预后会相对较差。像大多数家长一样，我们把孩子的命运交在了那些立即执行"标准治疗"的专家手中，他们保证我们能够及时了解任何尖端的突破。不幸的是，Raffi 的"金标准"治疗失败了，而且暂时没有新的技术来救治他。相反，我们被迫看到逐渐强化的干预，结果几乎毁了我们的孩子，视力、语言、认知、运动技能和内分泌功能受到破坏，对他的生活质量造成了巨大的损害。我们的小"战士"做了要求他做的一切，但在他身上肿瘤的显然是胜利者。

2007 年 3 月，我们的世界突然改变了。波士顿学院的研究人员发表了一项研究，展示了糖类和热量限制饮食对植入脑肿瘤小鼠的影响。正如预期的那样，饮食限制导致了酮症，这是一种通常与饥饿有关的代谢状态。然而，这种 KD 也降低了可用于肿瘤组织代谢的血液葡萄糖水平，从而减缓了疾病进展的速度。

尽管人们普遍接受肿瘤组织能在葡萄糖中旺盛生长，但是这项研究首次提出饮食摄入糖类与肿瘤进展之间可能存在联系。早期一项涉及 2 名晚期星形细胞瘤儿童的案例研究显示，为期 8 周的 KD 试验满足了儿童的营养需求，同时降低了肿瘤部位的葡萄糖摄取量。我们了解到，KD 方案已经安全和成功地实施了 80 多年，用于治疗顽固性小儿癫痫。这种简单而新颖的饮食方法能否在积极的"金标准"疗法失败的情况下取得成功呢？

尽管 Raffi 的病情恶化，但癌症专家拒绝参与任何有关饮食的讨论。经过几周的考虑，我们决定自行启动 KD。根据医生、家长和致力于推广经典 KD 治疗癫痫的组织提供的信息，我们组成了一个临时团队，一个家长在线支持小组向我们介绍了实施这种治疗所可能遇到的现实挑战和策略。

此时，我们已经离家在外度过了 6 个月的时间，现在应该回到蒙大拿州乡村社区的家里去进行治疗。Raffi 的儿科医生和当地的肿瘤医生听取了我们合理诉求，赞成用这种饮食疗法进行试验。尽管他们持怀疑态度，但他们都承认 KD 是"无害"的干预，愿意在我们实施该治疗时提供支持。于是饮食治疗后几天之内，Raffi 接受了一个低剂量、低毒性的化疗药物（注意这种药物之前并没有阻止 Raffi 的肿瘤生长）。

有了这个简化的支持框架，我们设法克服了前几个月内饮食治疗带来的许多障碍。奇迹发生了，3 个月时的 MRI 显示 Raffi 的肿瘤缩小了 15%。这使我大胆地向查理基金会的 KD 专家 Beth Zupec-Kania 寻求帮助。Beth 回答了我们的许多疑问，纠正了我们的计算错误，并且允许我们访问基于网络的膳食计划工具。现在，我们已经成为一个由的家长和专业人士组成的新兴社区团体的成员，大家在其中亲身体验了这种更友好、更温和的管理策略。

最终，Raffi 的肿瘤科医生停止了化疗，KD 作为一种独立疗法继续进行。在接下来的几年中，Raffi 的总体健康状况和神经系统状况持续改善，但最终我们不得不承认肿瘤和（或）手术造成的损伤是渐进的和不可逆的。这就引出了一个问题："如果 KD 作为最初的标准治疗的一部分，结果会是怎样？"

我们儿子确诊已经有 6 年多的时间了，但是每当回想起最初治疗的几个月时仍然痛苦不堪。KD 让我们摆脱了被动旁观者的角色，采取行动并明显改善了儿子的生活质量。尽管我们在这种疗法上取得了成功，但大多数医疗专业人士仍然认为 KD "太困难"或"太严格"而不适合主流医学使用。当然，KD 并不一定是每个病例必须的选择，但是我们坚信，它应该被纳入每一个治疗方案的初步讨论中。

20.2.1　KD 作为癌症的饮食疗法

Raffi 使用 KD 的成功改变了我的人生。首先，它拯救了我的儿子免受更多的伤害，并给了他更好的生活质量。这也促使我通过调整这种饮食方式来获得癌症治疗的热情，决定帮助那些面临类似挣扎的家庭。为此，我参加了一个严格的研究项目，并获得了人类营养学硕士学位。

通过我的研究，我很快就了解到，我们多种代谢途径的内部调节可与精巧的混合动力发动机相媲美，在燃料来源之间进行无缝切换，使系统保持在最佳的能量状态。随着对正常代谢和肿瘤代谢复杂性的认识和理解的增加，我对用代谢方法治疗癌症的优势也有了更多的了解。Raffi 及其他类似患者是一个个活生生的例子，证明即使是大脑和中枢神经系统也可以很容易地利用酮体，内源性生成足够的葡萄糖，从而满足高度特异性系统要求。

不幸的是，我还了解到，大部分医疗专业人员默守成规，很少能接受与他们普遍持有的观念相抵触的理论。更糟糕的是，肿瘤医师和其他专家经常不愿意从事任何辅助治疗的工作，理由是缺乏证据或对安全问题表现出毫无根据的担忧。

20.2.2　了解酮症

当我还是学生的时候，就经常抓住一切机会观察进食状态下的酮症现象，视其为一种显著的适应现象，而不是一种异常的代谢状态。我认识到，医疗保健专业人员在了解"良性酮症"和"糖尿病酮症酸中毒"之间的重要差异方面是有不足且需要再教育的：我们应该知道"良性酮症"描述了在糖类摄入减少期间向酮症的转变，而"糖尿病酮症酸中毒"则是指糖尿病控制不良而发生的危及生命的状况。

细胞可以从各种能源中获取能量，在正常的生理条件下，葡萄糖是主要的燃料。当产生葡萄糖的糖类供不应求时，肝很容易将膳食和储存的脂肪转换成三种酮体，其中一种特别适合于满足大多数细胞的能量需求。另一个被称为 β-氧化的过程，也是利用脂肪作为燃料，主要是为了应对肌肉组织的能量需求，即使是蛋白质中的氨基酸（通常保留用于组织修复和维护），在特殊需要的情况下，也可以转变为生成葡萄糖。

在糖类限制期间，肝通过感应葡萄糖整体需要，进而通过称为糖异生（gluconeogenesis，即"制造新葡萄糖"）的过程来主要调控葡萄糖稳态。肾上腺皮质中也会发生糖异生现象，但该过程对类固醇激素如皮质醇特别敏感。另外，科里（Cori）循环（即三羧酸循环）则将细胞废物乳酸转化为葡萄糖。这些过程联合起来为葡萄糖依赖型细胞和组织提供葡萄糖。

20.2.3　实施和依从性

目前，生酮饮食的实施往往比较混乱。几乎所有联系我寻求帮助的人也在调查其他常规疗法和替代疗法。由于尚不存在"最佳实践"方案的正式指南，治疗往往是由客户或看护者从各种不相关的又可能互相冲突的信息资源拼凑出一个计划。相比之下，接受传统癌症治疗的个人可以依靠诊所进行教育、协调服务、提供护理和评估治疗结果。此外，传统医疗大部分费用可由医疗保险或其他医疗补助资源支付，从而减轻接受治疗者的精神和经济负担。很显然，常规保健诊所需要把提供生酮饮食作为其综合癌症治疗计划的一部分，从而使更多的人有机会接受这种选择。

为了满足当前对患者教育和支持的需求，我提供了许多资料，其中某些材料是为癌症治疗以外的其他治疗目的而开发的（如癫痫、糖尿病）；另一些则是在我自己"正在进行的工作"基础上，根据新出现的证据和个人经验进行改进或者改编的；若是有人向我索取，我会再附上一个"启动工具包"来帮助我的客户做出必要的调整。基于我儿子治疗的亲身经历和第一手体验我有如下见解供大家参考：

- 尽管我付出辛勤工作并有最好的意愿，但期望患者百分之百依从生酮饮食既不合理也不可行。
- 我需要检验工具来应对现实中的问题，例如计算错误、标尺错误以及他人的误导行为。
- 血糖水平可能因无法控制的因素而升高，如疾病、外伤、合并症或处方药物等。
- 大多数人受益于相关的互助网络，使他们与面临类似挣扎的人群保持联系。

尽管我会调整生酮饮食来满足每个客户的具体需求，但我更注重的是从实施、监督和身心状态控制等一系列目标和客观需求出发。我还要考虑压力对葡萄糖调节型激素的影响，以及态度对依从性的影响。我并不强求控制每一个突发事件，而是专注于为客户提供有助于他们应对个人挑战的种种策略。

有些客户希望禁食1天或多天后即开始生酮饮食，这种快速转变引导出现酮症是相当有效的，但并不是人人都能做到。大多数患者可以在几周内逐渐进入酮症状态。客户对细节的掌握从而在饮食上做出必要的改变比如何启动生酮饮食重要得多（禁食4~7天并不是完全为了进入生酮状态，更重要的目的是促进细胞内凋亡机制启动且帮助清扫不正常细胞包括癌细胞——译者注）。

客户在生酮饮食的早期阶段不可避免地会出现某些问题。前几周对后续的坚持尤其重要。我通过提问等方式来保持交流畅通。比如你的体重状况怎样？你用厨房秤来称量你的食物吗？你正在使用膳食计划工具吗？你的血糖和血酮水平是多少？这种互动不仅为我提供了改善饮食计划所需的信息，而且还让我了解了患者参与的程度。

我的大部分客户最初都会对推荐的脂肪和油脂消耗量有所抵触。如果客户声称饥饿或体重减轻太快，我会表示怀疑。这种对脂肪的偏见并不令人惊讶，因为大量的新闻在宣扬低脂运动，将脂肪摄入与心脏病及某些癌症等同起来，而这样的推论预先假定了"因果"关系。实际情况恰恰相反，这些疾病可能是由代谢紊乱引起的，这种代谢紊乱常见于饮食中富含易消化糖类的个体。

"数值"是依从性的重要指标。我要求客户在晨起、下午和傍晚测试血糖和血酮水平，并期望在禁食个体或年幼儿童（更具代谢灵活性）中看到更快的酮症转变。如果这些指标不在治疗范围内，我会系统地审查食物选择、运动习惯、压力水平和药物变化，这样，通常可以发现某个环节需要改变。

长期坚持生酮饮食涉及各种策略，我称之为"与肿瘤过招"（boxing with the tumor）。例如，我会建议在经典生酮饮食和限制性生酮饮食（更低热量）之间交替。偶尔短期禁食也可以用来维持肿瘤的代谢压力或简单地加强酮症。

我的所有客户都需接受常规评估，这是他们癌症治疗方案的一部分。通常，这些评估包括 MRI 或 PET 成像及实验室检测其特定癌症类型的生物标志物（如存在的话）。接受化疗的患者也有常规的全血计数和全面的代谢监测，以监测治疗对人体器官和系统的负面影响。

慢性压力会损害维持低血糖水平的能力。值得注意的是，身心压力会刺激皮质醇的产生，从而导致过度的糖异生；压力源也使交感神经系统处于高度警戒状态，其中一个效应是当应激时预感到肌肉的巨量需求就会有脂肪和葡萄糖释放。很少有癌症患者会宣称自己没有压力，因此在评估个人对治疗的反应时必须考虑到这种效应所致的压力。

我非常感谢那些支持生酮饮食的患者，因为这种支持提高了依从性。不过，我跟很多最终决定不实施生酮饮食的患者和亲人交谈过，对于某些人来说，一般健康状况不佳是驱动因素，认为通过减缓疾病的进展对生活质量上并没有显现出多少益处。而另有一些人则对这种简单疗法的潜在疗效持怀疑态度；还有一些人根本不愿意对自己的生活方式做出必要的改变。我同情患者，但根据我的经验，被迫采用生酮饮食的人很少依从饮食要求，因此成功的可能性很小。他们的结论是："我尝试过，但不管用。"这种说法我认为具有破坏性，因为他们的经验可能会使其他正在考虑生酮饮食的癌症患者在认知上出现不良影响。

20.2.4 治疗效果

大多数客户刚开始进入酮症时会感到某些不适，最常见的主诉是头痛，其次是疲劳和情绪变化。一般来说，儿童患者进入酮症较快，可能会出现昏睡、恶心和呕吐，但这些症状都是短暂的，而且通过核对启动算法很容易可以纠正；生酮饮食短期内可能会导致血脂水平升高；长期来看可能会增加患肾结石或骨质疏松症的风险，但是这些风险也可能通过修改总体方案而减少。

生酮饮食的一个不利影响是儿科患者特有的：长期坚持生酮饮食的儿童通常会经历线性生长减慢（见于癫痫儿童生酮饮食治疗后收集到的数据）。请记住，传统的治疗方法也会影响生长，而且还会比生酮饮食有更严重的不良反应。

正确实施生酮饮食并不能保证减缓肿瘤进展；有时我的客户可能偏离了规范的要求，比如消耗的蛋白质数量超过了推荐数量，但仍然有很好的效果。收集和分析这些数据，结合对代谢治疗反应的观察研究，相信可能揭示出某些会影响个体结局的变量。

生酮饮食作为辅助疗法（尤其对于脑肿瘤）的一个优点是酮体具有神经保护作用，可以减轻常规疗法所造成的某些损害。同时使用生酮饮食也可能对肿瘤代谢具有协同作用，便于启动较温和的肿瘤治疗方案。请记住，如果治疗计划能帮患者延长寿命几周或几个月，就应该认为是成功的。因为这些疗法对生活质量的提升同样有价值。

20.2.5 挑战

要想获得主张传统治疗癌症专家的支持仍充满极大的挑战。最令人生畏的是要求生酮饮食进行那种有改善效果证据的临床试验，诸如制药公司资助的双盲随机对照试验（RCT），也就是要符合金标准。遗憾的是，对于应用生酮饮食进行 RCT 简直是一场噩梦。想想看，资助进行任何非药物治疗试验的资金的不足；再则使用预包装食物（例如液体食物替代品）进行双盲试验会带来许多麻烦因素，如液体食物替代品在一项涉及自由生活的成年人研究中显示出很高的脱失率。此外，随着我们对肿瘤细胞代谢的认识不断发展，我们还需要测试可能影响某些特定肿瘤亚群结果的变量。

作为饮食治疗师，我需要更多更好的工具来帮助我的客户获得癌症专家的支持。作为治疗小组的负责人，癌症专家既要有权要求进行必要的检测，又必须具备监测一般健康的技能。如果专家不愿意或不能够参与这个过程，我就建议客户寻求同意提供监督的医疗保健专业人员。

家庭对生酮饮食的支持也是成功的关键因素。根据我的经验，家庭要么是生命线，要么是怠工者。对于孩子来说，另一个挑战在于兄弟姐妹和同龄人的饮食习惯及为进行本计划向学校做出的饮食承诺。我会敦促我的客户加入受监督的在线支持小组，因为让新客户知道其他人所走过相同（或相似）道路的经验，这一点至关重要。

据我所知，美国很少有人把生酮饮食作为一种独立的疗法。因此，难以客观评估其疗效。使用生酮饮食作为药物的辅助常规疗法也常遇到类似的问题。客户经常表示，他们的专家已经注意到生酮饮食对治疗有异乎寻常的良好反应，但并没有对生酮饮食所扮演的角色给予赞许。

最后，我相信生酮饮食有望作为治癌的辅助疗法而获得更大的认可。现在需要的是涌现大量研究以便明晰一个最佳实践方案。这个方案可能包括联合使用低毒性药物，以便利用肿瘤组织受挫的代谢状态和较差的适应机制而发挥相互的协同作用。与此同时，对生酮饮食充满热情的我们期盼通过更多的合作形成一个更加统一、更易被接受的"提供教育和支持"的"酮"社区。

Miriam Kalamian，蒙大拿州汉密尔顿（Hamilton）饮食治疗责任有限公司（Dietary Therapies LLC），网址 http://dietarytherapies.com。

20.3 癌症是依赖葡萄糖和谷氨酰胺生长的代谢性疾病的生物合理性：Bomar Herrin 博士的评论

2 年前，在举重时我的右臂断了。对我来说，这是一个"癌症前（BC）/ 诊断后（AD）"事件。生活由此发生了变化，包括病理性骨折的手术修复、对骨折部位及其他癌性病变的放疗，还有避免这种疾病自然病程的竞走。我被诊断得了多发性骨髓瘤，在医学文献中这被描述为"不治之症"。

我的癌细胞和正常细胞之间最明显的区别是 PET 扫描显示恶性肿瘤区域亮度增强，因为癌细胞比健康细胞更能吸收放射性标记的葡萄糖分子。这一观察促使我通过互联网开始搜索解决方案，充满色调的背景和标榜"奇迹疗法"的网站丰富多彩，但反复吸引我的却是白纸黑字配以翔实数据的文章，我找的科学就在那里！当然也有某些观察研究来自 Otto Warburg 的早期尝试，还有 Thomas Seyfried 博士的研究。癌细胞代谢的脆弱性是有道理的，它具有的生物合理性和风险 / 回报的特征是令人信服的。

在与 Seyfried 博士进行多次电子邮件的交流之后，我决定采用生酮饮食、2- 脱氧葡萄糖（2-DG）和苯丁酸（PB）的组合来对恶性肿瘤细胞进行断其粮草的底物利用攻击法。我查到有关 2-脱氧葡萄糖和苯丁酸在晚期癌症患者的临床试验中分别使用的方案，但没有将这些药物与生酮饮食组合的报道。我不想发展到这些研究中所描述的晚期疾病阶段，就询问了几个机构能否主办一个"癌细胞狂欢派对"（Cancer Cell Shindig），如果他们真的同意组织这个派对，我就会带上恶性细胞、豚鼠（指患者自己）和金钱赶去参加，不过没有一个机构肯这样做。

使用激进的阿特金斯饮食（Atkins Diet, AD）和体力活动，我将葡萄糖降低到 48~70mg/dl 范围，同时达到高尿酮症。再遵循报道的 2- 脱氧葡萄糖和苯丁酸使用方案，选择每天早晨服用 2- 脱氧葡萄糖 40mg/kg 和每天 3 次服用苯丁酸（5g/d）。这种三联疗法我的耐受良好，但是维持给肿瘤细胞造成代谢压力所需的低血糖和酮症的程度我很难做到。这可能既是一个代谢问题也是一个社会问题，因为不吃食物会造成一种与朋友和家人的隔离状态，况且我的身体似乎是要抓住一切机会将葡萄糖水平恢复到 90mg/dl。然而我坚信，能够干扰葡萄糖代谢的饮食和（或）药物的组合将改变癌症的复发率和存活率。通过继续网络搜索，我发现使用二甲双胍（一种改变糖代谢的糖尿病药物）的患者癌症发病率显著降低，此药对多种癌细胞系也有抑制生长活性的作用。这一系列现象提供了越来越多的证据，表明 Seyfried 博士的主张是对的！

本周（2011 年 7 月 11 日）将是我的癌症诱发的上肢断裂 2 周年。尽管我的疾病仍然处于"无法治愈"之列，但病情似乎没有进展，最近的实验室检查结果还比一年前有所改善。这是糟糕的运气还是生物合理性？我们需要做更多的研究。

Bomar Herin 博士，医师和癌症患者。

20.4 使用限制性生酮饮食治疗脑癌：神经肿瘤学家 Kraig Moore 博士的评论

我来描述一下 3 名根据 Seyfried 小组建议的方案而接受限制性生酮饮食（KD-R）治疗的患者[4]。这 3 名患者均被诊断患有多形性胶质母细胞瘤（GBM），也都接受过标准肿瘤手术切除治疗，术后给予标准的体外射放疗（XRT），同时给予低剂量替莫唑胺（Temodar），随后再每月给予替莫唑胺辅助疗法。3 名患者在完成标准治疗后开始进行限制性生酮饮食。3 例中只有 1 例（1 号患者）在限制性生酮饮食之后接受了 PET 扫描评估，可惜我们只有官方检测结果。因此，只好用案例 1 做如下个案报道。目前，案例 2 和案例 3 仍在执行限制性生酮饮食。

1 号患者是一名 40 岁的男性，他在 2008 年出现找词困难、意识模糊和视物模糊的问题。影像学显示左顶叶异质性增强肿块，于 2009 年初进行全面切除手术后植入卡莫司汀膜剂（Gliadel Wafers）。最终病理报告为多形性胶质母细胞瘤。术后采用标准体外放疗和替莫唑胺治疗，随后进行 12 个周期的替莫唑胺辅助治疗。在 12 个周期内患者无困难地承受了替莫唑胺月度辅助治疗，12 个周期后由于疾病稳定而中断服用。数月后虽然患者一直反应良好，但作为常规随访的一部分，2010 年 7 月进行 MRI 检查发现一个新的增强区域，随后他开始使用安维汀（Avastin）。患者于 2010 年 7 月开始采用限制性生酮饮食，他一直坚持到 2010 年 11 月。大多数情况下他能够轻松耐受限制性生酮饮食，没有明显的疲劳或认知能力障碍。除了保持锻炼之外，他还继续工作，所遇到的主要困难是如何将血糖维持在 55~65mg/dl 的目标范围。尽管每天的热量摄入量显著减少，但他的血糖范围却持续在 50~91mg/dl 范围。

该患者早晨的血糖值一直是最好的，范围从 55~70mg/dl，但在中午或傍晚测量的血糖值通常高于 55~65mg/dl 的治疗范围；血酮值的维持不像低血糖维持那么成问题，患者血酮水平基本可以维持在 4mmol/L 范围内而没有病理性酮症的体征或症状。患者主诉为习惯于较少食量、高脂肪和低糖类。他抱怨很难找到糖类含量很低或根本没有糖类的食物。他使用的牙膏、漱口水、香皂等产品在更换时，比如换成艾禾美（Arm & Hammer）和象牙皂或其他含少量或不含糖类及防腐剂的产品时，降低血糖会取得一点成效，虽然幅度不大，但血糖确实降低了 1~2 个位点。

患者遵守限制性生酮饮食 4 个月，于 2010 年 9 月进行了脑部 MRI 的随访，显示了一个新的增强区域。当时没有进行 PET 扫描或 MR 光谱分析来确定增强的新区域是疾病进展还是肿瘤坏死。根据我的经验，在手术中放置 Gliadel 膜剂的高分级胶质瘤患者应该接受 PET 扫描或 MR 光谱检查。接受术后放疗/化疗标准治疗，然后辅助化疗的患者更容易出现肿瘤坏死和（或）肿瘤增强的新区域。患者 2010 年 9 月停用了 Avastin 去另一个医疗中心就诊，但仍持续进行限制性生酮饮食，直到 2010 年 11 月开始新的治疗为止。作为治疗前成像以便于对比和判断，患者在这个中心接受了 CT/PET 扫描。PET 扫描的官方报告解释如下：

"该检查没有显示任何异常的超常代谢活性，没有提示存在任何具有代谢活性的肿瘤。然而，左颞顶叶区存在活性降低，这与脑部 MRI 的异常增强相对应。"

尽管 CT/PET 结果与肿瘤坏死最为一致，所以该结果提示不是疾病的复发或进展。但没有办法，新的治疗方法已经启动。糟糕的是，新疗法在输液期间需要用 5% 葡萄糖，而且患者还得使用地塞米松（Decadron），这当然不能再继续使用限制性生酮饮食了，因为使用地塞米松血糖肯定升高。这个患者有几个月失访，到了 2011 年的春天，我得知患者的肿瘤已经进展（仅于治疗 6 周后）。因为需要地塞米松来控制肿瘤引发的相关肿胀他不能再次启动限制性生酮饮食，尽管我们试图联系患者询问他目前的病情，但在本书结稿时还没有得到任何答复。

2 号和 3 号患者目前还在进行限制性生酮饮食，大部分情况下没有不良反应。2 人使用限制性生酮饮食至少有 2 个月。到目前为止，3 号患者已经能够保持记录认真而详细的体验日记。就像 1 号和 2 号患者那样，3 号患者尽管能够保持血酮浓度 4.4mmol/L 的酮症状态，却很难找到低糖类的食物。当他的血酮降至 3.1mmol/L 及以下时，他注意到会有癫痫发作活动的增加，而一旦血酮水平升回到 4.0mmol/L 以上，他的癫痫发作活动就不再增加。不过 2 号和 3 号患者都没有限制性生酮饮食后的成像记录。

到目前为止，以下是我们的共识。

1. 制造糖类含量很低的热量限制性饮食很难，特别是寻找合适的食物更难。

2. 目前将葡萄糖目标范围保持在 55~65mg/dl，对每个人都采用这一标准实际上是有问题的。实际上 3 名患者达到 55~65mg/dl 的血糖范围都有难度，就 3 位患者而言，每个人情况都不一样，其中一位是一名重约 115lb（磅，约 52kg）的老年女性，而其他男子身高 6feet（英尺，约 1.83m）以上，平均体重 180~200lb（82~91kg）。除了年龄、身高和体重各不相同，每个患者的生理状况也不一样。试图使所有患者血糖都维持在 55~65mg/dl 的范围确实有困难。我们目前正使用基础代谢率（BMR）确定患者每天消耗的热量，用此标准来启动限制性生酮饮食。基础代谢率考虑了年龄、身高和体重的因素，我们按 BMR 减去 25%~35% 来计算，以该值作为开始限制性生酮饮食时患者可以摄入的每日热量值，其中脂肪/糖类与蛋白质饮食的比例维持在 4 : 1。这个系统并不完美，需要不断调整、建议和改进。目前来看，我认为这样计算对启动限制性生酮饮食的患者最为合适，因为它考虑到了患者之间的生理差异；一旦计算好热量值，并开始采用 4 : 1 的脂肪/糖类与蛋白质比例的饮食，就需要每天测量患者血糖 2~3 次，以便确定他们可以耐受的最低血糖范围，根据这些葡萄糖测量结果进行饮食调整。

3. 必须强调血酮水平和酮症的维持。我认为患者获得大于 4mmol/L 的血酮水平是至关重要的，对于这 3 名患者中的任何一位来说，获得这种酮症水平并不困难，特别是 3 号患者有大于 4.0mmol/L 的血酮水平能更好地控制其癫痫发作的体验，没有患者报告出现病理性酮症的体征和症状。

4. 寻找到愿意尝试实施限制性生酮饮食的神经肿瘤专家或临床肿瘤学家很困难。

5. 有关运动的评价。一般的运动是好的，锻炼肌肉也的确降低了血糖，这是我们的目标。而且因患者正在摄取高脂肪饮食，所以运动肯定会控制三酰甘油和胆固醇水平，这对任何高脂饮食的人来说可能引起问题。这里需要提醒的是 Cori 循环：该循环在运动过程中将肌肉产生的乳酸转运入肝，肝利用糖异生（葡萄糖新生）将乳酸转化为新的葡萄糖分子，然后这种新的葡萄糖又通过血液从肝运回运动的肌肉。一般来说，不应该对这一循环有所担忧。但 1 号患者每天晚上锻炼后会引起夜间葡萄糖和晨间葡萄糖读数稍高，为此我们让他改在早上锻炼，使晚上测定的葡萄糖读数有所降低，早晨的葡萄糖（一直接近或处于目标范围内）回落到限制性生酮饮食更可接受的水平。运动可能是也可能不是一个影响因素，因为每个人可能出现的情况都不一样，需要进一步的观察。但在 1 号患者的情况下，他在葡萄糖读数上确实有 1~3 个点的差异，这是一个值得注意的信号。

我认为，迄今为止限制性生酮饮食在不良反应方面已被证明是很好耐受的。患者能够毫无困难地获得 4.0mmol/L 的目标血酮水平，至少到目前为止尚未发现报道任何病理酮症的症状或体征。所有 3 名患者遇到的最普遍的问题是期望创造一种限制热量和低糖类的满意饮食，对他们来说最大的障碍是如何持续将血糖维持在目标范围内。尽管所有 3 名患者都意识到有可能出现危及生命的状况，并且按照目前的标准治疗尚未大大提高整体存活率，但是改进限制性生酮饮食的治疗仍然可以被更多的患者接受。

目前以我个人意见来看，限制性生酮饮食可以作为一种联合使用的治疗方法，它既适用于高分级胶质瘤（Ⅲ或Ⅳ级）也适用于低分级胶质瘤（Ⅱ级）的患者。看了 1 号患者进行的限制性生酮饮食后的成像记录我很受鼓舞，这种成像显示脑内没有异常的代谢活性，即提示并不存在代谢活跃的肿瘤。这些是在用限制性生酮饮食治疗高分级胶质瘤患者中可预期的成功结果。

对于那些被诊断为生长缓慢的低分级胶质瘤（Ⅱ级星形细胞瘤，少突胶质细胞瘤等），限制性生酮饮食可能具有更大的治疗益处。由于限制性生酮饮食直接攻击肿瘤细胞的代谢，因此可能阻止Ⅱ级胶质瘤进展至更高分级，如间变性或多形性胶质母细胞瘤（GBM），这是绝大多数低分级胶质瘤经历的病理变化过程。我鼓励所有被诊断为低度恶性胶质瘤的患者强烈考虑限制性生酮饮食。尽管还需要做大量的工作来强调限制性生酮饮食的个性化和耐受性，但我坚信，对于已经确诊为各种分级和各种类型的胶质瘤患者，都应该把限制性生酮饮食列入标准治疗的一部分。最后，必须强调的一点是，限制性生酮饮食不应该缺乏医疗监督。应该承认，限制性生酮饮食基本上是在患者控制下进行的，但是有潜在的不良反应，请患者不要在没有医疗监督的情况下随意自行启动限制性生酮饮食。必须密切关注患者的血糖和血酮值，还必须密切监测实验室的指标，诸如电解质、三酰甘油、胆固醇。我认为，如果在医疗监督下进行脑肿瘤的治疗，这种治疗方法成功的可能性要大于没有任何监督的情况，这样也有利于该方法成为标准治疗的一个组成部分。

Kraig Moore 博士，脑肿瘤专家，braintumorphysicians@gmail.com。

20.5 脑癌的生酮饮食治疗：Beth Zupec-Kania 的评论

我的经验主要是在通过查理基金会为癫痫儿童进行生酮饮食治疗时获得的。在使用这种疗法的大多数儿童中，其控制癫痫发作的改善情况是令人惊喜的。我也和许多同时患有癫痫和自闭症的孩子一起工作，这些孩子的行为和睡眠质量的改善尤其令人印象深刻。生酮饮食产生的代谢调节虽然超出了我们的理解范围，但非常值得关注和尊重。对我来说这种结果并不出乎意料，因为我知道饮食对包括脑癌在内的许多脑部疾病是有治疗作用的。

我已经接触了 10 名被诊断为不同阶段胶质瘤的患者，他们的传统治疗失败，对生酮饮食治疗发生了兴趣，很愿意遵守限制性饮食。虽然这些病例还没有达到可以进行科学统计的数量，但对这个小群体的治疗方案和结果值得探讨，现总结如下。

对于那些我既未曾亲自谋面也没有完整病史的患者，我所制定的启动生酮饮食治疗的方案，目的是为了预防不良事件。首先，要获得患者的书面同意从而免除我"实验性饮食"的法律责任；其次，同时获得允许与患者的肿瘤科主治医师共同讨论这种疗法的使用协议；最后，再获得"第一次病史回顾"，包括患者饮食、体重、身高、减重历史及药物和补充剂使用的信息。一旦这些资料收集齐全，我就制订出一个改良的生酮饮食计划，即一个简单的、约只有两页的指南，具体说明所需食物的数量和类型。这份饮食计划不仅包括完全食物，而且排除了大多数加工食品，同时限制糖类每天的摄入控制在约 50g（注意一般人典型的糖类摄入量是每天 300g 以上）。每餐都推荐患者使用健康的脂肪和一份蛋白质。如果 2 周后此人还有兴趣采用更严格的饮食，我会再提出一份精细计算的生酮饮食计划。

　　生酮饮食需要以克为单位称量食物，根据蛋白质需要，预定比例为 2∶1、3∶1 或 4∶1（较高的蛋白质含量需要较低的比例），以此标准控制热量并平均分成三餐。饮食计划是从每天 1 次的生酮饮食开始的，加上每日 2 次正常用餐（用户自行选择）；第 2 周进入每天 2 次生酮饮食，每日 1 次正常用餐；第 3 周进入完全的生酮饮食。在上述 10 人中，有 4 人决定选择更严格的、精细计算的生酮饮食计划。患者每天需测量两次葡萄糖，并且调整热量或糖类以控制葡萄糖在 55 ~ 65mg/dl，还应采用中链脂肪以协助维持稳定的葡萄糖和酮症并起到缓泻作用。

　　生酮饮食治疗期间，我建议采用优质的、低糖类的补充剂：包括 2000 IU 的维生素 D，按照膳食参考摄入量（Dietary Reference Intake，DRI）水平补充钙和微量元素及单一的磷补充剂。这些具体的建议是基于我的分析而作出的：因为我知道一般所选择的最合适的、不同比例的生酮饮食中往往缺乏这类营养素。除了营养补充之外，由于这种低糖类饮食具有强大的利尿作用，建议避免使用咖啡因和利尿剂，还建议饮服足够的不含糖类的液体，补充适量纤维素以防止便秘，因为便秘是生酮饮食期间最常见的不良反应。当然也包括针对出现恶心、呕吐时提供低糖类与电解质替代饮料等方面的指导。

　　他们每个人都可以随时访问网站 www.ketocalculator.com，在线使用酮体计算程序（KetoCalculator），以便独立创建自己的膳食计划。这个程序还允许我监督他们的工作，并在必要时进行编辑。与这些参与者的沟通最初是通 1 小时的电话，然后通过电子邮件，有些人会频繁的定期通报他们的进展，另一些人只和我联系了几次。那些选择过渡到精细计算饮食的人更能够坚持和我沟通交流。4 位选择遵循精细计算饮食计划的人中，3 人一直与我联系，时常提出问题和报告进度。这 3 位均通过 MRI 检测确定为"稳定肿瘤"或"肿瘤萎缩"，其中 2 人至今已经坚持了几年的生酮饮食。尽管最初他们被告知只有"几个月"的生命但至今仍然活着。一个人已经去世了，他的晚期癌症转移到肺和其他器官（在开始生酮饮食之前），但他的存活业已超过了医生预估的 1 年生命期限。他的妻子管理着他的饮食，生命质量还不错，一直是个"积极和警觉的人"，直到他生命的最后 2 个月。

　　虽然我知道生酮饮食在帮助这些人方面起了很大作用，但我认为实施早期干预可能更有效。如果癌症是一种代谢综合征，那么为什么我们不把促进饮食疗法作为预防癌症生长，特别是对抗胶质母细胞瘤的强有力措施呢？此外，尽管患者有强烈的化疗意愿，但考虑到某些化疗药物会削弱这些患者中许多人的食欲，导致难以依从饮食疗法，所以如果化疗是"最后一招"的话，那么应该在化疗前就给患者提供一个采用生酮饮食的机会。

　　Beth Zupec-Kania，查理基金会顾问，注册营养师（RD），认证营养师（CD）（www.charliefoundation.org）。

20.6 本章概要

从这些照护者、医生和患者的经验中可以清楚地看出，生酮饮食具有成为癌症替代疗法或辅助疗法的发展潜力。执行该计划的一个关键点是难以使癌症患者维持血糖水平在治疗范围内。虽然生酮饮食能够提高血酮水平，但是在维持血糖水平降低方面还不太有效。正如 Beth Zupec-Kania 在她的评论中指出的那样，某些药物可能会阻止葡萄糖达到杀灭肿瘤细胞所必需的治疗水平，尤其是患者服用类固醇药物会阻碍葡萄糖水平达到治疗范围，目前尚不清楚癫痫药物或某些化学疗法是否也会阻碍葡萄糖水平达到治疗范围。不过，大部分我的健康学生在禁食或使用生酮饮食后都能达到葡萄糖和酮体的治疗范围。

我同意 Moore 博士的说法，无论是单独使用还是联合针对肿瘤能量代谢的无毒药物，限制性生酮饮食都是有巨大的潜力。在治疗低分级肿瘤方面，限制性生酮饮食具有巨大的潜力。许多低度恶性肿瘤的患者不知道，或者未被告知限制性生酮饮食具有的潜在治疗效果。希望这种情况很快会改变。

参考文献

[1] Nebeling LC，Lerner E. Implementing a ketogenic diet based on medium-chain triglyceride oil in pediatric patients with cancer. J Am Diet Assoc. 1995;95:693–7.

[2] Nebeling LC，Miraldi F，Shurin SB，Lerner E. Effects of a ketogenic diet on tumor metabolism and nutritional status in pediatric oncology patients: two case reports. J Am Coll Nutr. 1995;14:202–8.

[3] Seyfried TN，Shelton LM. Cancer as a metabolic disease. NutrMetab. 2010;7:7.

[4] Seyfried TN，Kiebish MA，Marsh J，Shelton LM，Huysentruyt LC，Mukherjee P. Metabolic management of brain cancer. BiochimBiophys Acta. 2010;1807:577–94.

第 21 章

结　论

《科学》（*Science*）杂志最近利用美国国家癌症法案（National Cancer Act）40 周年纪念这一契机刊登了一系列被认为在这个领域有影响的文章[1]。从尼克松政府的启动法案为癌症研究提供巨大推动开始，尽管已经完成了大量的研究工作，但从 1971 年到 2012 年，与癌症起源和治疗有关的主要问题仍然没有得到解答，其中包括肿瘤细胞染色体数量怎么发生异常的？可以使用组织特异性标记来确定实体瘤上皮细胞与间充质细胞的来源吗？是否可以操纵免疫系统让其识别出肿瘤细胞并消除这个人体的外来入侵者？病毒是否在人类癌症中起作用？其中只有关于病毒是否在人类癌症中起作用这个问题的答案是肯定的（参见第 9 章），但其他问题的答案至今还没有找到。根据这本书的资料，我现在可以为其他尚未解决的问题提供可靠的答案了。此外，我的文章也回答了 NCI 网站（provocativequestions.nci.nih.gov）的许多 NCI "挑战性问题"。

我在第 10 章中给出了肿瘤细胞中染色体数量异常问题的答案。基本上，染色体数量稳定性和基因组完整性取决于氧化磷酸化的完整性。纺锤体组装和有丝分裂期间染色体分离的保真度取决于氧化磷酸化的能量。代偿性酵解会损伤细胞呼吸从而导致基因组不稳定性，包括非整倍体和突变。线粒体呼吸作用的效率维持着细胞的分化并阻止肿瘤的发生和去分化。

第 13 章介绍的信息解决了如何使用组织特异性标记物来确定实体瘤的上皮细胞来源与间充质来源的问题。转移性肿瘤细胞是由间充质的髓系细胞引起呼吸损伤而产生的。在转移癌细胞中表达的许多生物标志物同时也在巨噬细胞中表达。尽管上皮肿瘤细胞迅速增殖，但一般不会转移，除非它们与髓系细胞来源的细胞融合。髓系细胞的组织生物标志物在许多转移癌细胞中都有表达。

我在第 13 章和第 17 章中提供了某些信息，这些信息是关于免疫系统是否可以被操纵的问题，以便让其将肿瘤细胞识别为必须从体内消除的外来入侵者。根据我的观点，转移性癌细胞起源于免疫系统的细胞（巨噬细胞）。尽管诱导非肿瘤巨噬细胞将肿瘤巨噬细胞识别为外来入侵者可能很困难，但通过针对其能量代谢和吞噬能力来消除免疫起源的转移细胞可能会更容易做到。

《科学》期刊周年版的一个重点是致力于如何将靶向药物联合使用以抗击耐药肿瘤。"即使是最成功的靶向疗法，随着时间的推移也会失去效力。研究人员希望弄清楚肿瘤是如何逃脱攻击的；他们的工作目标是把几个月的生存期延长至几年"[2]。这些陈述我真的很难接受，因为任何对晚期转移性癌症的成功治疗都应该能为这种疾病提供长期管理，但迄今为止，很少有成功的靶向药物。这就提示所谓有成功的晚期癌症疗法是一种误导。

我清楚地知道肿瘤如何摆脱了我们说的"成功治疗"。只要能保持肿瘤细胞的酵解能力，它就会从免疫杀伤中逃逸。酵解能量（糖酵解）是耐药性的基础[3]，如果肿瘤细胞不能酵解就会死亡。现在到底有几种靶向疗法可以关闭葡萄糖和谷氨酰胺酵解？有人宣称"无节制的细胞生长通常由细胞膜上的一种异常蛋白驱动的，这种蛋白质向细胞核传递了虚假信号以指导细胞分裂"[2]。这简直是无稽之谈。增殖是细胞的默认状态，细胞呼吸维持生长调节和分化状态，酵解导致无节制增殖。不受控制的细胞生长不是由异常蛋白引起的，而是由于细胞呼吸不足引起的代偿性酵解造成的。一旦这个概念得到更广泛的认可，合理的药物疗法就快实现了。

必须强调，我对癌症作为一种代谢疾病的看法并不是目前癌症学界主流观点的一部分，主流观点认为癌症是一种难以理解的、复杂的遗传性疾病。但要支持我的立场，只有细读《科学》杂志中"美国国家癌症法案"周年纪念文章才能发现，其中没有提到癌症代谢问题。正如我在第 10 章中提到的那样，如果没有讨论能量代谢在癌症起源中的作用，就像没有讨论太阳在太阳系起源中的作用一样。同样的问题在 40 年后还没有解决，大家难道不感到惊讶吗？癌症基因组项目开发的大多数有针对性的疗法最后都被证明是在浪费时间及金钱，大家难道不惊讶吗？在治疗晚期癌症方面进展甚微，大家难道不惊讶吗？

下面总结我本书论证的主要结论。虽然其中有些结论是有待辩论和进一步核实的，但我相信这些结论是有据可查的，或很快会得到证实的。

主要结论如下：

1. 40 多年来，在治疗晚期或转移性癌症方面没有取得真正的进展。每年和每天死亡的人数在十多年内变化不大。

2. 在理解癌症机制方面所提出的理念上的进步大多只适用于非转移性肿瘤，而与转移性肿瘤无关。

3. 大多数癌症，无论其细胞或组织来源如何，都是一种伴有代偿性酵解的细胞呼吸不足疾病。

4. 可能导致呼吸不足和癌症的因素包括年龄、病毒感染、低氧、炎症、罕见的遗传突变、辐射和致癌物质。

5. 肿瘤细胞基因组不稳定性是呼吸不足和酵解增强而导致的下游现象。

6. 基因组不稳定性使得癌细胞更易受到代谢压力的影响。

7. 正常细胞比癌细胞更具有生长优势。

8. 癌症进展不是达尔文式的，而是拉马克（Lamarckian）式的。

9. 癌症是基因疾病的大多数观点已不再可信。

10. 呼吸系统损伤可以解释 Szent-Gyorgyi 的致癌悖论。

11. 大多数转移性癌症起源于髓系细胞来源的呼吸损伤细胞，可能与巨噬细胞和肿瘤上皮细胞之间的杂合事件有关。

12. 癌细胞生存、生长和增殖在很大程度上取决于葡萄糖和谷氨酰胺代谢。

13. 限制葡萄糖和谷氨酰胺进入癌细胞将危及其生长和存活。

14. 酵解增强是肿瘤细胞耐药性的主要原因。

15. 保护线粒体免受氧化损伤将能防止或减少癌症风险。

16. 癌症治疗及预防需要生活方式的改变。

17. 将靶向葡萄糖和谷氨酰胺代谢的药物和线粒体增强疗法联合使用是解决癌症问题的无毒有效方案。

18. 一旦癌症被认为是代谢性疾病，癌症管理和预防将进入新时代。

参考文献

[1] Kiberstis P, Marshall E. Cancer crusade at 40. Celebrating an anniversary. Introduction. Science. 2011;331:1539.

[2] Kaiser J. Combining targeted drugs to stop resistant tumors. Science. 2011;331:1542-5.

[3] Xu RH, Pelicano H, Zhou Y, Carew JS, Feng L, Bhalla KN, et al. Inhibition of glycolysis in cancer cells: a novel strategy to overcome drug resistance associated with mitochondrial respiratory defect and hypoxia. Cancer Res. 2005;65:613-21.

中英文对照速查

半乳糖 galactose
胞嘧啶阿拉伯糖苷 cytosine arabinoside
胞质杂交体 cybrids
贝伐珠单抗 bevacizumab
苯基丁酸酯 phenylbutyrate
苯乙酸 phenylacetate
苯乙酰谷氨酰胺 phenylacetylglutamine
便秘 constipation
表观遗传学 epigenetic
表皮生长因子受体（EGFR）epidermal growth
　　factor receptor
丙氨酸 Alanine
丙卡巴肼 procarbazine
丙酮 Acetone
丙酮酸激酶亚型 M2（PKM2）pyruvate kinase
　　isoform M2
丙酮酸脱氢酶激酶 1pyruvate dehydrogenase kinase 1
丙型肝炎病毒 hepatitis C virus
病毒学理论 viral theory
波士顿学院 Boston College
哺乳动物胚胎 mammalian embryos
不可逆呼吸损伤 irreversible respiratory damage

C

草酰乙酸 Oxaloacetate
查理基金会 Charlie Foundation
产热 thermogenesis
长春新碱 vincristine
长寿 longevity
长寿基因 vitagenes
常氧 normoxia
超分割放射治疗 hyperfractionated radiation
成肌细胞 myoblasts
成纤维细胞 fibroblasts
成纤维细胞生长因子 fibroblast growth factor
成血管细胞瘤 hemangioblastomas
乘客 passengers
穿梭 shuttles
传染性癌症 transmissible cancers
磁共振（MR）magnetic resonance
雌激素受体 estrogen receptor
促融合 Fusogenic

D

达尔文 Darwin
达卡巴嗪 Dacarbazine

代谢低下障碍 hypometabolic disorder
代谢废物 metabolic waste
代谢管理区 zone of metabolic management
代谢商 metabolic quotients
代谢稳态 metabolic homeostasis
单核细胞 Monocytes
胆固醇 Cholesterol
胆囊收缩素 Cholecystokinin
蛋白质组 proteome
等热量 isocaloric
低糖类 low carbohydrate
低血糖饮食 low glycemic diets
底物水平磷酸化 substrate level phosphorylation
地塞米松 dexamethasone
第二定律热力学 second law of thermodynamics
癫痫发作 epileptic seizures
碘乙酸盐 iodoacetate
电离辐射 ionizing radiation
电泳迁移率变动分析（EMSA）Electrophoretic
　　Mobility Shift Assay
凋亡 apoptosis
凋亡级联 apoptotic cascade
毒性 toxicity
断食 Danjiki
锻炼 Exercise
对苯二胺 phenylenediamine
多发性骨髓瘤 multiple myeloma
多核 multinucleated
多细胞动物 metazoan
多形性胶质母细胞瘤 glioblastoma multiforme
多药耐药 multidrug resistance

E

恶病质 cachexia
恶心 nausea
二次曲面 quadratic surface
二甲双胍 Metformin
二磷酸腺苷 ADP
二氯乙酸酯（DCA）Dichloroacetate

F

翻译 Translational
反向衰变反向衰变
反应性星形胶质细胞 reactive astrocytes
反转录病毒 retrovirus
返祖状态 atavistic state

泛素 ubiquitin
泛素化 ubiquitination
泛酸 pantothenic acid
纺锤体组装 spindle assembly
非霍奇金淋巴瘤 non-Hodgkin lymphoma
非整倍体 aneuploidy
肥胖 Obesity
肺癌 Lung cancer
费城染色体 Philadelphia chromosome
分裂 fission
辅酶 Qcoconut oil
脯氨酰羟化酶 prolyl hydroxylases
附加现象 Epiphenomena
复合体 I / III Complex I/ III
复合体 I Complex I
副神经节瘤 paraganglioma
腹水肿瘤细胞 Ascites tumor cells
腹泻 diarrhea

G

钙 Calcium
钙流量 calcium flux
钙稳态 calcium homeostasis
甘油 glycerol
甘油磷酸穿梭 glycerol-phosphate shuttle
甘油醛 -3- 磷酸脱氢酶 glyceraldehyde-3-phosphate dehydrogenase
肝癌 Liver cancer
高血糖症 hyperglycemia
高压氧治疗（HBO）Hyperbaric oxygen therapy
高脂肪 high fat
格华止 Glucophage
个性化治疗 Personalized therapy
根蛋白 Radixin
宫颈癌 cervical cancer
宫颈非典型增生 cervical dysplasia
谷氨酸脱氢酶 glutamate dehydrogenase
谷氨酰胺 - 谷氨酸循环 glutamine-glutamate cycle
谷氨酰胺酵解 glutaminolysis
谷氨酰胺酶 glutaminase
谷胱甘肽 glutathione
骨桥蛋白 osteopontin
骨质疏松症 osteoporosis
关节疼痛 joint pain
冠瘿病 crown-gall

光敏性 photosensitivity
胱冬蛋白酶原 procaspase
胱天蛋白酶 caspase
国家癌症法案 National Cancer Act
国立癌症研究所（NCI）National Cancer Institute

H

海拉细胞 HeLa cells
海马 hippocampus
寒战和发热 chills and fever
好氧酵解 Aerobic fermentation
核 karyotype
核黄素 riboflavin
核糖 -5- 磷酸 Ribose-5-phosphate
核体 karyoplasts
核因子 κB（NF-κB）Nuclear factor kappa B
黑素瘤 Melanoma
黑素细胞 melanocytes
横纹肌肉瘤 rhabdomyosarcoma
琥珀酸 succinate
琥珀酸硫激酶（SKT）succinate thiokinase
琥珀酸脱氢酶 succinate dehydrogenase
琥珀酰 -CoA- 乙酰乙酸酯 -CoA 转移酶（SCOT）succinyl-CoA-acetoacetate-CoA
琥珀酰 -CoAsuccinate thiokinase
琥珀酰 -CoA 合成酶 succinyl-CoA synthetase
互食 cannibalism
化学疗法（化疗）chemotherapy
化学渗透分子机制 chemiosmotic molecular mechanism
坏死 necrosis
还原当量 reducing equivalents
环磷酰胺 cyclophosphamide
环氧合酶 -2（COX-2）Cyclooxygenase-2
环氧合酶 -2（COX-2）cyclooxygenase-2
黄曲霉毒素 aflatoxin
回补作用 anapleurosis
活性氧 reactive oxygen

J

基础代谢率（BMR）basal metabolic rate
基因靶向 Gene targeting，
基因组 genome
基因组"监护者" genomic "guardians"
基因组"看护者" genomic "caretakers"
基因组不稳定性 genome instability
基因组印迹 genomic imprinting

N

钠 Sodium

钠泵 sodium pump

奶油黄 butter yellow

耐药性 drug resistance

南佛罗里达大学 University of South Florida

囊胚 blastocysts

脑代谢 brain metabolism

脑肿瘤 brain tumors

内渗 intravasate

能斯特方程 Nernst equation

逆向反应 retrograde response

鸟枪脂质组学 shotgun lipidomic

鸟眼 bird's-eye

柠檬酸 citrate

扭曲 Twist

O

呕吐 Vomiting

P

疱疹病毒 herpes virus

胚胎干细胞 embryonic stem cells

皮下 subcutaneous

皮疹 rash

疲劳 fatigue

脾 spleen

嘌呤 / 嘧啶核酸内切酶 apurinic/apyrimidinic endonuclease

贫血症 Anemia

苹果酸 - 柠檬酸穿梭 malate-citrate shuttle

苹果酸 - 天冬氨酸穿梭 malate-aspartate shuttle

苹果酸 - 延胡索酸 - 琥珀酸途径 malate-fumarate-succinate pathway

苹果酸酶 malic enzyme

苹果酸脱氢酶 malate dehydrogenase

破骨细胞 osteoclasts

葡萄糖撤退 glucose withdrawal

葡萄糖酵解 Glucose Fermentation

Q

迁移 migration

前列腺癌 prostate cancer

羟基脲 hydroxyurea

侵袭性 invasive

侵袭性行为 invasive behavior

氰化物 cyanide

去分化 dedifferentiation

全身转移 systemic metastasis

犬传播性 canine transmissible

R

染色体 chromosome

染色体外 extrachromosomal

热 heat

热力学 thermodynamics

热量限制 calorie restriction

人巨细胞病毒 human cytomegalovirus

人类 T 细胞白血病病毒 1 型 human T-cell leukemia virus type 1

人类免疫缺陷病毒 human immunodeficiency virus

人类乳头状瘤病毒 human papilloma virus

融合 fusion

融合性 Fusogenicity

融合杂交 fusion hybridization

融合杂交体 fusion hybrid

乳酸 lactic acid

乳酸脱氢酶 lactic acid dehydrogenase

乳腺 breast

乳腺癌 Breast cancer

软膜下表面增长 subpial surface growth

S

三倍体 Triploid

三羧酸（TCA）循环 tricarboxylic acid （TCA） cycle

三酰甘油 triglycerides

膳食能量减少 dietary energy reduction

伤口 Wound

伤口愈合 wound-healing

熵 entropy

上皮 - 间充质转化 Epithelial to mesenchymal transition

少突胶质细胞瘤 oligodendroglioma

神创论 creationism

神经毒性 neurotoxicity

神经节苷脂 Ganglioside

神经母细胞瘤 neuroblastoma

神经退行性疾病 neurodegenerative diseases

肾 kidney

升级情况 escalation situation

生长抑素 somatostatin

生长优势 growth advantage

生酮饮食（KD）ketogenic diet （KD）

生物发光 Bioluminescence
生物混乱 biological chaos
生物能量 bioenergetic
生物信息学 Bioinformatics
实质侵袭 parenchymal invasion
世界卫生组织（WHO）World Health Organization
视网膜母细胞瘤 retinoblastoma
室管膜母细胞瘤 ependymoblastoma
嗜铬细胞瘤 pheochromocytomas
手机 Cellphones
树突状细胞 dendritic cells
衰老 senescence
顺铂 cisplatin
司机 drivers
饲养层细胞 feeder cells
苏木精 hematoxylin
酥油 ghee
髓母细胞瘤 Medulloblastoma
髓系细胞 myeloid cells

T

塔斯马尼亚恶魔肿瘤疾病（DFTD）Tasmanian Devil Tumor Disease
胎牛血清 fetal cow serum
糖尿病 diabetes
糖异生 gluconeogenesis
特征 hallmarks
体细胞突变 somatic mutations
体细胞突变论 somatic mutation theory
体细胞遗传 somatic inheritance
替莫唑胺 Temodar
天冬氨酸 aspartate
挑战性问题 provocative question
铁 / 硫簇 Iron/sulfur clusters
铁调素 Hepcidin
同型融合 homotypic fusion
同源 syngeneic
同种异体移植炎症因子 -1（AIF-1）allograft inflammatory factor-1
酮 ketones
酮病 ketosis
酮体 ketone bodies
酮症酸中毒 ketoacidosis
酮酯 ketone esters
统计力学 statistical mechanics

头痛 headache
突变体表型 mutator phenotype
突触线粒体 synaptic mitochondria
吞噬作用 Phagocytosis
脱发 hair loss
拓扑 topology
唾液酸 sialic acid

W

瓦伯格效应 Warburg effect
外渗 extravasate
威罗菲尼 vemurafenib
微波炉 microwave ovens
微环境 microenvironment
微细胞 microcell
维生素 Dvitamin D
未分离 non-disjunction
未依从 non-compliance
伪缺氧 pseudo-hypoxia
稳态 Homeostasis
无机磷酸盐 Piinorganic phosphate
无突触线粒体 non-synaptic mitochondria

X

西地尼布 Cediranib
细胞骨架 Cytoskeleton
细胞核 - 细胞质转移 nuclear-cytoplasm transfer
细胞间融合 cell-cell fusion
细胞间黏附 cell-cell adhesion
细胞培养模型系统 cell culture model systems
细胞色素 c cytochrome c
细胞死亡的 BCL2 激动剂（BAD）（BCL2-agonist of cell death）
细胞外基质 extracellular matrix
细胞液 Cytosol
细胞因子 cytokines
线粒体 DNAmtDNA
线粒体谷氨酰胺酵解 mitochondrial glutamine fermentation
线粒体酵解 mitochondrial fermentation
线粒体增强疗法（MET）mitochondrial enhancement therapy
线粒体脂质 mitochondrial lipids
线性回归 linear regression
腺癌 Adenocarcinomas
腺苷单磷酸激酶（AMPK）adenosine monophos-

phate kinase

小胶质细胞 Microglia

小细胞肺癌（SCLC）small cell lung carcinoma

协同作用 synergy

心磷脂（CL）cardiolipin

心脏空泡化 cardiac vacuolization

新血管形成 neovascularization

星形胶质细胞 astrocytes

星形细胞瘤 astrocytoma

形态发生 morphogenesis

选择素 selectins

雪旺细胞 Schwann cell

血管成熟威罗菲尼

血管生成 angiogenesis

血管周围生长 perivascular growth

血脑屏障 blood brain barrier

血酮计算器 KetoCalculator

血小板衍生生长因子 platelet derived growth factor

循环 circulation

Y

烟酰胺 nicotinamide

烟酰胺腺嘌呤二核苷酸（NADH）nicotinamide adenine dinucleotide

延胡索酸 fumarate

延胡索酸还原酶 fumarate reductase

炎症 inflammation

厌氧生活 anaerobiosis

厌氧条件下 anaerobic conditions

氧 oxygen

氧化磷酸化 oxidative phosphorylation

氧硫胺 oxythiamine

椰子油 coconut oil

一氧化氮 nitric oxide

伊马替尼 imatinib

伊匹木单抗 ipilimumab

胰岛素 insulin

胰高血糖素 glucagon

胰腺癌 pancreatic cancer

遗传癌症模型 genetic cancer models

遗传异质性 Genetic heterogeneity

乙酰乙酸酯 acetoacetate

乙型肝炎病毒 hepatitis B virus

异柠檬酸脱氢酶1（IDH1）isocitrate dehydrogenase 1（IDH1）

异型融合 heterotypic fusion

异种移植 Xenograft

抑癌基因 tumor suppressor genes

抑制基因 suppressor genes

因子Ⅷ Factor Ⅷ

阴道镜 Colposcopy

印戒 signet-ring

荧光珠 fluorescent beads

有氧条件下 aerobic conditions

鱼藤酮 rotenone

原发灶不明的癌症（CUP）Carcinoma of unknown primary

原位模型 orthodox model

远端侵袭 distal invasion

Z

杂合性 heterozygosity

杂合性缺失（LOH）loss of heterozygosity（LOH）

杂交瘤 Hybridomas

杂交体 Hybrid

造血干细胞 hematopoietic stem cells

整合生物标志物方法的肺癌靶向治疗（BATTLE）Biomarker-integrated Approaches of Targeted Therapy for Lung Cancer Elimination

正电子发射断层扫描（PET）Positron Emission Tomography

脂质组 lipidome

直肠 rectum

质子动力学梯度 proton motive gradient

质子泄漏 Proton leak

治疗标准 standard of care

治疗性禁食 therapeutic fasting

致癌悖论 Oncogenic Paradox

致癌物 carcinogens

致病性突变 Pathogenic mutations

智能设计 intelligent design

肿瘤病毒 tumor viruses

肿瘤发生 Oncogenesis

肿瘤发生 tumorigenesis

肿瘤坏死因子 α（TNF-α）tumor necrosis factor alpha

肿瘤进展 tumor progression

肿瘤趋向性 oncotaxis

肿瘤相关巨噬细胞（TAM）tumor associated macrophages

种子和土壤假说 seed and soil hypothesis

彩　图

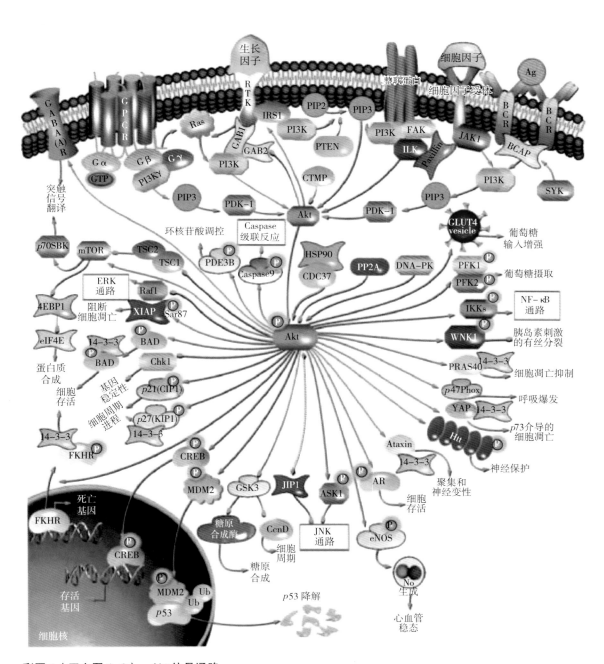

彩图 1（正文图 1-2）　Akt 信号通路

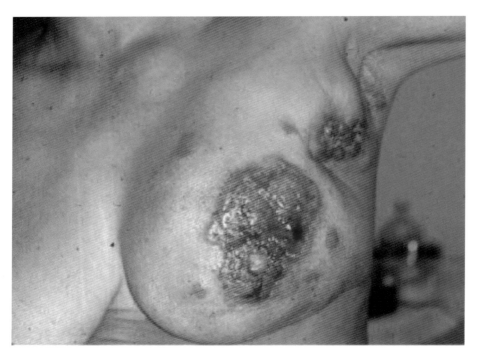

彩图 2（正文图 1-5a）　乳腺癌

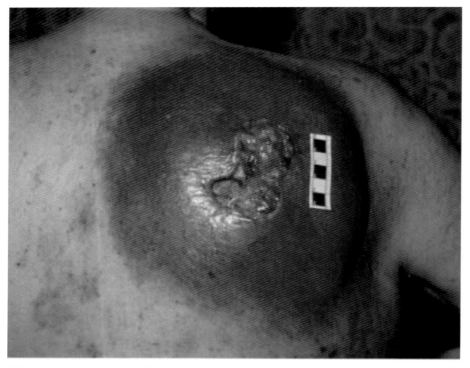

彩图 3（正文图 1-5d）　黑素瘤

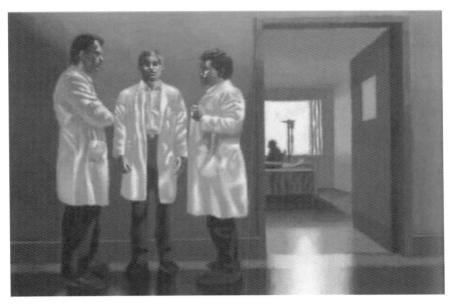

彩图 4（正文图 1-6）　讨论

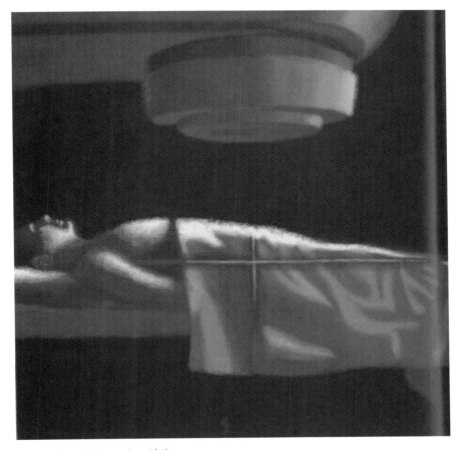

彩图 5（正文图 1-7）　放疗

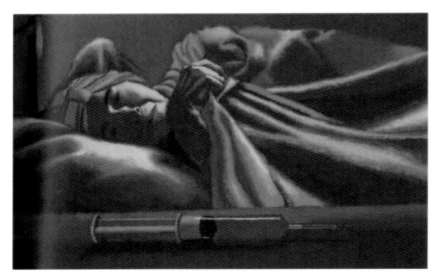

彩图6（正文图1-8）　化疗

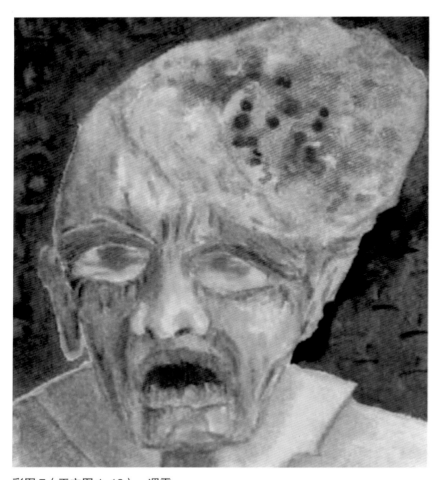

彩图7（正文图1-13）　凋零

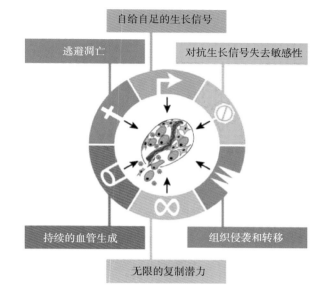

彩图 8（正文图 2-2）　癌症的 6 个特征

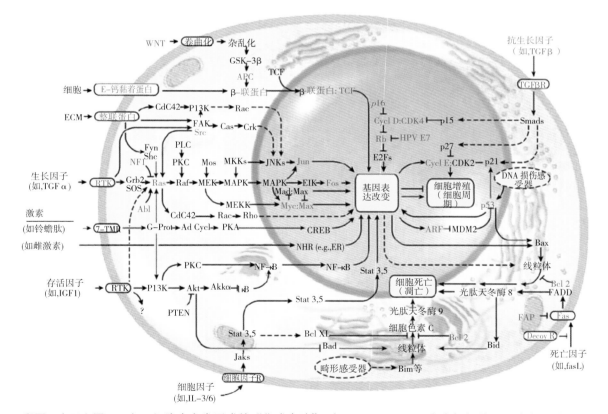

彩图 9（正文图 2-3）　细胞内自发形成的"集成电路"（integrated circuit）在解析信号通路方面的进展已经可以让我们编排出一整套信号回路

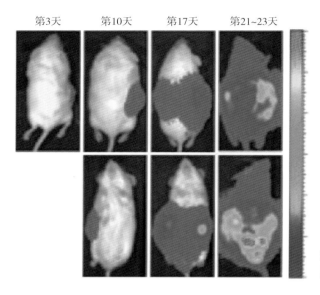

第3天　　第10天　　第17天　　第21~23天

彩图 10（正文图 3-1）　鼠转移性 VM-M3 肿瘤细胞全身的生物发光图

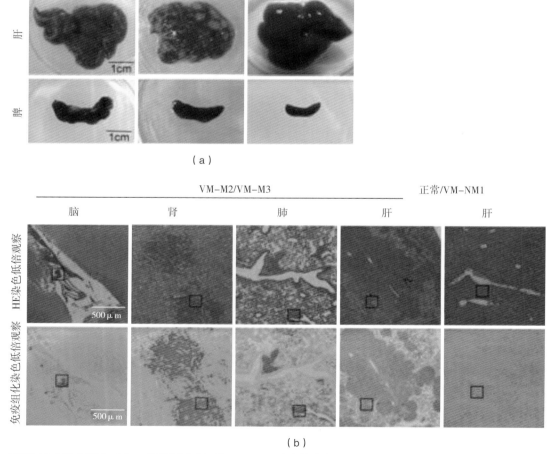

（a）

（b）

彩图 11（正文图 3-2）　携带 VM-M2 和 VM-M3 肿瘤的小鼠

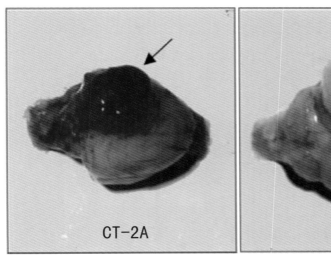
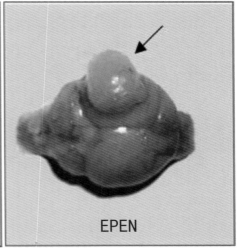

CT-2A 生长14天

EPEN 生长21天

彩图 12（正文图 3-3） 同源 C57BL/6J 小鼠大脑中生长的 EPEN 和 CT-2A 脑肿瘤的大体形态

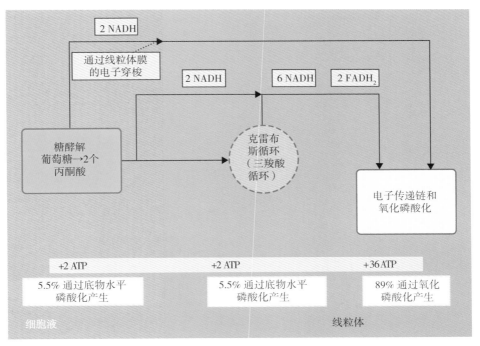

彩图 13（正文图 4-3） 经糖酵解、三羧酸循环、底物水平磷酸化和氧化磷酸化途径的细胞能量产生

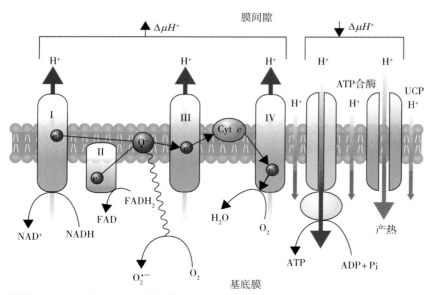

彩图 14（正文图 4-4）　线粒体电子传递链（ETC）与化学渗透的来源

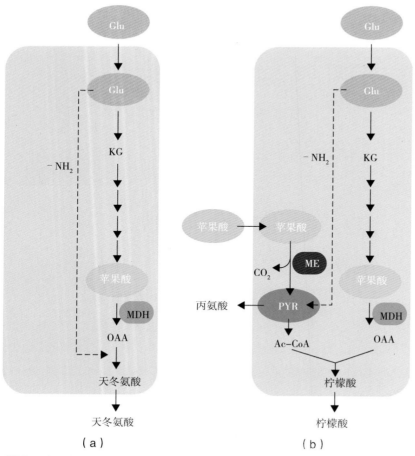

（a）　　　　　　　　　　（b）

彩图 15（正文图 4-9）　Ehrlich（埃尔利希）肿瘤线粒体中苹果酸和谷氨酸氧化的可能途径

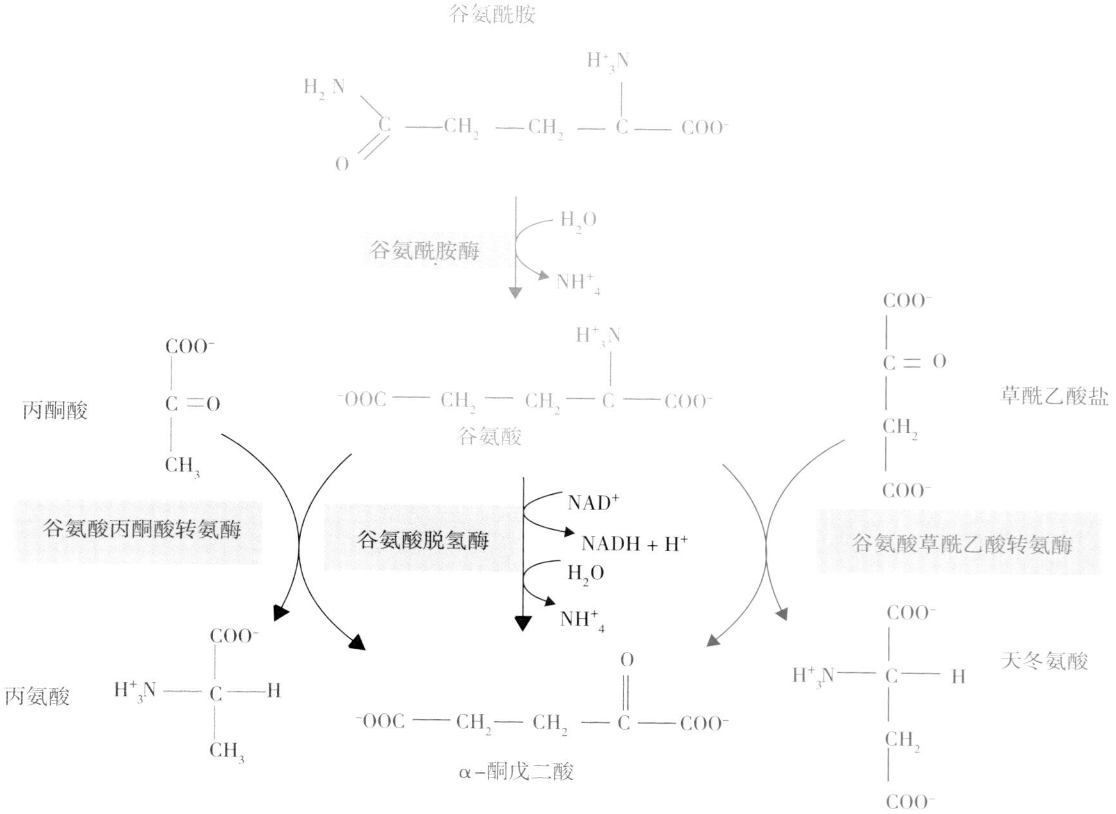

谷氨酰胺

$H_2N - C - CH_2 - CH_2 - C - COO^-$

$\downarrow H_2O$

谷氨酰胺酶

NH_4^+

丙酮酸

$C = O$

$^-OOC - CH_2 - CH_2 - C - COO^-$

谷氨酸

草酰乙酸盐

$C = O$

CH_2

COO^-

谷氨酸丙酮酸转氨酶

谷氨酸脱氢酶

NAD^+

$NADH + H^+$

H_2O

NH_4^+

谷氨酸草酰乙酸转氨酶

丙氨酸

$H_3^+N - C - H$

CH_3

$^-OOC - CH_2 - CH_2 - C - COO^-$

α-酮戊二酸

天冬氨酸

$H_3^+N - C - H$

CH_2

COO^-

彩图 16（正文图 4-11） 转氨基反应

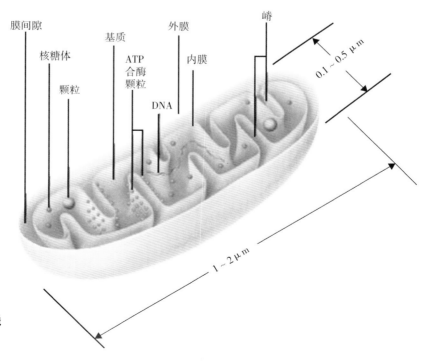

彩图 17（正文图 5-1） 线 粒体结构常规的隔板模式图

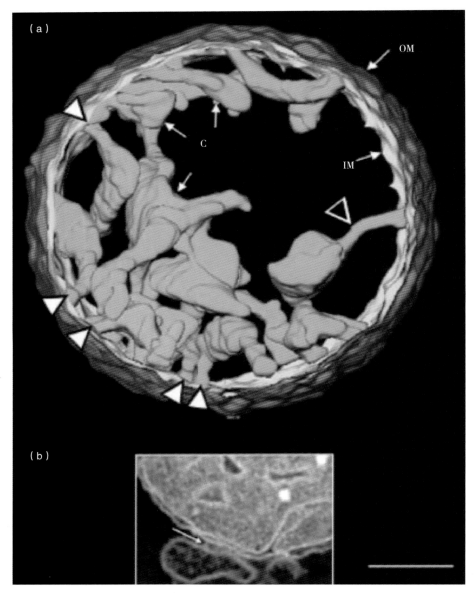

彩图 18（正文图 5-2） 大鼠肝脏线粒体的断层影像，显示其介于压缩型和常规型的
中间形态

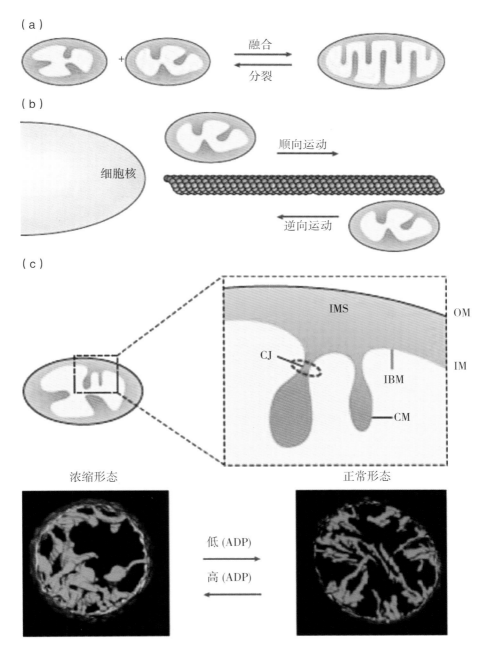

彩图 19（正文图 5-3）　线粒体是动态的细胞器

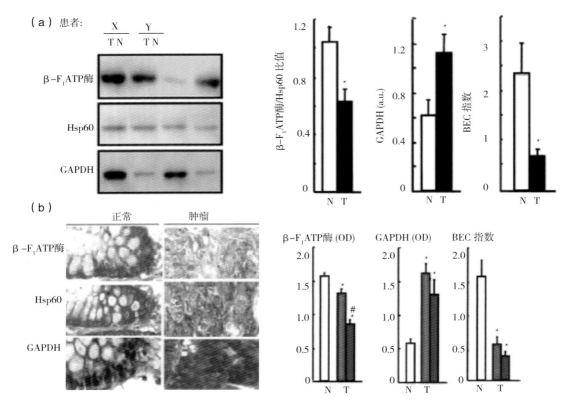

彩图 20（正文图 5-5） 结肠癌的生物能量学特征

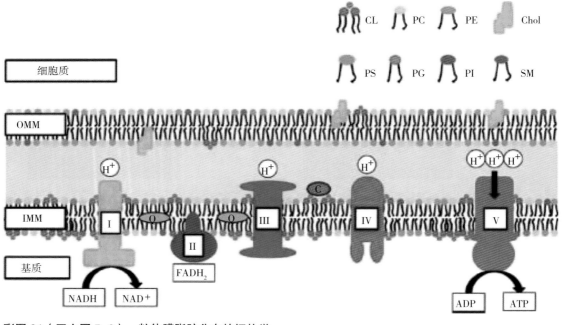

彩图 21（正文图 5-6） 粒体膜脂肪分布的拓扑学

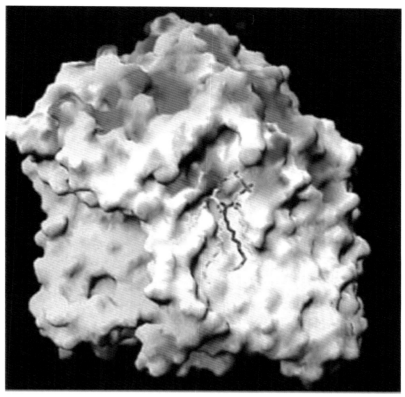

彩图 22（正文图 5-8） 线粒体蛋白氨基酸序列与心磷脂酰基链成分的共同进化

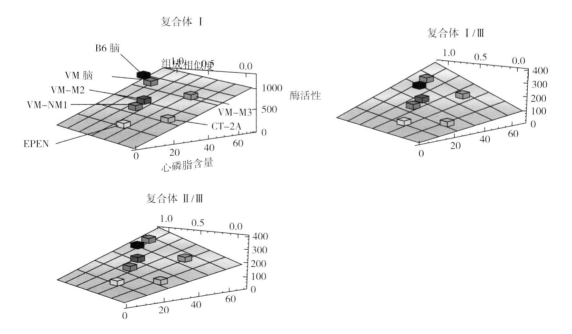

彩图 23（正文图 5-12） B6 和 VM 小鼠脑肿瘤心磷脂异常与电子传递链活性的关系

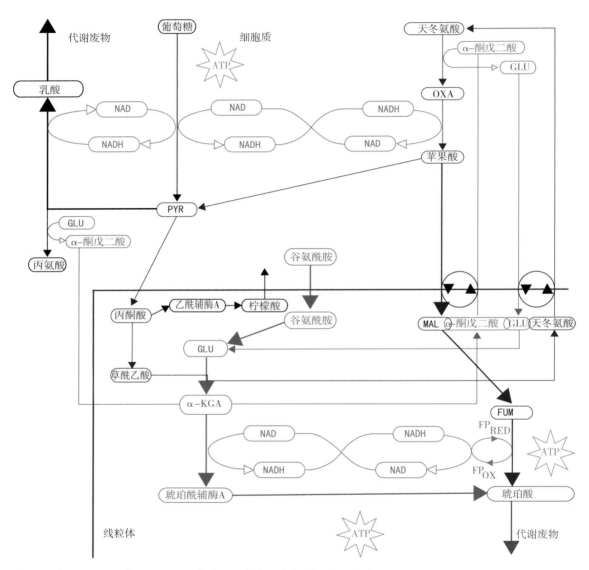

彩图 24（正文图 8-6） VM-M3 胶质母细胞瘤细胞中酵解能量代谢的途径

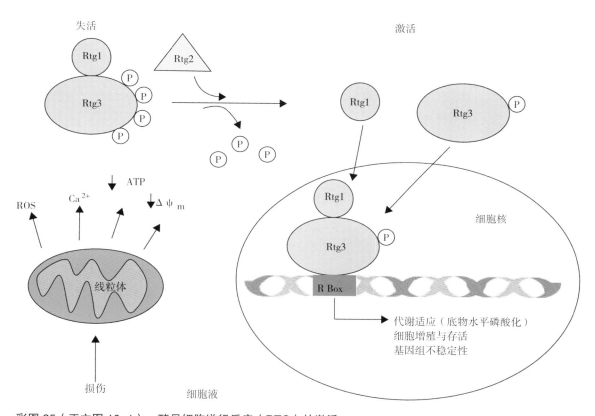

彩图 25（正文图 10–1）　酵母细胞逆行反应（RTG）的激活

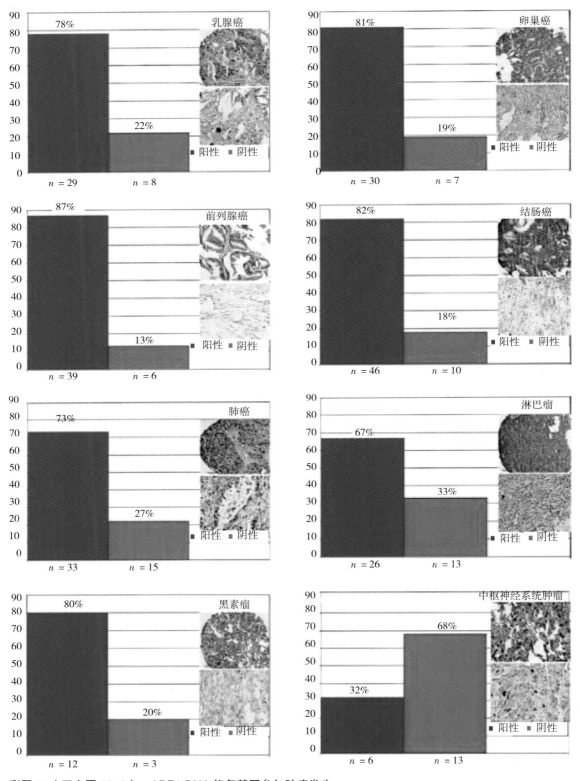

彩图 26（正文图 10–2） APE1 DNA 修复基因参与肿瘤发生

（a）正常细胞　　　　（b）肿瘤细胞　　　　（c）正常细胞质+肿瘤细胞核　　　　（d）肿瘤细胞质+正常细胞核

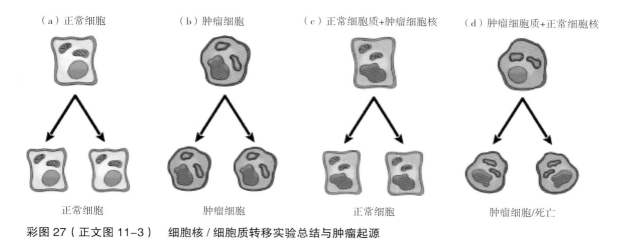

正常细胞　　　　　　肿瘤细胞　　　　　　正常细胞　　　　　　肿瘤细胞/死亡

彩图 27（正文图 11-3）　细胞核/细胞质转移实验总结与肿瘤起源

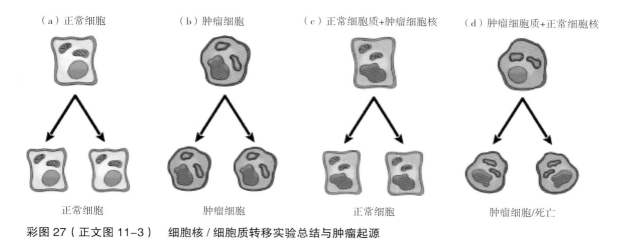

彩图 28（正文图 13-1）　癌症转移的艺术——转移性皮肤癌（黑素瘤）

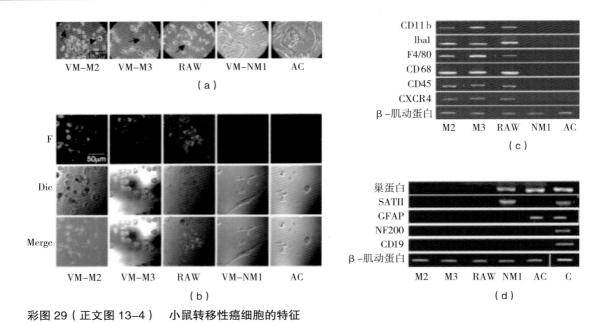

彩图 29（正文图 13-4）　小鼠转移性癌细胞的特征

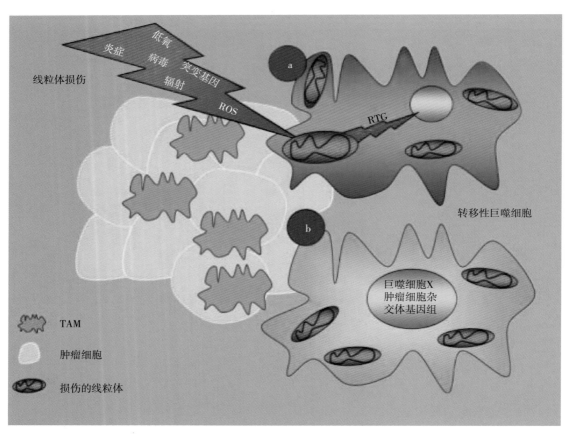

彩图 30（正文图 13-5）　巨噬细胞转化与癌症转移的可能机制

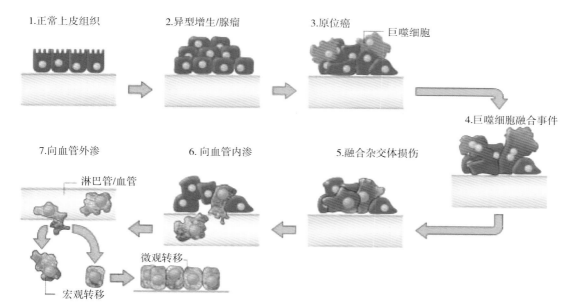

1. 正常上皮组织　　2. 异型增生/腺瘤　　3. 原位癌　巨噬细胞

4. 巨噬细胞融合事件

7. 向血管外渗　　6. 向血管内渗　　5. 融合杂交体损伤

淋巴管/血管

微观转移

宏观转移

彩图 31（正文图 13-6） 癌细胞转移的融合杂交体假说

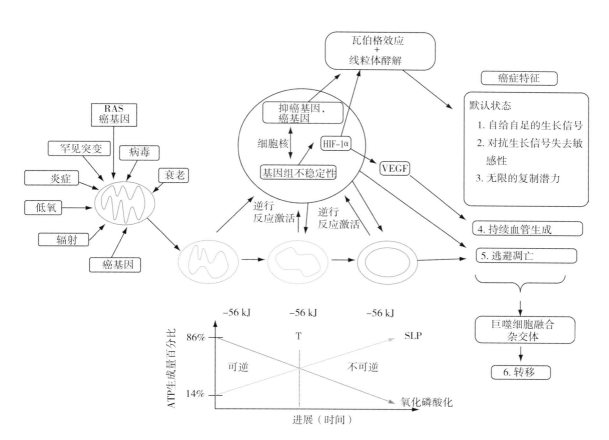

瓦伯格效应 + 线粒体酵解

癌症特征

RAS 癌基因

罕见突变　病毒

炎症　衰老

低氧

辐射

癌基因

抑癌基因, 癌基因

细胞核

HIF-1α

VEGF

基因组不稳定性

逆行反应激活　逆行反应激活

默认状态
1. 自给自足的生长信号
2. 对抗生长信号失去敏感性
3. 无限的复制潜力

4. 持续血管生成

5. 逃避凋亡

巨噬细胞融合杂交体

6. 转移

−56 kJ　　−56 kJ　　−56 kJ

86%　　T　　SLP

可逆　　不可逆

14%　　氧化磷酸化

ATP生成量百分比

进展（时间）

彩图 32（正文图 14-1） 线粒体呼吸功能障碍是癌症的起源

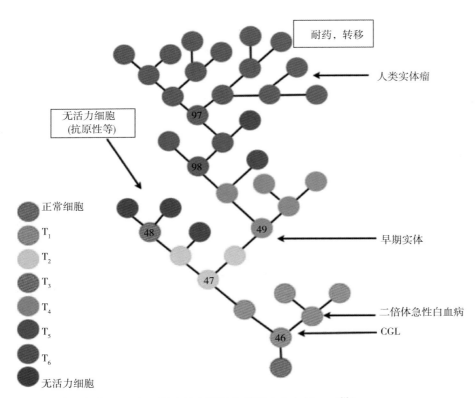

耐药，转移

无活力细胞
(抗原性等)

人类实体瘤

正常细胞

T₁

T₂

T₃

T₄

T₅

T₆

无活力细胞

早期实体

二倍体急性白血病

CGL

彩图 33（正文图 15-1） 肿瘤的克隆进化模型（来自 Nowell[9]）

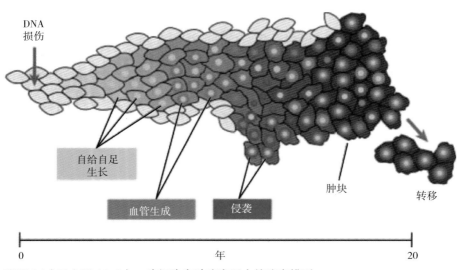

DNA
损伤

自给自足
生长

血管生成

侵袭

肿块

转移

0   年   20

彩图 34（正文图 15-2） 癌细胞在肿瘤发展中的演变模型

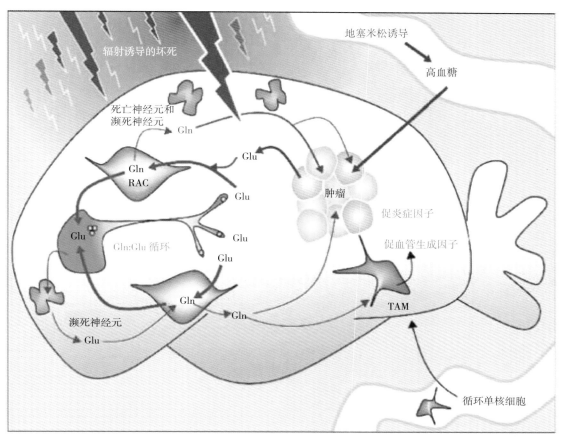

彩图 35（正文图 16-1）　标准治疗如何引发 GBM 的侵袭性增长 [17]

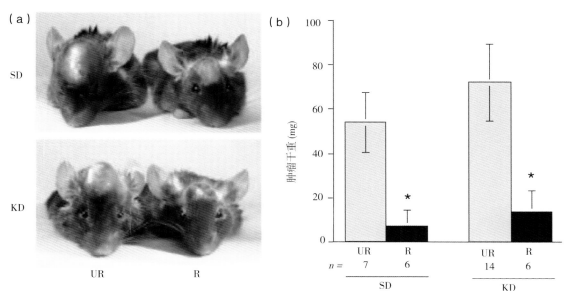

彩图 36（正文图 17-1）　饮食对 CT-2A 脑肿瘤脑内生长的影响

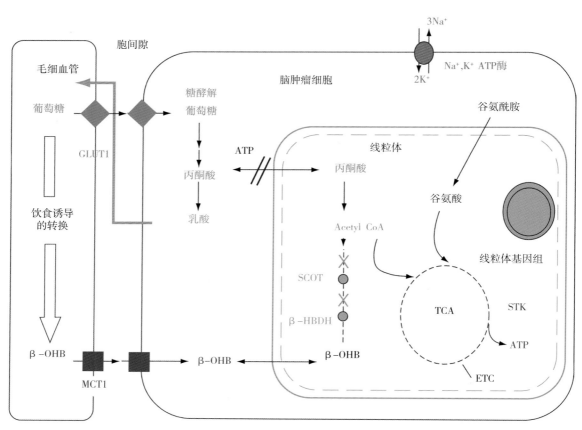

彩图 37（正文图 17-4）　从代谢治疗的角度看通过饮食降低葡萄糖和升高酮体治疗脑癌

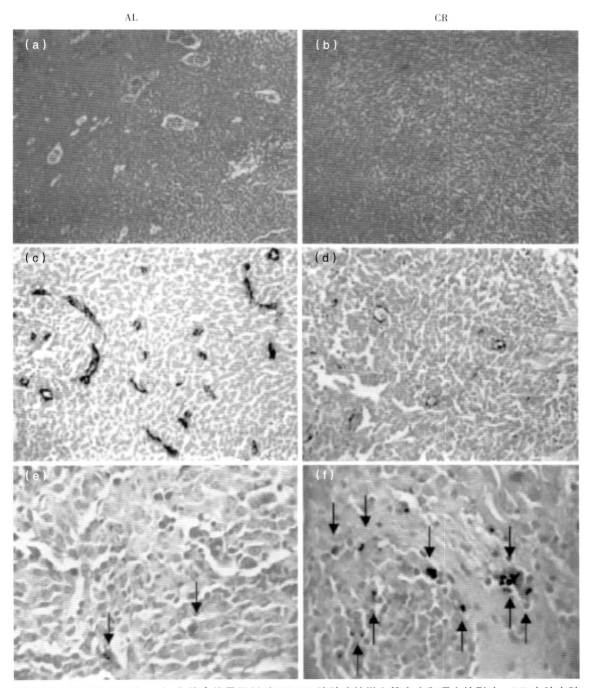

AL　　　　　　　　　　　　CR

彩图 38（正文图 17-9）　（a）饮食能量限制对 CT-2A 脑肿瘤的微血管密度和凋亡的影响。DR 在脑内肿瘤植入前 7 天开始，持续 11 天。自由喂饲（AL）小鼠和 DR 喂饲小鼠（b）的肿瘤苏木精 - 伊红染色（HE 染色）切片（100×）。AL 小鼠（c）和 DR 小鼠（d）肿瘤的因子 VIII 免疫染色（200×）。AL 小鼠（e）和 DR 小鼠（f）肿瘤的检测阳性凋亡细胞（箭头）（400×）。各染色切片代表整个肿瘤。所有图像均通过数码摄影制作。结果表明，DER（左图）可靶向肿瘤血管，同时增强细胞凋亡

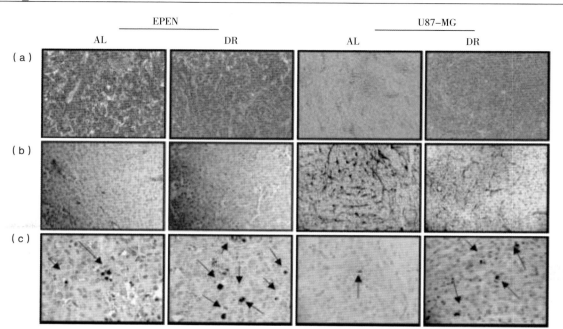

彩图 39（正文图 17-10）　针对脑内携带小鼠 EPEN 和人类 U87-MG 脑肿瘤的小鼠，自由喂饲和 DR 喂饲小鼠肿瘤的形态、血管分布和凋亡情况

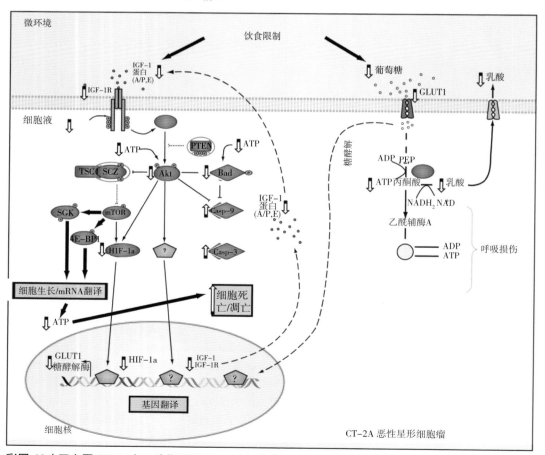

彩图 40（正文图 17-11）　晚期采用 DER 降低葡萄糖和 IGF-I 代谢的可能机制

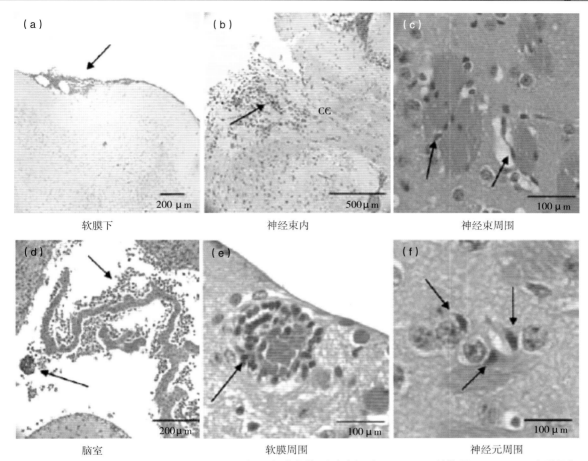

软膜下　　　　　　　　　神经束内　　　　　　　　神经束周围

脑室　　　　　　　　　　软膜周围　　　　　　　　神经元周围

彩图 41（正文图 17-17）　苏木精 – 伊红（HE）染色检测肿瘤细胞，Scherer 结构显示 VM-M3 胶质母细胞瘤在大脑中的迁移情况 [169]

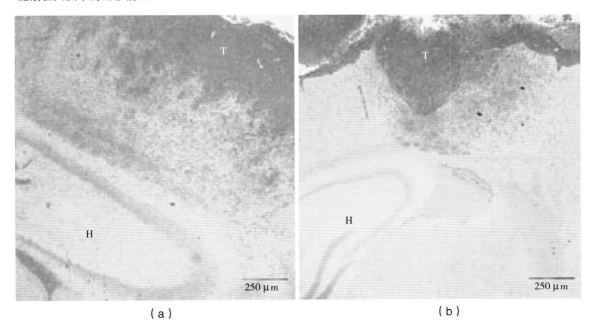

（a）　　　　　　　　　　　　　　　　　　（b）

彩图 42（正文图 17-18）　热量限制减少 VM-M3 GBM 细胞的弥漫性脑侵袭

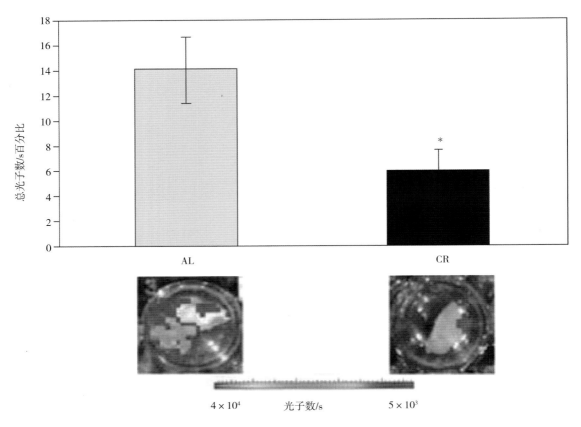

彩图 43（正文图 17-19）　CR 减少 VM-M3GBM 细胞从一侧脑半球入侵到另一侧脑半球

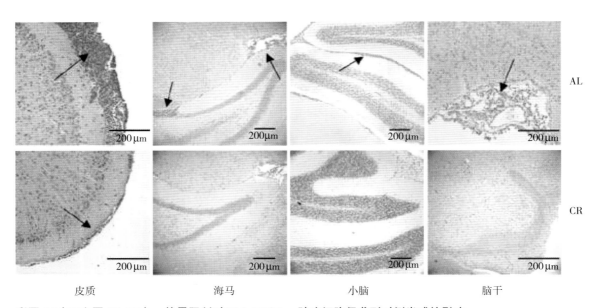

彩图 44（正文图 17-20）　热量限制对 VM-M3/Fluc 肿瘤细胞侵袭到对侧半球的影响

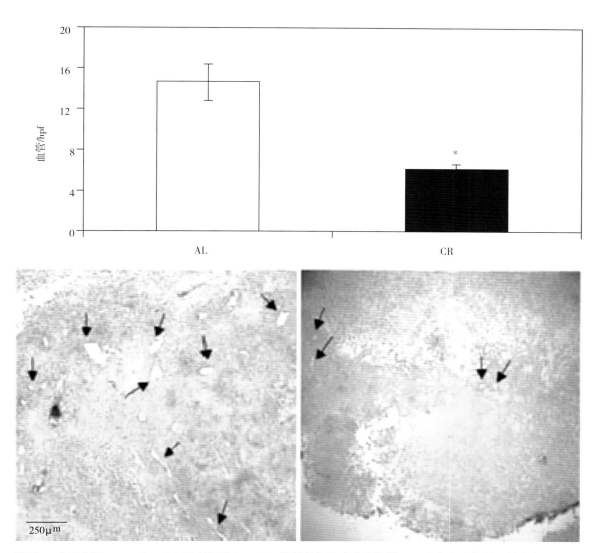

彩图 45（正文图 17–22） CR 降低原位 VM–M3 胶质母细胞瘤在同源性 VM 宿主中生长的血管分布

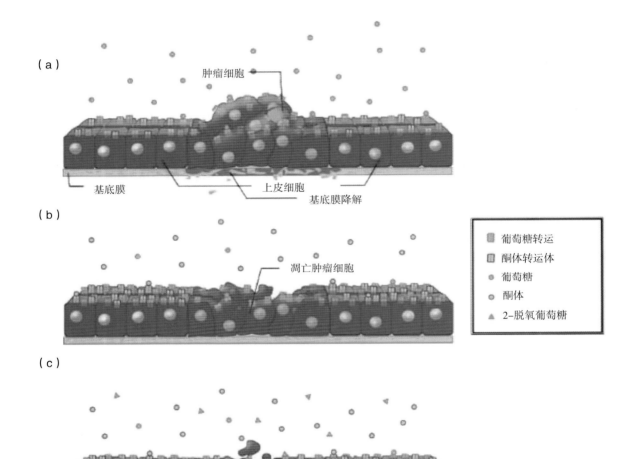

（a）

肿瘤细胞

基底膜　　　　　上皮细胞

基底膜降解

（b）

凋亡肿瘤细胞

葡萄糖转运

酮体转运体

葡萄糖

酮体

2-脱氧葡萄糖

（c）

彩图 46（正文图 17-26）　KD-R 和 2-DG 联合使用治疗肿瘤的可能机制

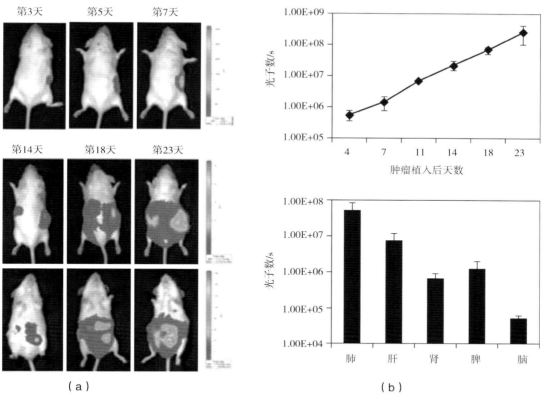

彩图 47（正文图 17-28）　VM-M3/Fluc 肿瘤细胞生长和转移的生物荧光素成像

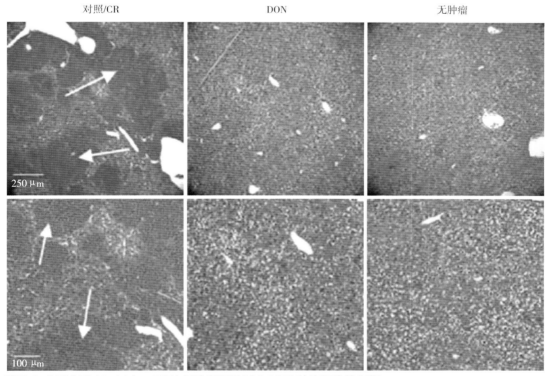

彩图 48（正文图 17-31）　DON 保护肝不受 VM-ME3 肿瘤细胞的侵犯

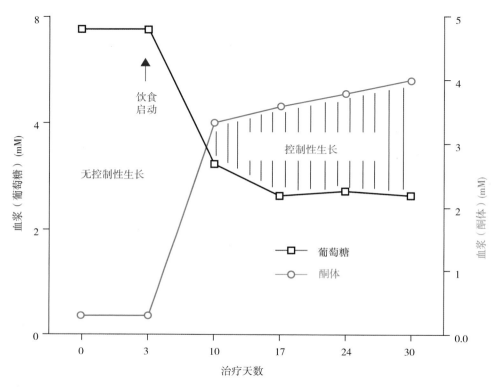

彩图49（正文图18-1） 血液葡萄糖和酮体（β-羟基丁酸酯，β-OHB）水平与脑肿瘤管理的关系